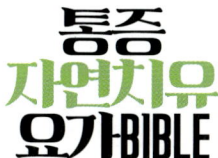

통증 자연치유 요가 BIBLE

몸과 마음을 제대로 알아야 통증을 잡을 수 있다

글로세움

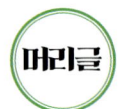

요가는 사랑이다.

히말라야 성자들의 고귀한 전통을 이어온 영적 인도자 스와미 라마는 내면의 자각이 필요한 이유에 대해서 이렇게 이야기하였다.

"모든 사람이 목말라 한다. 그러나 우리는 바로 물을 마시지 않고 삶의 못가에 떠 있는 수초만 씹고 있다. 이 수초에는 물이 없으며 우리의 갈증을 풀어주지 못한다. 이 갈증을 진정시키려면 표면적인 모든 인습을 넘어 물속으로 깊이 잠수해야 하고 맨 밑바닥에 숨어 있는 생명의 진리를 발견해야 한다."

그의 말은 우리가 자신의 본성으로 돌아와야 한다는 것을 강조한 것이다.

세상 속에 경험하는 것들은 본성과 분리되어야 한다. 판단하지 않고 관찰하면서, 고통은 인간 삶의 보편적 과정이라는 것을 마땅히 인식해야 한다. 세상의 고통과 싸우지 않고 내면으로 평화롭게 받아들이면 개인의 영적 성장의 척도가 될 수 있다. 세속의 희로애락 너머에 인간의 본성이 꽃처럼 오롯이 피어있다는 것을 알 수 있게 해주는 것이 요가와 명상이다.

요가에서 다뤄지는 철학적 배경이나 이론들은 기독교, 유대교, 불교, 선, 가톨릭 등 고래의 현인들과 성자들이 따랐던 철학과 수행방법들을 포함하고 있다. 그래서 요가와 명상은 모든 종교를 망라하고, 힐링이 필요한 현대인이라면 누구나 경험하고 숙지해서 건전한 삶의 지평으로 삼을 수 있는 행복의 길을 안내해준다.

2009년 7월 『통증자연치유요가』를 출간했을 때 주변 사람들로부터 책을 본 후 통증치유에 많은 도움이 되었다는 말을 자주 들었다. 그런데 그런 칭찬이 반갑지만은 않았다. 너무 실전적인 내용만 다뤘기 때문이다.

문제의 원인을 알아야만 해결의 실마리를 찾을 수 있다는 것은 당연한 논리이자 법칙이다. 그런 면에서 『통증자연치유요가』는 나에게 적잖은 아쉬움을 주었다. 그래서 통증의 원인에 대한 임상적 접근과 자연치유요가와의 통합이 필요하다는 생각으로 다시 책을 써보자 다짐했는데 훌쩍 6년이 흘러 지금에야 『통증자연치유요가 바이블』이라는 이름으로 결실을 보게 되었다.

임상에서 적용될 수 있는 근거를 위한 연구과정이 만만치 않아서 시간이 늦어졌다는 것이 나의 게으른 변명이다. 어쨌든, 자연치유요가(Natural Therapy YOGA)가 대형병원에서 실시한 RCT(Randomized controlled trial, 무작위 임상연구)에서 임상적 근거와 효용을 인정받았고, 그것을 기반으로 『통증자연치유요가 바이블』을 출간할 수 있게 되어 마음이 든든하다. 이제 대한민국에서도 요가가 암과 같은 난치질환의 치료과정에 포함될 수 있는 기반이 된 셈이다.

환우들의 심리와 영적 건강까지 돌보는 선진화된 의료 시스템을 위해서는 후속 연구가 계속되어야 하고, 과학화도 시급하다. 『통증자연치유요가 바이블』의 출간이 그러한 필요에 자그마한 보탬이 되었으면 한다.

그런 면에서 자연치유요가는 통합의학의 매개체로 적합하다는 것이 나의 생각이다. 미용이나 육체의 건강만을 추구하는 '기술'로서의 요가가 아니라 정신과 육체의 문제를 동시적으로 치유할 수 있는 '새로운 요가'의 위상을 세우는 것이 절실하다. 진정으로 환자를 위한다면 의학의 '코페르니쿠스적 변화'가 있어야 한다. 의료에 접목하기 위한 과학화란 질환의 통계분석 이상의 심신의학 개념이나 철학적 배경, 즉 몸과 정신 영혼의 치유를 포함하는 요소들을 적극 수용해야 할 필요가 있다.

에밀 쿠에는 내면에 몰입이 되지 않는 군으로 분류되는 환자들이 꽤 많다고 하였다. 심신의학이 수술이나 약물처럼 대부분의 환자 군에 영향을 주지 못할 가능성이 있기 때문이다. 그럼에도 불구하고 환자들의 몸과 마음, 영혼까지 아우르며 치료과정의 '아픔'을 이해하는 것이 중요한데, 이 과정을 치료 범위에 포함할 수 있도록 하는 노력이 지속되어야 한다. 왜냐하면 이러한 부분은 기계나 약물이 해줄 수 없기 때문이다. 어떤 이에게는 수술과 약물이 아닌 마음의 안정과 평온이 생명을 살릴 수 있는 힘을 줄 수도 있기 때문이다. 개인의 육체, 정신의 건강과 내면의 성장을 돕기 위해 동서양의 다양한 기법을 통합하고 그것을 바탕으로 교육과 연구 프로그램을 구현하는 것이 '통증자연치유요가'가 지향하는 바다.

1989년 노벨평화상을 받은 티벳 영적 지도자 달라이 라마 14세 텐진 지아초(Tenzin Gyatso)는 자신의 가슴과 자각의 힘을 믿는 것이 진정한 치유와 자유를 얻는 길이라고 했다. 마음과 가슴은 다르다. 마음이 머리로 판단하는 반응이라면, 가슴은 바라보고 느끼는 순간의 순수한 진짜 '나'의 반응이다.

명상은 인간적인 관계, 마음과 시간이 사라진 공간으로 우리를 안내해준다. 그 공간에서 우리는 '사랑'을 발견하게 된다. 그것을 몸으로 실천하는 것이 요가다. 육체의 통증은 자기 자신을 사랑하지 못했기 때문에 생기는 것이다. 통증은 육체만의 문제가 아니다. 정신의 문제이기도 하다. 건강한 몸에 건강한 정신이 깃든다는 것은 누구나 다 알고 있는 사실이다. 그러나 대부분의 현대인들은 '육체의 건강'만 생각한다.

『통증자연치유요가 바이블』은 육체와 정신의 건강을 조화롭게 추구할 수 있는 길을 안내한다. 육체의 통증을 치유하는 요가수련법과 정신을 안정시키는 명상수련법을 현대의학과 접목시켜 통증의 근원을 밝히고, 그것을 바탕으로 독자들이 쉽게 따라할 수 있는 요가동작을 사진과 설명을 통해 알려주고 있어 많은 도움이 되리라 생각한다.

2015년 가을 『통증자연치유요가 바이블』 초판 인쇄 후 전문가 외 일반인이 좀 더 편하게 볼수 있는 개정판을 출간함에 대해 무한한 기쁨과 감사한 마음이 든다.

요가와 명상은 '나'를 사랑하는 방법을 알려주는 등불이다. 나를 사랑하는 길은 자신의 육체를 아름답게 유지하는 것이며, 정신을 맑게 하여 자비의 향기를 세상에 풍기는 것이다. 『통증자연치유요가 바이블』이 몸과 마음의 고통을 덜어줄 수 있는 바른 길이 되었으면 하는 바람과 함께 이 책을 읽는 모든 분들의 영혼에 천 개의 연꽃이 사랑의 향기로 피어나기를 소망하는 마음으로 나의 부족한 지식을 갈음한다.

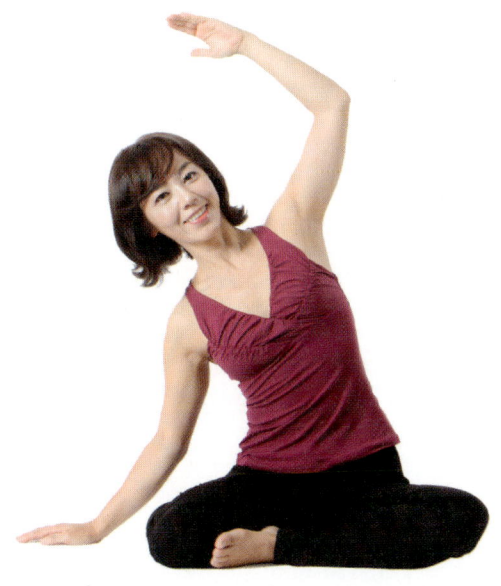

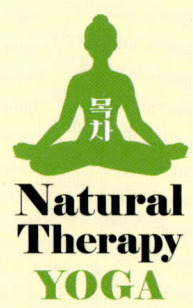

머리글　4

I. 요가 이해하기

1. 요가란 무엇인가?　14
2. 요가의 수행체계_요가 수트라　21
3. 요가의 종류　34
4. 명상과 요가　41
5. 요가 기본자세_하타요가　55
6. 빈야사요가　96

II. 통합의학과 자연치유요가

1. 보완대책의학과 심신의학　114
2. 해부학적 움직임과 역학　120
3. 근육 불균형의 원인과 교정원리　138
4. 자연치유요가(Natural Therapy YOGA)의 이론적 배경　143

III. 생활 속 요가 따라 하기

1. 척추질환과 자연치유요가　152
- A_Warm Up_반드시 Warm Up부터 시작　154
- B_모든 척추질환에서의 재활요가　160
- 만성요통　165
- 허리 추간판(디스크) 탈출　170
- 척추 협착증　177
- 경통: 목디스크, 두통　182
- 척추 후만증　188
- 노인성 후만증　195
- 척추 전만증　202
- 척추 측만증　208

2. 기타 근·골격 질환과 자연치유요가　216
- 어깨관절통증　218
- 손목 / 팔꿈치통증　225
- 골반변위　234
- 골반변위와 순환장애, 하체비만　242
- 궁둥신경통(좌골신경통)　246
- 하지관절의 기능장애: 고관절통증(다리교정)　252
- 다리교정　260
- 발목통증　270

3. 성인질환과 자연치유요가　278
- 심장, 폐, 호흡기 질환(호흡훈련)　280
- 알레르기 질환: 기관지 천식, 비염, 아토피 피부염　290
- 악관절(턱관절) 장애　296
- 유방절제술 환자의 회복　302
- 요실금과 성기능 장애　310
- 골다공증　316
- 퇴행성 관절염　329
- 갱년기 장애　337
- 변비　351

소화불량, 등결림　356

거북목증후군　360

손목터널증후군　366

눈의 피로, 안구 건조증　374

생리통　380

만성 피로, 우울　386

오십견 / 유착성 관절낭염　392

IV. 근막통증 증후군

1. 근막통증증후군과 통증유발점　402
2. 근막통증증후군 & 통증자연치유요가　408

사각근군(목갈비근군)통증　410

흉쇄유돌근(목빗근)통증　412

척주기립근(척추세움근군)통증　415

후두하근군(뒤통수밑근군)통증　416

두판상근 / 경판상근(머리널판근 / 목널판근)통증　419

외복사근(배바깥빗근)통증　421

복횡근(배가로근)통증　423

복직근(배곧은근)통증　425

요방형근(허리사각근)통증　428

장요근(엉덩허리근)통증　430

승모근(등세모근)통증　432

견갑거근(어깨올림근)통증　434

능형근(마름모근)통증　436

전거근(앞톱니근)통증　438

대흉근(큰 가슴근)통증　441

광배근(넓은 등근)통증　444

삼각근(어깨세모근)통증　446

상완 이두근(위팔두갈래근)통증　448

상완 삼두근(위팔세갈래근)통증　450

원회내근(원엎침근)통증　453

수근굴근군(손목굽힘근군)통증　455

수근신근군(손목폄근)통증 457

대둔근(큰볼기근)통증 460

대퇴근막장근(넙다리근막긴장근)통증 463

중둔근(중간 볼기근)통증 465

소둔근(작은 볼기근)통증 467

이상근(궁둥구멍근)통증 469

슬곡근군(뒤업다리근군)통증 471

내전근군(모음근군)통증 473

대퇴사두근군(넙다리네갈래근군)통증 475

전경골근(앞정강근)통증 477

장지신근 / 장무지신근(긴엄지폄근)통증 479

비복근(장딴지근)통증 481

발의 천부 및 심부 근육들 통증 483

3. 체형분석과 근막통증 & 통증자연치유요가 486

요방형근의 불균형 & 통증 488

이상근의 불균형 & 통증 490

상승모근의 불균형 & 통증 492

하승모근의 불균형 & 통증 494

척주기립근의 불균형 & 통증 496

요근과 전경골근의 불균형 & 통증 498

복직근의 불균형 & 통증 500

전거근의 불균형 & 통증 502

대퇴근막장근의 불균형 & 통증 504

비복근의 근약화와 체형변화 506

광배근의 불균형 & 통증 508

내전근의 불균형 & 통증 510

대둔근의 약화와 체형변화 512

봉공근, 박근의 불균형 & 통증 514

능형근의 불균형 & 통증 516

마침글 518

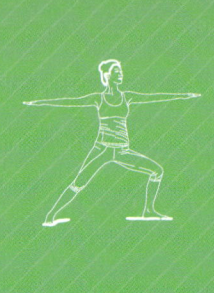
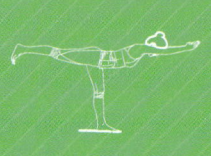
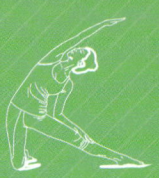
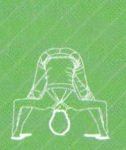
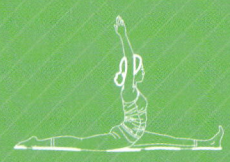
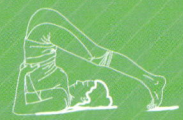
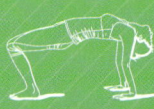

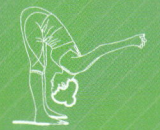
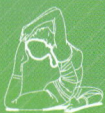
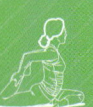
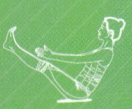

I
요가 이해하기

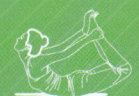
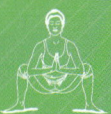
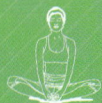
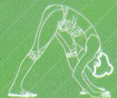

01
요가란 무엇인가?

깨달음으로 가기 위해서는 바른 삶의 태도, 숙고와 실천, 신체를 바르게 움직이면서 자각하는 기법과 본인에게 가장 적합한 요가를 익히고 깨쳐서 신실하게 정진하는 겸허한 자세가 필요하다.

요가는 자아를 변화시키는 기법이자 과정이다. 자아 발전을 위한 모든 과정이 요가의 한 형태라고 할 수 있다. 요가는 화합 아래서 통합된 방식으로 살아가는 삶의 한 방식이다.

인간이면 누구나 할 수 있는 노력, 인간이면 누구나 가질 수 있는 이해력과 지력 등이 영적 탐구와 깨달음의 원동력이다. 이를 통해 신앙인으로서의 지침들 혹은 현자들의 도덕과 규범을 성실하게 실천하기 위해 애쓰는 이들 모두가 자아완성으로의 길로 향하고 있는 것이다. 그런 면에서 일상생활을 질서 있고 조화롭게 만드는 데 에너지를 이용하는 사람이라면 모두가 요가수행자라 할 수 있다.

BC 6세기 바샤(Vyasa)가 쓴 『마하바라타』에는 힌두교의 경전으로 우리에게 익히 알려진 『바가바드기타』가 실려 있는데, 그 내용은 인간성을 상징하는 장수 아르쥬나(Arjuna)가 신성의 크리쉬나(Krsna)로부터 요가를 배우는 과정이 대화체로 구성되어 있다. 판다바 족과 카우라바 족의 군대가 서로 대치해 있는 상황에서, 많은 친구와 친척들이 적진에 정렬해 있는 것을 보고 아르쥬나는 주저한다. 그는 정의롭지만 잔인한 전쟁에 참가하느니보다 적군에 항복하여 죽는 것이 더 나은 일이 아닐까라고 생각한다. 아르쥬나는 크리슈나의 설법에 의해 갈등을 극복하고 전사로서의 의무감을 회복하게 된다. 크리슈나는 사적인 승리나 전리품 획득과 같은 이기심을 버리고 신에 대한 믿음을 가지고 전쟁에 임하여 자신의 의무를 냉정히 수행하는 것이 더 위대한 길이라고 그에게 일러준다.

크리슈나가 아르쥬나에게 싸우라고 했던 것은 전쟁을 독려했다기보다 슬픔과 미혹의 원인을 제거하란 뜻이었다. 또한 삶의 자유는 냉철하고 바른 지식을 통해 지혜의 힘으로 오직 순수한 본질만을 추구하여 자신의 의무를 충실히 이행함으로써 얻어진다고 설명하였다. 크리슈나가 우리에게 전하는 핵심 메시지는 과거의 기억이나 후회 속에 머물거나, 미래의 일을 걱정하기보다 지혜와 통찰로 바른 행동과 현재의 주어진 본인의 의무를 차곡차곡 실천해나가면 삶의 완성에 이르게 된다는 것이다. 사회적 활동을 영리추구가 아닌 진리를 얻기 위한 구도의 장으로 여겨 결과에 집착하지 않는 행위를 할 때 비로소 진정한 자유를 찾을 수 있게 된다.

『바가바드기타』에 묘사된 전쟁터는 인간 내면의 갈등이 집약된 장소이다. 이곳을 종횡한다는 것은 사지가 주저앉고, 입이 바싹 타며, 전율이 몸을 휩싸고, 온몸의 털이 곤두서는 고뇌와 자기 극기를 통해서 가능하다고 아르쥬나는 말한다. 크리슈나와 아르쥬나의 대화가 깊어지듯, 내면의 신과 인간의 교감이 깊어질수록 전쟁터와 같은 우리의 내면은 이제 고요한 명상의 공간이 된다.

『바가바드기타』에서의 신은 신성의 존재를 의미하며, 그러한 존재에 접근하기 위해서는 사랑과 헌신

요가_YOGA

요가의 어원은 '유즈(yuj)'로, '결합(結合)'을 뜻하며 삼매(三昧: Samadhi)의 뜻을 포함하고 있다. 또한 '말을 마차에 매다'의 의미를 담고 있다. 요가는 서로 다른 성질, 상이한 존재들의 결합을 통해 완성을 이룬다는 뜻으로 완성의 길, 깨달음이라고 해석할 수 있다.

영국의 고고학자 존 마셜(John Marshall) 경에 의해 1923년 인더스 강 하류에 있는 고대 성곽도시인 모헨조다로(mohenjodaro)가 발굴되었다. 그곳에는 시바(Siva: 전설상의 요가 창시자) 상(像)과 요가 수행자의 상이 있고, 요가 체위가 새겨진 동석제 인장(印章)이 발견되면서 요가는 BC 3,000년경 인더스 문명과 같이 한 것이 정설로 알려져 있다. 우리나라에서는 372년 고구려 소수림왕 2년에 전진의 순도가 불교를 전하면서 요가도 함께 들어온 것으로 추정된다. 원광법사의 세속오계는 요가의 개인적, 사회적 규율과 흡사하며, 퇴계 선생의 양생법에서 마음을 다스리는 정신수련 과정으로 제시된 '치심(治心)'도 요가와 비슷한 수련 과정이다.

을 바탕으로 하는 무조건적인 믿음이 필요하다. 여기서의 신은 종교 안에서의 신이거나, 혹은 완성된 자아를 포함하는 포괄적인 개념이다. 칼 융(Carl Gustav Jung)은 인간의 내면에는 신에게 다가가려는 본능이 있다고 하였다. 우리 내면에는 전체로서의 신과 하나가 되려는 강한 본능이 자리 잡고 있다. 이러한 이유로 내면의 성찰과 자기개발, 온전한 존재로 거듭나기 위한 노력들을 통해 끊임없이 영적 탐구를 수행하는 것이다. 춤, 그림, 글쓰기는 영혼의 언어들이며 기도와 명상은 영성을 추구하는 열망이다.

자신의 내면에 있는 신성한 에너지의 존재를 확인하게 되면 사랑과 감사의 마음이 샘솟게 된다. 명상체험을 하게 되면 내면의 큰 존재를 자각하게 되고, 그로부터 보호받는 느낌이 들면서 내면에 사랑이 가득 차오르는 경험을 하게 된다. 특별한 대상이 있는 것이 아니고 그 자체가 사랑이 된다. 연인들의 관계처럼 대상이 있는 사랑은 기대와 욕망이 앞서게 되는, 에너지의 고갈을 느끼는 사랑일 것이다. 주고받지 않으면 쉽게 고갈되는 사랑과는 다른 차원의 사랑을 명상을 통해서 경험할 수 있다. 그것은 마음 이상의 사랑, 내 존재가 향기로운 사랑이다.

이에 대해 오쇼 라즈니쉬(Osho Rajneesh)는 "기도는 신에 취하는 것이다. 신에 취한 사람만이 그 상태가 어떤지를 안다. 이 상태를 말로 표현하기는 어렵다. 하나의 경험으로 남겨둬야 하며 거기에 대해 토론하지 말고 그 속에 빠져 들어야 한다. 바로 이 순간에 감사를 느끼면 위대한 고요가 자신의 주위를 감돌고 크나큰 축복이 자신을 감싸기 시작한다. 우리는 당장 우주가 우리에게 선사한 것에 대해 감사할 수 있다."고 하였다.

만일 삶 전체가 사랑과 감사함으로 가득하다면 마음

오쇼 라즈니쉬
Rajneesh Chandra Mohan Jain, 1931~1990
사가르 대학의 석사이며, 자발푸르 대학 철학과 교수였다. 의식 확장 명상을 추구하는 탄트라 요가의 대표적 행자다. 탄트라 요가는 생명력의 저장소인 '차크라'를 명상과 아사나를 통해 강화하여 생명력을 극대화시킨다는 목적 성(性)에 대한 개방적인 태도를 취해 논란이 되기도 한 요가의 분파다.
오쇼 라즈니쉬는 힌두교, 불교, 기독교, 자이나교 등 다양한 종교 철학을 어렵지 않게 정리하였다. 그의 가르침은 규정되어 있지 않은 틀로 되어있어 개인과 사회 경제까지 다양한 삶의 의미를 짚어 나갈 수 있으며 인간의 내면을 변화시키는 다양한 명상법을 도입하는데 공헌하였다.

*"우주의 문을 열 수 있는
열쇠는 주시(注視)다.
우리 자신을 있는 그대로 수용하고
주시하는 것이다.
주시란 초연한 관찰,
편견 없는 관찰을 의미한다."
- 오쇼 라즈니쉬*

의 동요와 같은 파도가 머물 수 있는 곳이 있을 수 있을까. 파도는 금세 지나가고, 다시 고요하고 영롱한 바다가 햇살 아래 머물게 된다. 이러한 명상 상태는 아사나(요가 체위)를 통한 수련을 통해 쉽게 경험할 수 있다.

명상이란 내 마음 안에서 내가 관찰자가 되는 연습을 하는 것이다. 가만히 앉아서 간지러운 볼의 감촉을 느끼다가 곧 그 간지러움이 사라지는 것을 바라보는 것, 즉 생각이 들었다가 생각이 나가는 것을 바라보는 것이 명상의 요체다. 내 삶에 오는 다양한 어려움들이 마음에 고여 있다가 흘러나가는 것을 무심히 지켜보는 관조의 평화가 명상의 효과다.

명상이 주는 심리적 영향력은 매우 크다. 심리학자 칼 융은 명상은 잘못 형성되어 있는 의식을 해체시켜 무의식의 심층으로 다가가기 위한 가장 좋은 수단이라고 보았다. 여기서 말하는 명상은 잡념의 형태로 떠오르는 자신의 에고(ego)들을 차례차례로 정화시켜 나가면서 결국 텅 빈 자기 초월의 바탕(우주의식·순수의식)이 표면으로 떠오르는 것을 말한다. 명상은 존재를 있는 그대로 지켜봄으로써 몸과 마음의 세 가지 특성 즉 무상(無常), 고(苦), 무아(無我)를 정확히 체득하여 심리적 고통에서 벗어나게 한다. 이러한 특성을 깨닫는 것이 위파사나(Vipassana)이고 삶을 통찰하는 지혜이다.

오쇼는 몸과 마음을 비롯해 우리의 모든 것을 '나'라고 동일시하지 않고 단지 순수하게 지켜보는 방법이 중요하다고 하였다. 삶 모두를 지켜보는 자세로 살 수 있다면 우리 모두는 고요 속에 머물 수 있을 것이다.

우리가 자신의 감정을 주시하지 않는다면 우리의 몸과 마음은 언제든지 감정이 시키는 대로 끌려 다니는 노예가 된다. 내 감정이 어두운 상태에 머물러 있다면 원하는 것이 무엇인지를 살펴서 어두운 밤에서 새벽으로 이끌어 줘야 한다. 삶 속에 고통은 모습만 달리한 채 계속된다. 그때마다 나를 방치하지 말고 돌봐야 한다.

지금 생각하고 행동하는 주체가 내가 맞는지 늘상 숙고해야 한다. 행동과 말은 천천히, 의식은 늘 깨어 자신을 관찰하면서 진정 자신을 사랑하는 마음으로 세상을 이해해야 한다.

통제력을 잃고 감정의 자제가 어려운 상황에서 느끼는 분노라는 감정에 대해 생각해보자. 이럴 때 우리는 분노라는 감정과 자신을 동일시하고 만다. 감정의 폭우에 헤어나질 못하게 되는 경험들은 누구나 해보았을 것이다.

넓은 바다에 쓰나미 같은 지진 해일이 온통 마을을 휩쓸고 갔다고 해서 쓰나미가 바다는 아닐 것이다. 그저 지나가는 거친 파도였다고 누구나 생각한다. 바다와 같은 고요한 나에게 어느 날 분노와 성남, 이기심으로 가득한 마음이 잠시 머물고 간다. 바다는 우리의 본성이고 지나가는 거친 파도는 흥분, 생각, 행복감, 고통과 같은 감정들이다. 바다가 파도라는 생각을 하지 않듯 우리의 감정을 우리의 본성에서 떨어뜨려야 한다.

통제할 수 없는 마음에서 쓰나미가 지나가길 기다리듯이 분노로 가득한 감정들을 피하지 않고 지켜보면 어떨까? 그렇게 되면 생각보다 쉽게 분노의 힘은 기운을 잃고 만다. 나와 내 감정을 분리시키는 연습, 감정을 천천히 들여다보는 연습, 이것이 바쁘게 사는 우리들에게 필요한 덕목이 되어야 한다.

육체와 마음에는 고통과 즐거움이 따르지만 지켜보는 의식에는 고통과 즐거움이 없다. 편견에 사로잡혀 판단하지 않고 지켜본다면 집착도 고통도 두려움도 없고, 정적과 고요함만이 있을 뿐이다.

『우파니샤드』에서는 단지 지켜보기만 하는 사람이 현자라고 하였다. 이런 사람은 대상과 주체를 동일시하지 않고 물질세계와 마음의 동요에 집착하지 않는다. 삶을 지켜보는 연습을 통해서 나를 괴롭히는 마음 그 이상의 자각이 싹트게 되는 것이다.

삶에서 겪게 되는 고통의 여러 가지 중 가장 빈번하게 찾아오는 것이 분노와 배신이다. 분노와 배신의 감정이 들 때 마음을 다스려 '용서'를 하고 싶지만 마음처럼 쉽지 않은 것이 현실이다. 용서는 상대방을 이해해주겠다는 뜻으로 행해지는 것이지만 그런 생각만큼 쉽게 상대를 용서할 수 있는 사람은 많지 않으리라 생각된다. 만약 가족이나 가까운 사람을 해친 자라면 쉽게 용서할 수 있겠는가.

샬롯 조코벡(Charlotte Joko Beck)은 진정한 용서는 우리의 진정한 자유를 위한 것이라 하였다. 임상심리학자 타라 브랙(Tara Brack)은 용서는 용서 받을 자를 위한 것이 아닌 나의 주도적인 행동이 담겨 있어야 한다고 하였다. 그러기 위해서는 내 안에서 충분히 억울해하고 분노하고 슬퍼하는 과정을 거치면서 어떤 식으로든 스스로를 먼저 용서한 다음에 타인을 용서할 수 있다. 충분히 분노하고 난 다음 자신을 추스른 상태에서 용서는 시작될 수 있다. 내 가슴속에 선한 에너지가 깨어나야 비로소 용서할 수 있다는 것이다. 자기의 의지를 담고 있는 것이 진정한 용서이다.

부처는 인생이 끝없는 희로애락이라고 했다. 삼라만상 모두가 나의 본성을 깨닫게 하는 과정이라고 생각한다면 만 가지 기쁨과 만 가지 슬픔도 없다. 내 삶을 지켜보는 관찰자 위치를 유지할 수 있다면 인생 모두는 배워가는 과정이 된다. 생각을 내려놓고 마음을 비우는 것의 시작은 운동이다. 꼭 요가가 아니어도 좋다. 좋아하는 신체활동을 꾸준히 해보자. 만약 요가 체위를 통해 생각을 멈추고 싶다면 그 체위는 현재의 내 체형이나 스트레스로 인한 통증 양상과 부합되어야 한다.

현대인들의 생활습관이나 나이에 의한 전형적인 체형의 변화 때문에 요가 체위는 과학적 근거를 가지고 변해가야 하는 건전한 수련법이어야 한다. 그리고 반드시 실천해야 하는 것이 기도와 명상이다.

명상의 세계는 언어와 사고를 뛰어넘는 영역이다. 생각하는 모든 것이 언어로 표현되지는 않는다. 그래서 우리는 가끔 생각과 언어가 다르게 표현되는 것을 경험하게 된다. 생각 전체가 언어가 되지 못하기 때문이다. 요가에서는 언어의 영역을 바이카라(Vaikhari), 사고의 영역을 마디야마(Madhyama)라고 한다. 그리고 반드시 명상을 통해서만 감지할 수 있는 영역을 파시얀티(Pashyanti)라 한다. 이 영역을 현자들은 들리는 것이 아니라 보이는 지식 혹은 지혜라고 하였다. 그리고 그 다음의 영역은 침묵과 지복의 단계라고 할 수 있는 기쁨과 충만의 단계로, 내면의 신성한 존재와 만남을 이루는 단계이다. 이 단계는 사고 이전에 원래 존재하는 것으로, 우리는 그 존재를 발견만 하면 된다. 정신의 긴장 상태에서는 두려움, 불안, 걱정, 우울 등의 영향으로 에너지가 소실된다. 이렇게 소실된 에너지는 명상을 통해 회복해야 한다. 명상을 통해 사랑과 연민, 창조성의 통로를 잘 찾아서 건강하고 깨어 있는 상태로 변화시켜 나가야 한다.

　잔잔한 호수를 혼탁하게 하는 것은 마음이다. 의식이 혼탁할 때 마음이 작용하여 의식이 보이지 않게 된다. 인간의 관계 속에 마음이 작용하면 마야(Maya, 환영)가 된다. 마음이 없는 상태에서 관찰하고 경험해야만 사물을 그대로 볼 수 있고 마음의 투영에서부터 자유로울 수 있다. 그래야만 거친 파도 이면의 깊고 고요한 침잠의 상태에서 살아갈 수 있다. 삶을 온전한 방식으로 바꾸어 고요한 마음과 내면의 신성한 존재를 깨닫고자 하는 현대인이라면 『요가 수트라(Yoga Sutra)』의 8단계(명상의 단계를 밝힌 라자요가의 수련 단계를 파탄잘리 마하라시가 정리한 요가 지침서)를 반드시 숙지하고 실천해 나갈 필요가 있다.

　마음의 동요는 기억이나 감각인식이 외부 세계와의 상호작용에서 유발된다. 파탄잘리 마하라시가 정리한 『요가 수트라』는 마음의 파도를 조절하거나 멈추게 하여 고요한 상태의 자각에 이르게 하는 것을 요가 수련의 핵심으로 제시한다. 파탄잘리는 우리의 생각과 감정 이면에 이를 지켜보는 의식이라는 주시자가 있다고 하였으며, 우리의 생각, 감정, 행동이 우리 자신의 전부라고 동일시하는 것은 잘못이고, 이를 지켜보는 의식을 인식하는 것이 중요하다고 강조했다. '지켜보는 의식'과 '보는 주체'는 자신의 진정한 본질이며 순수한 의식이다. 이러한 의식은 좋고 나쁨의 판단이 배제된 자각이다. 순수의식의 자각을 위해서는 주체와 객체를 동일시하지 않도록 해야 한다. 이러한 마음가짐과 집중을 통하다 보면 지켜보는 주체도 지켜봐야 할 객체도 없는 온전한 신성의 단계를 체험하게 된다.

　나와 남에 대한 감사와 사랑을 마음속에 키우는 마음가짐과 반복적인 명상으로 자애와 연민의 근육을 크게 키워 내 본연의 모습으로 살아가는 것이 중요하다. 진심어린 칭찬과 따뜻한 말 한마디를 주저 없이 건네고, 남에게 나와 다른 점을 발견하기보다는 나와 공통점을 찾아보는 것이 중요하다.

요가 수트라_YOGA Sutra

BC4~5세기경 인도의 문법학자 파탄잘리 마하라시(patanhali maharasi)가 정리한 요가 경전이다. 'Sutra'라는 말의 의미는 '노끈'이란 말로, 묶는 것 즉 규범을 뜻한다. 스승과 제자 간에 구전되어 내려온 요가의 행법들을 파탄잘리가 이론화하여 정리한 것이 『요가 수트라』이며, 요가에 대해 현존하는 책 중 최초로 요가 수행의 방법들을 이론적으로 정리하였다.

02 요가의 수행체계
_요가 수트라

파탄잘리의 『요가 수트라』는 금계, 권계, 좌법, 조식, 제감, 응념, 정려, 삼매로 이어지는 여덟 가지 단계로 구성되어 있으며, 아스탕가 요가라고도 한다. '아스탕가(Astanga)'는 여덟을 의미하는 'asta'와 사지 또는 전체의 일부를 의미하는 'anga'의 합성어로서, 이른바 팔지(八肢)요가라고도 한다.

『요가 수트라』 전체의 내용은 도덕적인 통제와 윤리적인 계율을 시작으로, 종교적인 실천, 신체의 조절, 호흡의 조절, 감각기관의 억제, 의식의 집중, 집중된 의식, 주관과 객관의 합일 상태인 삼매라는 단계를 지향한다.

『요가 수트라』는 명상적 요소를 중요시하고 있으며, 『바가바드기타』와 함께 요가에 대한 철학과 수행체계를 설명한 요가의 근본 경전이다.

『요가 수트라』의 단계별 지침에는 진정한 자아, 지고(至高)의 의식을 깨달아야 하는 목적이 체계적으로 설명되어 있다. 기원전 2천 년에서 3천 년경의 요가는 음식, 수면, 욕망 등을 억제하고 호흡을 조절하여 의식을 한곳에 집중하는 고행적인 행법이었으나, 기원전 5백 년경부터는 고행과는 구별되는 요가 고유의 수행법과 철학적 체계를 갖추게 된다.

『요가 수트라』에서는 윤리적 덕목을 여덟 가지 단계로 제시한다.

1) 첫 번째 단계

아스탕가의 첫 번째 단계인 금계(禁戒: 야마, yama)는 사회, 윤리적인 측면의 규율이고, 내용은 다음과 같다.

① 아힘사(Ahimsa, 비폭력)

생명을 해치지 않는다는 뜻으로 생각이나 말, 행동을 통해 생명체에 위해가 되어서는 안 된다는 것을 강조한 규율이다.

> "비폭력으로 확고하게 다져진 사람 앞에서 모든 적개심들은 사라진다." (『요가 수트라』 35절).

② 사트야(Satya, 진리)

참된 도리를 지켜나가면 마음이 평화롭고, 맑아지며 진리를 볼 수 있게 된다. 진리는 이기심을 버리는 마음, 용서, 용기, 인내, 참을성, 친절함, 사랑을 포함한다. 진리를 깨닫게 되면 걱정으로부터 해방된다. 생각은 말과 일치해야 하며, 말은 행동과 일치해야 한다. 진실하게 진리를 실천하는 사람은 아주 강한 사람이라는 것을 알려준다.

> "진실을 세운 사람에게는 행위들과 그 결과물이 그에게 종속된다." (『요가 수트라』 36절).
> 진리를 위해 자신을 모두 버릴 준비를 하라. 그러면 진정으로 위대한 영혼이 될 것이다.
> _ 스와미 시바난다

③ 브라흐마차리야(Brahmacharya, 감각의 통제)

모든 감각을 제어한다는 뜻으로, 종종 금욕과 혼동되기도 한다. 감각을 억누른다는 뜻이 아니고, 감각을 제어하고 모든 에너지를 깊은 명상에 쏟아 붓는다는 의미이다. 성적(性的) 에너지를 적절하게 활용하면 체내, 특히 두뇌에 축적되는 미묘하고 숭고한 에너지인 오자스(Ojas)로 바뀐다. 완전한 금욕을 실시하라고 명시하지는 않지만, 성적인 에너지를 정신적 에너지로 전환하기 위해서는 금욕이 필요하다

오자스_Ojas

오자스는 창조적인 에너지이며 사람의 성적 욕망을 숭고한 것으로 바꿔준다. 성경험으로 이 에너지는 분산되고 사라진다. 오자스가 많은 사람은 사람을 끄는 능력이 있고, 얼굴에 윤기가 나며, 목소리가 좋고, 생명력이 넘치며, 건강하고 집중력이 뛰어나다. 이 에너지 균형이 깨지면 욕심, 정염이 생기고, 수다스러워지고, 잠을 많이 자고, 피곤하고, 쉽게 화를 내고, 집중력이 사라진다. 이 개념은 오래된 정신수양방법이다. 오자스의 수행자를 스와미스(Swamis)라고 부른다.

는 것을 강조한다.

"금욕이 확립됨으로써 정력이 얻어진다." (『요가 수트라』 38절).

④ 아스테야(Asteya, 도둑질하지 않음)

다른 사람의 업적을 가로채는 것, 물건을 훔치고자 하는 욕망은 마음의 평화를 앗아간다. 아스테야는 욕심을 버리고 낭비하려는 욕망을 이겨내는 것을 뜻한다. 다른 사람의 것을 훔치는 것은 욕심에서 비롯되는 것이다. 돈을 축적하고 과시하고, 자원을 낭비하고 다른 사람의 소중한 시간을 빼앗고, 필요 이상으로 욕심을 내는 것 모두가 도둑질이다. 다른 사람에게 무언가 감추는 것도 자신의 것을 나누지 않으려고 하는 것이므로 도둑질에 해당한다. 도둑질은 의식을 둔감하게 하고 죄의식, 불명예를 가져오며 욕망을 증가시킨다. 자신의 개인적인 욕망과 소유물에 대한 집착에서 벗어나는 사람만이 마음의 평화를 얻을 수 있다는 것이 아스테야의 핵심 메시지다.

"도둑질 하지 않는 것을 확립한 사람에게는 모든 재물이 온다." (『요가 수트라』 37절).

⑤ 아파리그라하(Aparigraha, 무소유)

물건을 소유하고자 하는 욕심을 극복하는 것을 뜻한다. 아스테야와 비슷하지만 미묘한 차이가 있다. 도둑질은 삶에 대한 잘못된 이해에서 파생되는 행동이지만, 소유는 다른 사람에게 이해와 인정을 받고 싶어 하며 동시에 다른 사람의 자산을 갖고 싶어 하고, 보상을 받고 싶어 하는 욕망이다. 소유는 나누고 살아야 한다는 삶의 법칙을 무시하는 행동이다. 무소유는 자신의 전부를 나누라는 것이 아니다. 불필요하게 많은 것들을 축적해서는 안 된다는 것을 의미한다. 많은 것을 소유하면 집착이 생기고, 소유물의 유지를 위한 두려움, 분노, 시샘이 생기게 된다. 자비로운 마음을 실천하고, 많은 것을 나누어주고, 이기적인 마음을 버리라는 것이 아파리그라하의 가르침이다.

"탐욕스럽지 않음이 확립될 때 탄생의 방법과 여유를 완전히 알게 된다." (『요가 수트라』 39절).

앞에서 개략적으로 설명한 다섯 가지의 금계는 사회적 공동체를 파괴하는 잠재적 요소이기 때문에 요가 수행자들이 반드시 지켜야 할 계율이다.

2) 두 번째 단계

아스탕가의 두 번째 단계인 권계(勸戒: 니야마, niyama)는 수행자가 지켜야 할 개인적 차원의 윤리적 규율로, 내용은 다음과 같다.

① 샤오차(Shaoca, 청결한 신체와 환경)

샤오차는 주변을 깨끗이 하고, 주기적인 목욕과 운동, 정갈한 음식을 먹고 깨끗한 옷을 입어 자신의 몸을 돌보는 등 자신의 신체를 깨끗이 하는 것으로부터 시작한다. 고결한 정신 상태를 유지하려면 이타적 봉사와 부정적 감정을 버리고, 훌륭한 자질을 키우고, 만트라를 반복하면서 숭고한 마음을 가진 사람들과 어울려야 한다. 사트상은 샤오차의 대표적인 수행방법으로 영적 추구를 같이하는 사람들이 모여서 그 속에서 형성되는 에너지의 영향을 주고 받게 된다.

"청정하지 않은 자신의 육신에 대해 혐오가 일어나고 다른 사람들의 육신의 접촉에도 혐오가 일어난다." (『요가 수트라』 40절).

"수행자는 청정함, 마음의 밝음, 한 점 집중, 감각들에 대한 지배력을 통해 참 자아(깨달음)를 위한 타당성을 얻는다." (『요가 수트라』 41절).

② 샨토사(Santosa, 만족)

만족은 마음의 평화를 가져오고, 삶에서 충만한 기쁨을 느낄 수 있도록 해준다. 진정한 만족의 자세는 삶의 모든 것을 존재하는 그대로 인정하고 받아들이는

사트상_Satsang

지혜로운 사람들과 어울린다는 뜻으로 정신적인 지혜를 받아들이기 위한 가장 좋은 방법 중 하나이다. 사트상은 교회, 성당, 절, 집 등에 모여서 기도하거나 명상하고, 성인의 말씀과 지혜를 배우는 모임을 말한다. 영적 강의나 말씀을 듣고 기도나 명상을 하면 강력한 파장이 생겨 모인 사람들에게 도움이 된다. 이 과정 속에 평화와 만족감이 생기고 가슴이 넓어지고 마음이 열린다. 지혜로운 사람들과 말씀을 나누거나 혹은 함께 신성한 글귀를 읽으면 청명한 힘과 에너지를 얻을 수 있다.

자세이다. 삶을 있는 그대로 받아들이면 어떤 상황에서도 행복할 수 있다. 욕망과 좌절로부터 자유로워질 때 마음은 하나로 모이고 정화된다. 마음이 깨끗하면 기쁨이 찾아온다. 자신의 삶에 만족하면 불만을 늘어놓거나 욕심을 내지 않게 되며, 다른 사람들이 자신에 대해 말하거나 생각하는 것으로부터 자유로워진다. 비교, 경쟁, 질투는 불만족에서 오고, 불만족은 삶을 파괴한다. 마음이 한곳에 집중하지 못하면 항상 불만이 생기고, 끊임없이 외부 세계에서 기쁨을 추구하고자 한다. 욕구와 욕망에서 얼마나 자유로운가가 행복한 삶을 결정하는 기준이다.

"만족에 의해서 최고의 기쁨이 얻어지게 된다." (『요가 수트라』 42절).

③ 타파스(Tapahs, 고행)

마음을 강인하게 만들기 위해서는 어려운 일을 행하고, 쉬운 일을 피해야 한다는 것을 강조한다. 'tapahs'는 '태우다'의 의미로, 몸과 마음의 독소까지도 태워야 한다는 것을 뜻한다. 타파스는 규율과 몸, 감각, 마음까지 정화하는 수행의 필요성을 제시하는 규율이다. 마음은 근육과 같아서 마음을 강인하게 만들기 위해서는 힘들게 단련을 해야 한다.

타파스는 육체적, 언어적, 정신적 고행의 3가지를 수련의 근간으로 내세운다. 금식과 육체적 고통을 견디고 불편함을 참아내는 것이 육체적 고행이다. 침묵수행을 하고 건설적이고 진실한 말만을 하는 것이 언어적 고행이다. 부정적인 생각을 긍정적으로 바꾸고, 분노와 미움을 이겨내고, 불평하지 않고, 모욕과 무례를 참아내고, 평온한 마음을 갖기 위해 노력하는 것이 정신적 고행이다.

"금욕함으로써 몸과 감각들의 불결함이 신비로운 힘을 얻는다." (『요가 수트라』 43절).

④ 스바드야야(Svadhyyaya, 학습)

숭고한 정신이 담긴 글을 읽으면 지혜와 지식이 쌓이게 된다. 지혜의 말씀은 힘든 시기에 가장 가까운 친구나 이상적인 스승의 역할을 한다. 성인이나 현인의 숭고한 작품을 읽으면 정신적 가치를 깨닫게 되고 긍정적인 생각을 하게 된다. 만트라를 반복하는 것도 스바드야야에 포함된다. 만트라를 반복하면 마음이 한 단계 고양되어 의심이 사라지고, 부정적인 생각들이 없어지고, 새로운 인상을 만들어내며, 집중에 도움이 되고, 믿음이 강해지며 마음이 맑아진다.

"영적 서적들을 공부함으로써 자신이 선택한 신과 교감을 이루게 된다." (『요가 수트라』 44절).

⑤ 이시와라 푸라니다나(Iishvar pranidhana, 절대의지에 복종과 열성)

이시와라 푸라니다나의 원뜻은 '신에게 자기 자신을 바치다'로, 헌신적인 수행을 뜻한다. 만트라와 기도를 반복하고 관련 서적을 열심히 읽는 것 모두가 이에 속한다. 절대자를 존경하고 절대자에 대해 얘기하고, 절대자를 위해 살고, 모든 행동의 결과를 절대자에게 바치는 것 모두가 절대자에게 복종하기 위한 행동이다. 내면의 존재에 모든 행동이 복종하는 태도를 갖게 되면 절대자로부터 보호를 받는 것처럼 느끼게 되어 마음의 평화와 자유를 얻을 수 있게 된다. 수련의 궁극적 목적은 신에 대한 경배이고 추구이다. 요가를 통해 궁극적 해탈을 할 수 있다는 것은 신에 대한 헌신적 자세에서 나올 수 있다.

"신에 절대 복종함으로써 삼매가 성취된다." (『요가 수트라』 45절).

사회적 규율(야마)과 개인적 규율(니야마)의 실천은 수련자가 깊은 명상단계에 이르기 위한 기초적이고 기본적인 과정으로 수련자를 숭고한 삶의 자세로 이끄는 과정이다.

3) 세 번째 단계

아스탕가의 세 번째 단계인 좌법(坐法, asana)은 요가 체위를 말하며, 호흡, 동작, 정신 집중이 삼위일체가 되는 심신통제의 수련법이다. '아사나(asana)'는 '앉다'라는 동사 'as'에 어원을 둔 명사로 '앉는 것', '멈추는 것'을 뜻한다. 체위는 앉아서 하는 체위, 서서하는 체위, 앞으로 굽히는 체위, 비틀기 체위, 거꾸로 하는 체위, 뒤로 굽히는 체위, 누워서 하는 체위를 포함한다.

동작을 취할 때 호흡을 일치시키고 자극이 미치는 곳에 정신을 집중하는 것이 중요하다. 인체의 기둥인 척추 전체를 자극해서 신경의 통제를 받는 각 기관의 활동을 임의로 조절할 수 있는 체위가 아사나 체위의 중심이 되며, 긴장과 이완의 리듬을 원리로 한다. 수의근(隨意筋)을 활용해서 내장기관과 같은 불(不)수의근에 영향을 미치게 하는 아사나의 체위는 야생동물과 자연 창조물들의 모양을 본뜬 것이 특징이다.

"좌법(아사나)은 확고하고 편안한 자세이다." (『요가 수트라』 2장 46절).

4) 네 번째 단계

아스탕가의 네 번째 단계인 조식(調息, pranayama)은 바른 호흡법을 수련하여 호흡을 조절하는 수련과정이다. '프라나(prana)'는 호흡, 생명, 에너지, 힘을 의미하고, '아야마(ayama)'는 길이, 확장, 뻗음 등의 흐름을 의미한다. 프라나야마(pranayama)는 호흡의 길이와 기능을 조절하고 확장하는 호흡의 기술이다. 요가에서 자세를 수련한 다음으로 중요한 것이 들숨과 날숨의 움직임을 조절하는 것이다. 조식에는 들숨, 날숨 그리고 멈춤이 있다. 호흡법은 길게(느리게), 깊게(심호흡), 미세하게(가늘게), 고르게(규칙적으로), 중단 없이(끊임없이) 하는 것이 가장 적합하다.

숨을 들이쉬면서 프라나의 정기를 축적해 두었다가 신경활동의 영양소로 공급하는 것이 조식수련의 요체다. 리드미컬한 호흡을 통해 생명의 원동력을 활성화하기 때문에 호흡과 섭생(攝生)에 따라서 생명현상이 좌우된다. 눈을 감아야 몰입과 집중이 잘되며, 내쉬는 호흡을 길게 유도하는 것이 중요하다. 호흡을 잘 조절할 수 있다면 대상을 두고 몰입하면서 호흡을 실시해도 좋다. 코끝이나 점, 미간, <u>차크라의 위치</u>(척추 맨 아래, 복부 밑, 복부 위의 척추부위(태양신경총), 가슴, 목구멍, 이마, 정수리)에 하나하나 집중하면서 의식을 모아야 한다. 절식이나 단식이 수행에 도움을 줄 수 있다. 마음을 통해 자신을 표현하는 의식은 호흡 없이는 아무런 작용도 할 수 없다. 호흡을 통해 프라나를 움직이면 마음도 따라 움직인다. 그래서 수행자는 부동심에 도달하기 위해 프라나를 통제해야 한다.

"확고한 자세가 얻어지게 되면 들숨과 날숨의 움직임들이 조절되어야 한다. 이것이 호흡법이다. 호흡 작용은 숨을 내쉬거나 들이쉬거나 혹은 멈추거나 한다. 호흡은 공간, 시간 그리고 횟수에 의해서 조절되며 길거나 짧다."(『요가 수트라』 2장 49절과 50절). 위 세 번째(아사나), 네 번째 (프라나야마) 단계는 육체적 통제를 의미한다.

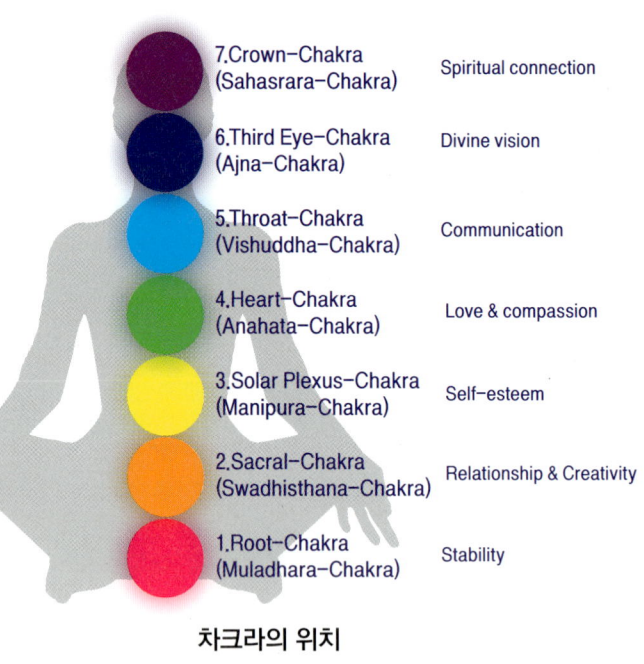

차크라의 위치

차크라_chakra

차크라(Chakra)'는 산스크리트어로 '바퀴(Wheel)', '소용돌이(Vortex)'란 뜻으로, 소우주인 몸 안의 에너지가 대우주의 에너지와 함께 바퀴가 돌아가듯이 에너지를 내뿜고 받아들인다는 의미이다. 차크라는 물질이 아니다. 오라(aura)가 의식의 형태이듯이 차크라도 오라의 형태이다. 차크라는 오라보다는 조밀하지만, 물리적인 몸같이 조밀하지는 않다. 각 차크라는 무지개 색깔을 가지며, 서로 다른 패턴으로 척추를 따라서 머리 위에서부터 골반 밑 부분까지 배열되어 있고, 인체 내 분비계통과 인접해있다. 삶의 에너지는 이 미묘한 몸을 통해 흐르는데 이것을 '쿤달리니(Kundalini)'라고 한다. 쿤달리니는 상징적으로 뱀으로 표현되며, '하나로 감겨있다'는 어원을 갖고 있다. 쿤달리니는 척추 가장 아래쪽에 감긴 상태로 수면을 취하고 있다. 차크라 센터는 척추 맨 아래, 복부 밑, 복부 위의 척추 부위(태양신경총), 가슴, 목구멍, 이마, 정수리에 있다. 명상을 통해 쿤달리니를 일깨워 삶의 에너지를 흐르게 할 수 있다.

제 1차크라는 물라다라(Muladhara) 차크라이다.
'mula'는 '뿌리' 혹은 '기반'을 뜻하며, 모든 차크라의 뿌리이고 삶과 생존에 대한 사람의 근본적이고 세계적인 욕구, 물질적인 안전, 가족을 기반으로 한 종의 확보, 생명력의 원천, 삶의 만족과 안정, 내적인 강인함을 뜻한다. 원초적인 생존본능, 자기보존본능과 관련된 심리적 안정성의 토대이다.

제 2차크라는 스와디스타나(Svadhisthana) 차크라이다.
'sva'는 '자기 자신의'라는 의미이며 'adhisthana'는 '집'이라는 의미다. 스와디스타나는 자기 자신의 집이라는 뜻으로 자신의 모든 경험과 경향성이 저장되어 있는 자리이다. 본능적인 충동이 있지만 종(種)의 생존이라는 창조성과 관련되고, 심리적으로는 성적 충동, 관능적 느낌, 감각적 쾌락에 대한 집중과도 관련 있으며, '서로 존중하기'라는 신성한 진리의 에너지를 몸의 시스템에 전달하며, 타인과의 성스러운 결합, 즉 생명을 연속시키는 에너지의 욕구를 대변하며 타인의 내면에 깃들인 신성과 연결되고 배우자와 하나가 되는 방향으로 영혼을 움직인다.

제 3차크라는 마니뿌라(Manipura) 차크라, 태양신경총 차크라이다.
티베트 전통에 따르면 '보석으로 된 연꽃'이라는 뜻이다. 이 차크라의 주된 에너지는 '자기존중의 힘'으로 자존심, 자율, 야심, 행동력, 위기조절 능력, 위험에 직면하는 용기, 강인한 성격과 관련된다.

제 4차크라는 아나하나(Anahata) 차크라, 가슴 차크라, 정서적인 힘의 차크라이다.
여기에서 가슴이란 순수가 머무는 공간이다. 쿤달리니가 이 중심에 이르게 되면, 창조적 능력, 무조건적인 사랑과 자비 그리고 운명을 극복할 수 있는 능력을 얻게 된다고 알려져 있다. 자신과 타인을 조건 없이 사랑할 수 있는 능력과 용서의 힘을 개발하는 곳이다.

제 5차크라는 비슈다(Vishuddhi) 차크라, 커뮤니케이션 중추, 의지력의 차크라이다.
이 차크라는 신의 계획에 연결되고자 하는 욕구와 자각을 위한 중심이다. 쿤달리니 에너지가 이 차크라에 이르게 되면 물질적 우주가 나타나게 되는 근본현상을 자각하게 되고 창조성, 직관력, 지혜가 일어난다. 모든 사람과 사물에 대한 존재의 의미를 파악하고 깊은 이해력이 생긴다. 모든 것들을 우주적인 전체성의 관점으로 바라보기 시작한다. 마음에서는 자비심이 일어나고 평화로운 마음을 가지며 축복으로 가득 찬 존재로 머문다. 초월이 작용하기 시작한다.

제 6차크라는 아즈나(Ajna) 차크라, 제 3의 눈 차크라이다.
'진리만 추구하라'는 신성한 진리를 에너지와 몸의 시스템에 전달한다. 이 차크라 중심은 인간 내에 있는 최고로 높은 의식의 중심이며 육안이 아닌 직관으로 보는 능력과 관련 있다. 높은 지각과 지성이 저절로 나타나 마음의 지성이 순수하게 나타난다. 새로운 방식으로 세계를 인식할 수 있으며 이성적인 생각의 한계를 초월하여, 마음에 내적인 평온함과 명료함이 있다.

제 7차크라는 사하스라라(Sahasra ra) 차크라, 왕관 차크라, 대영혼의 차크라이다.
'지금 이 순간에 살라'는 신성한 진리를 에너지와 몸의 시스템에 전달한다. 쿤달리니가 사하스라라에 이르면 개아(個我)가 사라지고, 열반, 삼매, 깨달음, 광명, 천국을 경험한다. 참 자기(Self)의 상태, 신과의 결합상태, 도, 삼매, 열반의 자리이다. 인간 완성의 자리이며 다른 여섯 가지 차크라에 남아 있던 방해물들이 용해되고 최고의 신동수로 진동하기 시작하며 우주적인 에너지를 흡수하는 과업이 끝나게 되어 자발적으로 에너지를 발산하기 시작한다.

차크라는 우주적 관점에서 정신을 상징한다. 칼 융은 차크라는 대부분 정신에 대한 설명이며, 정신의 다양한 상태와 가능성을 지칭한다고 하였다. 차크라는 신성으로 올라가는 움직임을 암시하며 각 단계마다 점점 더 정제된 개인의 영적인 힘을 이해하게 되고, 인간의 타고난 잠재력이 실현되며, 풍요로운 삶을 살게 해준다. 요가의 체위와 명상은 차크라를 자각하여, 쿤달리니를 각성시켜 나가는 수련방법이다.

의사 제이콥 리버맨(Dr. Jacob Lieberman)은 그의 저서 『빛: 미래의 의학』에서 상상을 통해 색체의 파동을 인체 내에 '빨주노초파남보'와 같은 스펙트럼으로 쪼개어 투사해봤을 때 인체에 긍정적 영향을 준다는 연구 사례를 발표하였다. 색체요법이 치료효능에 긍정적인 영향을 미친 사례들은 많다. 색체요법은 차크라의 파농과 더불어 현재 MIT 및 UCLA에서 연구되고 있다.

5) 다섯 번째 단계

아스탕가의 다섯 번째 단계인 프라트야하라(pratyahara, 제감법)는 마음의 완전한 몰입으로 인하여 감각기관이 아무런 신호도 받아들이지 못하는 상태를 말한다. 오감의 감각기관을 조절하여 그 실상을 바로 보고, 심신의 휴식을 얻자는 것이 프라티아하라의 핵심이며, 외부로 끌리기 쉬운 마음을 억제시켜 내부로 향하게 하는 수련법이다. 호흡법을 꾸준하게 수행하게 되면 인체에 대한 감각과 자각이 예민해지면서 신체에 대한 감각을 조절하는 힘이 길러진다. 신체감각에 대한 조절능력이 생기기 시작하면 정서나 감정과 같은 마음을 조절할 수 있는 자신감이 생긴다.

"감각들이 스스로 대상들로부터 물러나고 본질을 모방한다. 그것처럼 마음-재질의 본질을 모방할 때 이것이 프라트야하라이다. 그런 다음 감각에 대한 최고의 통제력이 따른다." (『요가 수트라』 2장 54절과 55절).

6) 여섯 번째 단계

아스탕가의 여섯 번째 단계인 다라나(dharana, 凝念 또는 執持)는 정신집중, 정신통일이다. 대상물에 정신을 통일하는 집중상태를 확장하여 대상을 초월해서 심신을 이완함으로 깨닫게 되는 단계이다. 집중법에는 자신의 신체에 집중하거나 외부적인 대상을 정하여 응시하는 방법이 있다. 구루(스승)의 교육과 가르침이 있어야 하며, 집중의 대상은 다양하게 선택할 수 있다. 보는 것과 생각하는 것과 행동을 일치시켜 깨달음을 얻게 하는 것이 다라나 수련의 목표다.

"집중(다라나)은 한 장소, 대상 혹은 생각에 마음을 고정하는 것이다." (『요가 수트라』 3장 1절).

이 단계에서 고비를 경험하게 된다. 본인도 잊고 있던 무의식에서 자리 잡고 있는 미움과 분노, 상처가 순간 떠올라 집중에 방해가 되거나, 생각과 싸움을 경험하곤 한다.

메타명상 방법

다음의 문구를 읽고 메타명상을 시작한다.

"만일 내가 다른 사람에게 몸으로 입으로 생각으로 잘못을 행하였다면 내가 평화롭고 행복하게 살 수 있도록 용서받기를 원합니다. 또한 누군가가 나에게 몸으로 입으로 생각으로 잘못을 행하였다면 그들이 평화롭고 행복하게 살 수 있도록 나는 용서합니다."

그리고는 다음과 같은 문구를 소리를 내어 읽으며 대상에 집중한다.

"내가 건강하고 행복하고 평화롭기를 기원합니다. 내가 원한이 없기를, 내가 악의가 없기를, 내가 근심이 없기를, 내가 건강하고 행복하고 평화롭기를 기원합니다."

이 구절을 나에서 시작해서 존경하는 스승님, 가족, 마을, 도시, 나라, 세계, 그리고 내게 고통을 줬던 사람에게로 확장시킨다.

분노나 마음의 상처를 걷어내지 못한다면 진정한 마음의 평화를 얻을 수 없게 된다. 그럴 때는 자애명상을 해보도록 한다.

자애명상은 메타(metta)명상이라고도 한다. 부정적인 마음의 동요를 제어하는 방법은 부정적인 생각과 마음을 몰아내는 것이 아니라 내 안에 머물고 있는 연민과 사랑의 감정을 키우고 확대시켜 부정적 생각의 공간을 좁히거나 내보내는 것이다. 이는 자신에 대한 사랑을 자각하여, 그 사랑을 방사하는 방법이다. 내가 행복을 바라는 간절한 마음처럼 다른 생명도 그러하다는 것을 되새길 때 진정한 자애심이 시작된다.

메타는 팔리어로 모든 존재들이 다 행복하고 평안하기를 바라는 거룩하고 고결한 마음을 가리킨다. 메타는 일반적으로 자애나 사랑, 모성애와 비슷하지만 모성애와 가장 큰 차이는 노력을 통해서 품게 되는 사랑이라는 점이다. 메타명상의 목표는 우리에게 마음의 미동을 일으키는 모든 존재, 싫은 존재에게까지도 자애의 마음을 품는 것이다.

7) 일곱 번째 단계

아스탕가의 일곱 번째 단계인 디아나(dhyana)는 아무런 대상도 없는 무(無)의 경지에서 이루어지는 완전한 명상이다. 대상을 초월해서 무념(無念)·무상(無想)·무심(無心)에 이르면 고요한 정려상태(靜慮狀態)가 된다. 명상은 대상에 대해 끊임없는 인식의 흐름을 유지하는 것이다. 즉, 다른 관념이나 생각에 의해 영향을 받지 않는 상태를 의미한다. 명상하는 자와 명상하는 주체의 끝없는 교류가 있어야 흔들림 없는 상태를 유지할 수 있다. 의식의 확장을 통해 대상에 얽매이지 않고 대상과 하나가 되어 사물의 본질을 이해하고 상통하는 것이 중요하다. 하나의 표상이 마음을 점령한 상태는 찰나적 순간마다 하나의 표상이 연속적으로 나타나는 상태를 이르는 것이다.

선정과 집중은 같은 대상에서 일어난다. 집중은 하나의 대상에 주의가 집중된 명료한 의식 상태인 반면 선정은 이 명료한 의식이 모든 순간에 지속되면서 그 대상에 관한 의식의 영역이 확대되어 가는 상태이다. 그러므로 집중의 대상은 단순할수록 좋고, 선정의 심리활동은 복잡할수록 좋다. 이성적 사유가 배제된 직관적인 의식의 일정한 흐름이 지속되면 마음에 남아 있는 미세한 작용이 없어지고, 심신의 평형으로 완전히 자유로운 우주의식을 깨닫게 된다.

"명상은 그 대상을 향한 끊임없는 인식의 흐름이다"(『요가 수트라』 3장 2절).

8) 여덟 번째 단계

아스탕가의 여덟 번째 단계인 사마디(samadhi)는 정려(精慮)의 상태 다음에 이어지는 의식의 상태이다. 삼매는 요가의 과정이 아니라, 요가의 최종단계로 드러나는 것이다. 인간의 노력은 집중과 정려까지의 과정에서 수반되지만 삼매는 시간과 공간, 자아의 인식과정에서 벗어난 자아실현의 상태를 말한다. 이는 최후의 목표에 도달하여 소우주인 내(眞我)가 대우주와 하나로 통일되는, 즉 신아일치경(神我一致境)의 순간이다.

삼매는 그 대상이나 주관의 어느 하나에 머물러서 더 이상 다른 마음의 작용이 일어나지 않는 상태다.

"삼매는 마치 대상이 형태가 없는 것처럼 대상만이 빛날 때(마치 명상의 대상이 명상자를 집어삼킨 것처럼) 명상 그 자체와 하나가 되는 것이다."(『요가 수트라』 3장 3절).

"한 가지 대상에 대해 이 세 가지의 수행(집중, 명상, 삼매)을 하는 것을 쌈야마(samyama)라고 부른다."(『요가 수트라』 3장 4절).

정신적 수행을 이끄는 라자요가는 각 단계 단계가 서로 구별되는 것이 아니라, 모두가 일치되고 통일된 과정 속에서 수행될 때 비로소 우주의 심리를 체험할 수 있다.

03 요가의 종류

요가는 긴 역사만큼이나 종류와 학파가 많다. 라자요가, 갸나요가, 카르마요가, 만트라요가, 하타요가 등은 자아완성과 해탈이라는 목적지에 도달하는 다양한 지름길인 셈이다. 이들의 공통된 요소는 윤리적 실천으로부터 시작되고, 삼매체험을 필수과정으로 하여, 종국에는 해탈에 이른다. 이 삼대요소가 요가라는 이름 하의 모든 사상을 하나로 묶어놓으며, 이 셋을 종교적, 철학적으로 어떻게 해석하고 어떠한 방법으로 실천하는가에 따라서 요가는 여러 유파로 갈라진다.

이러한 요가유파들의 관계는 정상에 도달하는 등산로가 많은 산으로 비유될 수 있다. 요가 수행자가 어느 유파의 요가를 수행하는가 하는 선택은 마치 등산객이 어느 등산로를 선택하는가와 같다.

어떤 등산로를 선택하든지 요가 수련에는 반드시 구루(Guru: 정신적 선생, 안내자)의 가르침이 필요하다. 구루는 제자의 육체적, 정신적, 영적 상태를 파악하여 적절한 등산로를 안내해준다. 한 가지 등산로를 정하기보다는 다양한 경로를 통해, 다시 말하여 여러 요법의 통합을 통해서만 인간의 삶과 의식을 높일 수 있다. 정신적 수련은 필요 없고 운동만으로 요가에 이를 수 있다는 것은 참으로 어리석은 생각이다.

자연치유요가에서는 오랜 선인들의 심신단련의 기법들을 재정립하여, 한쪽으로 치우쳐 있는 요가의 방법들을 다양하게 소개하고 그중에서 21세기에 맞는 요가 본연의 치유적 요소를 과학의 범주 안에서 누구나 건강하게 실천할 수 있도록 하는 것을 목표로 한다. 과학적 근거를 통한 근육과 골격의 교정 원리에 의한 요가 체위는 심리적 안정과 스트레스 완화, 통증 경감의 효능을 경험할 수 있게 한다. 깊이 있는 철학적 탐구를 통해 편견과 구별이 없이 세상을 보는 연습과 세상과의 관계 속에서 결과에 연연해 하지 않고 자신의 의무를 다하는 건강한 삶의 실천, 마음의 동요를 제어하는 방법을 수련해 대우주와 소통하며 질서 있게 살아가고자 하는 것이 자연치유요가가 추구하는 바이다.

라자요가, 갸나요가, 카르마요가, 만트라요가, 하타요가를 삶 속에 실천하는 것이 바로 자연치유요가 수련이며, 깨어있는 삶 속에서 몸과 마음의 질서를 유지하며 살아가는 사람은 이미 요가 수행자로서 사는 것이다.

라자(Raja) 요가

파탄잘리의 『요가 수트라』에 나오는 가르침을 실천하는 것이 라자요가의 핵심이다. 라자요가는 마음의 통제, 마음의 전개 등을 중심으로 하는 심리적 요가로 명상을 통해 얻은 지혜를 통해 해탈하고자 하는 것이며, 궁극적인 목표는 행위와 수행을 초월하는 것이다.

갸나(Jnana) 요가

인간의 고통은 무지에서 나오는 것이기 때문에 지식과 영적 탐구를 게을리하지 말 것을 강조하는 것이 갸나요가의 특징이다. "진리가 너희를 자유롭게 하리라."는 것이 갸나요가의 모토다. 사물을 지켜볼 때, 눈으로 보는 시각(육안, 肉眼), 마음으로 보는 시각(심안, 心眼), 보이는 것 너머의 실체(혜안, 慧眼)를 깨닫게 하는 수련법이다.

『바가바드기타』에서는 사물의 본성을 구성하는 세 가지 요소에 근거하여 갸나(지식)를 다음과 같이 구분하였다.

① 사트빅-갸냐(Sattvika-Jnana): 모든 사물의 때 묻지 않은 실체를 아는 단계.
② 라자사-갸냐(Rajasa-Jnana): 한 사물을 구성하고 있는 본성은 알지만 그 밑에 흐르는 통일성은 알지 못하는 단계.
③ 타마사-갸냐(Tamasa-Jnana): 실체와는 무관하게 그것이 전체인 것처럼 한 사물을 보는 비합리적인 편향의 단계.

현실의 고통은 무지로 인하여 생긴다고 보고, 철학적 지식과 명상을 중요시하는 갸냐요가는 내적 지식들을 연구하고 체계화하는 지식과 통찰의 역할을 중요시한다. 그러하기에 당연히 이론적 지식을 포함하며, 철학적 추리력과 분별력, 형이상학적인 식별지를 탐구의 주제로 하며 모든 사물의 때 묻지 않은 실체를 아는 '사트빅-갸냐(Sattvika-Jnana)'를 실천하는 것을 목표로 한다.

진정한 자유와 해방은 내 마음이나 생각의 상태를 관찰자 의식으로 바라보면서 생각이나 마음 너머를 식별하게 될 때 찾아온다. 파탄잘리의 『요가 수트라』에서는 이러한 상태를 마음의 사고 패턴을 고요하게 하는 것(citta vrtti nirodha)이라고 하였다.

카르마(Karma) 요가

『바가바드기타』에서 유래하였으며, 노동과 일을 통하여 실천하는 요가다. 『바가바드기타』는 인도인들의 삶과 지혜에 가장 큰 영향을 준 힌두교 지침서이며, 마하트마 간디의 정신적 철학적 배경이 되었다. 참자아의 실현은 명상 외에 삶의 현장에 적극적인 참여와 실천을 통해 얻어질 수 있다. 수련자는 가족부양과 사회활동을 자신의 의무로 삼아 최선을 다해야 함을 강조한다. 자신의 의무에 충실하고 사심(행동의 결과로 기대되는 이기적인 효과)이 없는 행동을 하게 되면 그 결과와 관계없이 신성한 영적 의식이 내면에 자리 잡게 된다. 이러한 행동은 德(덕)을 쌓아가는 것이 되며, 자기 삶의 에너지를 주변에 나누어 주는 사랑의 행동이 된다.

『바가바드기타』에서는 해서는 안 될 행위(위카르마 Vikarma)와 무행위(아카르마

> **『바가바드기타』의 행위분별**
>
> ① 위카르마 Vikarma: 인간으로서 해서는 안 될 행위.
> ② 아카르마 Akarma: 나의 행위가 남을 위한 섬김의 몸짓일 때, 우리의 공동의 선(善)을 위하는 것일 때, 자기 몸이 자기 것이 아니고 신 즉 당신 뜻에 따라 춤추게 한다는 사실을 알고 살아가는 것이라는 자각.
> ③ 니스카마-카르마 Niskkama-Karma: 결과에 대한 집착 없는 행위, 자신이 해야 할 행위는 오직 행위 그 자체일 뿐 그것이 우리의 의무라고 말하는 것.

Akarma), 결과에 대한 집착 없는 행위(니스카마-카르마 Niskkama-Karma)에 대한 분별을 보여주고 있다. 카르마요가는 결과를 생각하는 마음이 행위의 동기가 되어서는 안 되며, 오직 행위 그 자체에 전제를 두어야 한다는 것을 강조한다.

『바가바드기타』에서의 카르마요가는 'Niskkama-Karma'를 말한다. 결과에 대한 집착 없는 행위, 자신이 해야 할 행위는 오직 행위 그 자체일 뿐이며, 그것만이 우리의 의무라고 주장하는 것을 니스카마-카르마(Niskkama-Karma)라고 한다.

만트라(Mantra)요가

만트라란 산스크리트어로 '참된 소리'라는 뜻이다. 우리가 생각하는 모든 것 그리고 궁극적으로 말과 그것으로부터 파생되는 글을 통하여 생각과 행동이 결정된다. 만트라요가는 생각과 소리를 통해 우주 에너지와 교감하는 것을 강조한다.

BC 3세기에 쓰인 인도의 요가경전 『우파니샤드』에는 "자신의 생각은 윤회한다. 노력에 의해서 그것을 지워야 한다. 생각하는 것은 반드시 그렇게 된다. 이것은 영원한 비밀이다."라는 말이 나오는데, 이는 생각하고 내는 소리가 바로 앞의 삶에 영향을 준다는 만트라요가의 이치와 일맥상통하는 면이 있다. 만트라는 소리, 글자, 음절들이 어떤 심리적이거나 정신적인 파동에 영향을 준다는 신념을 바탕으로 소리나 글자에 대한 집중을 수련자의 내면에 반복적으로 실어 보내는 수련을 중요시한다.

마음속에서 반복되는 만트라는 원인의 몸, 혹은 영혼의 영역을 정화하며, 잠재의식적인 습관과 고통을 고칠 수 있도록 도와준다. 그리고 만트라를 입으로 소리내어 말하거나 영창하면, 몸이 치유되고 인상의 영역이 깨끗해진다는 것이 만트라요가의 핵심이다. 모든 이름들은 우리를 그것들이 지시하는 존재 혹은 대상들에

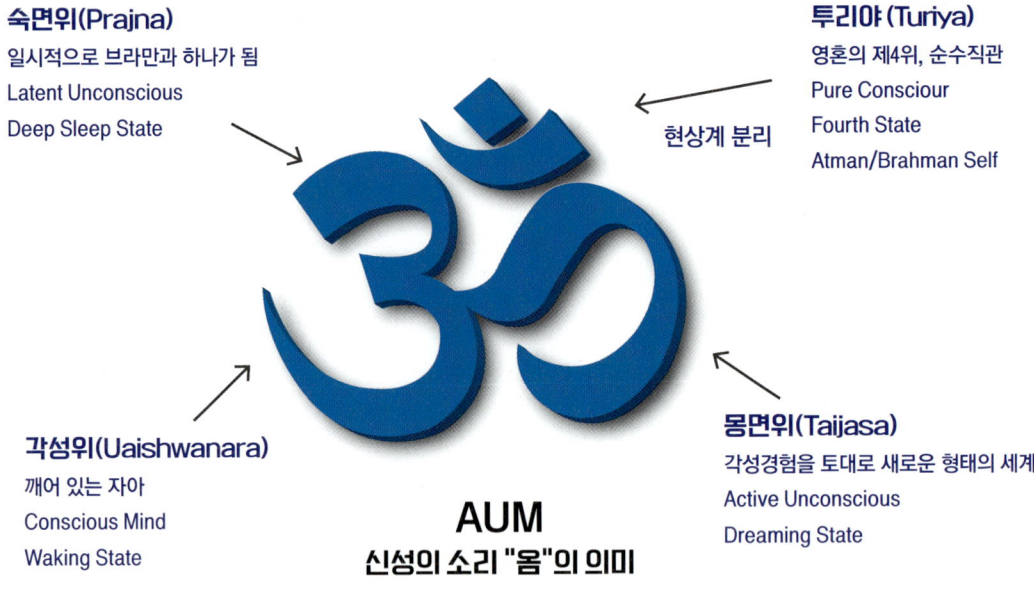

게 연결시킨다. 소리는 이름을 통해 특정한 대상에게로 의식을 향하게 하는 수단이다. 그리고 에너지 또는 프라나(Prana, 생명의 숨)는 언제나 의식과 함께 작동한다. 그러므로 만트라를 통해서 우리는 의식과 프라나를 인도할 수 있으며, 그것을 통해 우리가 추구하는 것과 연결될 수 있다. 소리만으로도 에너지에 영향을 미칠 수 있다는 것이 만트라요가의 특징이다.

편안한 상태에서 "아자, 파이팅, 사랑, 감사"와 같은 소리를 반복했을 때 변화되는 마음과 몸의 상태를 관찰해보면 만트라요가의 효과를 실생활에서도 체험할 수 있다.

초월명상

초월명상(transcendental meditation)은 일상적인 의식을 초월하여 삶의 본질을 깨닫는 명상으로 신성한 소리(만트라, Mantra)를 통해 스트레스나 긴장, 두려움으로부터 벗어나 고통, 부정적 감정에서 해방되어 평안과 행복을 얻을 수 있으며 자신 내부의 가능성을 극대화해 삶을 개선시킬 수 있다는 것을 강조한다.

만트라는 원래 구루(스승)가 정해주는 특별한 문구였으나, 하버드의대 심신의학연구소장 허버트 벤슨(Herbert Benson)박사의 연구에 의해 좋아하는 문구, 단어 혹은 옴(OM)과 같은 일정한 소리도 비슷한 효능이 있다는 결과에 의해 그 의미와 범위가 확장되었다.

마하라시 마헤시(Maharishi mahesh)는 소리가 각 영혼의 삶과 건강에 영향을 미친다는 초월명상의 근거를 믿고 실천한 유명한 요기(Yogi)이다. 초월명상을 의료현장에 처음 도입한 하버드 의대의 허버트 벤슨 박사는 지금도 임상에서 만트라 요가를 실천하고 있다.

하타(Hatha) 요가

산스크리트어로 하타(Hatha)는 '강렬하다'는 뜻이다. 세부적으로 살펴보면 '하(ha)'는 태양, '타(tha)'는 달을 의미한다. 즉 인간 신체의 음양을 조화·결합하여 쿤달리니(Kundalini)를 각성시켜 참된 자아를 실현하고자 하는 요가이다.

호흡법과 정화법 그리고 운동법(asana)을 통해 잠들어 있는 쿤달리니에 우주 생명력을 활성화시켜 각 차크라를 상승하게 함으로써 인간의 본성적 능력(초능력 포함)이 모두 발휘되게 하여 참자아를 실현하는 방법이다.

한때 쿤달리니를 각성시키는 쿤달리나 요가가 탄트라 요가로 변화되어 유행한 적이 있었다. 탄트라

허버트 벤슨(Herbert Benson)

하버드의대 심신의학 교수로 'Mind, Body Medical Institute'의 설립자이다. 1970년대 마하라시 마헤시의 초월명상의 임상적 효능을 경험하고 그를 바탕으로 이완반응(Relaxation Response)을 소개했다. 특정 낱말이나 구절(mantra)에 의식을 집중해서 숨을 내쉴 때마다 하루 20분 정도 구절을 암송할 경우 소리가 불안, 스트레스, 고혈압, 고콜레스테롤, 만성 통증, 약물 남용, 암 등에 미치는 다양한 임상연구를 진행했다.

마하라시 마헤시(Maharish Mahesh)

마하라시 마헤시(1910~2008)는 비틀즈의 조지 헤리슨과 존 레논의 정신적 지도자로 유명한 요기(Yogi)로 1953년부터 3년간 히말라야에서 침묵수행 후 깨달은 초월명상을 미국과 유럽 각지에 전파하였다.

마하라시 마헤시 효과

1983년 미국 오아이오주에서 마하라시 마헤시는 집단명상을 통해 사회변화를 이룰 수 있다는 가정으로 평상명상을 시작하였다. 3주간 이루어진 7천 명의 집단명상을 통해 마하라시 대학이 있는 페어필드 근방에 곡물 생산이 증가하였고, 교통사고와 전염병 발병률이 감소하고 국제마찰이 감소했다는 결과를 발표했다. 그는 소수의 사람들의 내적 평화로 이룬 평화에너지기 사회에 투영되어 사회정화를 이루었다고 하였다. 우주는 양자로 가득 채워져 있으며 인간의 마음도 양자처럼 서로 채워져 연결되어 있으며, 변화된 생각에너지는 자신과 우주를 구성하는 양자에 영향을 주게 되어 그것이 바로 현실화되었다는 것이다.

쿤달리니

항문 주변(물라나라 차크라)에 뱀처럼 똬리를 틀고 머물러 있는 영성에너지를 말한다.

요가는 성력(性力)을 저주하거나 경시하는 것은 우주를 배반하는 것이라 주장하면서 성적 자유를 추구하다가 도덕적 지탄을 받기도 했다. 오늘날에 와서는 쿤달리니, 탄트라 요가가 건전한 운동인 하타 요가로 정착되었다.

과학적 치유의 도구로써 강조된 하타 요가의 체위에 대한 이론적 설명과 효능에 대해서는 자연치유 요가의 교정원리 부분에 자세히 서술되어 있다.

04
명상과 요가

1) 생활 속 명상

명상은 특별한 기법이라기보다는 자아를 지켜보는 주체가 된다는 것이다. 우리는 생각, 감정, 행동의 주체가 보통 자신이라고 생각하는데, 명상단계가 깊어지면 이런 것들과 자신을 분리시키고 자신을 바라볼 수 있게 된다. 부모가 아이를 관찰하듯 자신을 관찰하여 습관적인 행동이나 반복적인 감정을 제어하고 조절할 수 있게 된다. 그러기 위해서는 말과 행동을 천천히 하고, 순간순간 깨어 있어 자신을 관찰하고 바라봐야 한다. 이런 반복적인 연습을 통해서 정신과 내면의 힘, 지적 능력이 향상되고 민첩성, 예리함, 집중력과 강인함이 생겨 스트레스를 조질하여 내적 평온함이 극대화되고 나아가 고통으로부터 벗어나게 된다.

명상상태에 들어가 거듭 자신의 순수의식과 만나는 경험이 쌓이면 자기초월의 심리가 확대되어 간다. 이 과정에서 자신의 아픔을 물끄러미 들여다보게 되고, 아픔에 반응하지 않게 되고 그 과정에서 모든 아픔이 낫게 된다.

명상은 수행하는 목적에 따라 절대적인 의미와 상대적인 의미로 나누어 생각할 수 있다. 절대적 의미의 명상은 모든 인간적 제한 조건에서 벗어난 해탈의 경지를 강조하는 종교적 의미를 포함한다. 상대적 의미로 사용하는 명상은 한 개인의 주관적 편견과 선입견에서 벗어나 밝고, 자유롭고, 신선하게 사물을 볼 수 있도록 하는 것이다. 명상은 현실적 삶의 고통 속에서도 보다 건강한 사고와 삶의 방식을 지향해 나가도록 하는 것을 목표로 한다.

오늘날 심신의학에서의 명상은 상대적 의미를 말하는 것으로, 건강한 삶의 자세를 통해 얻어진 심리적 안정이 육체의 건강에 영향을 주어 자연치유력이 극대화되어 건강한 삶을 되찾게 해주는 방법이다. 앞으로 언급되는 명상법은 상대적 의미를 말한다.

① 호흡명상

호흡명상은 끝없이 들고나는 호흡을 물끄러미 바라보는 명상이다. 호흡의 조절을 산스크리트어로 프라나야마(pranayama)라고 한다. 호흡에 집중하게 되면 가쁜 호흡을 자각하게 되고, 느리고 편안한 호흡으로 유도된다. 호흡을 조절하는 것이 『요가 수트라』에 나오는 명상의 4번째 단계이다.

명상은 집중명상과 통찰명상의 두 가지 방법이 있다. 호흡은 처음에 집중명상에서 시작되다가 곧 통찰명상으로 이어지게 된다. 왜냐하면 호흡명상을 하게 되면 심신이 이완되면서 내면세계로 의식이 집중된다. 억압된 무의식의 충동, 감정, 왜곡된 지각 등을 직관적으로 바라볼 수 있게 되고, 지켜보는 힘이 커지면 고통을 일으키는 비현실적인 집착과 부적절한 분노와 같은 감정을 다룰 수 있게 된다. 호흡명상은 호흡에 의식을 두고 자각함으로써 내적 평온감이 극대화되면서 심리적 안정과 함께 불편한 감정을 밖으로 폭발시키지 않고, 안으로 억누르거나 우울, 불안과 같은 감정에 휩쓸리지 않는 내적 정신력을 강화시킨다. 따라서 호흡명상은 분노, 우울, 불안 등의 심리적인 치유에 관여한다.

들숨과 날숨을 자각하여 의식을 집중(sati)하는 것이 중요하다. 이는 숨이 들어올 때 들어오는 것을 알

프라나야마_Pranayama
프라나(prana)는 에너지, 기(氣)라는 뜻이고, 아야마(ayama)는 흐른다는 뜻이다. 프라나야마는 호흡을 통해 에너지를 돌린다는 뜻이다.

아차리고, 숨이 나갈 때 나가는 것을 알아차리는 것을 뜻한다. 호흡에 대한 알아차림은 평화로운 성격을 띠고 있으며, 몸과 마음의 안정을 이끌어준다.

호흡명상 방법

1단계 : 길게 들이쉬고 내쉴 때는 길게 숨을 들이쉬고, 내쉬고를 분명하게 안다.

2단계 : 짧게 들이쉬고 내쉴 때는 짧게 숨을 들이쉬고, 내쉬고를 분명하게 안다.

3단계 : 온몸을 느끼면서, 숨을 들이쉬고, 내쉬겠다고 수련한다.

4단계 : 신체의 현상을 가라앉게 하면서 숨을 들이쉬고, 내쉬겠다고 수련한다.

5단계 : 기쁨을 느끼면서 숨을 들이쉬고, 내쉬겠다고 수련한다.

6단계 : 행복감을 느끼면서 숨을 들이쉬고, 내쉬겠다고 수련한다.

7단계 : 마음의 현상을 느끼면서 숨을 들이쉬고, 내쉬겠다고 수련한다.

8단계 : 마음의 현상을 가라앉히면서 숨을 들이쉬고, 내쉬겠다고 수련한다.

9단계 : 마음을 자각하면서 숨을 들이쉬고, 내쉬겠다고 수련한다.

10단계 : 마음의 환희를 느끼면서 숨을 들이쉬고, 내쉬겠다고 수련한다.

11단계 : 마음의 고요함을 느끼면서 숨을 들이쉬고, 내쉬겠다고 수련한다.

12단계 : 마음의 해탈을 느끼면서 숨을 들이쉬고, 내쉬겠다고 수련한다.

13단계 : 무상을 관찰하면서 숨을 들이쉬고, 내쉬겠다고 수련한다.

14단계 : 탐욕의 떠남을 관찰하면서 숨을 들이쉬고, 내쉬겠다고 수련한다.

15단계 : 고통의 소멸을 관찰하면서 숨을 들이쉬고, 내쉬겠다고 수련한다.

16단계 : 놓아버림을 관찰하면서 숨을 들이쉬고, 내쉬겠다고 수련한다.

② 수식관명상

내쉬는 호흡마다 숫자를 세는 명상법이다. 호흡명상에 집중하기 어려운 경우 효과가 있다. 명상수련의 초보자나 집중력이 약한 노인에게 적합하다.

숫자를 세는 요령은 자연스럽게 호흡하면서 하나부터 열까지 정확히 숫자를 세되, 만약 중간에 세는 것을 잊어버리면 처음부터 다시 세면된다. 노인이나 초보자에게 10이란 숫자도 길 수가 있어서 이에 적합한 숫자는 4까지로 한다. 긴장을 많이 했거나 특히 집중력이 약한 노인들에게 좋은 명상방법이다.

수식관명상 방법

1. 엄지손 가락으로 나머지 4개의 손끝을 지압하듯이 누르고 내쉬면서 4까지 센다. 4회에서 8회를 반복한다.
2. 숙련이 되기 시작하면 숨을 마신 후 숨을 잠시 참다가 깊게 내쉬면서 숫자를 센다.
3. 호흡이 점점 길어지면서 숫자에 더욱 집중할 수 있게 된다.

③ 느낌명상

모든 느낌은 발생(生), 지속(住), 변화(異), 소멸(滅)의 과정을 거친다. 강한 분노나 화와 같은 느낌일수록 똑바로 지켜볼 수만 있다면 그 소멸 과정 또한 똑바로 바라볼 수 있다. 느낌은 변화의 일부일 뿐이다. 어떤 느낌이 발생하고 변화하는지 충분히 느낌의 속성에 대해 체험하고 또한 그 느낌에 대해 어떤 감정이나 생각, 갈망이 일어나는지를 자각하는 것이 중요하다.

   통찰된 느낌의 속성을 이해할 수 있다면 불편한 감정, 즐겁고 기쁜 감정 어디에도 집착하지 않고 그것을 수용하여, 그것에 얽매이지 않게 될 것이다. 감각의 느낌을 자각하여 그 변화와 소멸까지 지켜볼 수 있다면, 그러한 방식으로 마음의 현상, 감정도 사라짐을 체험할 수 있다.

   느낌은 몸에서 느껴지는 감각으로 신체와 마음을 연결하는 매개체가 된다. 불편한 경험을 떠올리고, 감정, 몸의 느낌, 호흡의 순으로 명상을 한다. 느낌명상을 할 때는 판단하지 말아야 한다. 선입견, 도덕적 신념, 좋고 싫음의 선호 등 모든 것을 비우고, 5분 정도 어떠한 느낌이라도 회피하지 않고 직면하는 것이 중요하다.

느낌명상 방법

1. 다섯 가지 감각 기관을 전부 사용해 보도록 한다. 눈, 귀, 코, 혀, 몸의 감각기관에서 색(色), 소리

(聲), 향(香), 맛(味), 감촉(觸)을 대상으로 한다. 이때 '어떤 감각 기관에서 어떤 느낌이 발생하는지'에 초점을 맞춘다.(예, 건포도에 대한 음식명상, 명상악기에 대한 소리명상, 아로마 향기명상, 몸 느낌 검색)

2. 알아차리고, 머물러, 지켜보기의 단계로 유도하여 느낌의 발생(生), 지속(住), 변화(異), 소멸(滅)의 전 과정을 느껴보면서 어떤 느낌이 발생하고 변화하는지 충분히 느낌의 속성에 대해 체험하기를 한다. 또한 그 느낌에 대해 어떤 감정이나 생각, 갈망이 일어나는지를 자각한다.

3. 몸의 느낌과 마음의 느낌을 통합하여 3분 명상이라는 이름으로 불편한 감정다루기를 한다. 불편한 경험을 떠올리고, 감정, 몸 느낌, 호흡의 순으로 명상을 한다.

4. 느낌명상을 할 때는 판단하지 않는다. 선입견, 도덕적 신념, 좋고 싫음의 선호 등 모든 것을 내려놓고 어떠한 느낌이라도 회피하지 않고 직면한다.

④ 동작명상

몸의 자연스런 운동이 일어나는 동안 여러 가지 생각과 관념에 빠져 있는 것이 아니라 몸과 '함께' 하면서 생각과 마음을 몸에만 두는 것이 동작명상이다.

   동작명상의 장점은 알아차림(sati) 즉 집중을 지속할 수 있다는 것이다. 요가뿐 아니라 사소한 움직임이나 운동, 세속적인 활동 모든 것이 명상의 도구가 되어 알아차림을 증진시키는 것이 명상의 중요한 토대가 된다. 신체의 자세, 마음의 상태는 연결고리가 깊어 어느 하나에 대한 집중은 자연스럽게 다른 집중에도 영향을 준다. 마음을 다스리기 어렵다면 동작명상을 먼저 실시해본다. 산만해지려는 마음이 조금씩 안정이 되는 것을 느낄 것이다. 동작명상은 모든 삶 속에서 신체활동과 운동에 대한 집중을 개발하고, 윤리적 행동, 억제, 만족 등 깨어있는 삶의 토대가 된다. 하타요가 수련은 좌선이 어려운 사람들을 위한 동작명상이다.

동작명상 방법

1. 걸을 때 '나는 걷고 있다'고 안다. 서 있을 때, '나는 서 있다'고 안다. 앉아 있을 때 '나는 앉아 있다'고 안다. 누워 있을 때, '나는 누워 있다'고 안다. 또는 몸이 어떤 상태에 있든지 그에 따라 안다.

2. 앞으로 갈 때와 되돌아올 때 분명히 알아차리며 한다. 앞을 바라볼 때와 시선을 돌릴 때 분명히 알아차리며 한다. 사지를 구부리고 펼 때 분명히 알아차리며 한다. 옷을 입고 가사를 걸치고 바리때를 들 때 분명히 알아차리며 한다. 먹고 마시고 음식을 맛볼 때 분명히 알아차리며 한다. 대변과 소변을 눌 때 분명히 알아차리며 한다. 걷고, 서고, 앉고 잠들고, 일어나고, 말하고, 침묵할 때 분명히 알아차리며 한다.

⑤ 차크라명상 / 차크라만트라명상

만트라를 이용하여 차크라의 영성에너지를 일깨우는 수련방법이다. 하버드의대 심신의학연구소에서 실시하는 벤슨식 이완방법도 만트라를 이용한다. 소리라는 진동을 통하면 내면 집중이 수월하다. 차크라명상은 진동을 통하여 에너지를 각성시키는 것을 목적으로 한다.

고전에서 만트라는 신의 능력인 신성을 갖추고 있기 때문에 만트라를 수행하는 사람의 잠재된 의식을 일깨운다. 차크라는 개인의 현재 상태를 더 높은 차원으로 이끌어주는 잠재적인 힘으로 간주된다. 음절이나 문장들은 항상 우주에 존재하는 에너지로서 창조되거나 파괴되지 않는다. 만트라의 영송(소리를 내어 부르는 것)이나 염송(마음속으로 외우는 것)은 창조적 영력을 활성화시키고 가속화하며 인체의 모든 부분에 조화를 도모한다.

호흡명상을 통해 호흡이 안정된 것을 확인한 후, 첫 번째 차크라 신체 부위부터 자각해가면서 순차적으로 소리를 내본다.

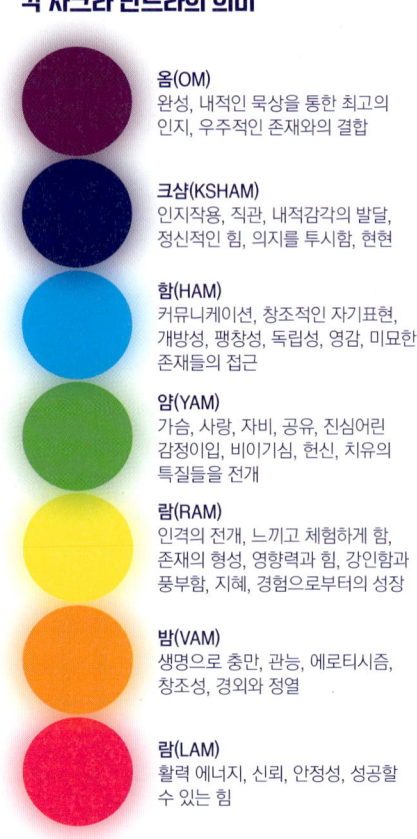

각 차크라 만트라의 의미

옴(OM)
완성, 내적인 묵상을 통한 최고의 인지, 우주적인 존재와의 결합

크샴(KSHAM)
인지작용, 직관, 내적감각의 발달, 정신적인 힘, 의지를 투시함, 현현

함(HAM)
커뮤니케이션, 창조적인 자기표현, 개방성, 팽창성, 독립성, 영감, 미묘한 존재들의 접근

얌(YAM)
가슴, 사랑, 자비, 공유, 진심어린 감정이입, 비이기심, 헌신, 치유의 특질들을 전개

람(RAM)
인격의 전개, 느끼고 체험하게 함, 존재의 형성, 영향력과 힘, 강인함과 풍부함, 지혜, 경험으로부터의 성장

밤(VAM)
생명으로 충만, 관능, 에로티시즘, 창조성, 경외와 정열

람(LAM)
활력 에너지, 신뢰, 안정성, 성공할 수 있는 힘

차크라명상/차크라만트라명상 방법
1. 그림을 통해 인체의 차크라 신체 부위를 충분히 자각한다. 호

흡 명상 후 물라다라 차크라부터 자각하며 서서히 각각의 사하스라라까지 의식을 집중하며 호흡한다. 차크라 부위에 대한 신체 자각이 잘 되고 있다면 그곳에 색을 같이 연상시켜 본다. 물라다라 차크라 부위부터 빨강, 주황, 노랑, 초록, 파랑, 보라 순으로 색깔이 선명히 자각될 때까지 집중한다.

2. 색이 선명하게 자각되면 이제부터는 물라다라 차크라 부위부터 작은 소용돌이가 움직인다고 느껴본다. 작은 소용돌이들이 서서히 차크라 라인을 따라 위로 상승한다고 생각한다.

3. 서서히 상승 기운이 느껴지면, 첫 번째부터 일곱 번째 차크라까지 하나의 원기둥이 만들어져 물라다라 차크라의 붉은 기운이 척추라인을 따라 하나로 이루어져 있다고 생각한다.

4. 차크라의 신체 위치와 색이나 기운을 잘 느끼고 있다면 이제부터 그곳에 신성의 소리 만트라 명상을 같이 해본다.

5. 물라나라 차크라부터 사하스라라까지 천천히 람(LAM), 밤(VAM), 람(RAM), 얌(YAM), 함(HAM), 크샴(KSHAM), 옴(OM)이란 단어를 소리내며 차크라 위치를 따라 소리와 의식을 집중시킨다.

6. 4회 정도 반복하여 인체의 정확한 차크라 위치를 자각한다.

⑥ 요가니드라(Yoga-Nidra)

요가니드라(yoga nidra)는 '요가의 잠(yogic sleep)'이란 뜻이다. 요가니드라는 잠재의식 또는 무의식 차원에서 몸과 마음을 깊이 이완하도록 하는 체계적인 요가 기법으로, 무의식 심층에 행동양식이나 원하는 삶의 씨앗을 심어놓고, 실현 가능할 때까지 성실하게 씨앗에 물을 줘 꽃을 피우듯 이완을 통해 수련하는 방법이다.

요가니드라를 할 때에는 이완을 하되 의식은 깨어 있어야 하고, 니드라 실행 중 뇌는 완전히 각성되어 있어야 한다. 뇌는 높은 차원의 자극을 받아들이며, 우리가 지금 경험하고 있는 것보다 다른 유형의 자각을 발달시킨다. 잠재의식의 깊은 층에서 이완이 이루어질 때 마음은 자기에게 일어나고 있는 것을 받아들이고자 하는 수용성이 생기고, 이 수용성이 커질 때 행동의 변화가 일어난다. 요가니드라는 뿌리 깊이 박힌 심리적 복잡성, 신경증, 억압 등을 해소하는데 효과적이다. 잠들지 않고 의식은 깨어 있겠다는 마음가짐이 중요하다. 깊은 이완 시에 경험하는 시각화는 피하고 싶었던 트라우마를 한 번 더 경험하게 하여 치유한다. 또한 이루고 싶은 경험의 체험으로 자신감과 삶에 대한 신념이 강해지는 행동양식의 변화를 이끌어내게 된다.

요가니드라 방법

샹칼파(sankalpa)를 정하면서 요가니드라를 시작한다.

샹칼파는 굳은 각오, 다짐, 맹세나 자신의 삶을 변화시키게 될 의미 있는 것이어야 한다. 그 단어가 내면의 확신, 희열, 지지 받는 느낌, 의식이 확장되는 기분을 느껴야 한다. 단어는 긍정적이고 구체적이고 명료해야 한다. 자연적인 욕망을 억압하거나 방해하는 샹칼파는 옳지 않다. 현재형 단어여야 하고, 실현가능하며, 자신을 향한 초점이 있어야 하고, 스스로에게 하는 다짐이어야 한다. 샹칼파가 성취될 때까지 바꾸지 않는다.

1. 신체 각 부위 자각을 통해 의식을 이완하고 통찰한다. 신체 각 부위를 발가락부터 오른쪽, 왼쪽을 따라 발목, 종아리, 허벅지, 엉덩이 허리 등 뒷목 뒤통수를 따라 신체 각 부위에 집중하고 그 부위에 의식을 두고 자각하거나, 그 부위에서 일어나는 감각을 알아차리도록 한다.
2. 집중하는 신체 부위에 호흡을 집중하고 자각하도록 한다.
3. 반대되는 감각이 실제로 자신에게서 일어나고 있다고 생각한다. 이를테면 무거움과 가벼움, 고통과 즐거움, 차가움과 뜨거움의 감각을 생생하게 체험하도록 한다.
4. 시각화의 단계로 넘어가서 자신이 경험을 해보았거나 또는 경험을 해보지 않았던 것이 실제로 지금 자신에게 일어나고 있는 것처럼 체험한다. 몸과 마음이 충분히 이완되어 있는 상태에서만이 시각화가 가능하다. 아픔이나 슬픔, 아쉬움, 기쁨 등 당장 떠오르는 어떤 것을 지켜보거나 원하는 것을 이루는 모습을 상상하여도 좋다.
5. 마음이 보다 이완되고 긍정적인 사고와 제시로 의식이 수용적으로 바뀌므로 샹칼파 즉 굳은 각오를 다시 실행하도록 한다.
6. 마무리 단계로 외부의 자각으로 의식을 외부세계로 향하게 하면서 호흡과 신체, 주위 환경에 대한 자각을 하도록 한다.

2) 임상에서의 명상

① 벤슨식 이완반응

하버드의대 벤슨 박사는 종교적 신념, 마음을 긍정적 상태로 이끄는 다양한 소리나 만트라가 임상적 효용이 있다는 것을 연구를 통해 알게 되었다.

만트라명상을 주기적으로 하게 되면 산소섭취의 현저한 감소, 스트레스 호르몬 분비의 현저한 감소, 혈중 백혈구(leukocytes) 생성을 포함하는 면역체의 기능항진, 안정된 뇌파 활동이 특징적으로 일어난다.

이러한 생물학적 변화에 따라 전반적으로 건강이 개선되는데, 중요한 변화로는 두통이 경감되고, 협심증으로 인한 통증이 줄어들며, 혈압을 낮추어 고혈압 치료에 도움을 주고, 창의성이 좋아지며, 불면증을 이길 수 있고, 요통을 덜어주며, 항암치료의 효과를 증진시키고, 공황발작을 제어하며, 콜레스테롤 수치를 낮추고, 불안과 우울증을 개선하며, 메스꺼움, 구토, 설사, 변비, 조급증 등의 증상을 개선하고, 전반적으로 스트레스를 감소시켜 내적인 평화와 정서적 균형을 이루는데 도움을 준다.

이완반응 방법

제1단계 : 좋아하는 단어나 문구와 같은 만트라를 정한다. 종교인이면 예배 시 사용하는 문구(예를 들면 옴, 아멘, 성모마리아님이시여, 옴마니밧메훔 등), 종교인이 아니라면 '건강', '평화', '사랑' '자비', '내가 사랑이다', '나는 강인하다' 등을 정한다.

제2단계 : 조용히 앉아 편안한 자세를 취한다.

제3단계 : 눈을 감는다.

제4단계 : 근육을 이완한다.

제5단계 : 호흡을 자연스럽게 천천히 하면서 숨을 내쉴 때마다 마음속으로 이미 선택한 만트라를 읊조린다.

제6단계 : 잘 하지 못하면 어쩌나 하는 걱정은 하지 말고, 마음속에 어떤 생각이 떠오르더라도 '아, 그

래(Oh, well)'라고 자신에게 말하고 조용히 자신이 선택한 만트라로 되돌아가라.

제 7단계 : 10~20분 동안 계속하라. 끝나면 일 분 정도 조용히 눈을 감고 앉아 있다가 눈을 뜬다. 1~2분 동안 일어서지 말고 가만히 있다가 서서히 일어서라.

제 8단계 : 하루에 한 번 또는 두 번 이 방법을 실천하라.

② 신체주사(走査) : Body Scan

신체에 대한 자각을 발가락 끝에서부터 시작하여 둔부와 척추라인을 따라 어깨, 팔, 뒷목까지 쉬지 않고 이어지도록 하면 긴장되는 부위를 발견할 수 있다.

긴장된 신체 부위의 근육을 파악하고 긴장하고 있는 곳에 힘을 뺀다. 불편한 긴장감이 느껴지거나 통증이 느껴지는 신체 부위를 자각하게 되면 그 부위에 잠깐 멈추고 집중한다. 아픈 신체 부위에서 숨이 들고 나가고 있다고 생각한다. 이렇게 되면 통증이 조금씩 다른 양상이나 이완의 상태로 변화되는 것을 느끼게 된다. 그런 후 다시 다른 곳으로 의식을 이동한다. 신체 하나하나를 느끼면서 집중한다. 집중력이 떨어지면 다시 호흡에 집중하다가 신체로 돌아가도록 한다. 이러한 이완 방법은 하타요가 수련이 끝난 후 휴식시간에 신체의 이완과 명상 상태를 유도하기 위해 좋은 방법이다.

신체주사 하는 방법

1. 방바닥이나 침대에 등을 대고 눕는다(잠이 들어서는 안 된다). 이때 몸이 충분히 따뜻해야 하는데, 만약 실온이 낮을 때는 담요를 덮는다.
2. 조용히 눈을 감아라.
3. 숨을 들이쉬고 내쉴 때마다 복부가 오르락내리락하는 것을 느끼도록 한다.
4. 발끝에서 머리끝까지 몸 전체가 '하나가 되고' 그것을 피부가 감싸고 있다고 생각하라. 그리고 방바닥이나 침대에 몸이 닿고 있는 부분의 감촉을 느끼도록 한다.
5. 발의 발가락에 주의를 집중하라. 발가락 끝에 주의를 집중하면서 마치 그곳에 호흡이 드나드는 통로가 있어 이곳을 통해 호흡이 들어가고 나가는 것처럼 느껴라.

6. 발가락 사이에서 일어나는 모든 감각을 느끼도록 한다. 발가락마다 일으키는 감각의 차이를 구분하고, 이 부분에서 밀려오는 감각을 관찰하라. 만약, 이 순간 아무것도 느낄 수 없다 하더라도 그것으로 좋다. '아무것도 느낄 수 없다.'는 그 느낌을 그대로 받아들여라.

7. 발가락에서 주의를 다른 곳으로 옮길 준비가 되면 우선 발가락까지 닿을 수 있도록 깊이 숨을 들이쉬고 내실 때는 '마음의 눈'으로 감각을 '녹여 버린다.'고 생각하라. 그런 후 몇 차례 호흡을 더 계속한 후 발바닥, 발꿈치, 발등, 발목으로 주의를 옮기면서 각 장소에서 일어나는 감각을 관찰하면서 동시에 호흡을 계속한다. 몸의 곳곳에서 호흡과 함께 감각을 경험하면 그곳을 떠나 다음 위치로 이동한다.

8. 주의가 산만해지면 주의를 일단 호흡으로 되돌리고, 그런 후에 주의를 집중하고 있는 신체 부위로 되돌아가도록 한다.

9. 앞서 기술한 방법대로 호흡에 의식을 집중한 채 주의를 왼쪽 다리에서 서서히 옮긴 후 계속해서 다른 신체 부위로 옮긴다. 주의를 집중한 개개 부위에서 일어나는 감각을 느끼고 그 부위와 함께 호흡을 한 후 다음 부위로 주의를 옮긴다.

10. 만약, 의식이 깨어 있는 상태를 유지하기가 어려우면 눈을 뜬 채 신체주사를 할 수도 있다.

③ 심상법

"상상력은 지식보다 강하다."라는 아인슈타인의 말은 지식은 상상력의 깊이에 기반을 두고 있다는 말이다. 마음을 긍정적인 방향으로 사용했을 때, 상상력은 스트레스를 정복하는 도구로 아주 가치 있는 자산이 될 수 있다.

에밀 쿠에(Emile Coue)는 환자들이 반의식 상태에서 졸기 시작하면 환자에게 스스로 자신의 마음속에 바라는 상태, '나는 이제부터 이완할 거야.'와 같은 주문을 하라고 요구한다. 이런 과정에서 의식과 무의식이 연결되어 원하는 생각이 현실로 바뀐다고 하였다.

칼 융(Carl Gustav jung)은 환자들이 추론 없이 상상의 내용을 단순히 관찰하고 경험할 때 그 상상은

에밀 쿠에_Emile Coue

에밀 쿠에는 우리가 하는 모든 생각은 현실이 될 수 있기 때문에 생각하는 바대로 이루어진다고 확신하였다. 그는 환자들에게 하루 20번씩 "Day by day, in everyway, I am getting better and better, (나는 모든 면에서 점점 더 좋아지고 있어)"라고 스스로에게 다짐하라고 권유했다.

의식화된다고 했다. 그런 후에 환자가 원하면 그 환자에게 상상에 대해 물어보거나 그 내용과 관련하여 대화를 나눠 봄으로써 환자와 실제적인 소통이 가능하게 된다는 것이 융의 주장이다.

융은 적극적 상상력을 통해 환자가 내면세계의 풍요성을 발견하게 하고, 스트레스를 받을 때 상상력을 통해 치유의 힘으로 끄집어내게 하는 것을 배울 수 있게 하였다. 이처럼 융 학파와 <u>게슈탈트 심리치료</u>자들은 직관력과 상상력을 사용하여 스트레스를 감소하려고 하였다.

상상을 통해 행동양식을 변화시키고, 치료 이미지를 통해 신체를 상상하면 질환을 치유해 나갈 수 있다. 심상치료는 조용한 환경에서 배우는 것이 가장 좋다. 만약 능숙해진다면 스트레스를 받는 상황 중에서도 가능하다. 대중 앞에서의 연설, 시험 전, 지루한 회의, 또는 어떤 상황에서도 눈을 잠시 감고 마음의 평정을 되찾을 수 있어 유용하다. 치료 효과를 위해 최소한의 시간이 필요한 다른 기법과는 다르게, 정신적 심상은 잠깐만 실행해도 효과적일 수 있고, 스트레스 상황 어디서나 사용할 수 있다.

칼 융_Carl Gustav jung
20세기 초 적극적 상상력(active imagination)이라는 기법을 통해 자신의 환자에게 마음속에 어떤 구체적 목표나 프로그램 없이 명상을 하게 하여 질환을 치료했다.

게슈탈트 심리치료
게슈탈트(Getalt)란 원래 형(形). 형태(形態)를 뜻하는 독일어로, 심리치료에서는 통합된 구조라는 의미로 사용이 되고 있는데 이는 개체가 대상을 지각할 때 산만한 것들의 합이 하나의 의미 있는 전체로 지각된다는 것이다.

펄스(Perls)에 의하여 창안된 게슈탈트 심리치료는 인간의 사고, 감정, 욕구, 신체감각, 행동 등의 모든 영역에서 적용되었으며, 개체를 여러 심리적인 요소로 분할하여 분석하는 대신 전체 장의 관점에서 통합적으로 이해하려고 했다.

펄스의 심리치료는 현재의 순간에 바탕을 두고 자기의 강점과 약점을 이해하고 받아들이게 하여 인간으로서의 잠재력을 인식하게 한다. 또한 생생하고 현실적인 반응을 통해 솔직하게 감정을 표현하고 상황의 모든 면을 객관적으로 받아들이게 한다. 행복의 추구에 열중하지 않으면서 "자신의 모습 그대로 존재하려고 한다."라는 치료적 특성을 가지고 있다.

심상법 행동양식 변화(Behavioral Changes)

예) 소리를 내어 기분이 좋아지게 할 구절을 선택하여 반복적으로 생각해보자. 기분이 나쁘거나 스트레스를 받았을 때, 잠시 눈을 감고 선택한 구절을 회상해 보자. 그리고 구절이 주는 힘을 느껴 보자. 몇 번의 시도가 필요할지도 모르지만, 이 기법을 통해 많은 운동선수들이 경기력 향상에 도움을 받았고 또 어떤 이는 인생에서 긍정적인 효과를 경험했다. 부정적 행동양식과 스트레스를 받기 쉬운 행동양식은 낮은 자존감과 자신에게 부과하는 실패, 거부감의 표시가 된다. 긍정적인 시각화는 자존감을 높게 끌어올리고 유지하는데 매우 효과적이다.

예) 스트레스 상황에서 언제나 담배를 피웠던 본인의 행동양식을 바꾸고 싶다면, 담배를 피우고 싶어지는 상황을 상상해본 후 담배가 아닌 다른 것으로 대체하는 연습을 상상으로 해본다. 담배가 생각나는 그 시점에 창문을 열고 맑은 공기를 마시고 새소리를 들으며 잠시 담배의 유혹을 뿌리치는 상상을 해보자. 흡연을 하게 되는 상황을 대체방안을 통해 실천해보는 것이다. 그렇게 되면 본인의 안 좋은 습관들을 변화시켰다는 자신감이 기반이 되어 곧 금연에 성공하게 될 것이다.

패트리카 노리스(Patricia Norris)의 신체 내부 이미지 치료 조건

토피카 메닝거 의료원의 패트리카 노리스는 그의 저서 『Why Me?』(Walpole, NH: Stillpoin, 1985)에서 신체 내부 이미지의 치료사례 조건에 대해 다음과 같이 제시했다.

- 시각화는 특유해야 한다. 환자의 생각과 경험에서 시작돼야 한다.
- 심상은 긍정적인 함축을 담고 있어야 한다. 부정적인 심상은 부정적인 사고를 강화하여 치료에 도움이 되지 않는다.
- 심상은 자아 친화적이어야 한다. 본인의 가치와 이상에 부합해야 한다.
- 심상은 운동적이고 신체적이어야 한다. 자신의 신체 안에서 실제처럼 일어나고 있어야 한다.
- 심상은 해부학적으로 올바르고 정확해야 한다.
- 질병에 대한 긍정적 이미지를 일정하게 유지해야 한다.(예를 들면, 고통을 은유적 친구로 간주하고 그 친구와 대화를 통해 신체에 이상이 있음을 파악하고, 이를 고칠 수 있게 만드는 고통에 감사하고, 마지막에는 종양에게 양해를 구하며 종양을 파괴하는 것과 같은 과정이 질병에 대한 긍정적 이미지를 일관되게 유지하는 것이다.)
- 청사진 관점을 유지해야 한다. 실제로 보는 것처럼 경험해야 한다.
- 반드시 치료를 심상에 포함시킨다. 치료요법에 대한 사랑과 긍정의 감정을 담고, '신체가 치료요법을 환영', '치료가 자신의 집에 머무는 손님'으로 생각한다. 빌딩을 완공한 후에 정문에서 리본을 자르는 것처럼 처방을 시각화하고 이를 완성시킨다.

조용한 자연 경관(Tranquil Natural Scenes)

예) 나는 황무지에서 별이 빛나는 하늘을 바라보고 있다. 근처에 장작불이 타고 있다. 불은 조금씩 사그라지고 있지만 아직도 많은 열을 내고 있다. 나는 침낭 위에 누워 있으며, 내 얼굴은 위 정면을 향하고 있다. 장작은 때때로 탁탁거리며 불꽃을 하늘로 날린다. 하늘을 바라보며, 별똥별이 어둠을 밝히고 몇 마일에 걸쳐 밝은 빛을 뿌린다. 소원을 빌면서, 내 몸은 침낭 안으로 들어간다. 이 편안한 감정을 기억에 담아두고 스트레스를 받거나 혼란스러울 때 꺼내도록 한다. 이 이미지를 기억해 깊은 휴식이 필요할 때면 그때 경험했던 평온을 회상한다. 황무지에서 경험했던 고요함을 생각하는 것만으로도 몸이 휴식을 느끼게 할 수 있다.

신체 내부 이미지(Internal Body Images)

예) 귀여운 만화 캐릭터의 모습을 한 친근한 백혈구들이 맛있는 빵처럼 생긴 암세포를 잡아먹는 상상을 한다던가, 꽉 막힌 교통체증을 혈압으로 생각하고 혈관을 크게 확장하여 찻길을 뚫는다는 상상으로 고혈압의 치료 이미지로 만들거나, 궤양을 양말을 꿰매는 이미지로 상상하거나 거미줄을 연결하는 이미지로 생각하여 명상을 한다면 질환 회복에 도움이 된다.(Garrettorter and Patricia Norris)

05 요가 기본자세
_하타요가

하타요가는 수천 년 전부터 요가 수행자들이 개발한 일종의 과학적인 운동체계이다. 체위는 정적이거나 동적인 몸의 자세로 육체적 운동에 따른 호흡의 일치를 포함한다. 이는 혈액순환을 자극하고 관절을 유연하게, 근육을 탄력 있게, 내장기관 기능을 원활하게 만들어 몸의 건강을 유지하게 한다. 뿐만 아니라 감각기관을 제어할 수 있는 능력과 안정된 마음을 조절할 수 있는 능력을 향상시킨다. 몸과 마음이 별개가 아니고 몸과 마음이 서로 주고받는 영향에 대해서 스와미 니란잔다(Swami Niranjanda)는 "마음의 조잡한(gross)한 형태가 몸이고, 몸의 미묘한 형태가 마음이다."라고 하였다.

몸의 근육과 관절에 축척된 긴장들은 규칙적인 운동을 통하여 이완될 때, 자동적으로 마음에 축척된 긴장도 제거된다. 요가 동작은 몸의 모든 부위의 근육을 당기고 늘려서 척추와 관절을 향상시키는 역할을 한다. 또한 명상을 통한 긍정적 사고가 내면의 분위기를 조성하여 집중력과 사고력을 향상시킨다. 아사나에 의한 각성은 운동선수 자신의 치유능력을 강화하여, 상해를 빠르게 회복시켜 주며 몸과 마음의 건강을 증진시켜 줄 수 있다.

하타요가 기본자세들

기본자세 칼라범례

- 🟨 심부근육 deep muscle
- 🟦 스트레칭(이완) stretching
- 🟥 강화와 안정화 Strengthening & Stability

▼ 태양경배 (Surya Namaskar)

- 주요 근육을 이완하면서 강화시킨다.
- 혈액의 흐름을 증가시켜 몸 전체에 따뜻한 기운과 에너지가 전달되도록 한다. 이 동작들을 통해 부드럽게 신경계를 자극하면 몸이 심층적으로 이완되고 감각이 더욱 예민해져 집중력이 향상된다. 이 동작들을 근간으로 다양한 변형자세의 빈야사요가가 현대에 와서 전신운동으로 자리 잡고 있다.

▼ 산 자세 (Tadasana or Samasthiti)

- 집중력과 균형감각에 좋다.
- 복부와 둔부 근육이 자연스럽게 단련되고, 척추 기립의 능력이 강화된다.
- 바르게 서는 연습이고 시작 준비자세로 많이 활용되며 발의 중심 힘은 양 엄지발의 볼로 균형을 잡는다.

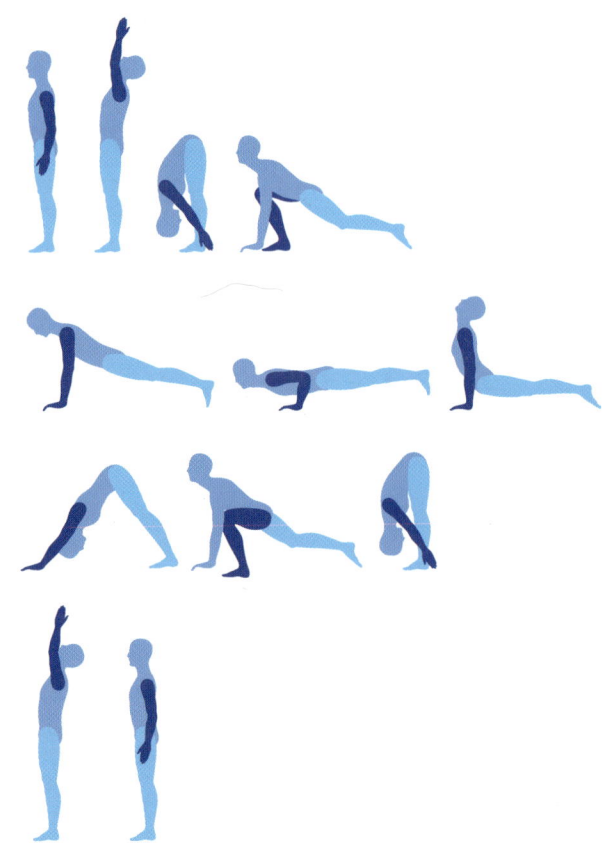

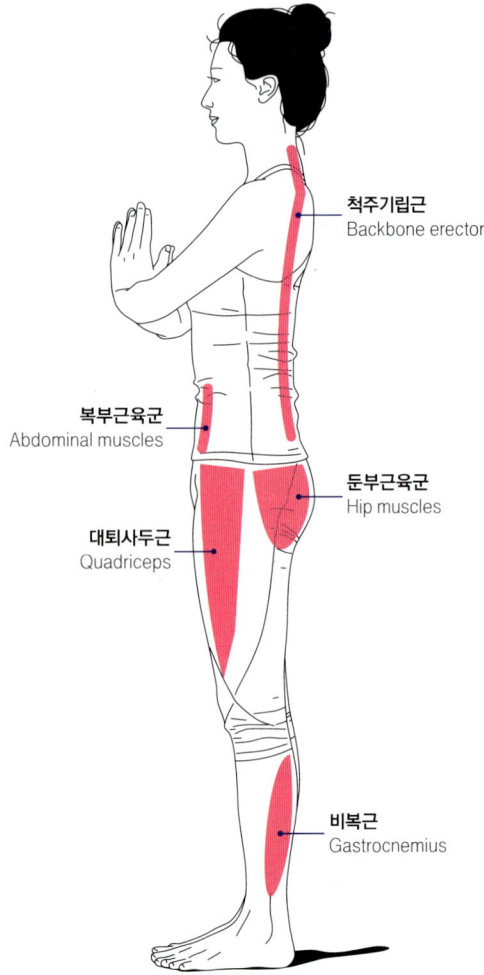

- 척주기립근 Backbone erector
- 복부근육군 Abdominal muscles
- 둔부근육군 Hip muscles
- 대퇴사두근 Quadriceps
- 비복근 Gastrocnemius

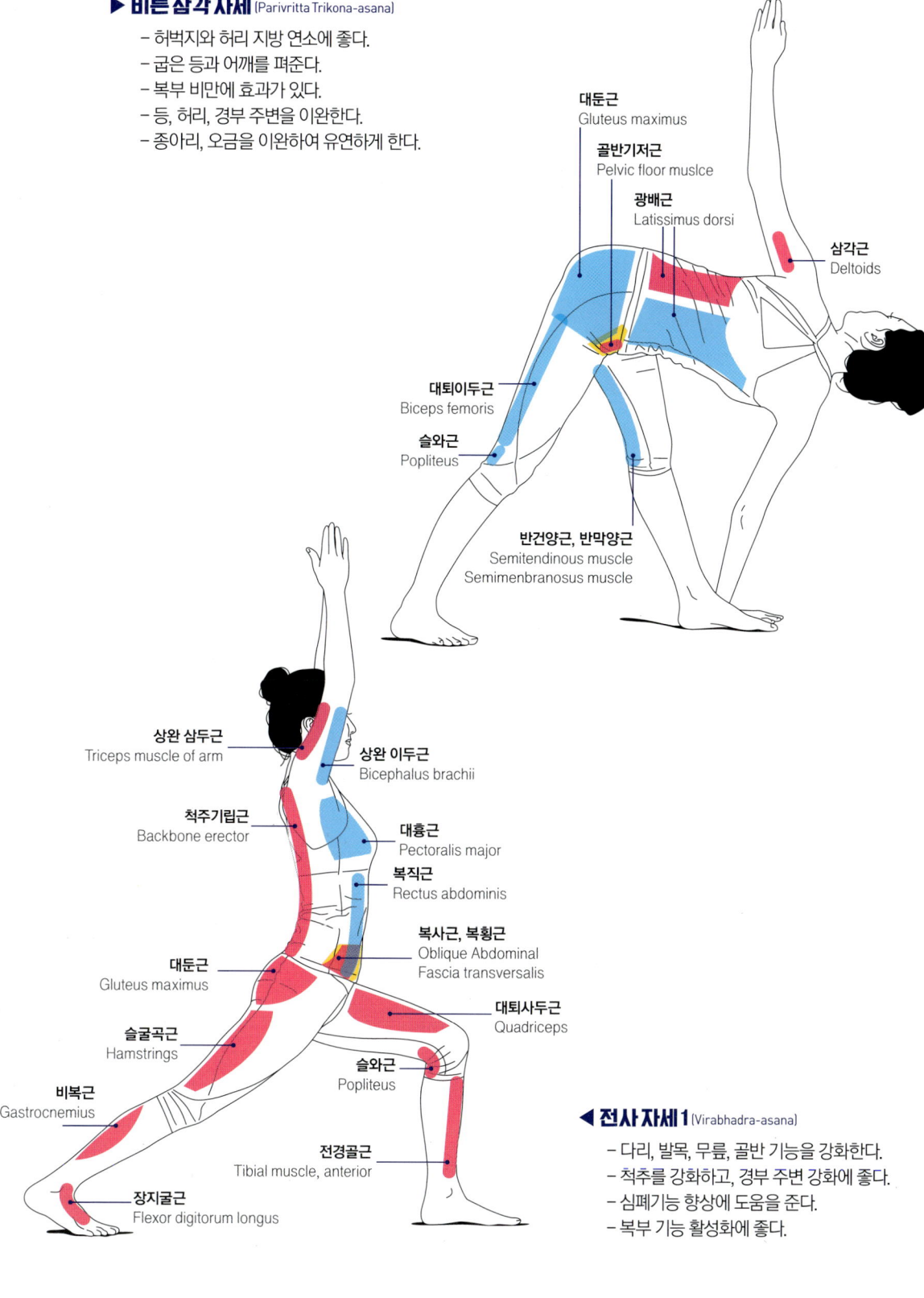

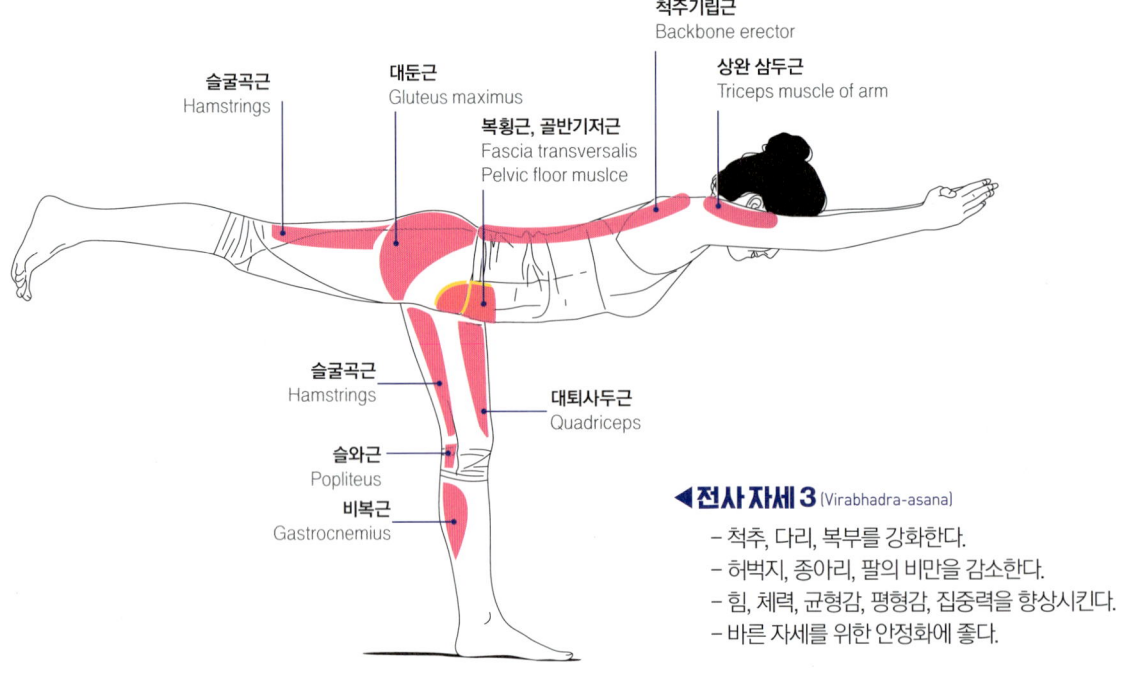

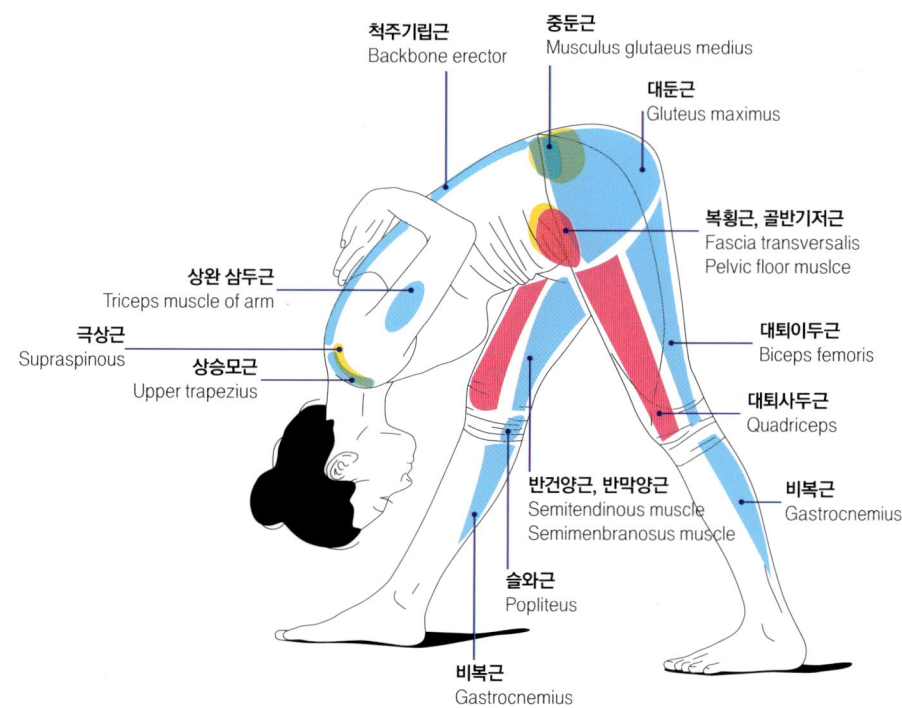

▶ **측면강화 자세** (Parshva-uttana-asana)
- 척추와 골반, 둔부를 이완한다.
- 복부 마사지 효과가 있다.
- 손목과 견관절을 부드럽게 한다.
- 심폐기능 향상에 도움을 준다.
- 좌골신경 활성화에 도움이 된다.

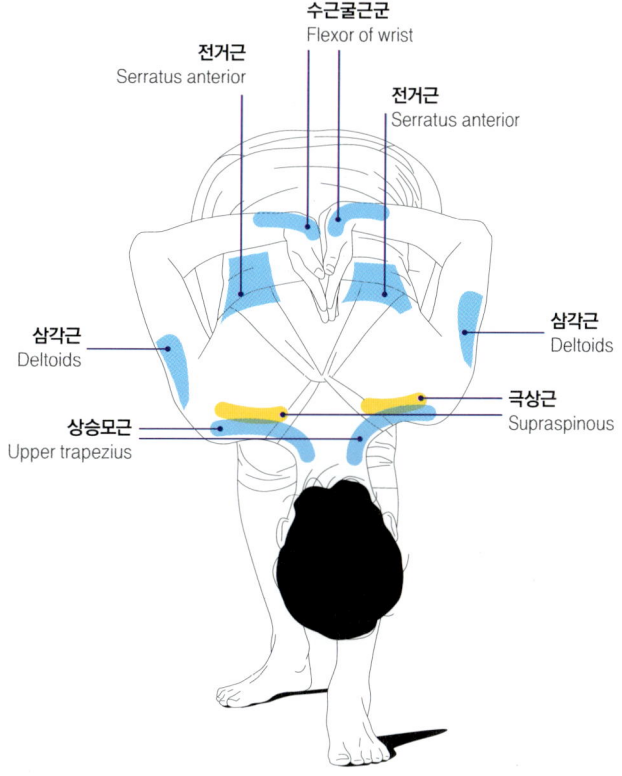

▼ 반달 자세 (Ardha Chandra-asana)

- 다리, 슬관절을 강화시킨다.
- 요부, 복부와 골반부를 강화시킨다.
- 균형감과 평형감을 향상 시킨다.

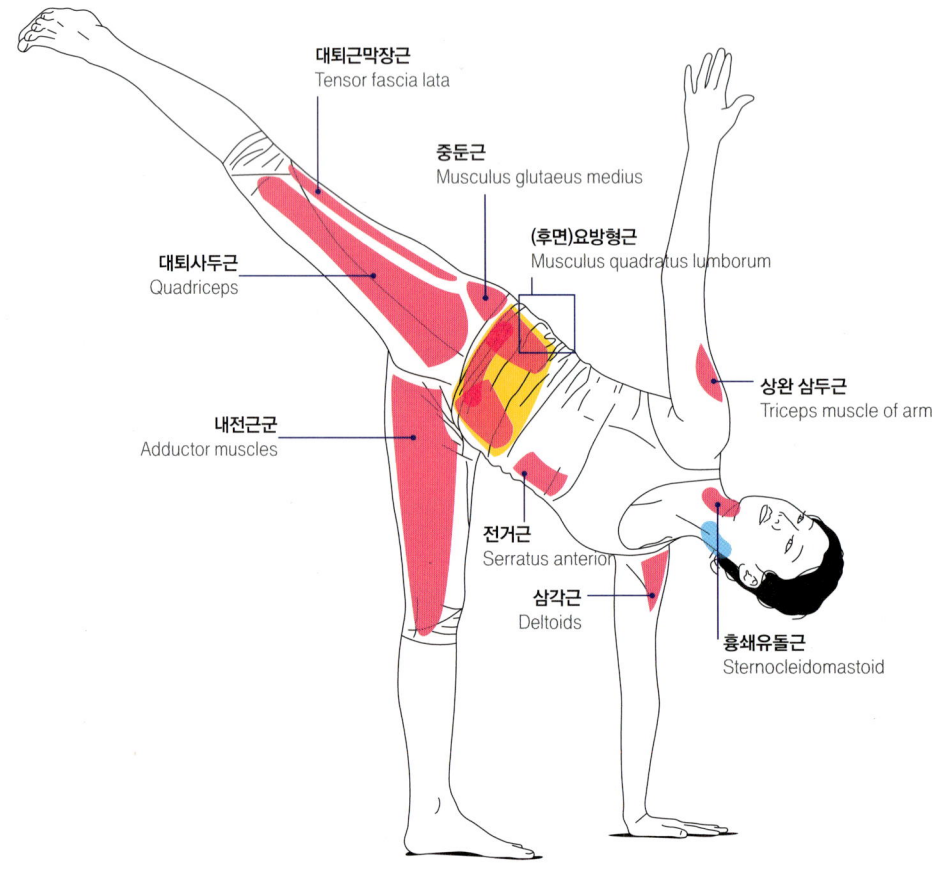

▶ **빗장 자세** (Parighasana)
- 목과 허리를 이완한다.
- 견관절 이완효과가 있다.
- 복부과 골반 이완효과가 있다.
- 고관절, 슬관절, 발목 관절을 강화한다.

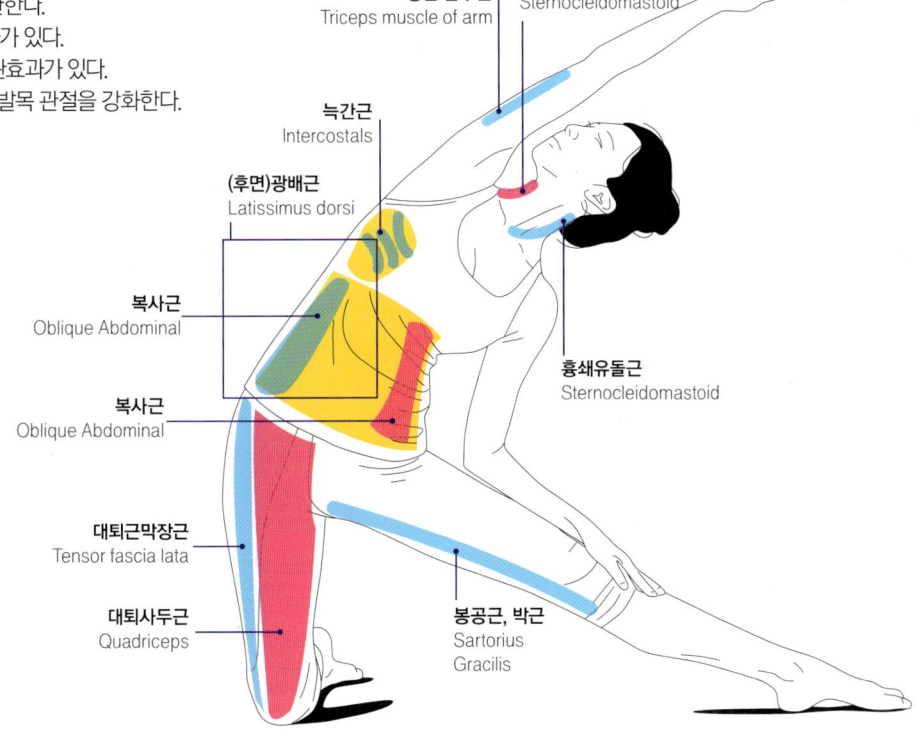

▼ **물고기 자세** (Matsyasana)
- 후두, 심장, 경추, 흉추 주변근을 이완한다.
- 두뇌로 가는 혈류량을 조절하여 머리를 맑게 하고 두통을 경감한다.
- 가슴과 폐를 확장한다.
- 어깨 근육을 이완한다.

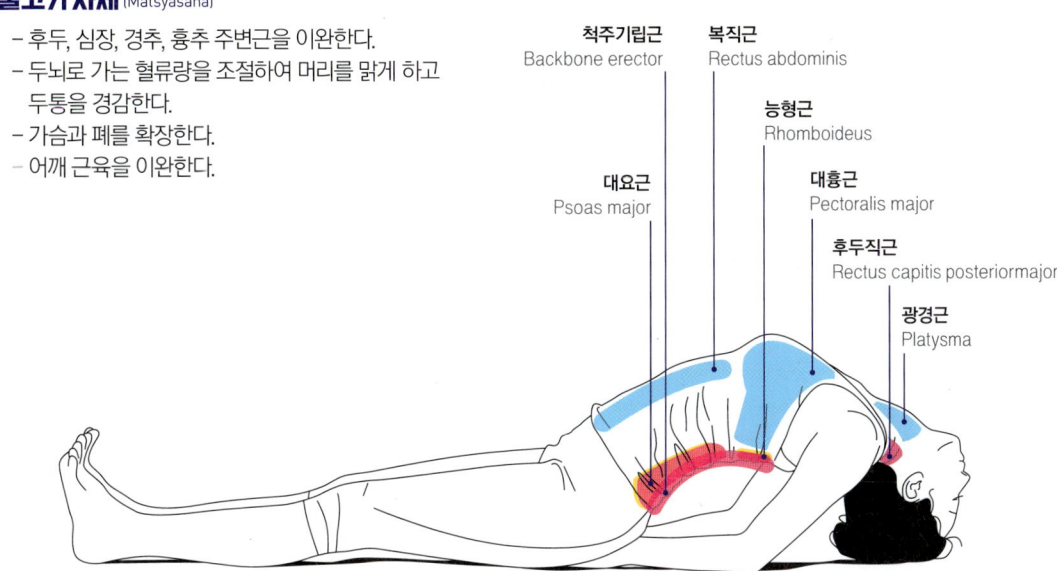

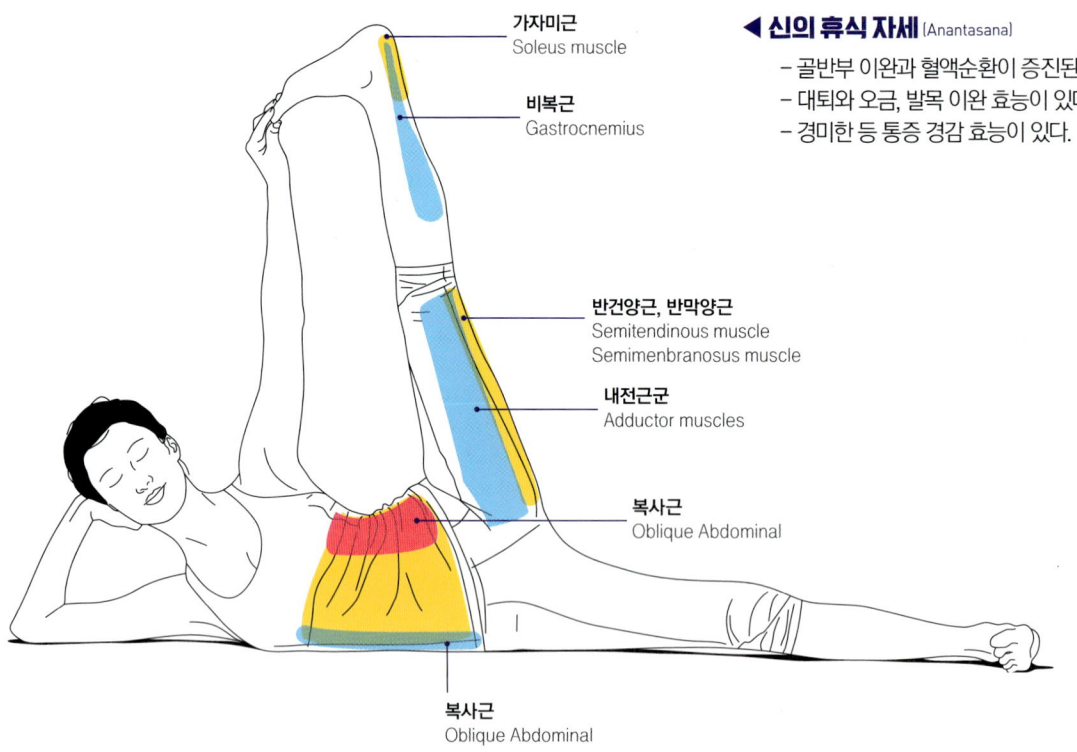

◀ 신의 휴식 자세 (Anantasana)
- 골반부 이완과 혈액순환이 증진된다.
- 대퇴와 오금, 발목 이완 효과가 있다.
- 경미한 등 통증 경감 효능이 있다.

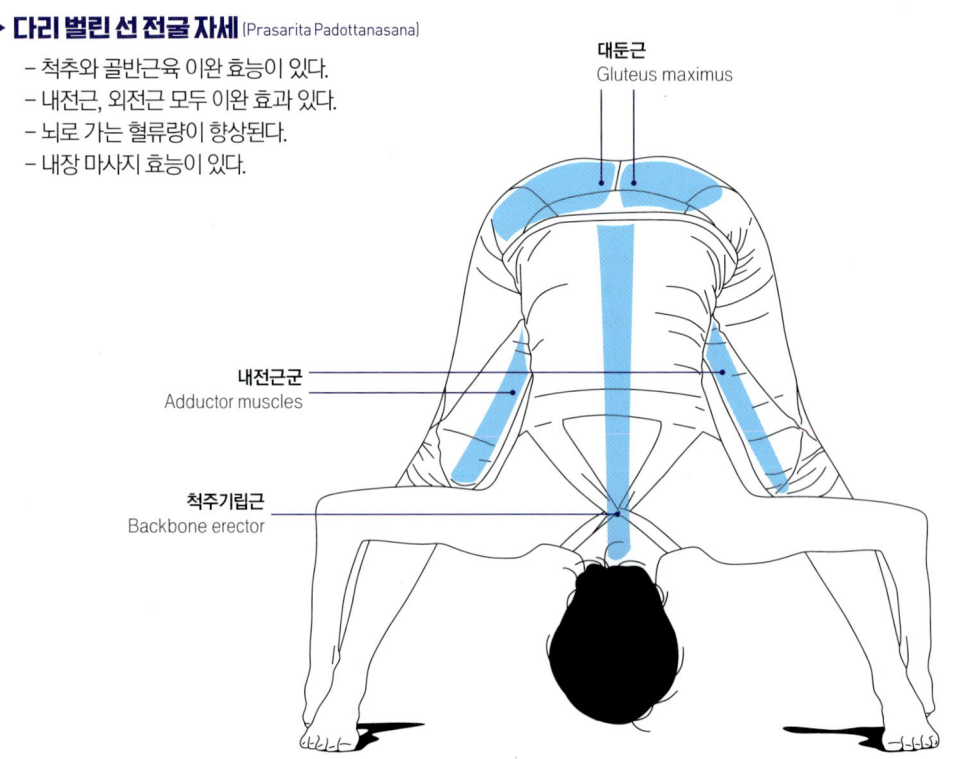

▶ 다리 벌린 선 전굴 자세 (Prasarita Padottanasana)
- 척추와 골반근육 이완 효능이 있다.
- 내전근, 외전근 모두 이완 효과 있다.
- 뇌로 가는 혈류량이 향상된다.
- 내장 마사지 효능이 있다.

▶ 쪼그려 앉는 자세 (Upavesasana)

- 골반근육 이완효과가 있다.
- 척추의 힘과 내전근을 강화한다.
- 가슴근육과 팔 근육을 강화한다.
- 고관절, 슬관절, 발목관절을 강화한다.
- 안산(安産)에 좋다.

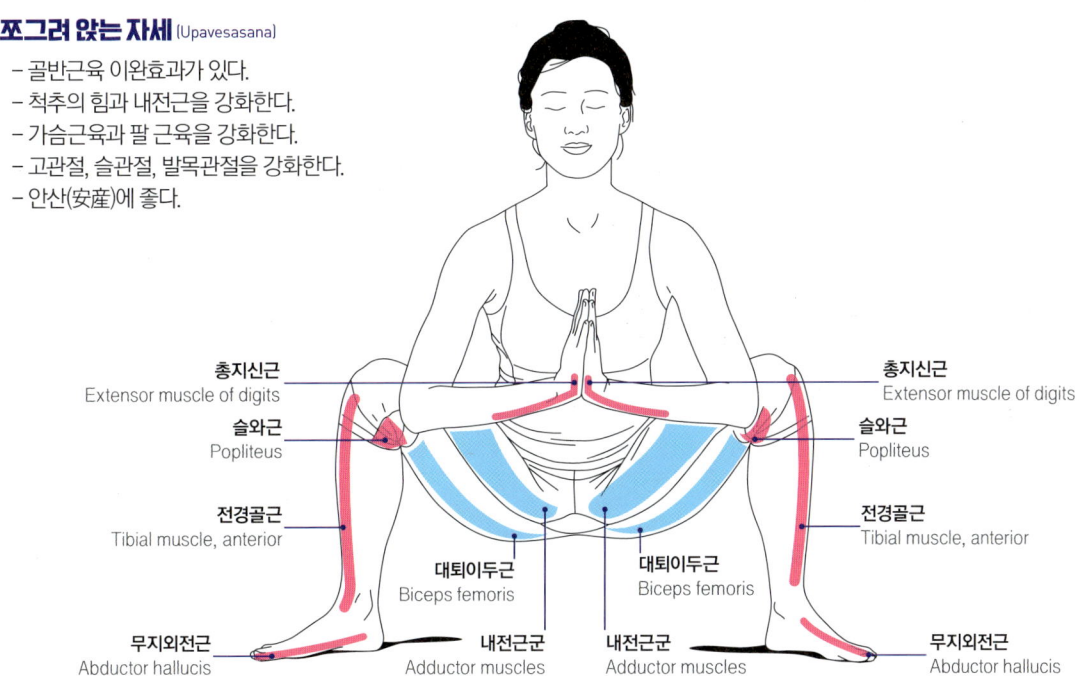

▼ 보트 자세 (Paripurna Navasana)

- 복부와 대퇴 근육을 강화한다.
- 가슴과 등 근육을 강화한다.
- 집중력 향상에 도움이 된다.
- 전신의 근력에 도움이 된다.

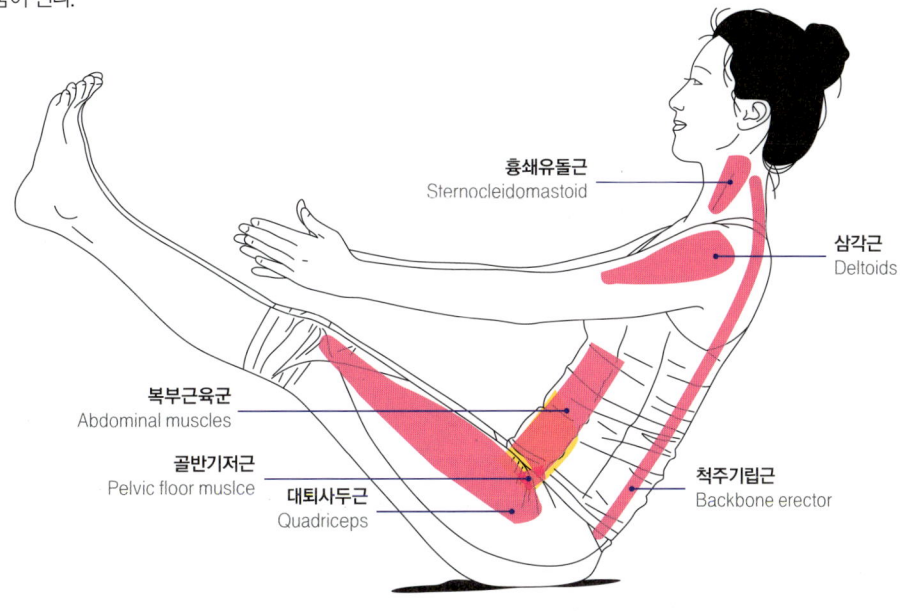

▼ 코브라 자세 (Bhujanghasana)

- 척추 전체의 근력을 강화하고 건강하게 한다.
- 경미한 척추디스크를 완만히 하는데 도움이 된다
- 복부와 골반기관의 기능을 활성화한다.
- 가슴을 확장하고 심폐기능을 강화한다.
- 무릎을 구부리는 변형동작은 대둔근 단련에 더 도움이 된다.

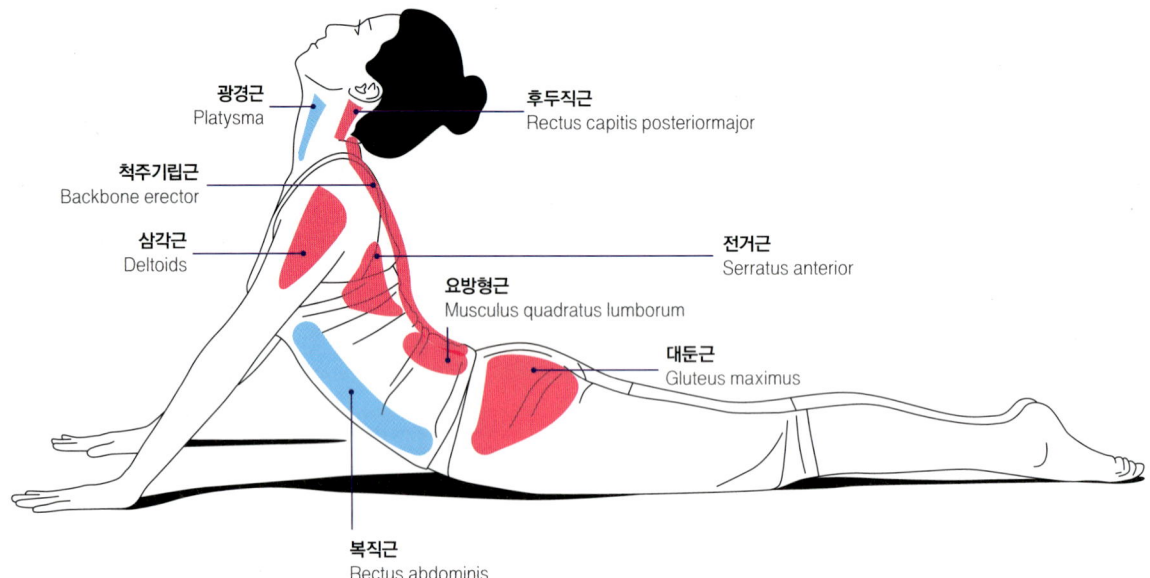

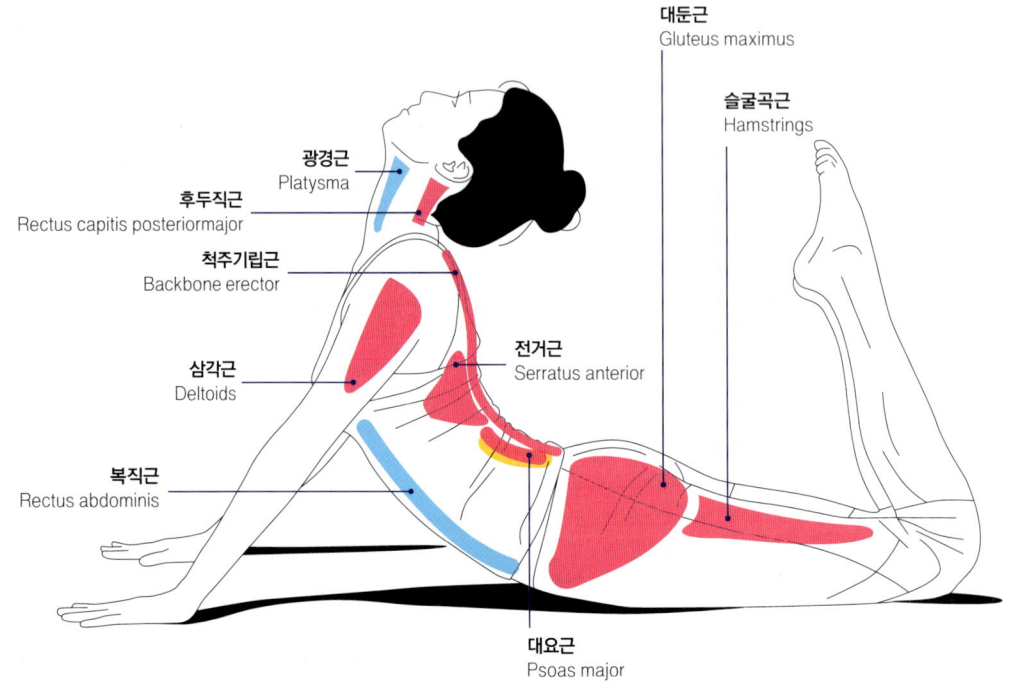

▶ **나비 자세** (Bandha Konasana)
- 골반 주변의 혈액순환이 증진된다.
- 무릎관절과 고관절을 이완한다.
- 생식, 방광 기능이 향상된다.
- 임산부의 순산을 돕는다.

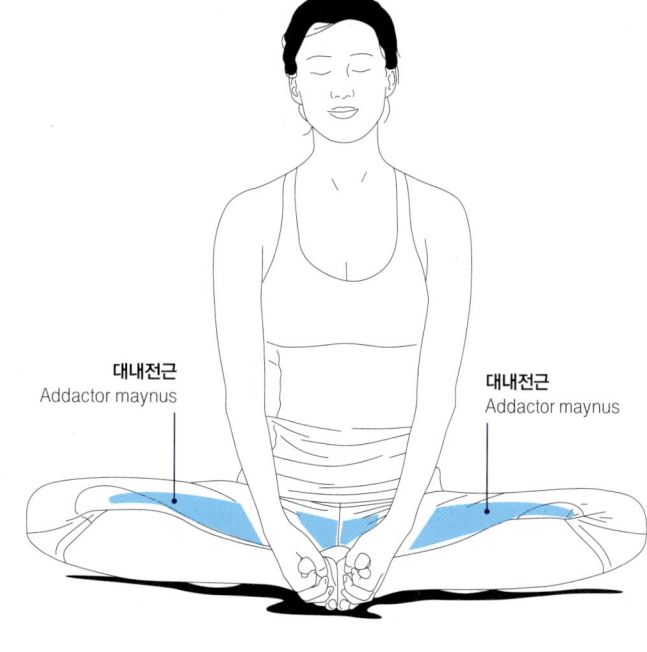

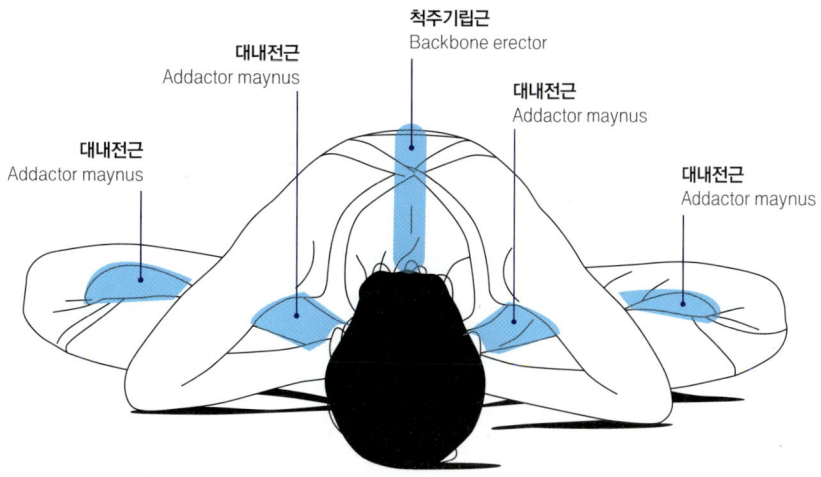

기본자세 칼라범례 　심부근육 deep muscle　　스트레칭(이완) stretching　　강화와 안정화 Strengthening & Stability

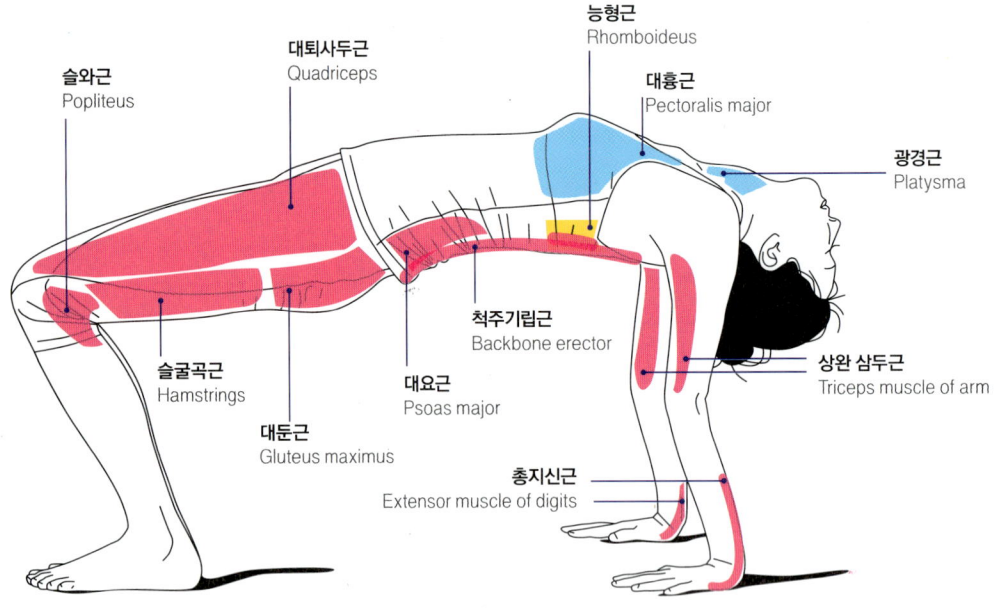

▶ **테이블 자세** (Purvottanasana)
- 흉근을 이완하고 심폐기능을 강화한다.
- 등, 둔부, 종아리 근육을 강화한다.
- 수관절, 주관절, 발목관절을 강화한다.
- 전신의 힘을 길러준다.

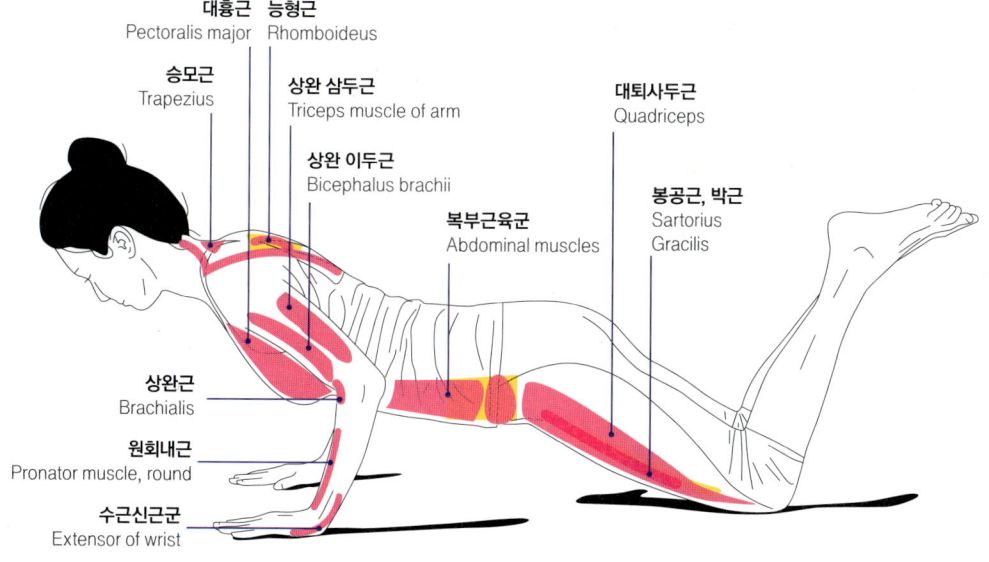

◀ **사지 막대 / 널빤지 자세** (Chaturanga Dandasana)
- 전신 근력 강화에 좋다.
- 흉근과 등 배근 강화에 좋다.
- 주관절, 수관절, 견관절 강화 효능이 있다.
- 집중력 향상과 인내력 향상에 효능이 있다.

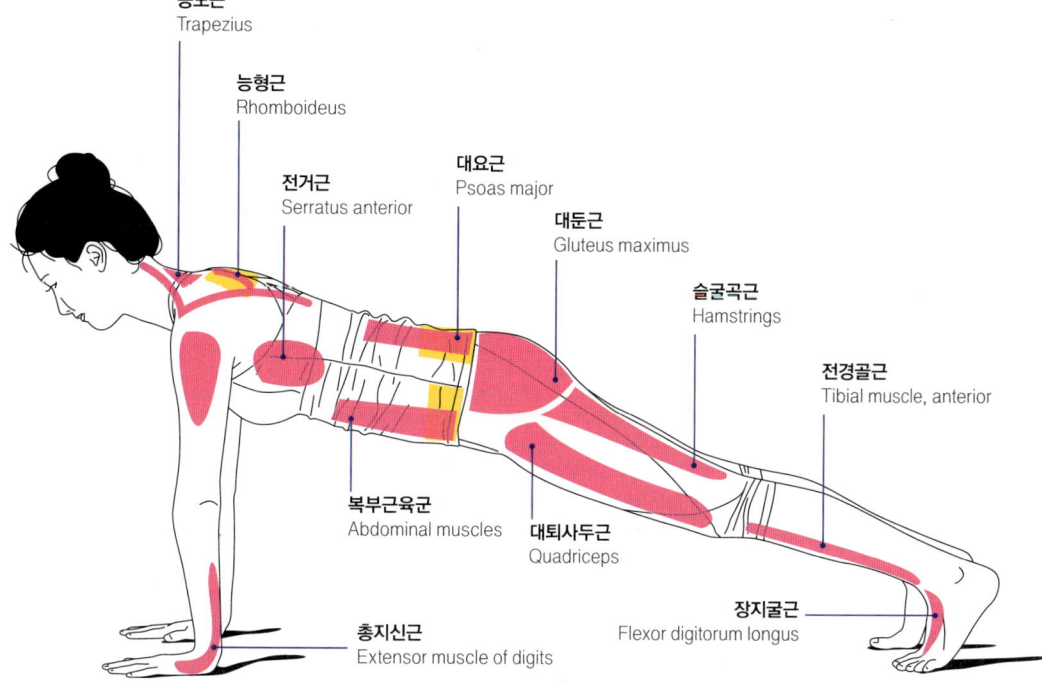

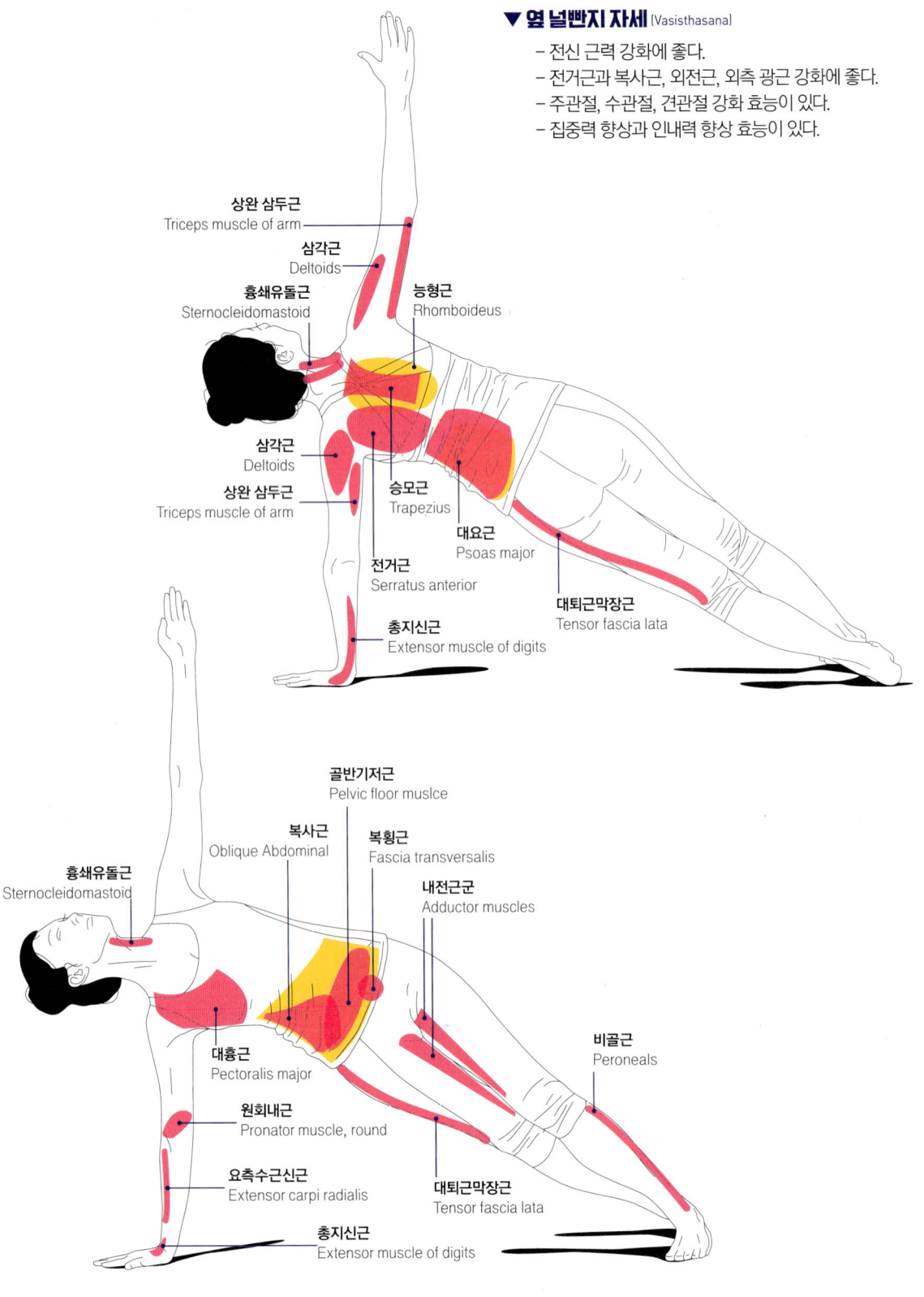

▶ 선 전굴과 등 뒤로 깍지하기

- 척추기립근을 이완한다.
- 대퇴와 종아리의 긴장을 이완한다.
- 복부, 내장 마사지 효과가 있다.
- 뇌로 가는 혈류량을 증가시킨다.
- 경직된 승모근을 이완한다.
- 견관절과 수관절을 이완, 강화한다.
- 허벅지 대퇴의 긴장을 풀어준다.
- 팔과 어깨관절을 이완한다.

복횡근, 골반기저근 Fascia transversalis Pelvic floor muslce
대둔근 Gluteus maximus
척주기립근 Backbone erector
대퇴사두근 Quadriceps
슬굴곡근 Hamstrings
상완 이두근 Bicephalus brachii
상완 삼두근 Triceps muscle of arm
전경골근 Tibial muscle, anterior
비복근 Gastrocnemius

대둔근 Gluteus maximus
척주기립근 Backbone erector
복횡근, 골반기저근 Fascia transversalis Pelvic floor muslce
대퇴사두근 Quadriceps
슬굴곡근 Hamstrings
상승모근 Upper trapezius
비복근 Gastrocnemius

기본자세 칼라범례　■ 심부근육 deep muscle　■ 스트레칭(이완) stretching　■ 강화와 안정화 Strengthening & Stability

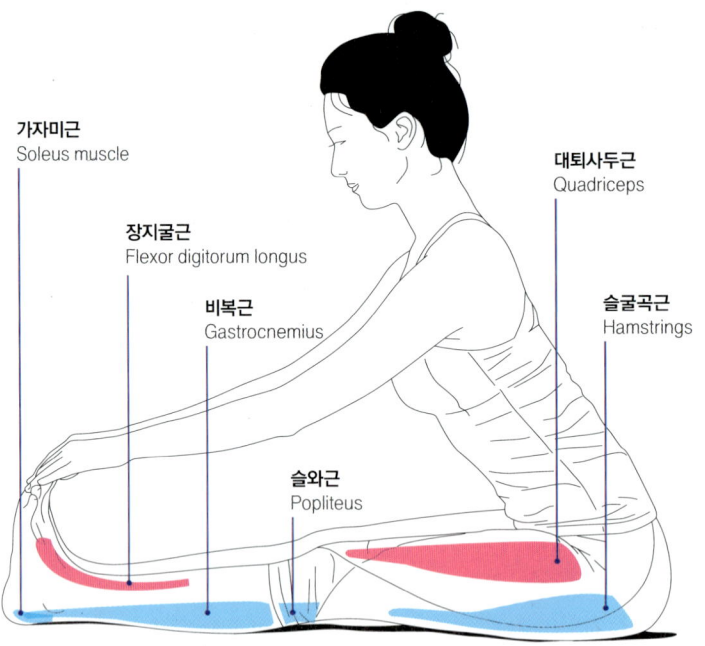

▶ 등 펴기, 전굴 자세 (Paschimottanasana)

- 햄스트링을 이완, 요부근육을 이완한다.
- 심장, 복부, 골반기관을 자극하여 혈액순환을 돕는다.
- 장의 연동을 촉진시키고 복부비만에 효과적이다.
- 골반 부위 혈액순환 촉진, 생식선 활성화에 도움이 된다.
- 다리 근육을 이완, 하체비만이나 라인을 바르게 잡아준다.

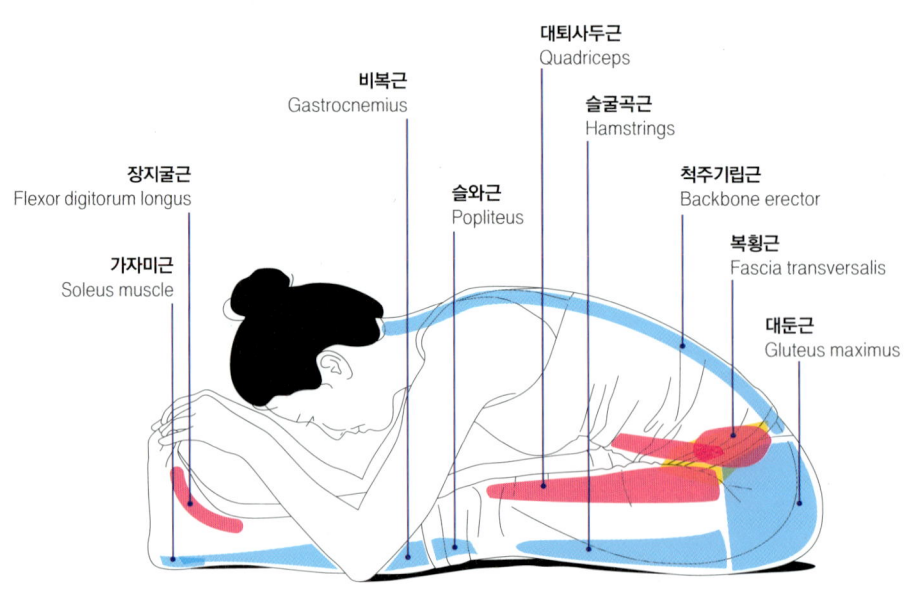

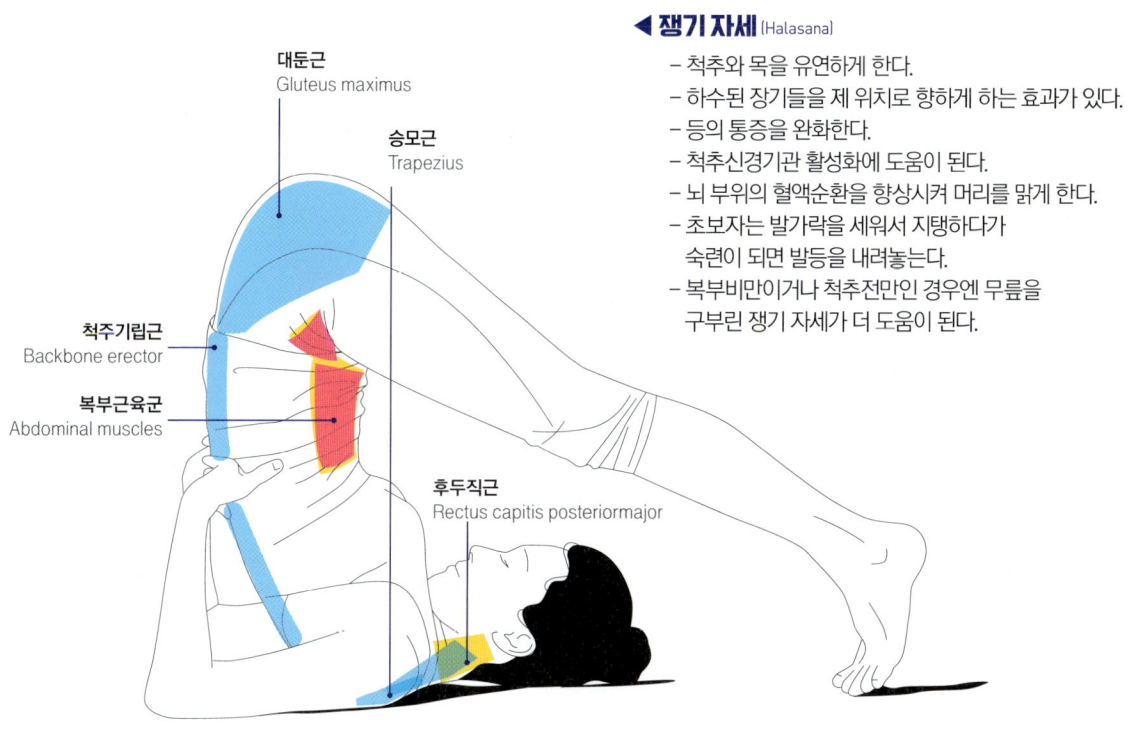

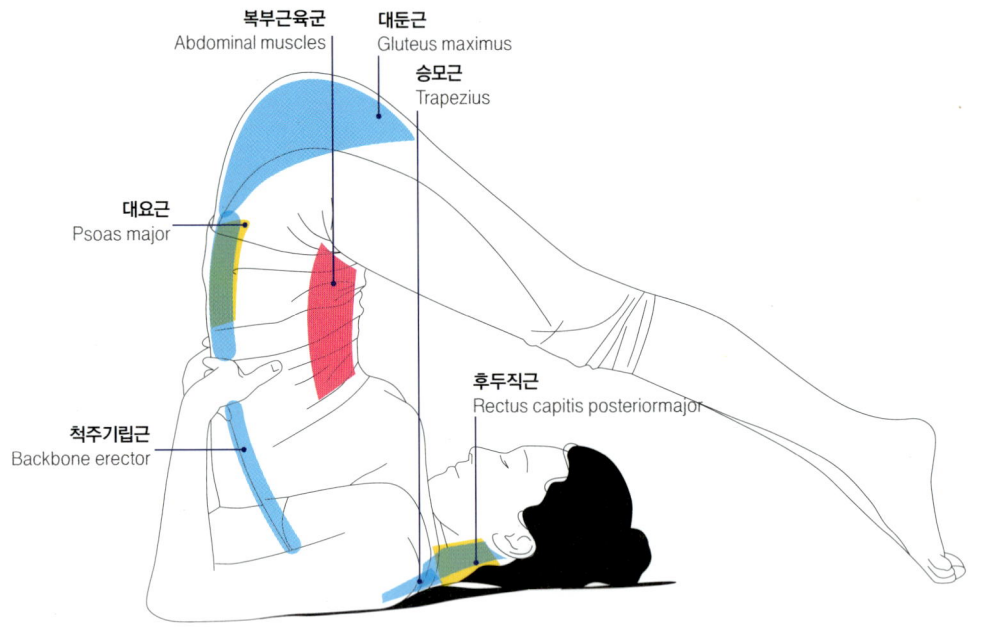

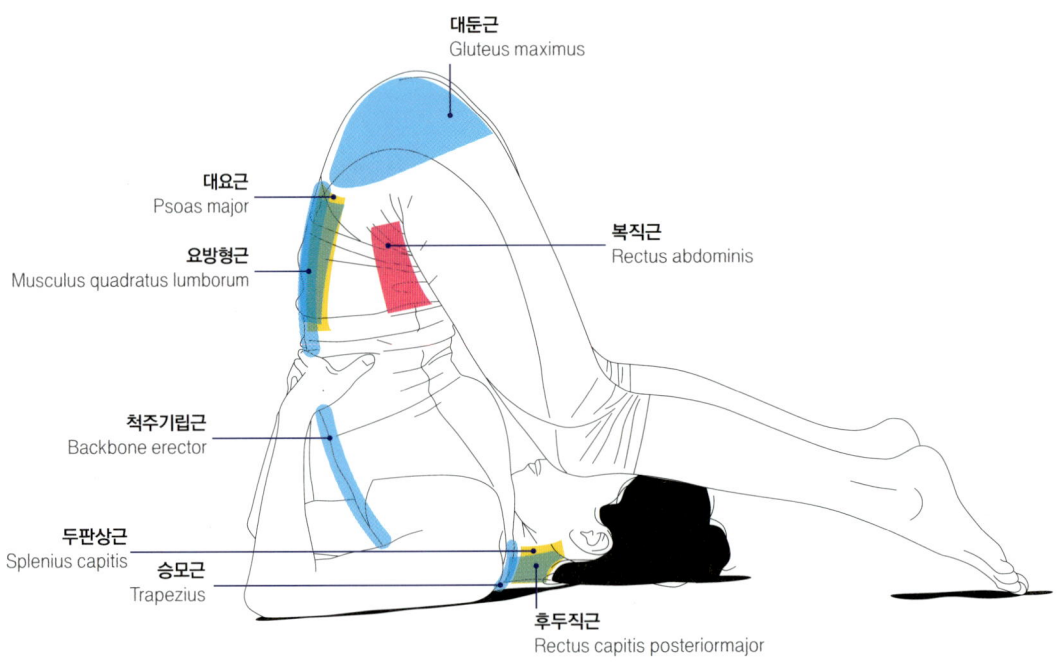

▶ 소머리 자세 (Gomukhasana)

- 흉근을 이완하고 심폐기능이 향상 된다.
- 어깨 회전근개 모두를 이완한다.
- 골반과 고관절과 둔부근육을 이완한다.
- 다리를 꼬는 소머리 자세는 하체비만에 도움이 된다.

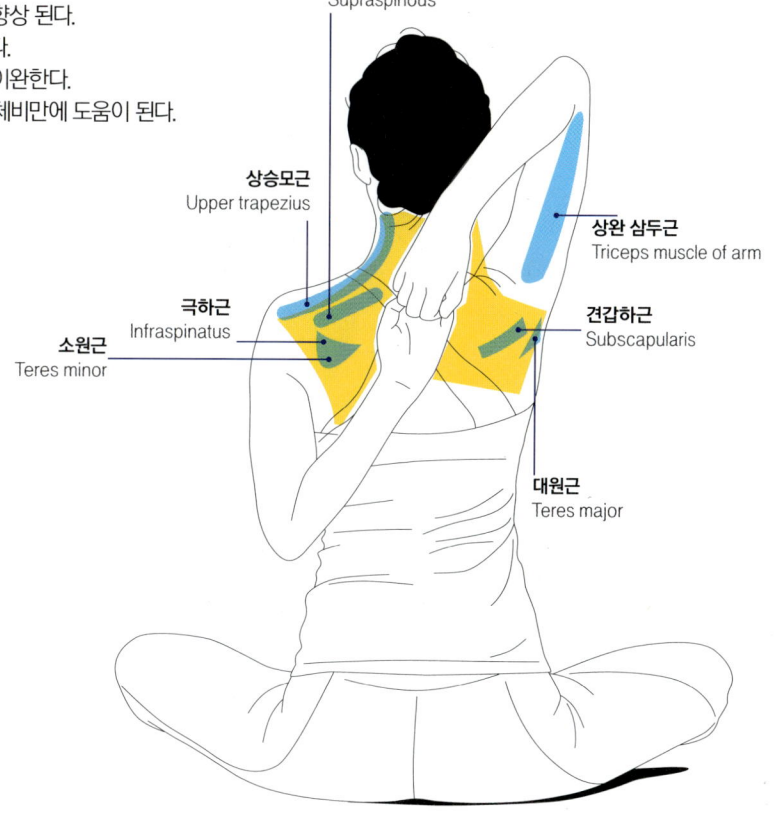

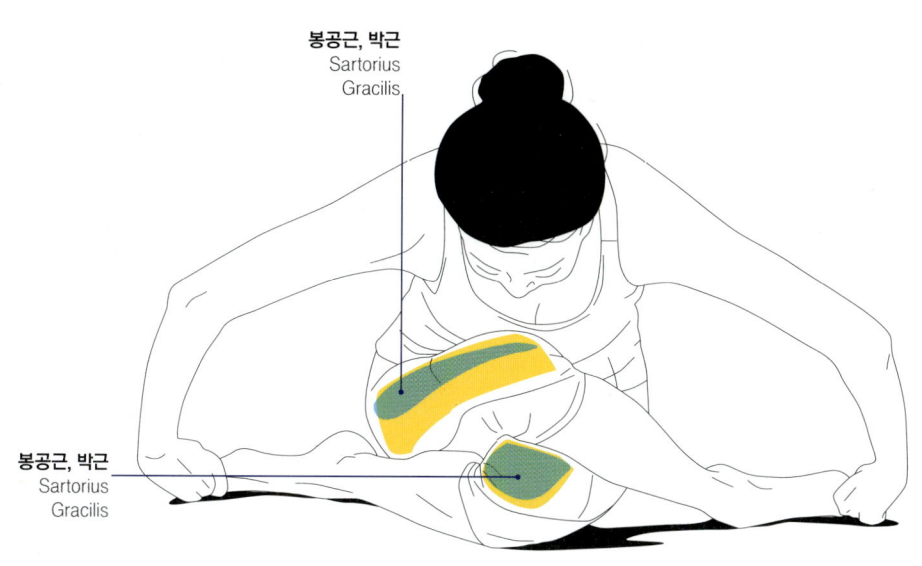

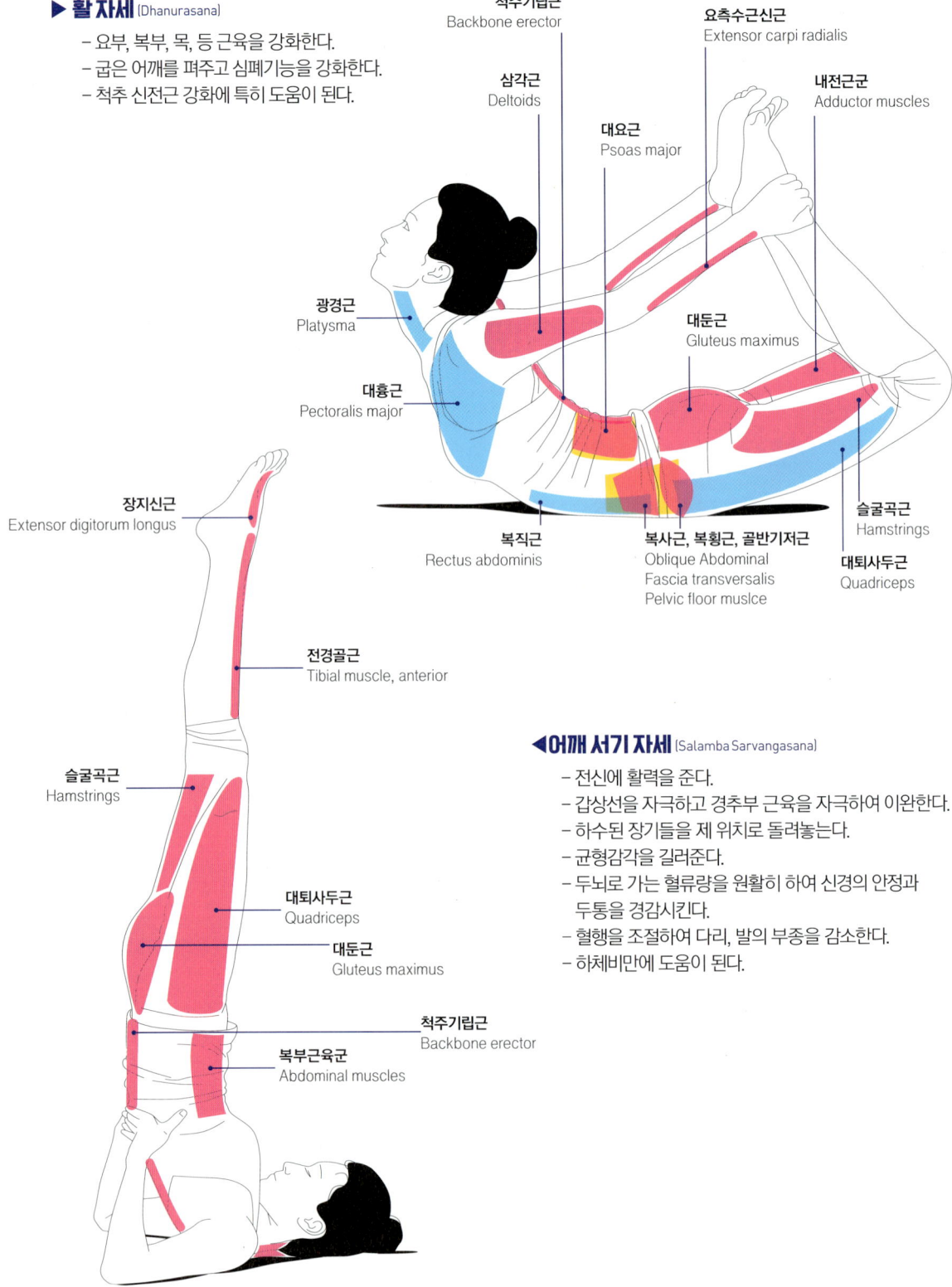

▼ 메뚜기 자세 (Salabhasana)
- 척추 전체 근력을 강화한다.
- 신장기능, 전립선, 생식선을 활성화, 강화한다.
- 둔부, 허벅지 근력강화에 도움이 된다.

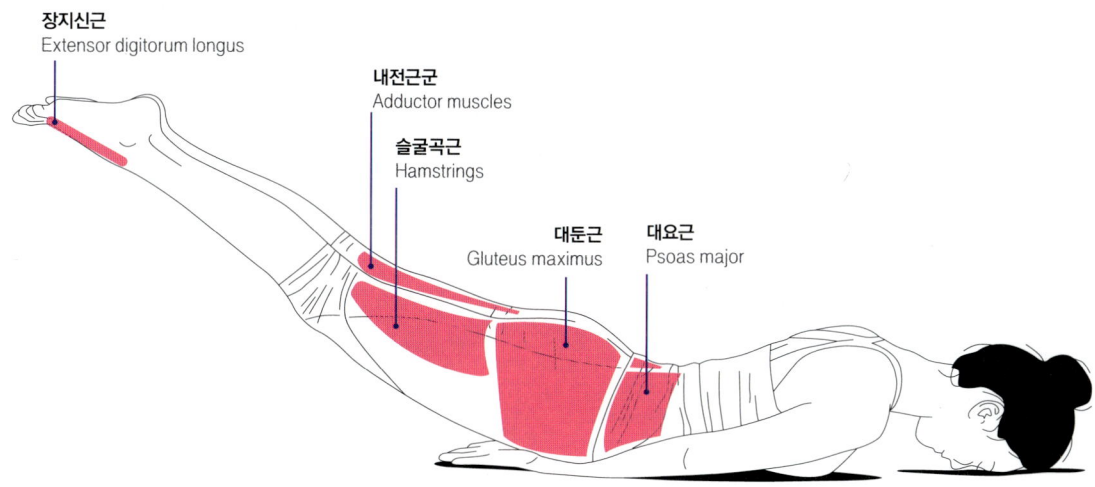

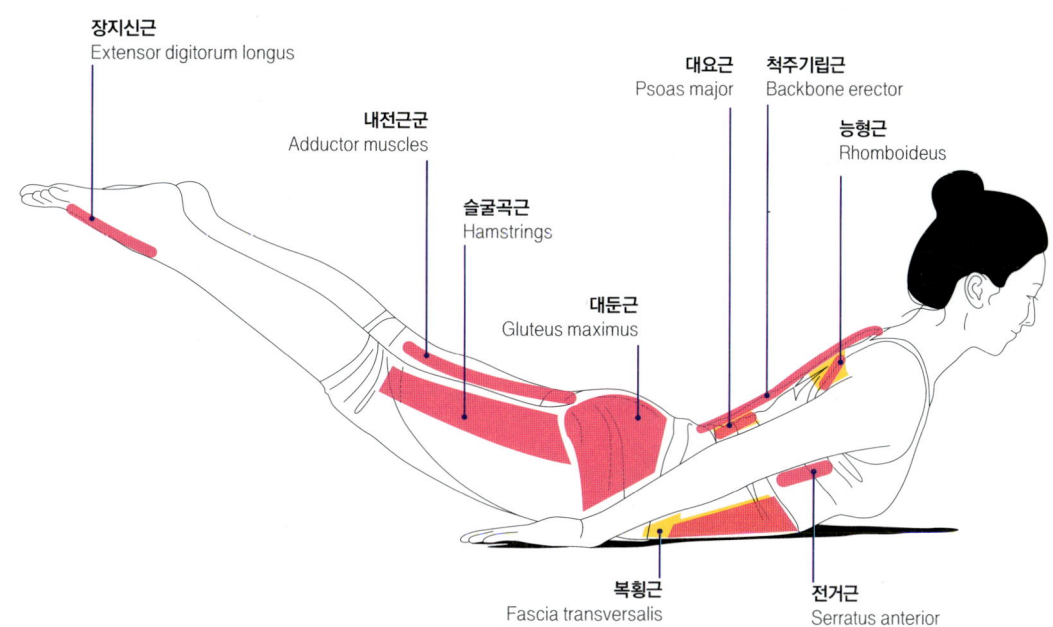

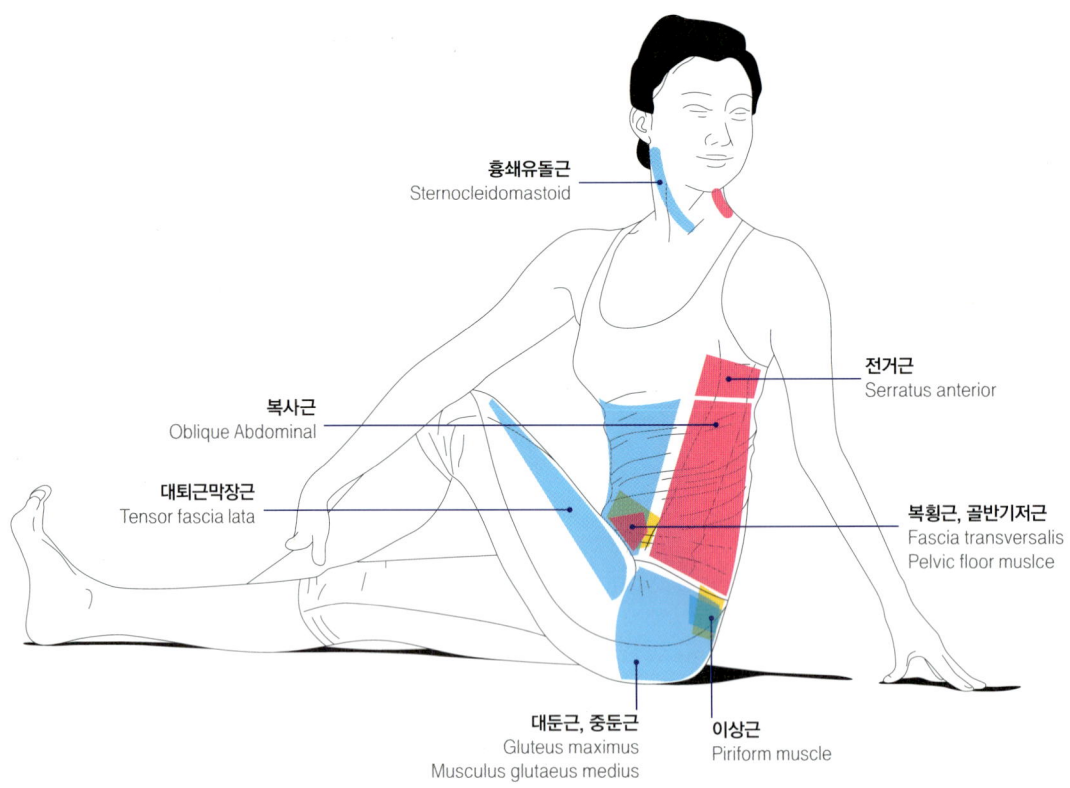

▶ 비틀기 자세 (Ardha Matsyendrasana)
- 척추의 균형을 잡아준다.
- 복부와 골반을 마사지하는 효과가 있다.
- 소화기를 자극하여 기능 활성화에 도움이 된다.
- 복부와 허리비만에 도움이 된다.
- 전립선, 방광, 생식선을 자극하여 활성화한다.

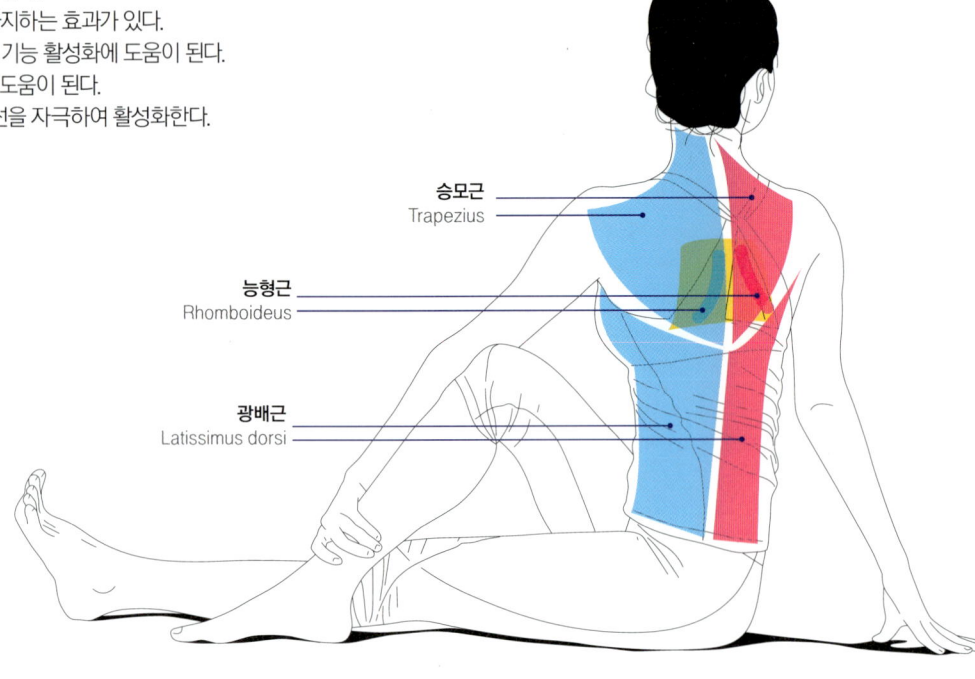

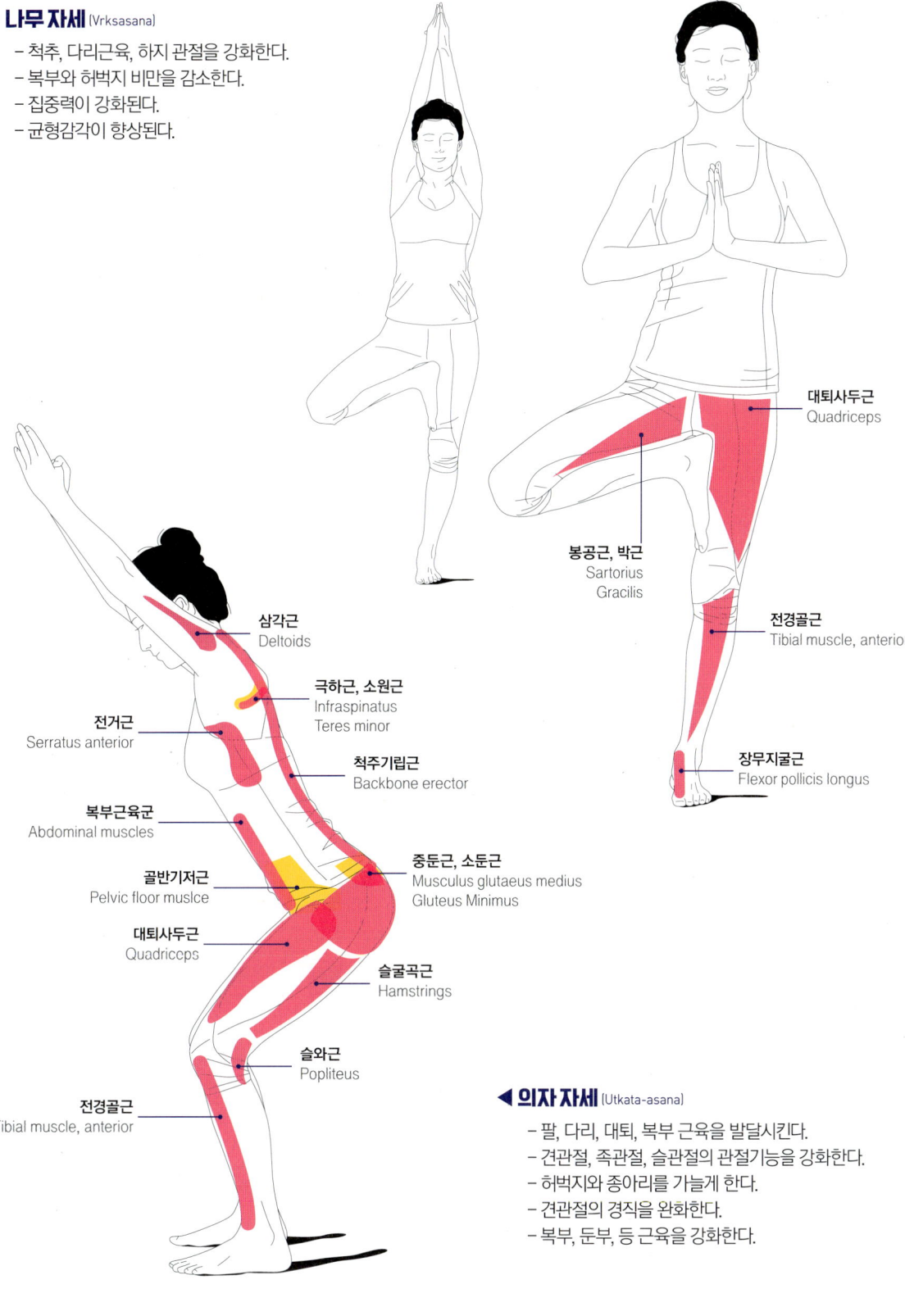

▶ 나무 자세 (Vrksasana)
- 척추, 다리근육, 하지 관절을 강화한다.
- 복부와 허벅지 비만을 감소한다.
- 집중력이 강화된다.
- 균형감각이 향상된다.

◀ 의자 자세 (Utkata-asana)
- 팔, 다리, 대퇴, 복부 근육을 발달시킨다.
- 견관절, 족관절, 슬관절의 관절기능을 강화한다.
- 허벅지와 종아리를 가늘게 한다.
- 견관절의 경직을 완화한다.
- 복부, 둔부, 등 근육을 강화한다.

기본자세 칼라범례   심부근육 deep muscle   스트레칭(이완) stretching   강화와 안정화 Strengthening & Stability

▶ **독수리 자세** (Garuda-asana)
- 허벅지, 발목을 강화한다.
- 견관절, 주관절, 수관절을 이완한다.
- 팔, 종아리, 허벅지 비만에 효과적이다.
- 골반, 생식기 혈액순환에 좋다.
- 균형감 향상에 좋다.

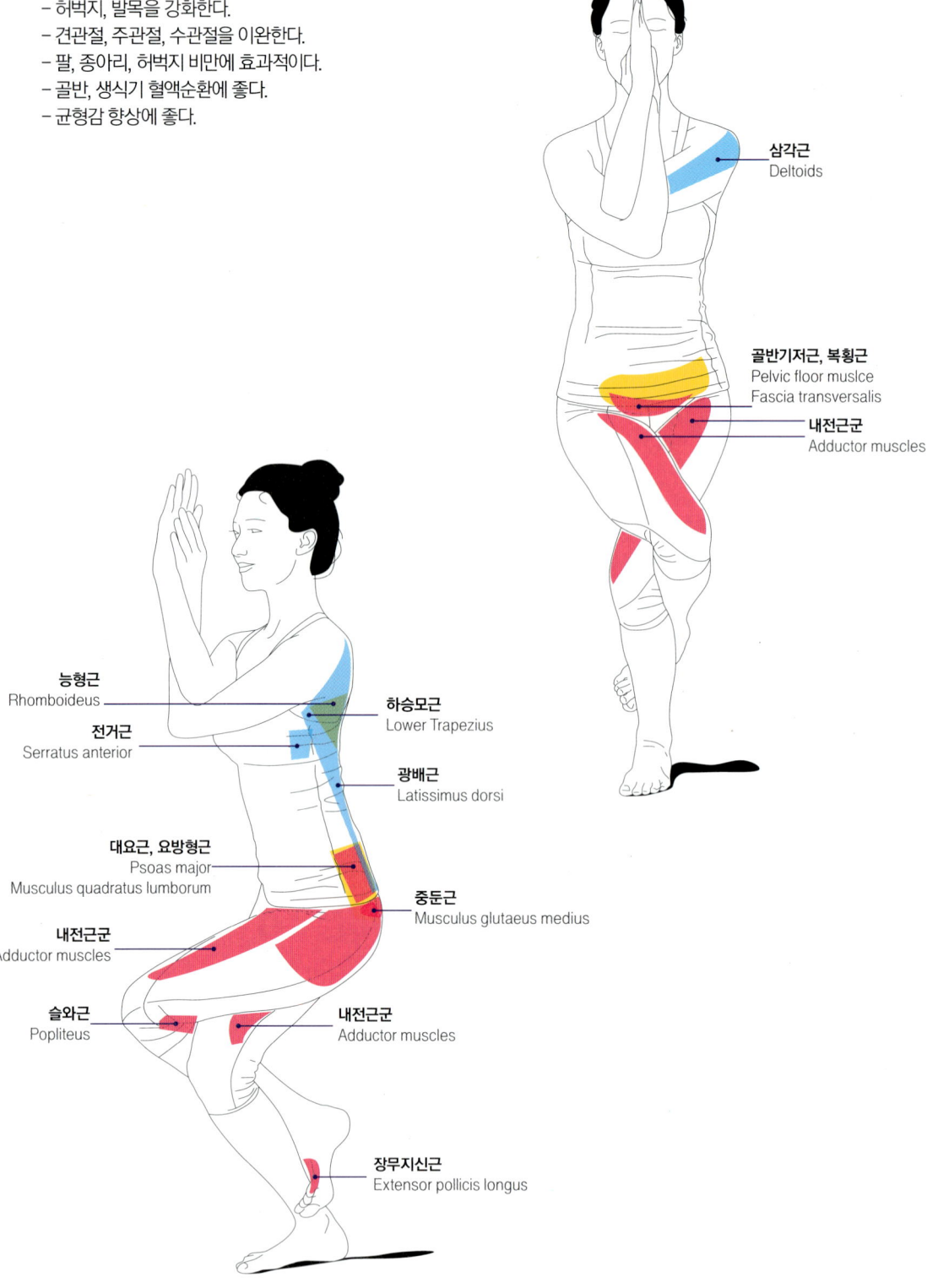

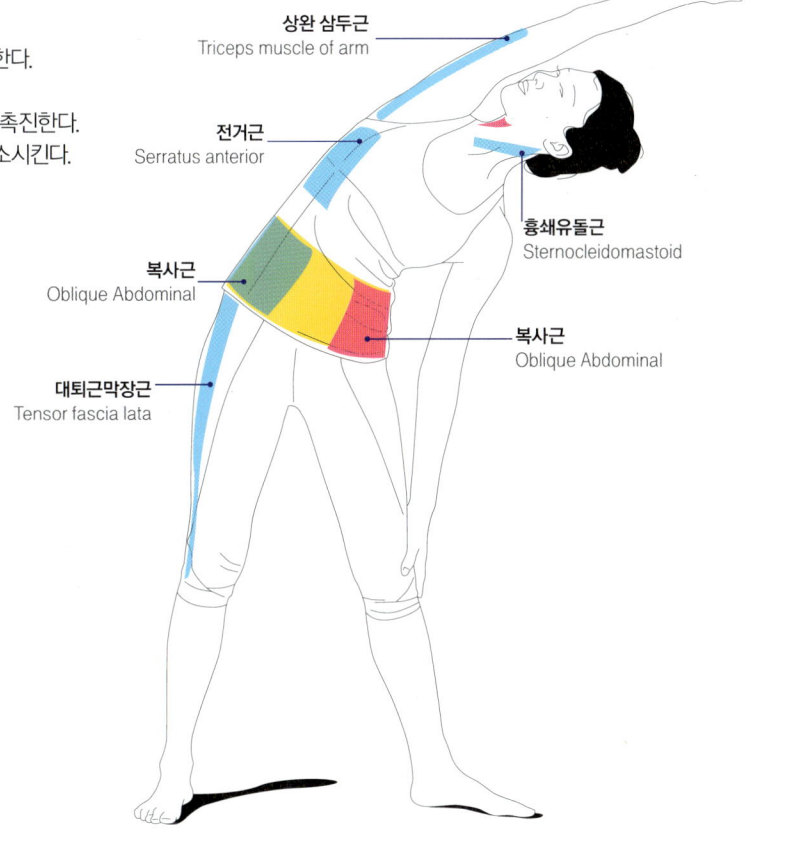

▶ **삼각 자세** (Trikonasana)
- 몸통 부위의 균형을 맞춰준다.
- 무릎, 발목, 다리 근육을 강화한다.
- 등과 목의 통증을 해소한다.
- 허리와 골반 부위 혈액순환을 촉진한다.
- 복사근과 대퇴부의 지방을 감소시킨다.

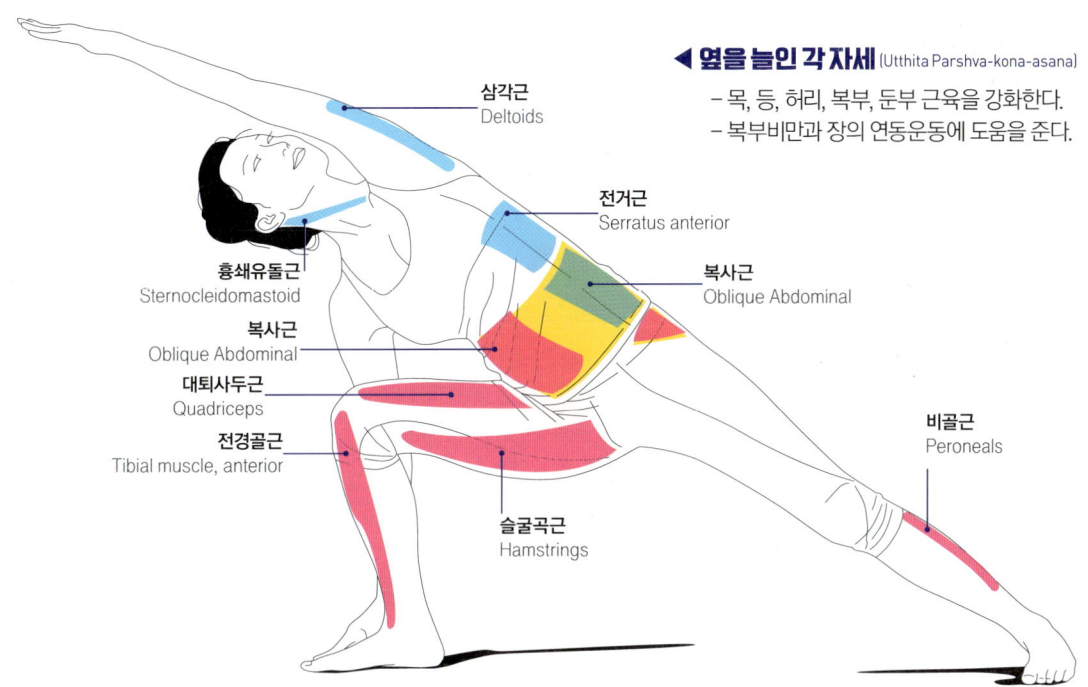

◀ **옆을 늘인 각 자세** (Utthita Parshva-kona-asana)
- 목, 등, 허리, 복부, 둔부 근육을 강화한다.
- 복부비만과 장의 연동운동에 도움을 준다.

기본자세 칼라범례 ■ 심부근육 deep muscle ■ 스트레칭(이완) stretching ■ 강화와 안정화 Strengthening & Stability

▶ 옆을 비튼 각 자세 (Parivritta Parshva-kona-asana)

- 척추를 유연하게 하고 등 통증에 도움을 준다.
- 옆구리 군살제거와 복부 비만에 효과적이다.
- 둔부의 힘을 길러준다.
- 장의 연동운동에 도움을 준다.
- 하지관절 전체의 강화 효능이 있다.
- 흉근과 견관절 이완의 효능이 있다.

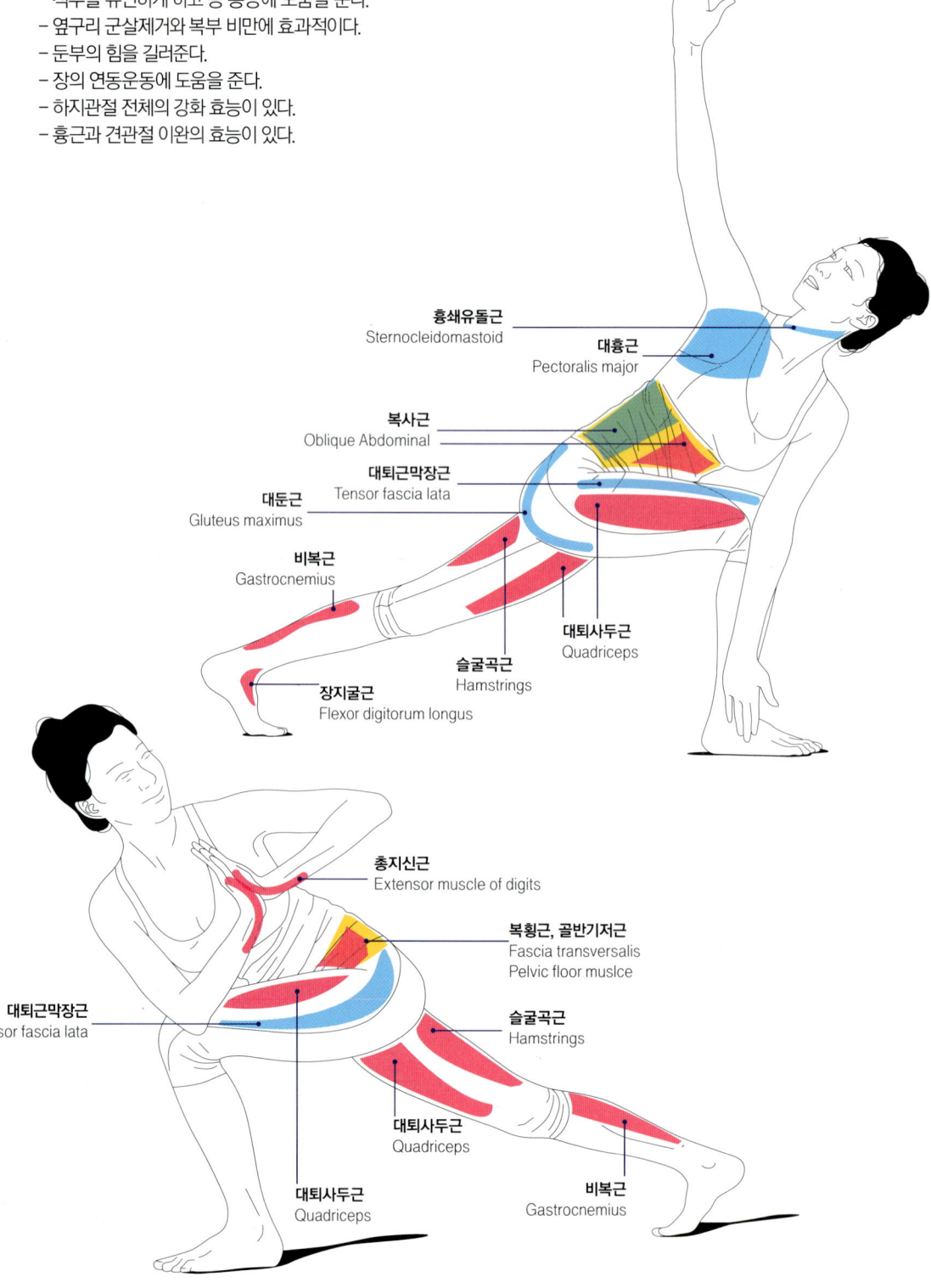

기본자세 칼라범례   심부근육 deep muscle   스트레칭(이완) stretching   강화와 안정화 Strengthening & Stability

▶ 누운 영웅 자세 (Supta Virasana)

- 골반 부위 울혈을 풀어준다.
- 대퇴, 종아리 근육을 가늘게 해준다.
- 발목, 무릎, 종아리를 이완시켜 준다.
- 심폐기능을 강화시켜 주고, 복부 내장기관 이완효과가 있다.

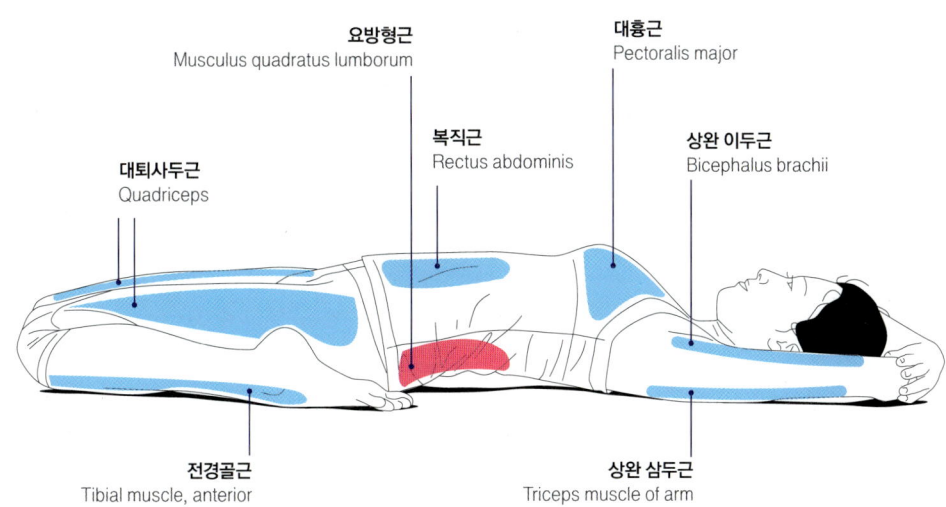

▶ 배 비틀기 자세 (Jathara Parivrtti)

- 복부와 요부, 경부의 이완 효능이 있다.
- 복사근 이완 효능이 있다.
- 내장 마사지 효과가 있다.
- 외전근이 이완된다.
- 허리 통증 감소 효능이 있는 대표 자세다.

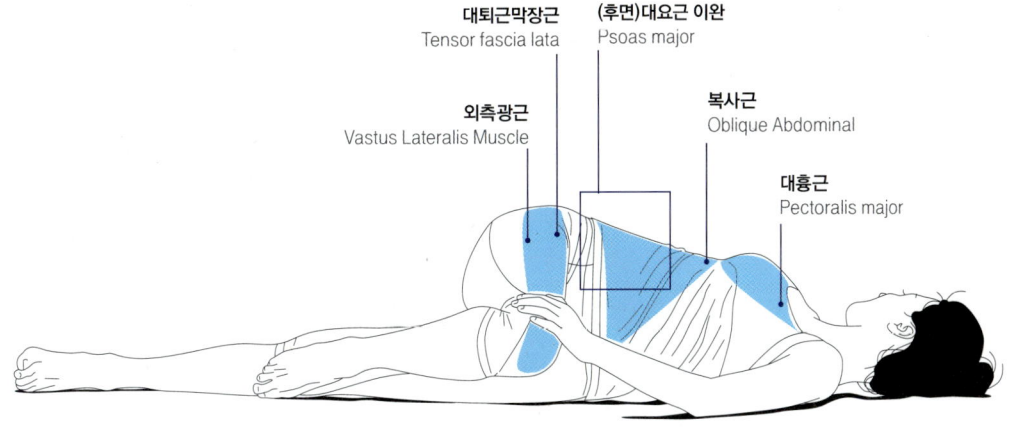

▶ 박쥐 자세 (Upavistha Konasana)
- 대퇴, 종아리와 오금을 이완한다.
- 골반과 고관절 부위의 혈액순환을 원활하게 해준다.
- 생리통에 도움을 주고, 안산에 도움을 준다.

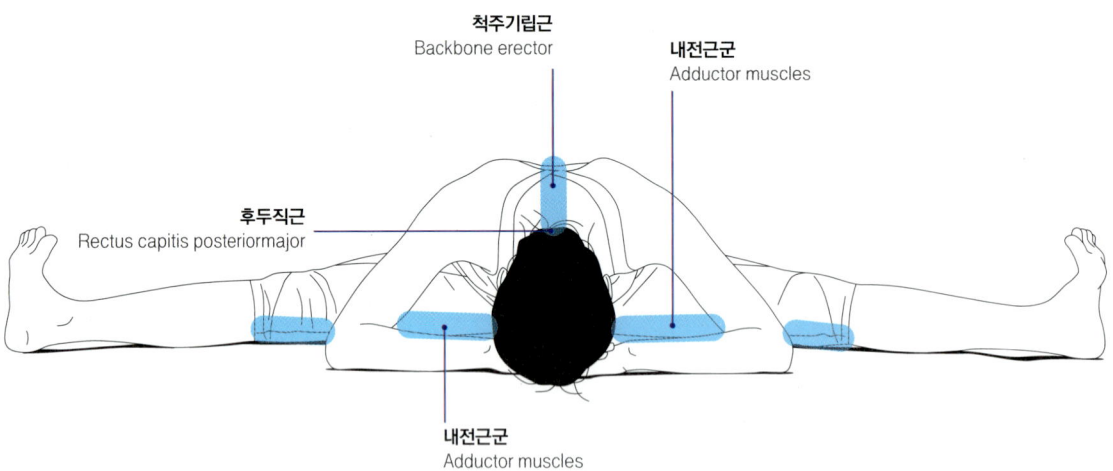

▼ 아기 자세 (Balasana)
- 고관절, 슬관절, 족관절 이완 효능이 있다.
- 경부, 흉부, 요부 이완 효능이 있다.
- 복부 마사지 효능이 있다.
- 근력 강화 동작 후의 휴식 자세로 좋다.

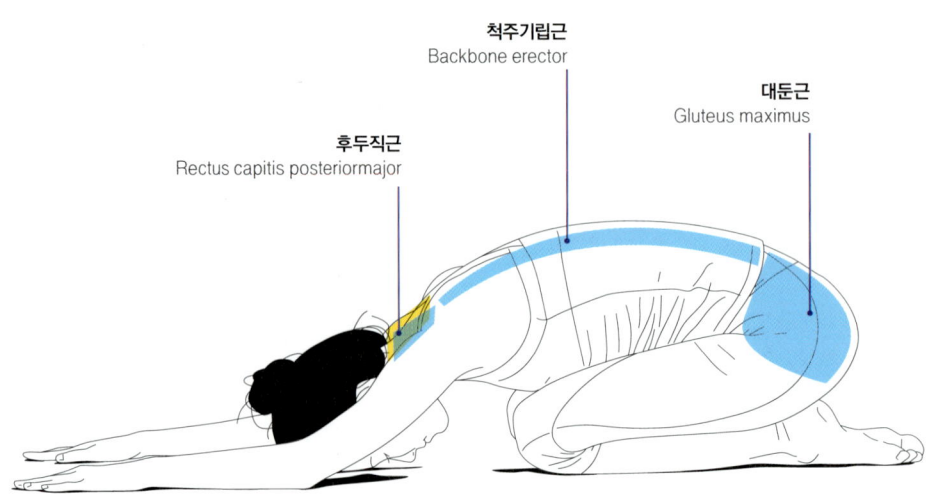

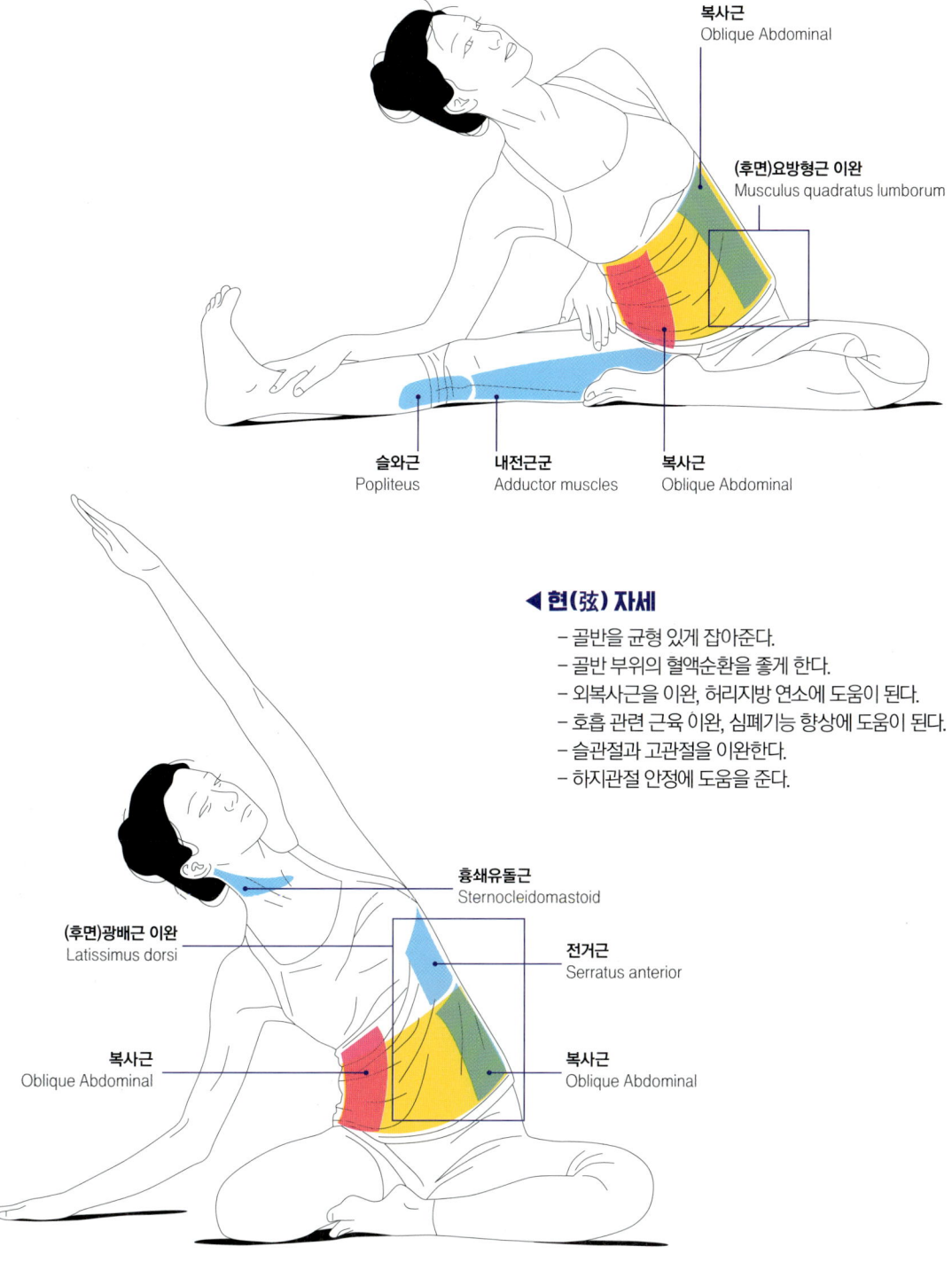

▶ 영웅 자세 (Virabhadrasana)

- 척추를 곧게 한다.
- 골반 울혈을 해소시켜 준다.
- 허리, 골반, 고관절을 동시 이완하여, 모든 척추질환에 도움을 준다.
- 발목과 무릎관절을 강화한다.
- 다리, 발목, 무릎을 강화한다.
- 척추와 경부 주변을 강화한다.
- 심폐기능을 강화한다.
- 둔부와 허벅지 비만에 효과적이다.

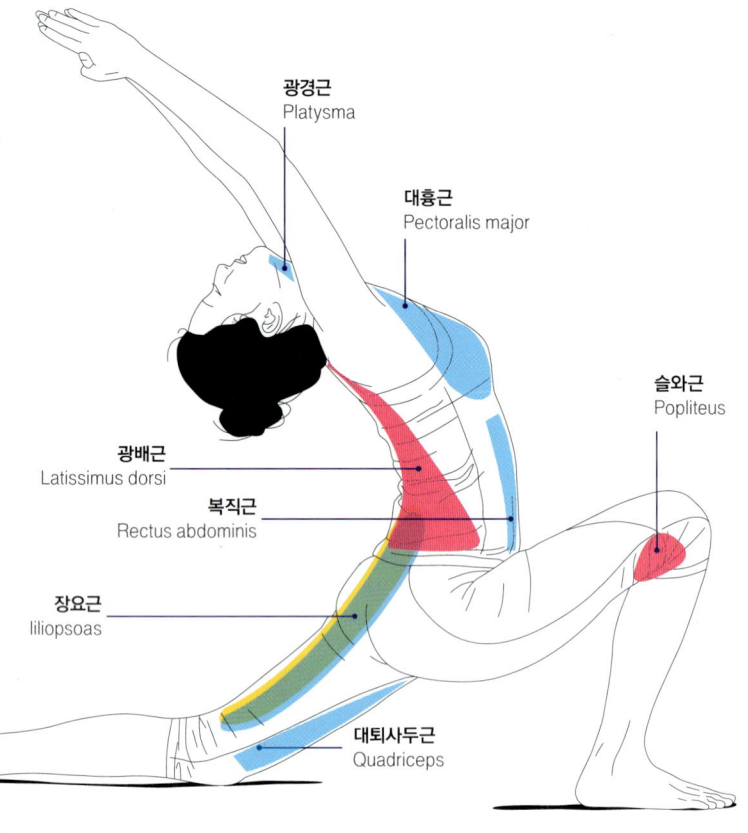

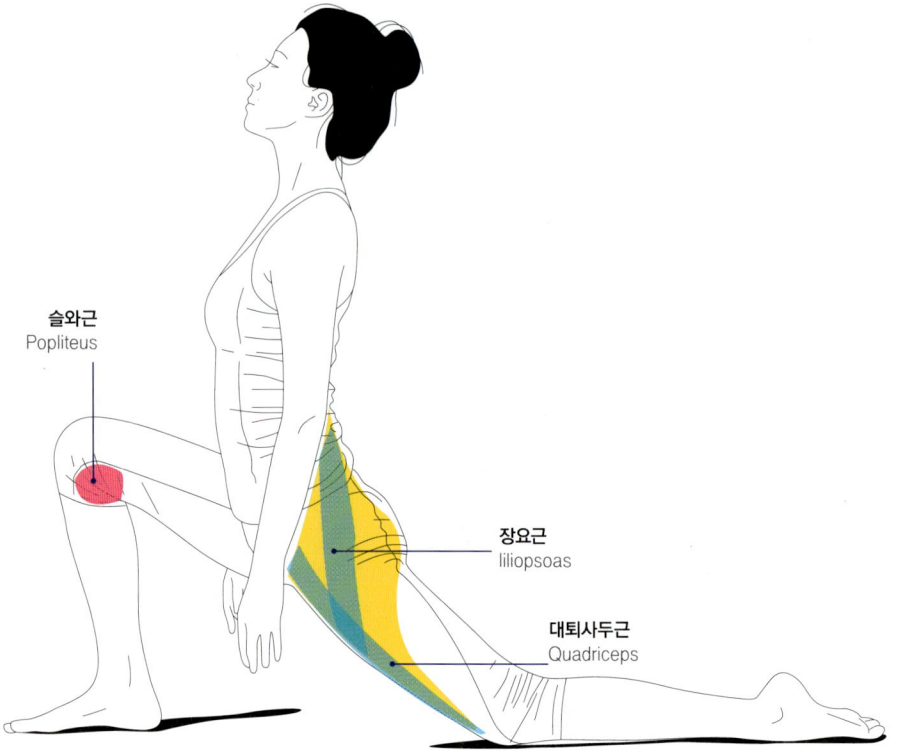

기본자세 칼라범례 ■ 심부근육 deep muscle ■ 스트레칭(이완) stretching ■ 강화와 안정화 Strengthening & Stability

▶ 고양이 자세 (Vidalasana)

- 허리와 등의 통증을 예방한다.
- 장의 연동운동을 촉진시키고, 복부 비만에 효과적이다.
- 등 마사지 효과가 있고 견갑골과 척추기립근, 승모근, 견관절을 이완한다.
- 호흡 관련 근육의 긴장을 풀어주어, 호흡기를 원활하게 해준다.

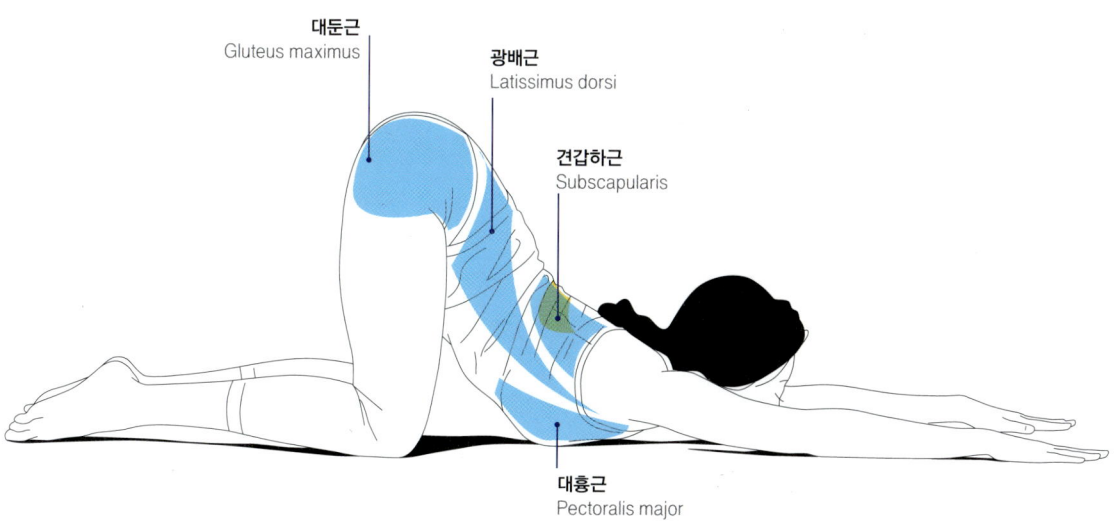

◀ 외다리 비둘기 왕 자세 (Eka Pada Rajakapotasana)

- 고관절 굴곡근 이완의 효능이 있다.
- 골반부 울혈 해소의 효능이 있다.
- 가슴근육이 이완되어 심폐기능이 향상된다.
- 굽은 어깨를 펴준다.
- 견관절을 이완한다.

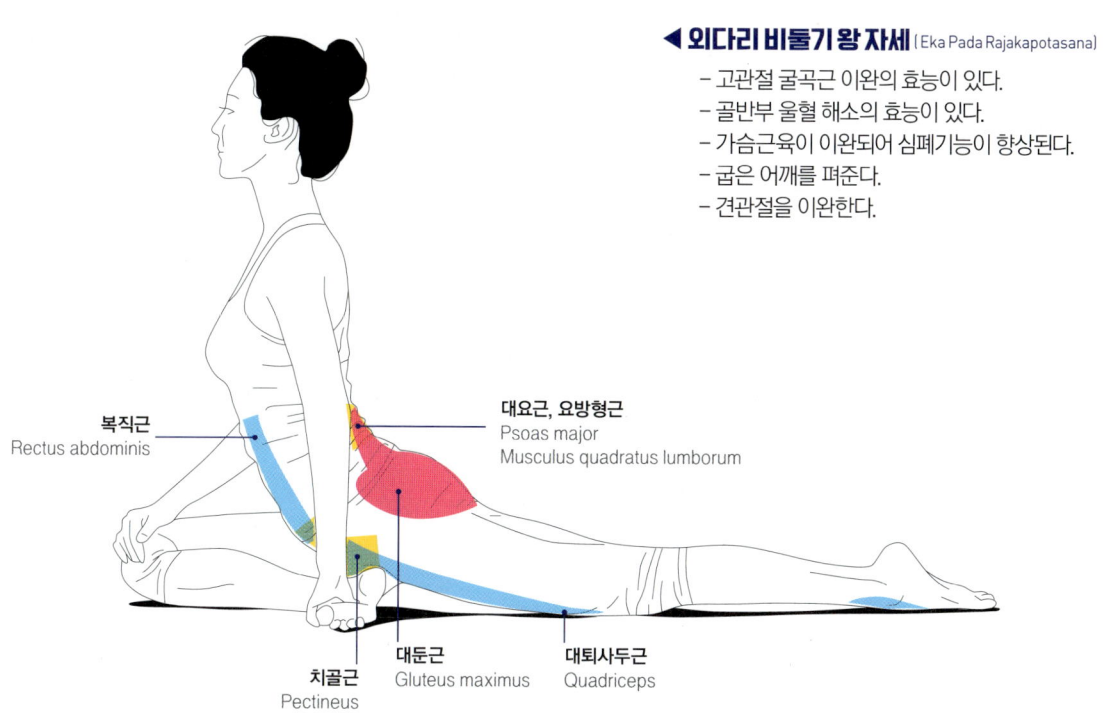

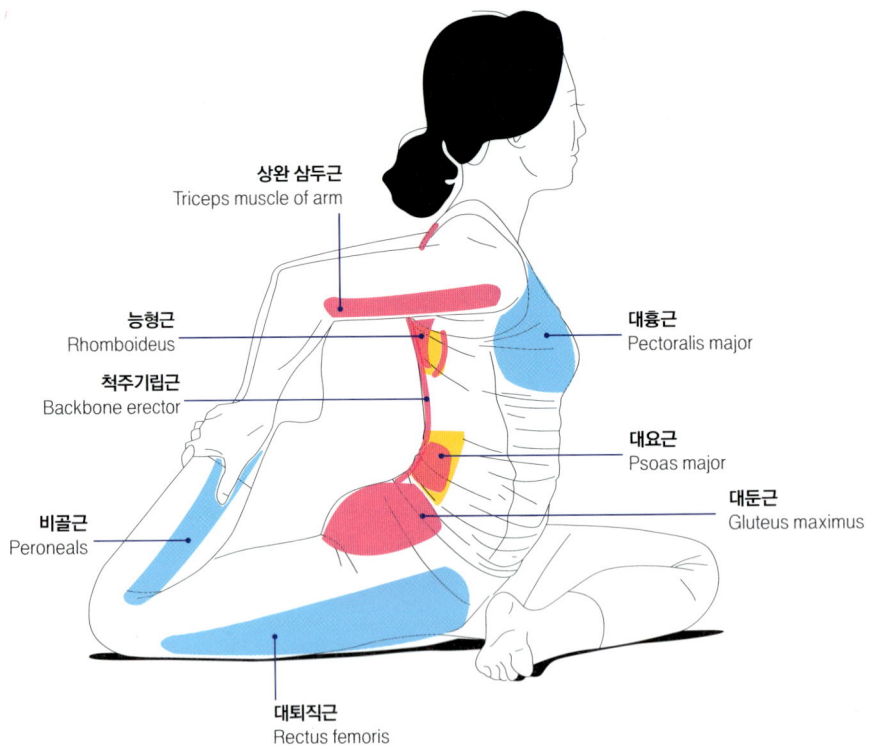
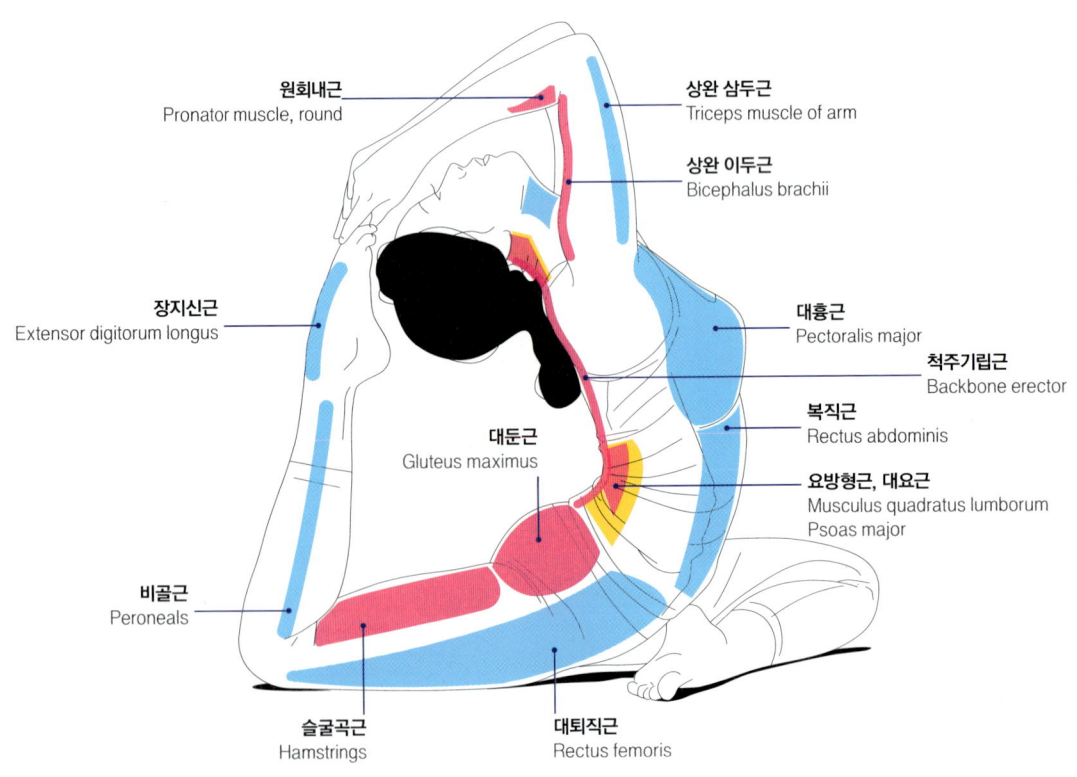

▶ 무용수의 왕 자세 (Natarajasana)

- 고관절 굴곡근 이완의 효능이 있다.
- 척추 신전근이 강화된다.
- 고관절, 슬관절, 족관절을 강화한다.
- 균형감과 집중력 향상 효능이 있다.
- 가슴근육과 견관절이 이완된다.

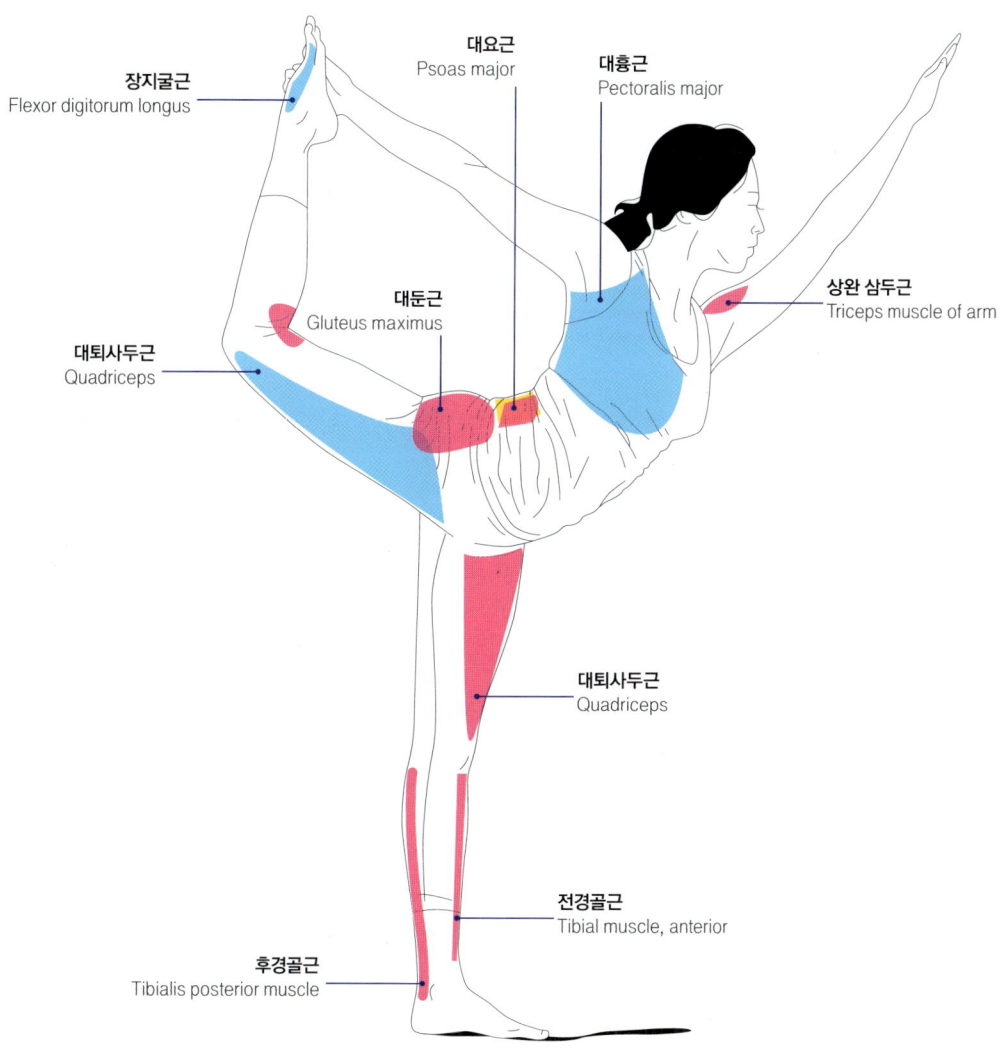

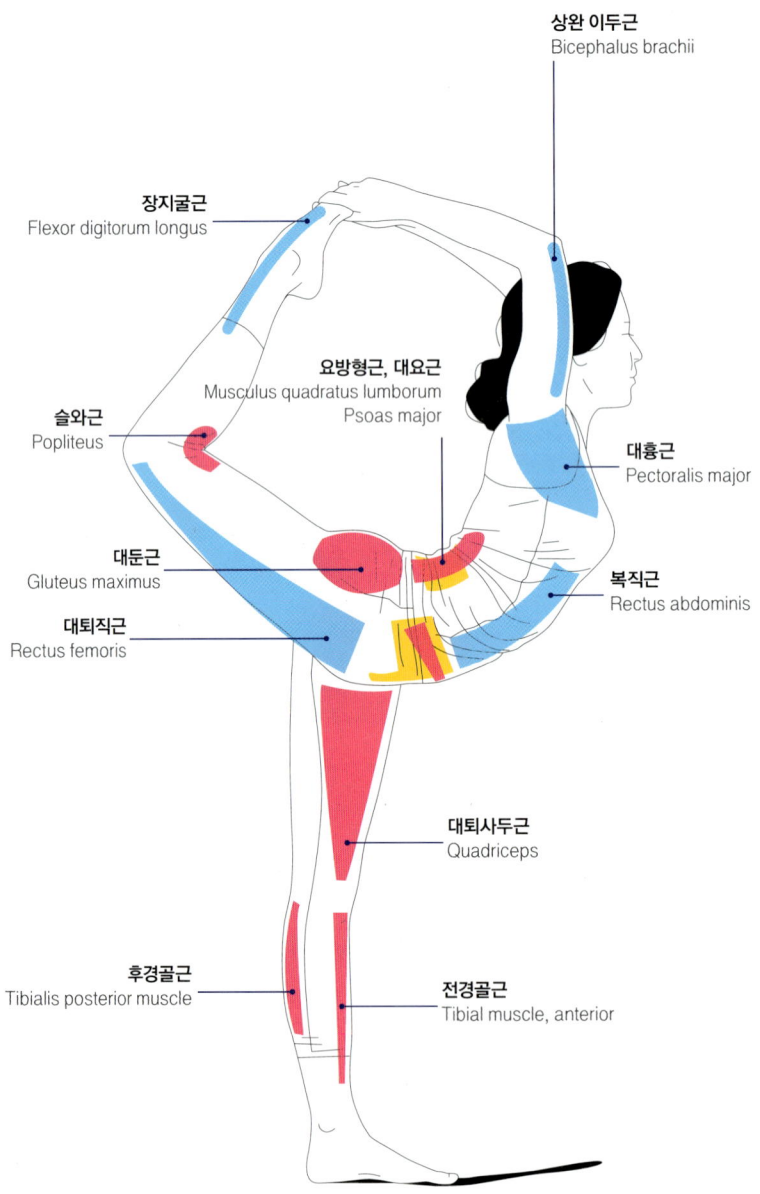

▼ 아치 자세 (Urdhva Dhanurasana)

- 흉근 이완으로 심폐기능이 향상된다.
- 척추와 대퇴, 둔부 근육이 매우 강화된다.
- 팔과 다리 비만 해소 효능이 있다.
- 굽은 어깨와 목을 이완한다.
- 일반 아치 자세보다 허벅지 대퇴, 허리와 팔의 근력이 더욱 요구된다.

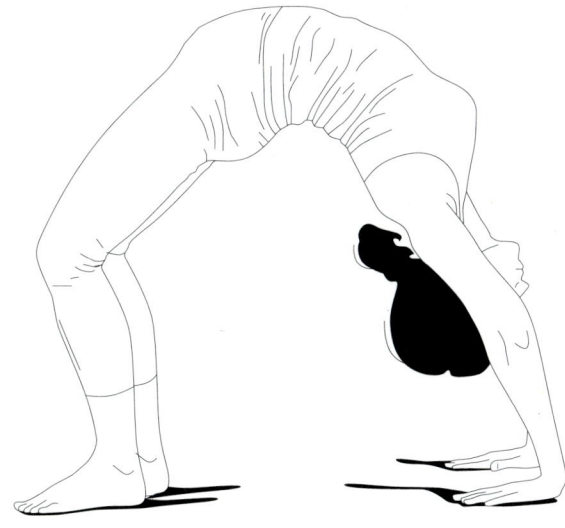

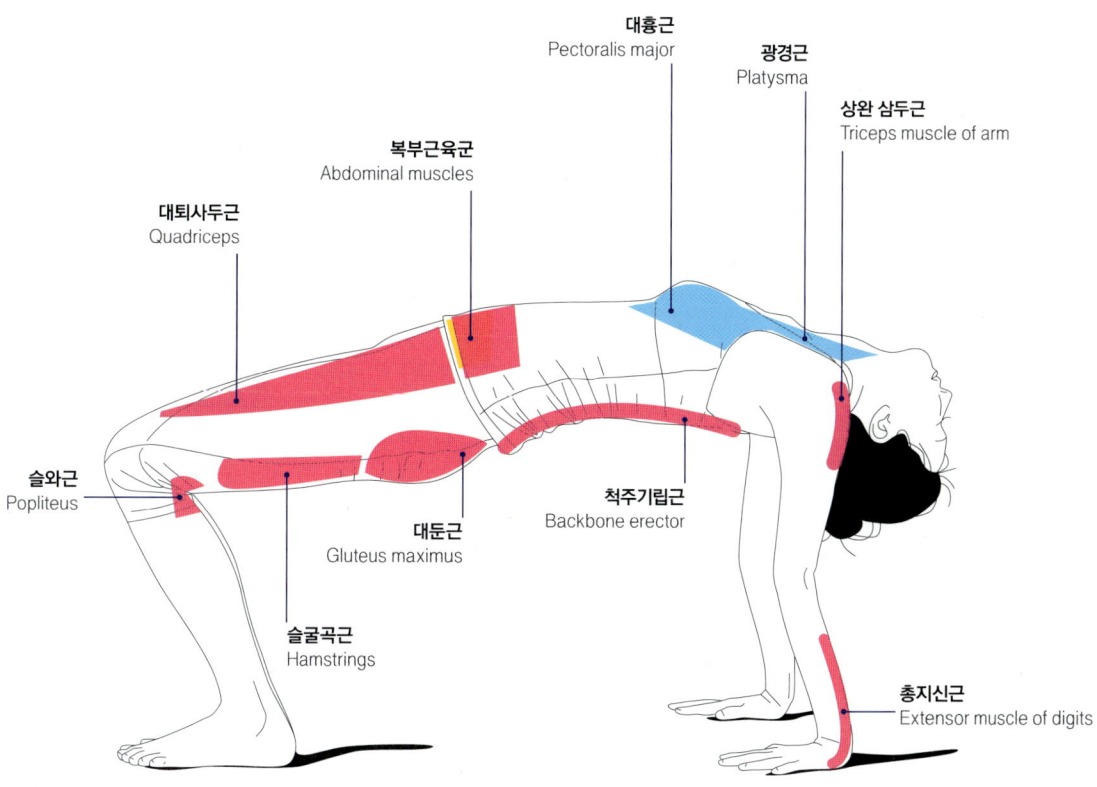

기본자세 칼라범례 ■ 심부근육 deep muscle ■ 스트레칭(이완) stretching ■ 강화와 안정화 Strengthening & Stability

▼ 두루미 자세 (Bakasana)

- 복부근육과 내전근 강화 효능이 있다.
- 승모근과 주관절, 수관절이 강화된다.
- 집중력과 평형감각 향상 효능이 있다.

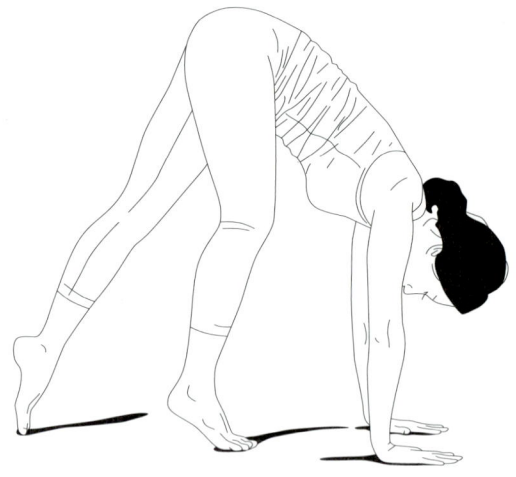

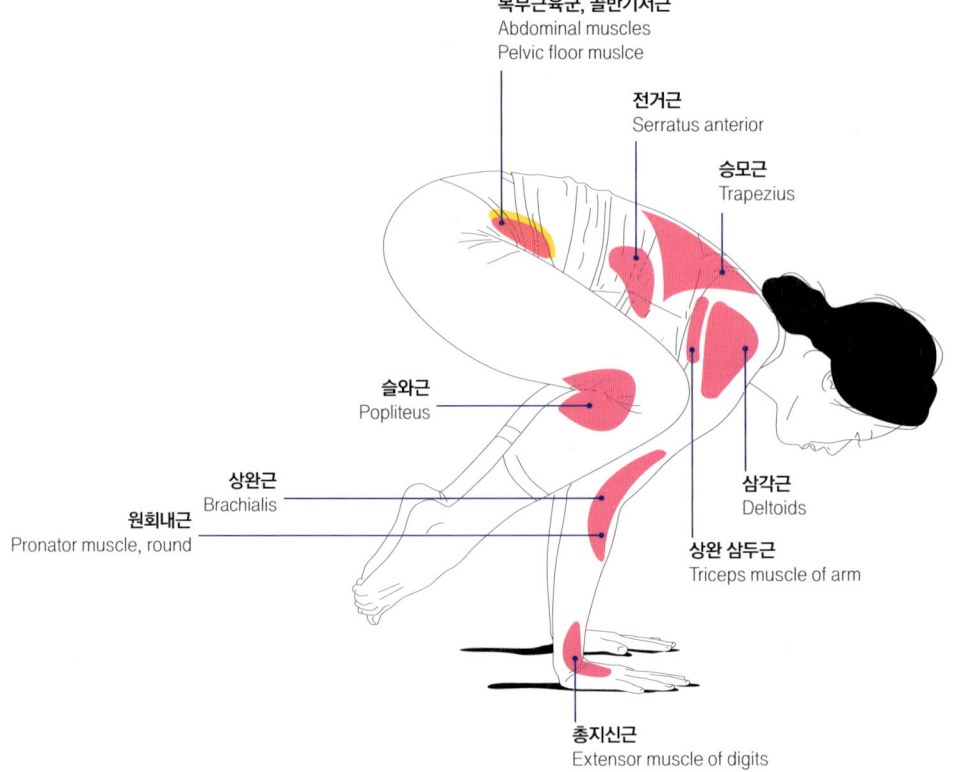

복부근육군, 골반기저근
Abdominal muscles
Pelvic floor muslce

전거근
Serratus anterior

승모근
Trapezius

슬와근
Popliteus

상완근
Brachialis

원회내근
Pronator muscle, round

삼각근
Deltoids

상완 삼두근
Triceps muscle of arm

총지신근
Extensor muscle of digits

90　기본자세 칼라범례　　■ 심부근육 deep muscle　　■ 스트레칭(이완) stretching　　■ 강화와 안정화 Strengthening & Stability

▼ 물구나무서기 자세 (Salamba Sirsasana)

- 척추의 힘을 길러준다.
- 뇌로 가는 혈액순환이 증진된다.
- 어깨와 경부 주변이 강화된다.
- 집중력이 향상된다.
- 정맥 순환에 좋다.
- 내장 하수증 예방과 치유에 좋다.
- 하체 비만에 도움이 된다.
- 머리가 맑아지고, 전신의 힘이 강화된다.

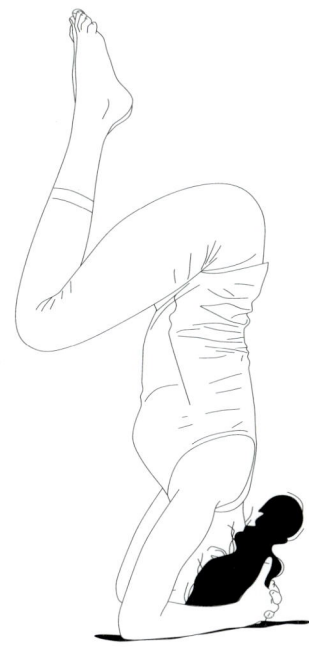

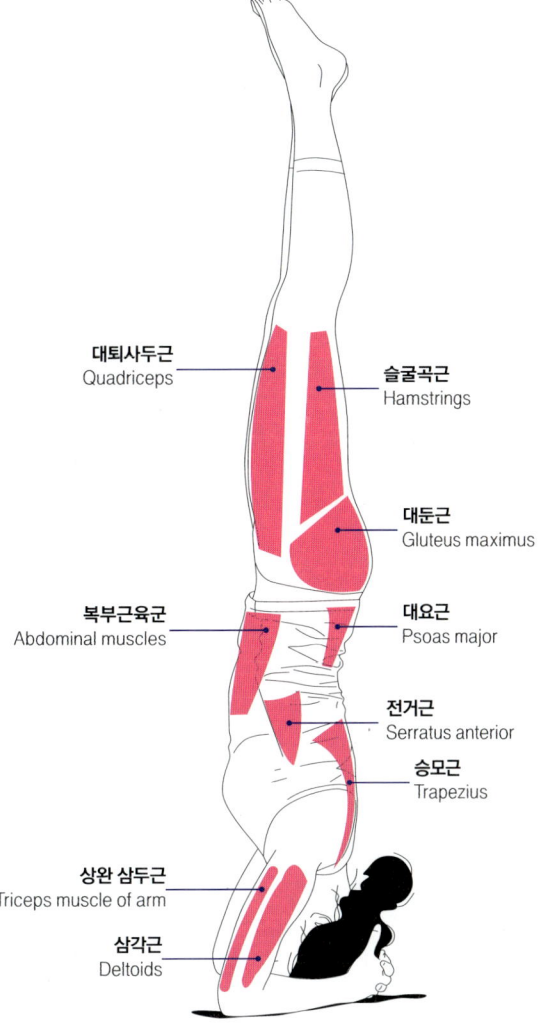

- 대퇴사두근 / Quadriceps
- 슬굴곡근 / Hamstrings
- 대둔근 / Gluteus maximus
- 복부근육군 / Abdominal muscles
- 대요근 / Psoas major
- 전거근 / Serratus anterior
- 승모근 / Trapezius
- 상완 삼두근 / Triceps muscle of arm
- 삼각근 / Deltoids

기본자세 칼라범례 　■ 심부근육 deep muscle　■ 스트레칭(이완) stretching　■ 강화와 안정화 Strengthening & Stability

▼ 원숭이 자세 (Hanumanasana)

- 골반근육 이완의 효능으로 골반부 울혈을 해소한다.
- 고관절과 슬관절 굴곡근 이완의 효능이 있다.
- 좌골 신경 활성화에 도움이 된다.
- 허리를 들면 기립근이 강화되다가, 상체 전굴 시에는 기립근 이완의 효능이 있다.

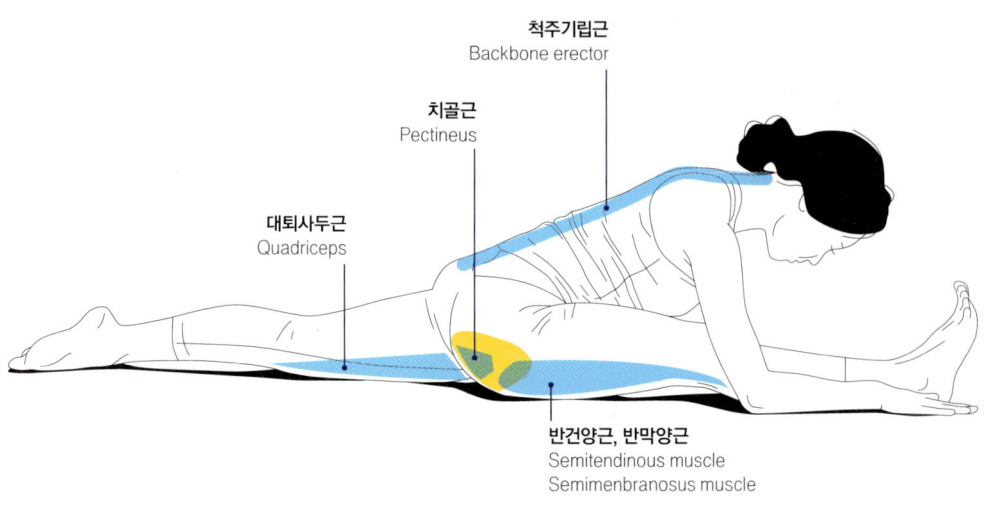

▼ 서서 발끝 잡기 자세 (Utthita Hasta Padangusthasana)

- 다리, 발목, 고관절, 무릎관절을 강화한다.
- 복부와 둔부, 대퇴근을 강화한다.
- 들어올리는 다리의 오금과 종아리 근육과 발목관절을 이완한다.
- 집중력이 향상된다.
- 전신의 힘과 유연성 모두 필요하며 다이어트 효능이 있다.

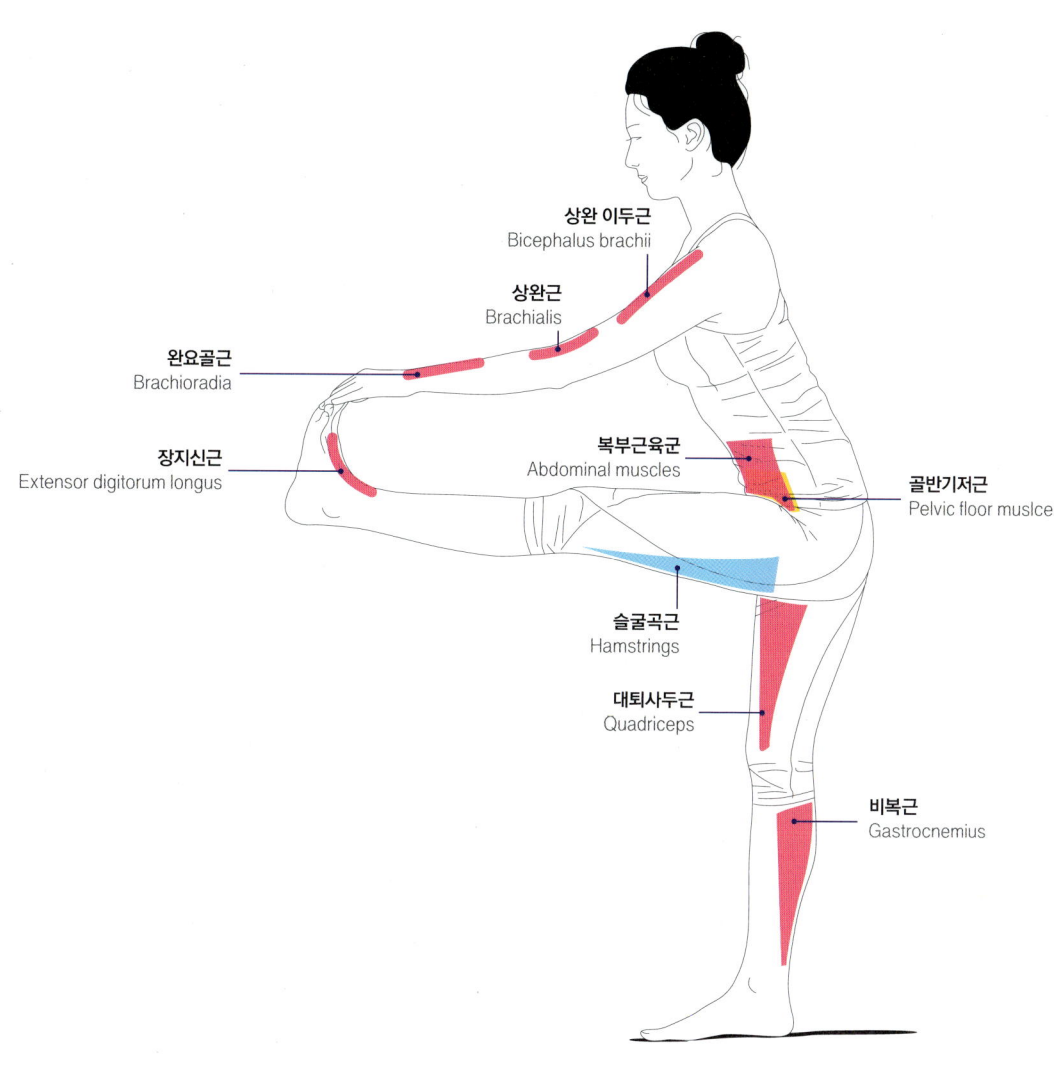

▼ 가슴 앞, 무릎 구부리기 (Vatayanasana)

- 요부를 이완하고 허리 통증을 예방한다.
- 장의 연동운동을 촉진시키고, 복부비만에 효과적이다.
- 고관절과 슬관절 이완 효과가 있다.

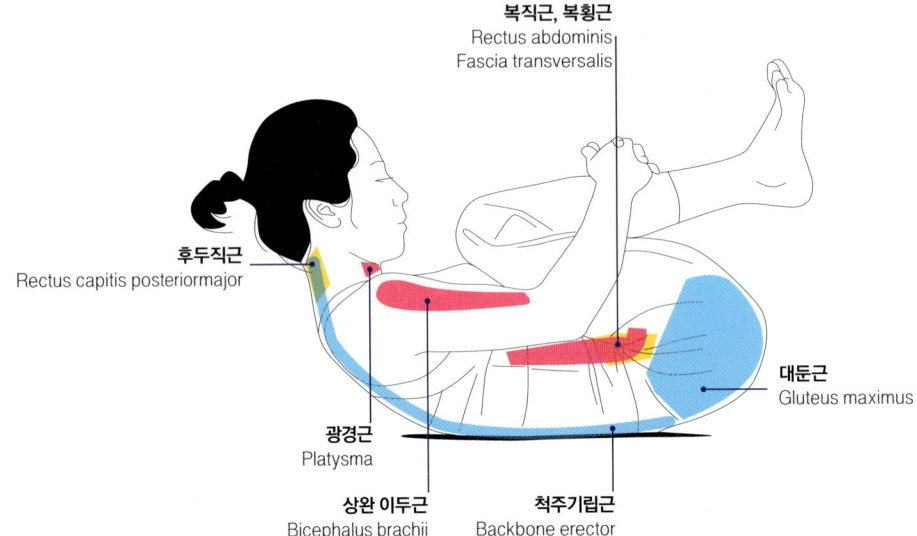

▶ 낙타 자세 (Ustrasana)

- 굽은 등과 어깨를 펴준다.
- 경직된 경부의 긴장을 이완한다.
- 흉근을 이완시켜 심폐기능을 강화시킨다.
- 척추, 둔부, 대퇴 근육을 강화시킨다.
- 허벅지 비만에 효과적이다.

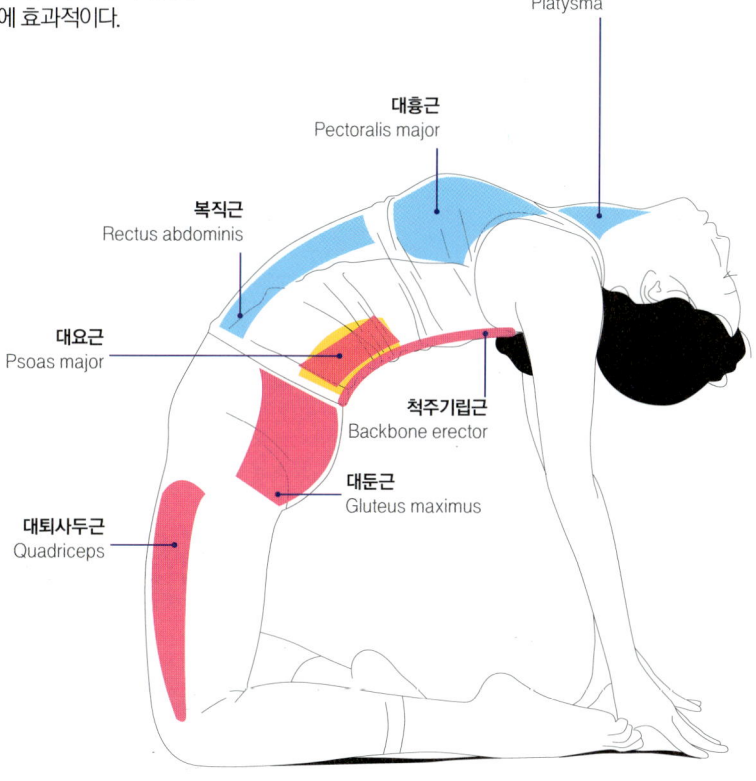

▼ 송장 자세 (Shavasana)

- 다른 자세의 수행으로 인한 긴장과 피로감을 풀어준다.
- 기와 에너지를 저장한다.
- 혈압, 맥박, 기본 신진대사를 감소시켜 안정에 도움이 된다.
- 정신과 마음을 고요하게 한다.

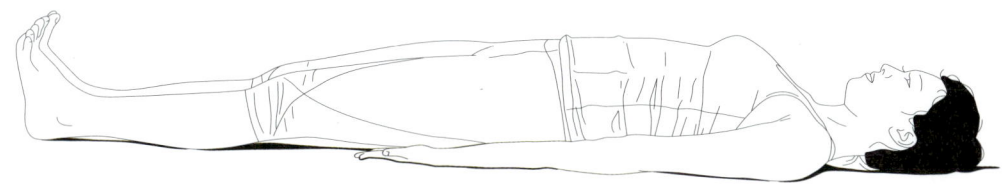

06 빈야사 요가

현대요가

현대요가는 스리 스와미 시바난다(Sri Suami Sivananda, 1887~1963)와 크리쉬나마차르야(Krishnamacharya, 1888~1988)가 주도했다.

치유요가의 원류인 스리 스와미 시바난다는 영국 켐브리지 의대를 졸업하고, 칼카타와 리시케시에서 대학과 아쉬람을 운영하였다. 1939년에 신성한 생명학회(Divine life society)를 설립하여 어렵게 느껴지는 요가를 의학적으로 해석하여 대중에게 알렸으며 바른 이완, 바른 자세, 바른 호흡, 바른 식생활, 바른 생각을 가르쳤다. 그의 제자 스와비 비슈누 데바난다가 1957년 샌프란시스코로 건너가 시바난다 요가센터를 건립하면서 요가를 대중화하였다.

행동명상의 원류인 아쉬탕가요가(Astana Yoga)는 크리쉬나마차르야(Krishnamacharya, 1888~1988)가 주도했으며, 그의 제자로는 파타비조이스(Pattabhi Jois, 1925~2009)와 아이엥가(Iyengar, 1918~2014)가 있다. '활발히 흐른다'는 뜻의 빈야사요가는 현재 미국에서 가장 대중적으로 전파되고 있다.

1955년 미국 뉴욕출신 여성인 버일 벤더 버치(Beryl Bender Birch)와 로스앤젤레스의 브라이언 케스트(Bryan Kest)가 파타비 조이스에게 아쉬탕가요가를 배워 파워

요가란 이름으로 대중화에 성공하였다. 파워요가는 빈야사요가(Vinyasa Yoga)를 바탕으로 한 것이다.

빈야사요가

빈야사요가는 수리야 나마스카(Surya Namaskar)라는 태양예배 자세를 워밍업으로 수차례 행한다. 운동 동작들이 물 흐르듯이 부드럽게 연결되고, 중간 중간 불가능한 자세를 위해 도구를 사용하기도 한다. 음악이나 아로마 향초를 사용하여 집중도를 높이기도 한다.

고전 태양경배 자세

라자요가가 유행하던 시기에 동트기 전 태양이 뜰 무렵, 명상 전에 간단하게 몸을 이완했던 자세들입니다.

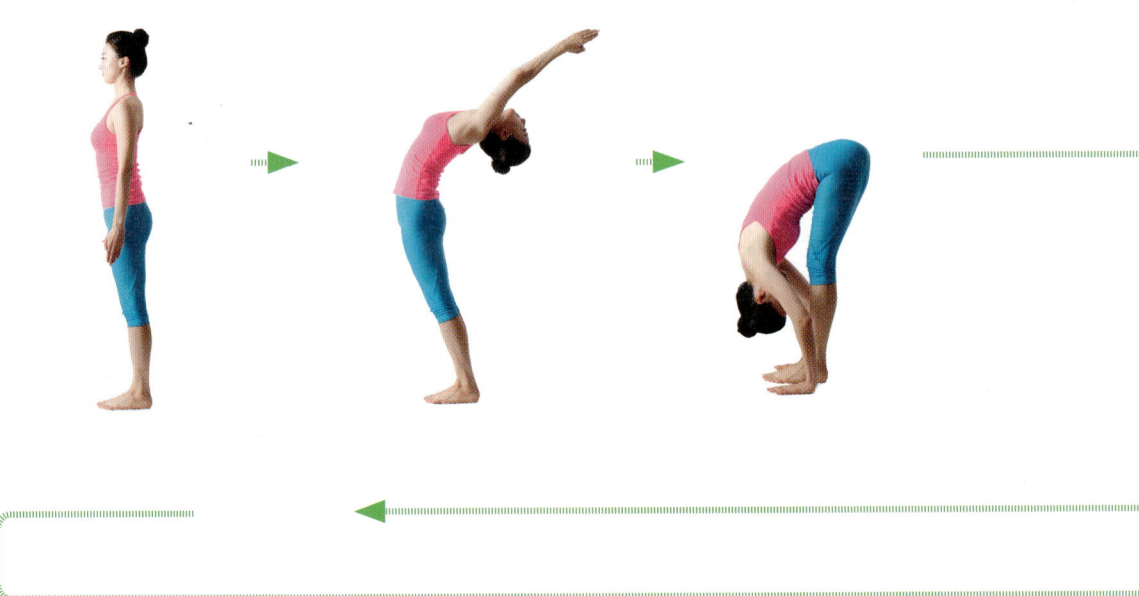

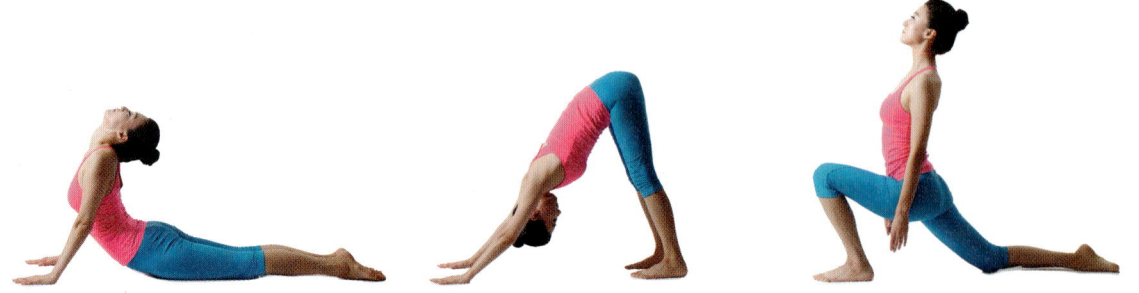

Natural Therapy YOGA

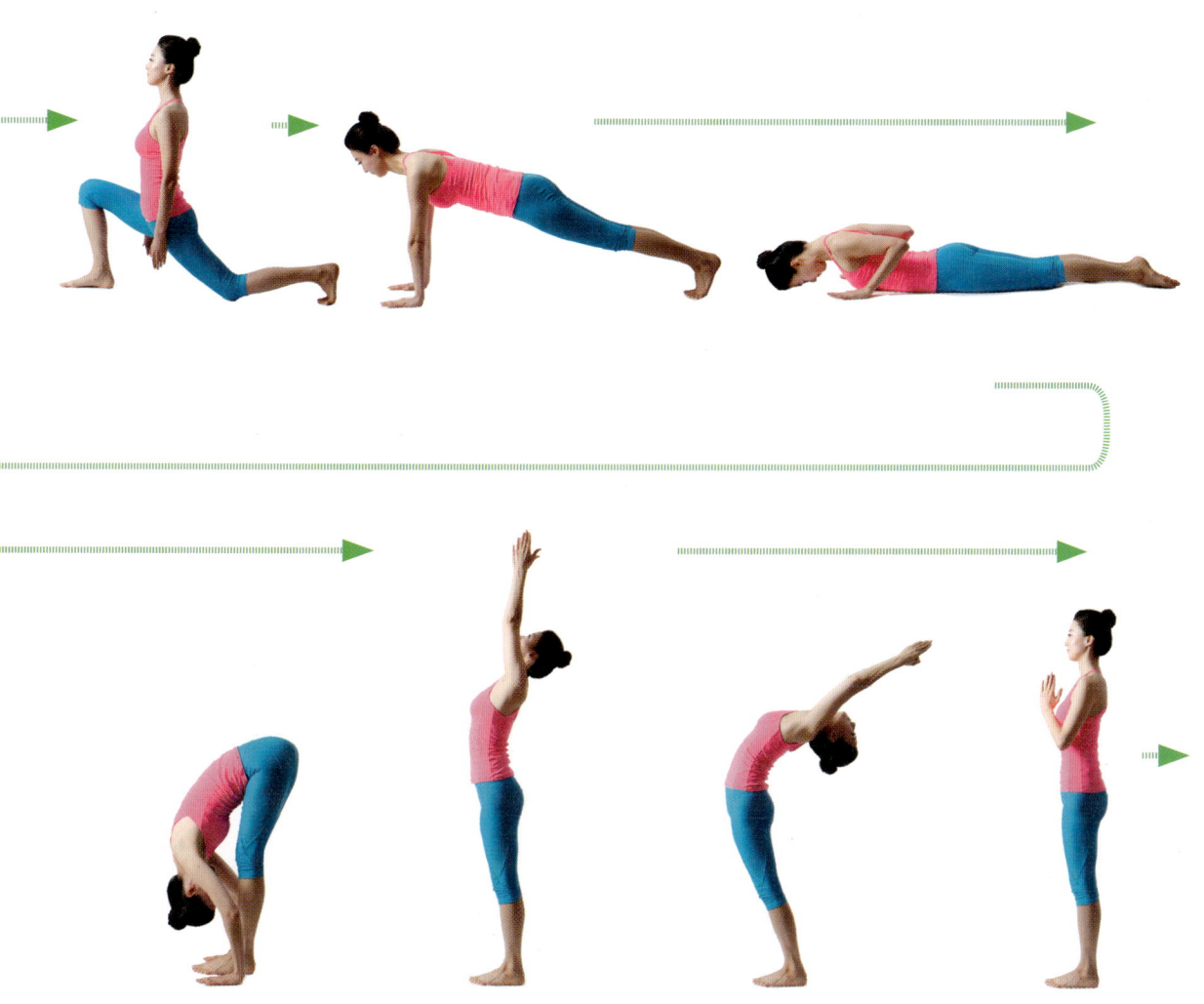

고전 태양경배 자세

라자요가가 유행하던 시기에 동트기 전 태양이 뜰 무렵, 명상 전에 간단하게 몸을 이완했던 자세들입니다.

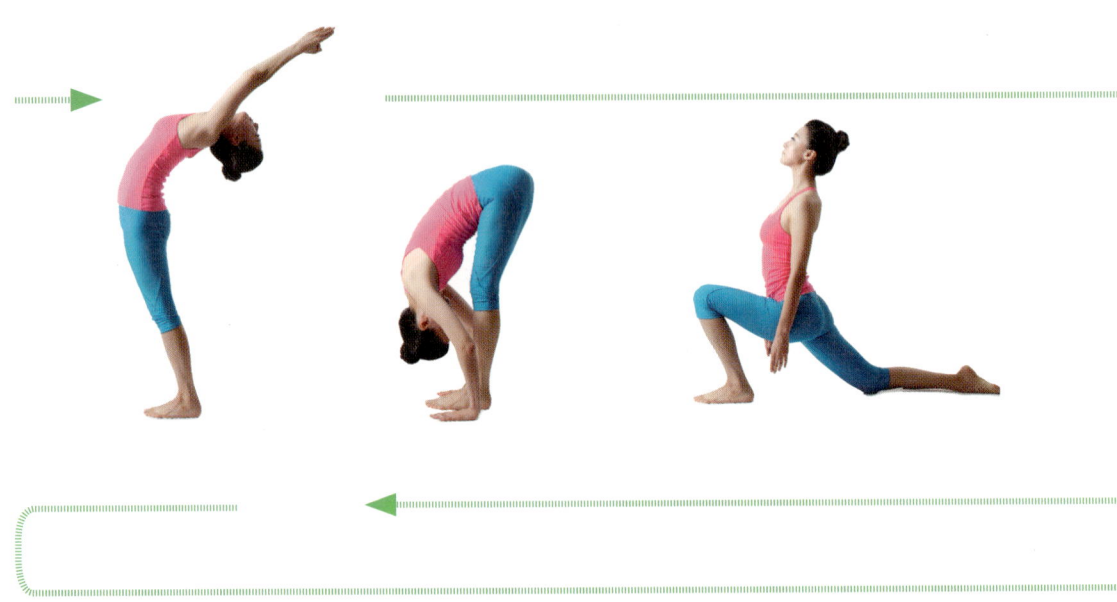

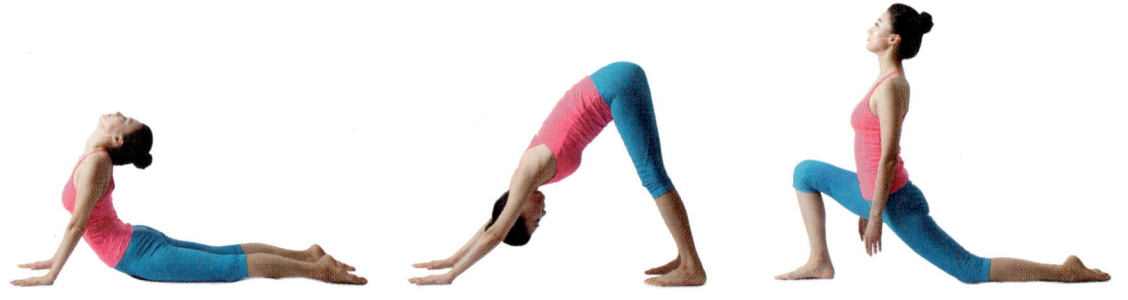

Natural Therapy YOGA

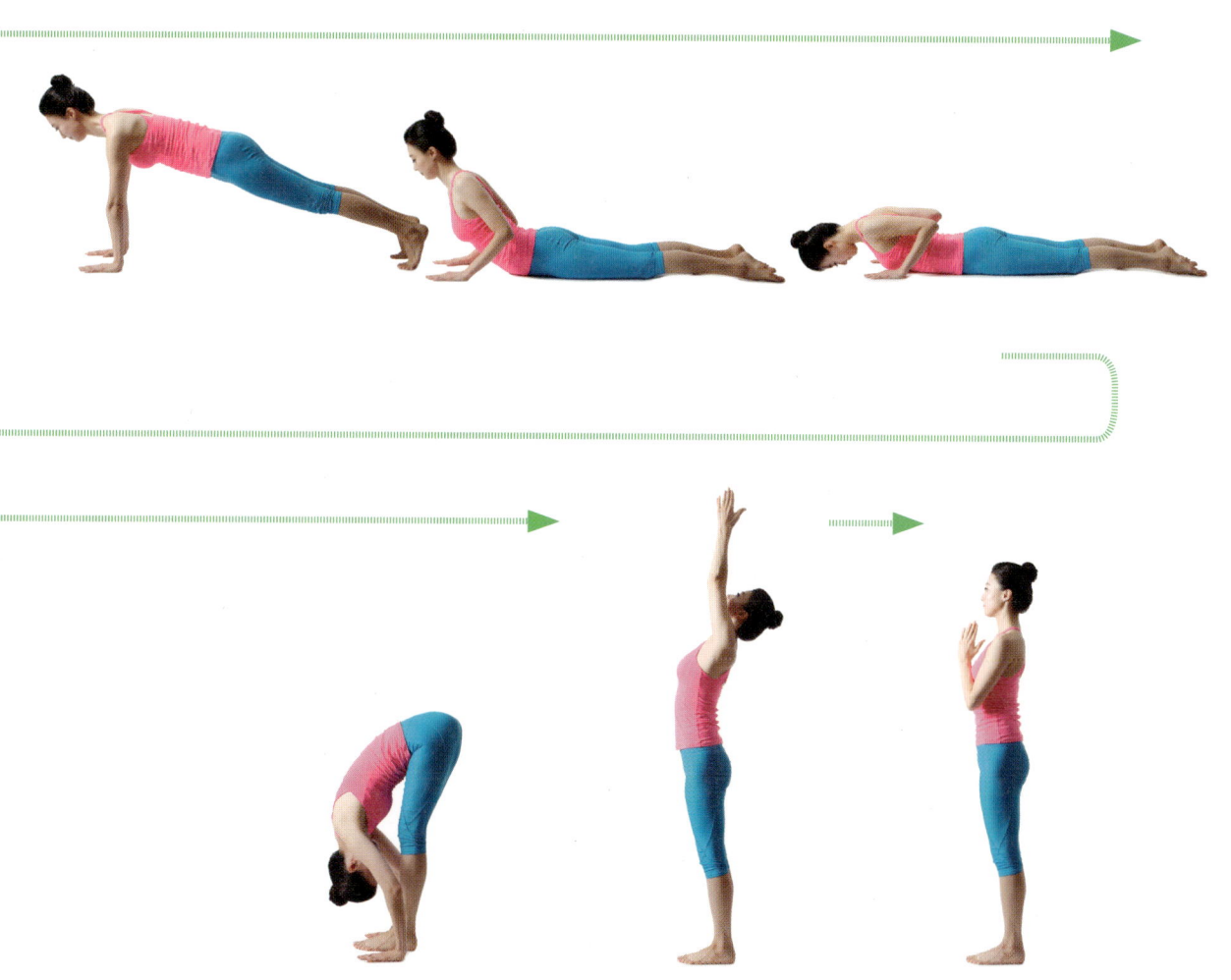

101

빈야사 요가 기본A

태양예배 자세를 기본으로 요가가 운동으로써 대중화되는데 큰 역할을 했던 프로그램입니다. 빈야사 시퀀스 중 기본 A와 기본 B는 준비프로그램으로 각각 4세트씩 실시한 후에 빈야사 시퀀스 1, 시퀀스 2를 선택적으로 실시합니다.

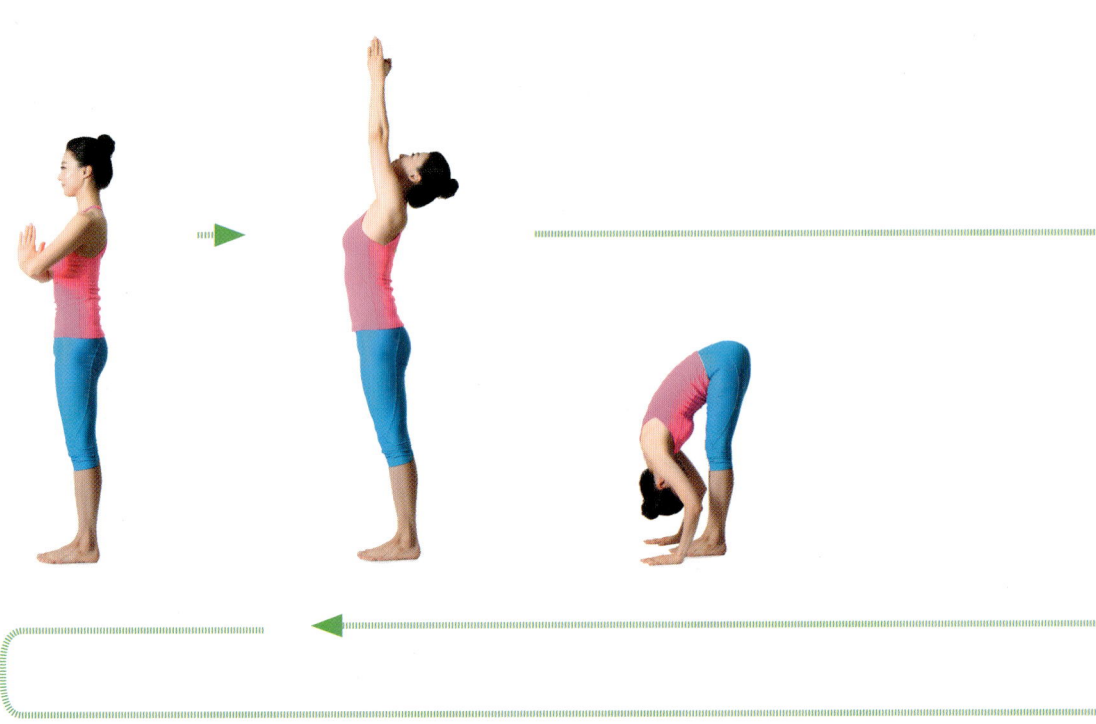

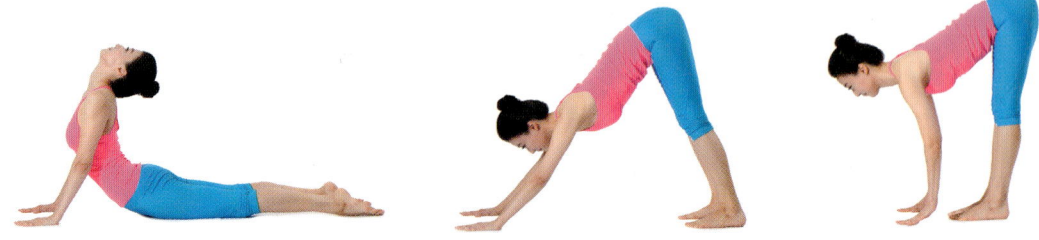

Natural Therapy YOGA

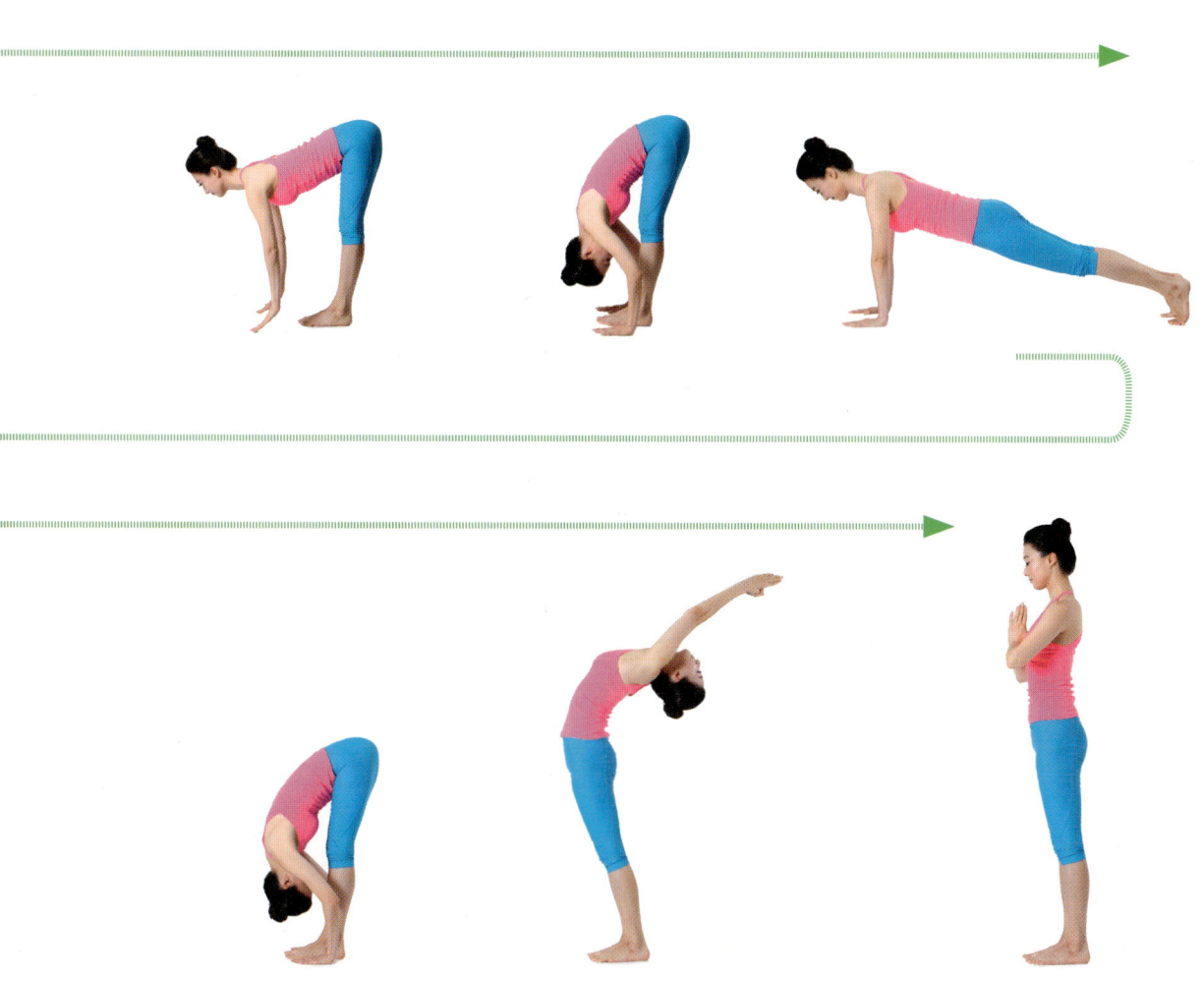

빈야사 요가 기본 B

태양예배 자세를 기본으로 요가가 운동으로써 대중화되는데 큰 역할을 했던 프로그램입니다. 빈야사 시퀀스 중 기본 A와 기본 B는 준비프로그램으로 각각 4세트씩 실시한 후에 빈야사 시퀀스 1, 시퀀스 2를 선택적으로 실시합니다.

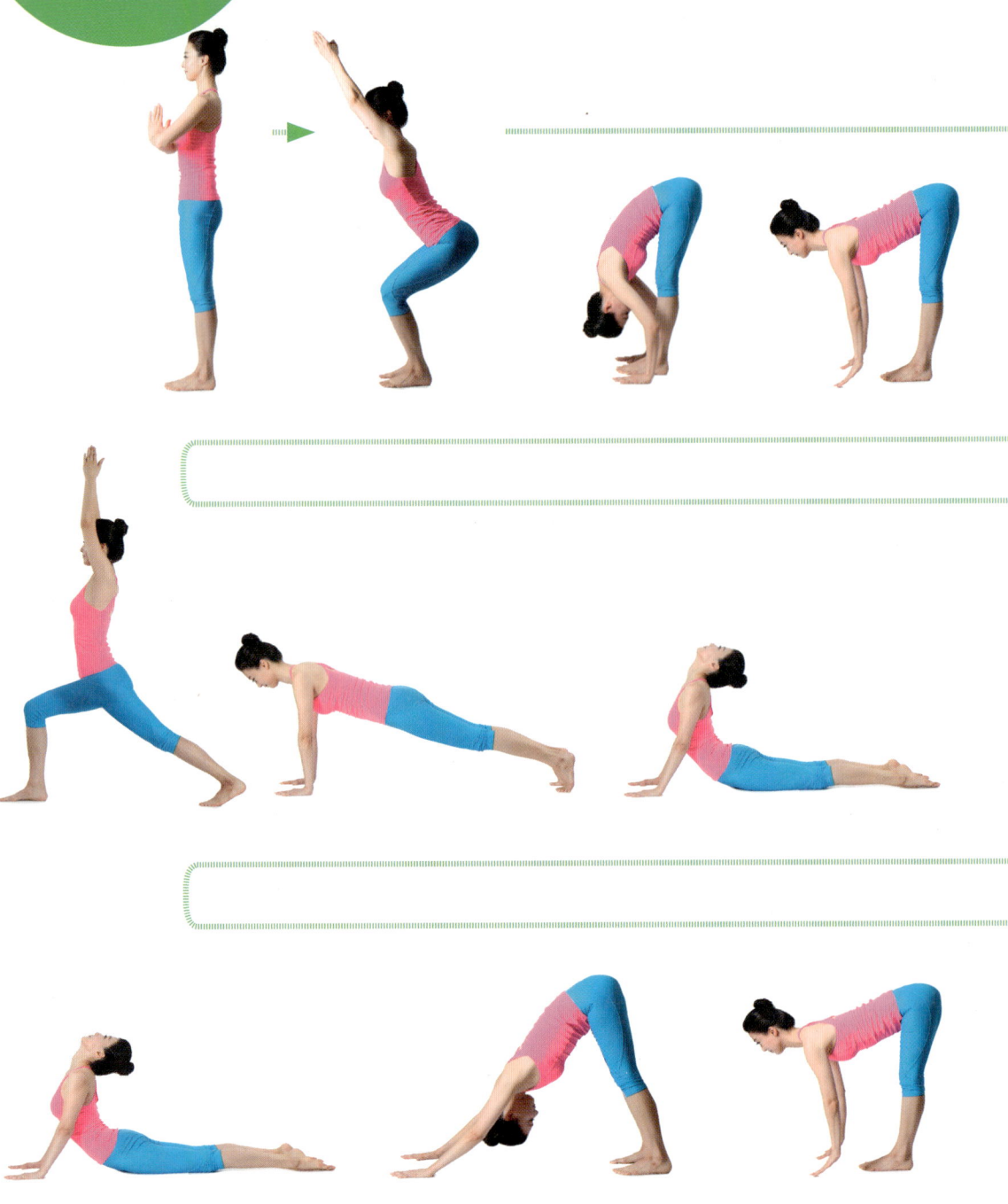

Natural Therapy YOGA

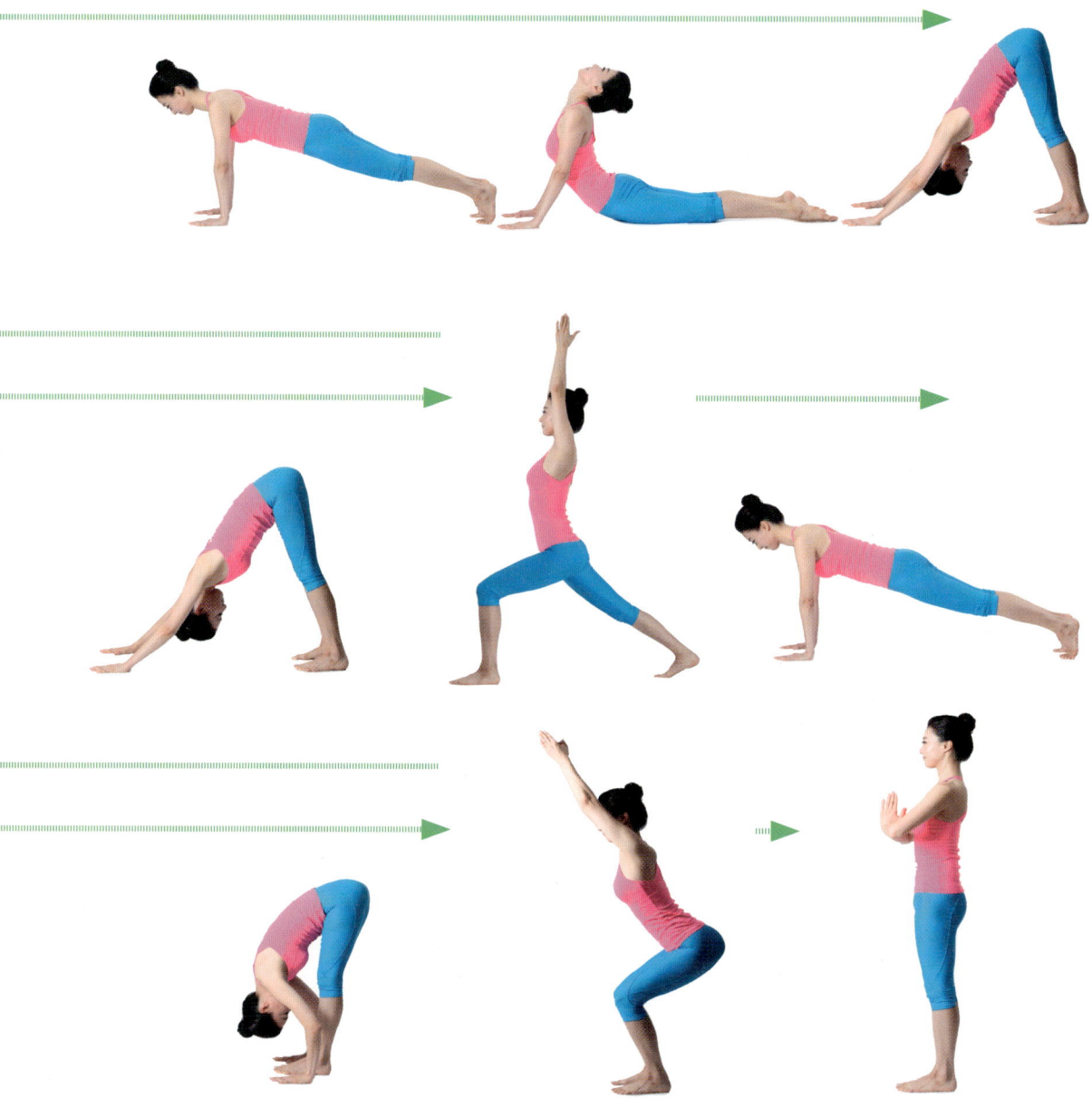

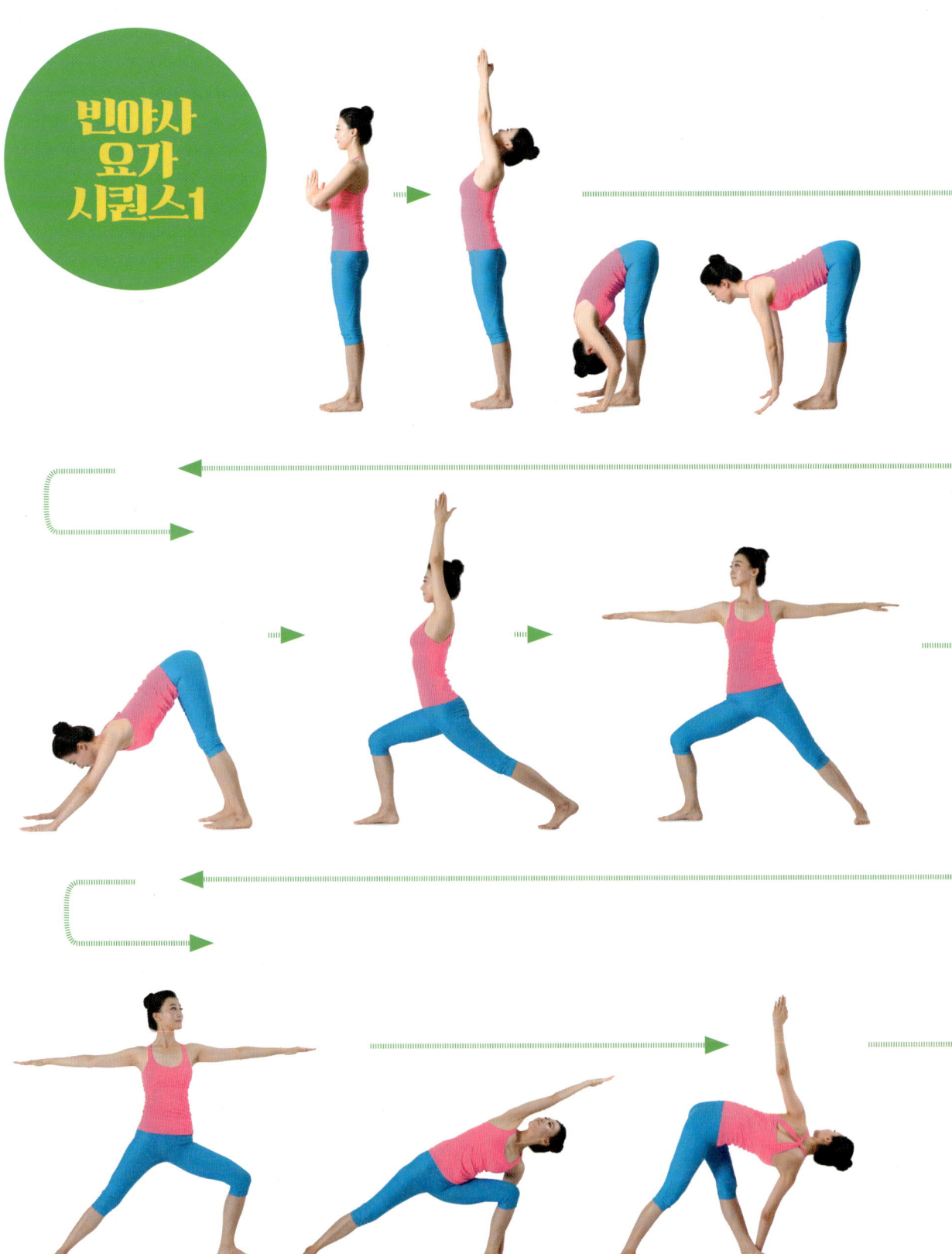

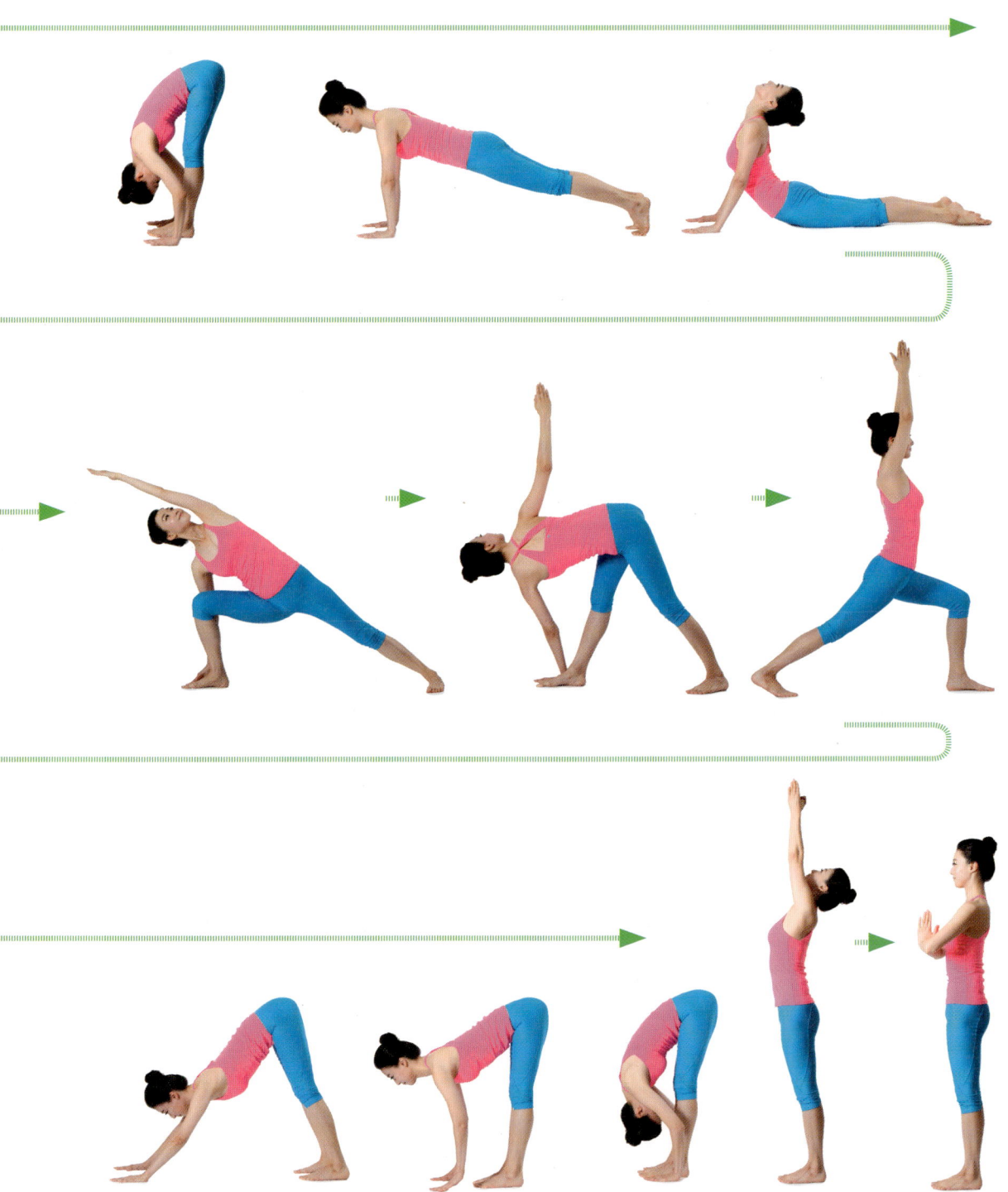

107

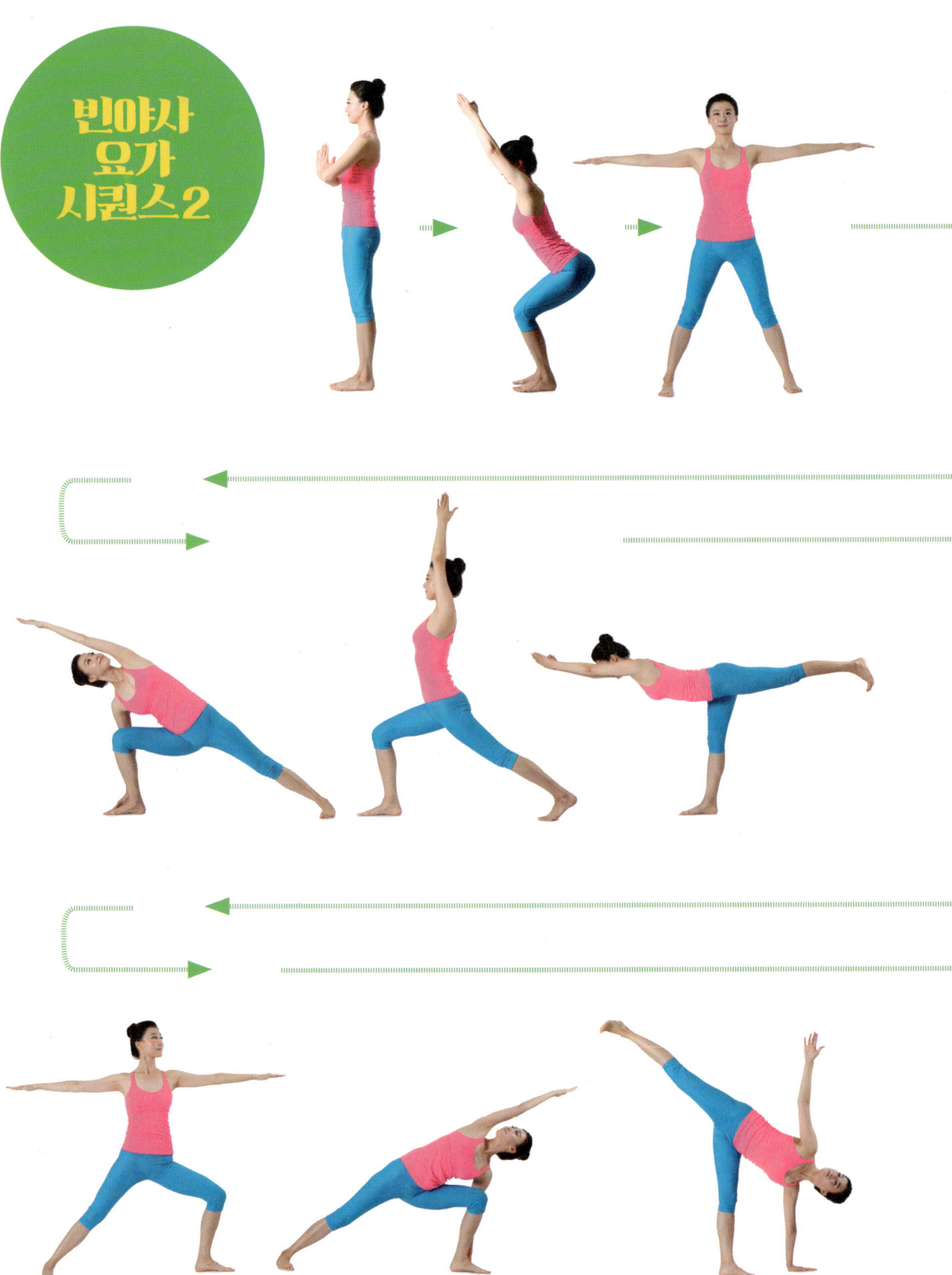

빈야사 요가 시퀀스 2

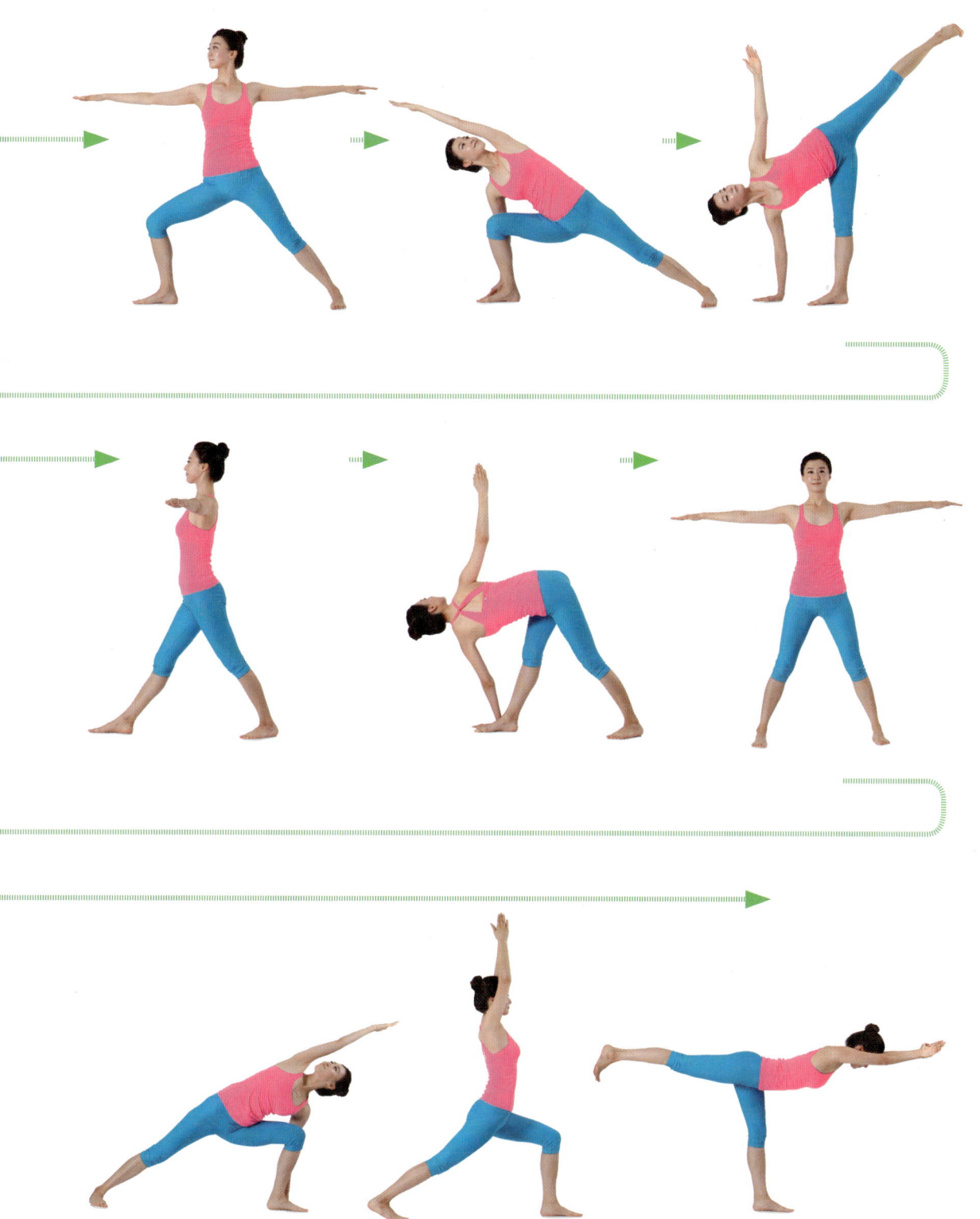

109

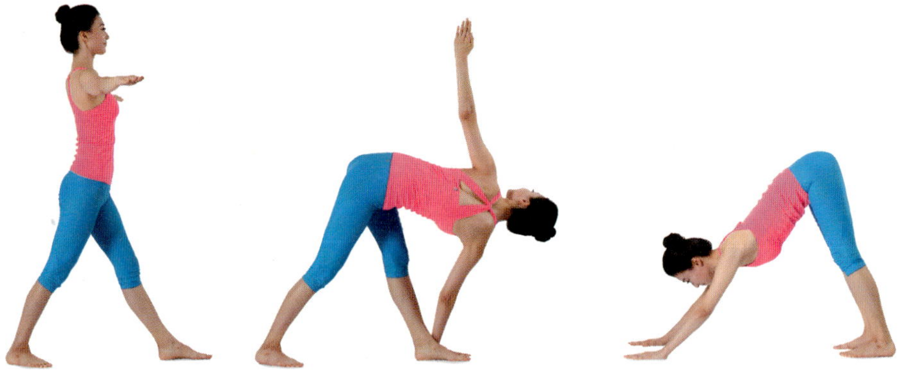

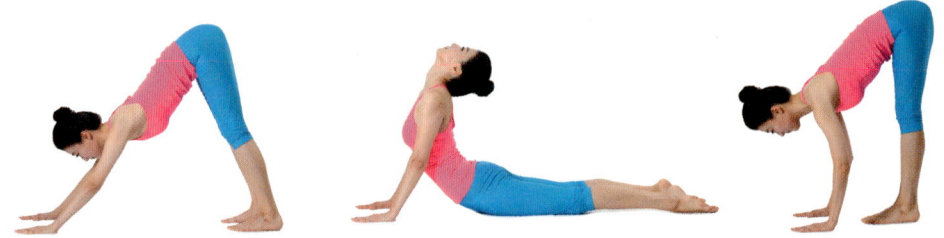

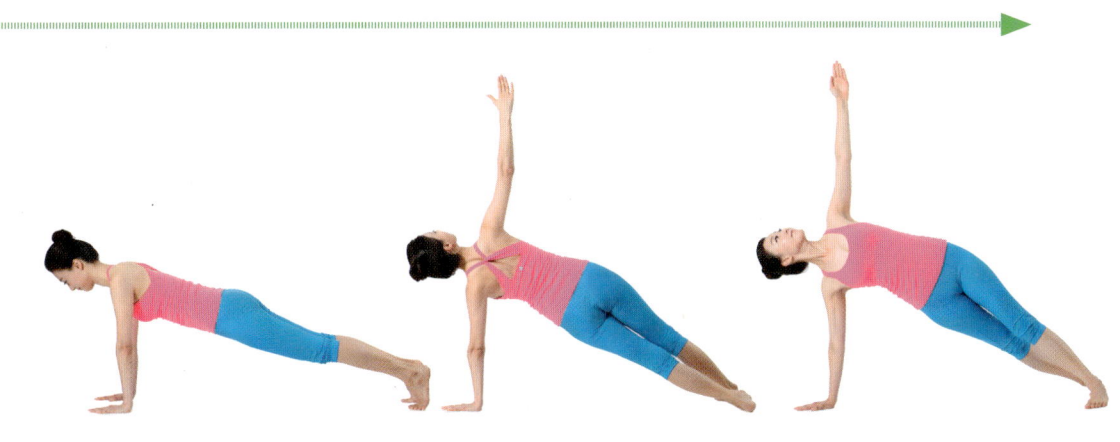

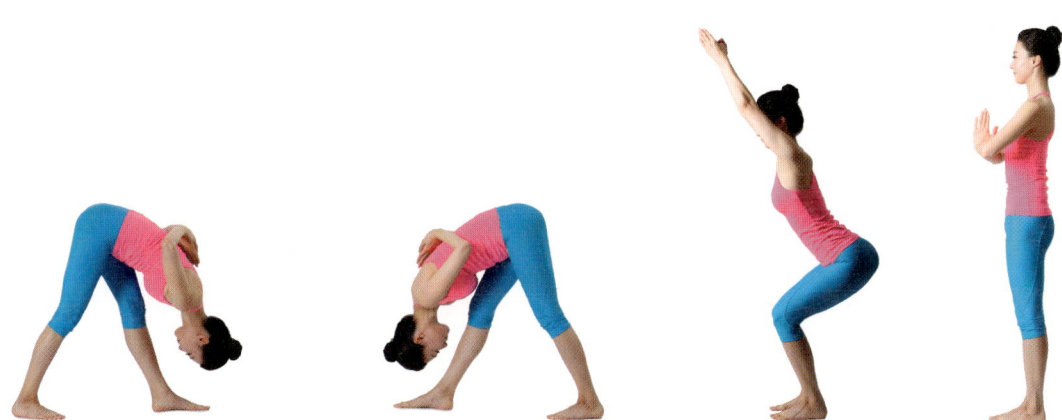

II
통합의학과 자연치유요가

01 보완대체의학과 심신의학

보완대체의학

요가는 누구나 실천 가능한 심신의학 범주에 해당하는 보완대체의학이다. 임상에서 요가는 신진대사의 활성화와 혈액순환 증진의 효능을 볼 수 있다. 그로 인한 유연성이나 다이어트 효능은 누구나 경험할 수 있다. 요가는 스트레스 해소와 호르몬의 균형을 회복시켜 젊음을 유지해 주는 효능도 있다. 또한 긴 호흡은 호기량의 증가로 심폐기능을 향상하며, 자율신경계의 안정과 생명연장과도 관련이 깊다.

암 관련 연구에서 최근 가장 많이 연구하는 분야 중 특히 유방암 환우 대상의 연구가 많은데, 그 이유는 수술 후 시작되는 안면홍조와 같은 폐경기 증상 완화효능과 흉곽 주변근의 위축으로 인한 체형변형이나 부종, 우울감에 특히 요가가 좋은 영향을 주는 것으로 알려져 있기 때문이다.

호흡과 명상의 효능은 공격성, 증오심, 죄의식, 우울, 화, 남을 지배하려는 경향 등 부정적인 요소들을 줄여주고 사회성, 평온함, 동정심, 개방성, 만족감, 행복감 등 긍정적 사고와 자존감 회복, 자아실현, 독립성, 자발성, 자아 정체성 확립 등의 심

보완대체의학_CAM(complementary and alternative therapies)

보완대체의학은 서양 정통의학에 없는 다양한 의료군과 건강관련 시스템을 보완한 치료체계를 뜻한다. 최근에는 통합의학(integrative medicine)이라는 용어를 더 많이 사용하는데, 이는 환자 치료에 보완대체의학의 장점과 서양의학의 장점을 통합한 개념이다. 이것은 질병의 발생을 전인적으로 접근하는 인식에 기반을 둔 동양의학적 치료의 개념도 포함한다. 이것은 치료에 육체·심리·사회·영적인 면들을 연관시키고 환자와 의사의 관계를 강조하면서 환자의 안녕과 치유를 목표로 삼는 의학이다.

디히드로이소안드로스테론_DHEA

DHEA 부신에서 생성되는 호르몬으로 저밀도 단백질과 콜레스테롤이 합성되어 여성에게는 에스트로겐, 남성에겐 테스토스테론으로 전환되다가 노인이 되면 점차 약 95% 정도가 소멸된다고 알려져 있다. DHEA는 학습능력 향상 및 노화 방지, 체지방 감소, 면역체계의 개선, 심장질환 및 골다공증 치료에도 효험이 있다고 한다.

리적 변화를 주는 것으로도 알려져 있다. 특히 소리를 통한 명상은 뇌혈류량을 증가시키며, 노화방지의 지표로 알려진 디히드로이소안드로스테론(DHEA)의 감소를 지연하는 것은 물론이고 뇌의 좌·우반구 뇌전도상의 동조(synchrony)가 증대되어서 뇌기능이 질서정연해지고 뇌의 밀도가 높아지며, 신경증과 불안이 감소하고 지능 발달이 빨라지며 학습효과도 좋아져 치매 예방에 성과가 있다.

소리를 통한 명상은 좋은 뜻을 가진 단어를 나쁜 뜻을 가진 단어보다 잘 기억하게 한다. 하루에 시간을 정해놓고, 종교인이라면 성구 혹은 기분이 좋아지는 단어 아니면 감사합니다, 라는 단어를 집중하여 소리내면 이러한 인체의 생화학적 변화를 체험할 수 있다. 이렇듯 몸이 마음에 주는 영향, 마음이 몸에 주는 영향을 연구하는 학문이 심신의학이다.

몸과 마음의 연결에 대한 예를 들어보면 레몬에 대한 생각이 뇌(腦)에 전달되면 뇌의 정보는 신맛을 인식하고 침샘을 자극하여 침을 흘리게 한다. 이러한 현상을 미국의 신경과학자 퍼트(Candace Pert)는 어떤 생각을 하면 그 생각에 해당하는 신경물질인 뉴로펩타이드가 뇌에서 만들어진다고 하였다. 그는 인간이 희망을 가지면 희망신경물질이 만들어지고 기쁨을 가지면 기쁨신경물질이 만들어지며 슬픔을 가지면 슬픔신경물질이 만들어지게 된다고 설명한다.

심신의학의 초기 연구는 1974년 로체스터 의과대학의 심리학자 로버트 아더(Robert Ader)의 쥐실험 이후에 진행이 되었다. 물로 인한 재난영화를 보고 감기에 걸린 경험이 있다거나, 사막을 배경으로 하는 영화를 보고난 후 심한 갈증을 느낀 경험들은 모두 마음이나 정서가 신체 건강에 영향을 준다는 것을 뒷받침하고 있다.

심신의학은 스트레스, 경쟁의식과 총체적 인간관계, 현대인들을 위한 신체와 정신의 전신성 치유(Healing)가 가능한 통합의학을 대표하는 분야라고 할 수 있다. 심신만성질환에 효과적이며 특히 암과 같은 질병의 완화적 요법에 긍정적 치료 효과를 보이고 있다. 환자 적용에 부작용이 없고 위험성이 없기 때문에 치유를 유도할 수 있는 좋은 치료법이다.

미국 보완대체의학국(NCCAM)에서는 심신중재요법에 의학적 근거를 두고 과학적 치료 원리와 검증을 중심으로 천식과 에이즈 환자에게는 심상요법을, 불면과 정서긴장 환자에게는 요가와 명상을 통해 자신의 마음을 주시하면서 스트레스를 해소하는 프로그램을 시행하고 있다. 통증, 불안과 정서장애 환자에게 호흡 수련을 적용하여 호흡수 감소, 뇌파상의 알파파 증가, 만성 통증, 전반적인 정신 건강, 피부 질환, 우울증, 뇌의 혈류 증가, 호르몬의 분비 변화, 혈액 내 지질 감소, 고혈압 저하, 관상동맥 질환 개선의 효능을 꾸준히 입증하고 있다.

임상에서 심신의학의 적용은 대학 내에서의 통합의학 교육과정의 자리매김

로버트 아더의 쥐실험

1974년 로체스터 의과대학의 심리학자 로버트 아더(Robert Ader)의 쥐 실험. 아더는 흰쥐 실험으로 면역계가 조건반응학습이 가능하다는 결과를 발견하였다. 로버트 아더의 연구를 살펴보면 쥐에게 사카린 용액을 마시게 한 후 바로 구토를 야기하는 시클로포스파미드(cyclophosphamide)란 약물을 몇 차례 주사해서 쥐에게 구토의 경험을 인식하게 하면 차후에 주사를 놓지 않고 사카린 용액을 마시기만 해도 쥐들이 구토를 하며 죽었다. 미각과 관련한 뇌중추가 면역계에 영향을 준 것이다. 즉, 면역계도 학습이 일어날 수 있다는 것이다. 구토제로 사용했던 시클로포스파미드란 약물은 면역세포인 T-세포가 감소하는데 작용하는 약물이다. 이 실험 이후 오늘날 면역계와 중추신경계가 상호연관이 있다는 것이 밝혀지면서 심리신경면역학(Psychoneuroimmuniligy:PNI)이라는 새로운 학문이 시작되었다.

구분	종류
천연물	생약 / 미네랄 / 아로마요법 / 식이보충제 / 식이요법
심신요법	명상 / 요가 / 호흡법 / 심상요법 / 최면요법 점진적 이완요법 / 기공 / 태극
수기요법	카이로프랙틱 / 마사지 / 반사학(지압요법)
기타	운동요법-알렉산더 / 요법-필라테스 / 전통적 치료 에너지요법-기공 / 레이키(명상요법)-안수기도 대체의학체계-한의학, 아유르베다, 동종요법

미국 국립보완대체의학센터(NCCAM)의 보완대체의학 분류 체계

에 있어 중요한 역할을 한다. 현재 하버드, 뉴욕, 존스 홉킨스 등 유명 의과대학의 90%가 통합의학을 교육하고 있으며, 애리조나 의과대학은 1975년부터 표준화된 보완 대체 요법(CAM)교육을 선도해 왔고 1996년 통합의학 프로그램(Program in integrative Medicine: PIM)으로 발전시켜서 통합의학교육을 주도적으로 이끌고 있다. 1999년에는 통합의학 연구 공동체(The Consortium of Academic Health Center for Integrative Medicine: CAHCIM)가 설립되었고 듀크, 하버드 등과 캐나다의 30개 이상의 의과대학들이 참여하여, 통합 의학 치료 방법에 대한 연구를 환자 치료에 활용하는 교육 프로그램을 개발하고 있다.

통합의학에 대한 국내 교육과정은 2004년 한의학 강의로 시작되었으며, 2014년 현재 41개 대학 중 5개 대학을 제외한 36개 대학이 시행하고 있다. 조만간 국내에서도 심신의학이 임상에서 환자를 위한 전인치유 프로그램으로 자리를 잡아가게 될 것이다. 대한민국의 의료계에서도 심신의학을 임상에 적용하기 위한 법적, 제도적 마련과 환자의 다양한 선택권을 인정하면서 다양한 요법들이 적용될 수 있기를 기대해 본다.

심신의학

심신의학의 개념은 1918년 독일의 하인로트(Heinroth)에 의하여 처음으로 제창되었고, 미국에서는 1930년대에 학문적 체계를 갖추게 되었다. 초기에는 주로 신경증이나 히스테리와 같은 질병을 주요 대상으로 하다가, 점차 정신적 원인이 신체적 질환도 일으킬 수 있다는 개념으로 확대되었다.

1946년 캐나다의 내분비학자 한스 세일레는 스트레스가 질병을 일으키는 중요한 인자라고 발표하여 이러한 심신의학의 이론을 발전시켰으며, 현대에 와서는 미국의 초프라웰빙센터 소장 사이몬에 의해 구체적인 개념이 정립되기 시작하였다.

사이몬은 초프라의 인체양자역학이론에 근거하여 심신의학을 새로운 학문으로 정립하였다.

양자의학에서는 사람의 마음은 에너지와 같아서 입자성(粒子性)과 파동성(波動性)의 이중성이 있다고 한다. 이에 미국의 프린스턴대학 교수 로버트 잔(Robert G. Jahn)과 브랜다 듄(Brenda Dunne)은 전자난수발생기(電子亂數發生機:RNG)를 사용하여 인간의 마음이 전자에 미치는 영향에 대한 연구에서 인간의 마음은 아주 미세한 입자(粒子)로 되어있는데, 이는 물리적 입자와 동일하며, 그것이 입자일 때는 일정한 공간을 차지하고 있지만 그것이 파동으로 변하면 시공간을 초월하여 이동할 수 있다고 하였다.

심신의학_心身醫學

심신의학(Mind-body therapy)은 스트레스, 경쟁의식과 총체적 인간관계, 현대인들을 위한 신체와 정신의 전신성 치유(Healing)가 가능한 통합의학을 대표하는 분야이다. 생체역학이나 심상요법, 최면요법, 명상요법, 향기마사지요법, 요가 등 다양한 요법을 치료방법에 포함시키고 있다. 심신의학의 목표는 인체가 지닌 자연치유력을 증진시켜 치료효과를 얻는 것으로, 모든 병은 마음에서 비롯된다는 데에 기본 원리를 두고 있다.

인체양자역학이론

세포를 세분해 양자의 크기가 되면 정신과 육체는 일체화된 하나의 에너지와 정보 흐름에 의해 지배되며, 이 흐름의 조정과 평형으로 질병을 치료하고 노화를 방지할 수 있다는 이론이다. 최근 전인의학, 양자의학 등으로 발전되고 있다.

우리 인체는 우주에너지와 공명할 수 있는 구조물을 갖고 있어, 우주에너지를 인체 내부로 끌어들이고 있다는 것이 양자의학의 기본전제다. 그것을 바탕으로 우리 인체의 액정조직, 신경세포의 미세소관, 세포막을 구성하는 단백질이나, DNA를 구성하고 있는 분자들이 나선형(빙빙돌며 순차적으로 원이 커지는 모양) 구조를 하고 있다는 것이 발견되었고, 이 구조를 통하여 이온이 나선형 운동을 하게 되며, 우주에너지와 공명을 쉽게 일으켜 우주에너지를 인체 내로 끌어들일 수 있다는 것이 양자의학의 설명이다.

우주의 에너지장은 하나로 연결되어 있어 물질이 있으면 항상 에너지장이 존재하며, 에너지장은 열려있어 우주공간의 에너지와 상호 연결되어있다. 에너지 파동의 세계는 원자보다 작은 마이크로(micro)의 세계로 조그마한 변화도 큰 영향을 주기 때문에 원한, 미움, 억울하고 분한 마음 등은 중금속들과 비슷한 파동으로 우리 몸의 에너지 파동에 영향을 주어 우리 몸속에 깊은 흔적을 남기게 되고, 그 흔적이 쌓여 눈에 보이는 형태로 나타나는 부정적 에너지 파동의 모양이 암 같은 질병으로 이어진다는 것이다.

양자의학에서 마음은 질병의 주요원인이라고 믿는다. 따라서 질병의 치료는 먼저 마음을 다스려야 된다고 한다. 요가와 명상은 우리 인체의 각 기관, 장기, 세포 각각의 에너지장을 우주의 에너지장과 공명을 일으키면서 동일한 리듬으로 활동하게 하고, 우주가 갖고 있는 정보와 에너지를 인체에 흡수하게 하는 심신의학의 대표 요법으로 꼽히고 있다.

02
해부학적 움직임과 역학
_Anatomical Movements & Mechanics

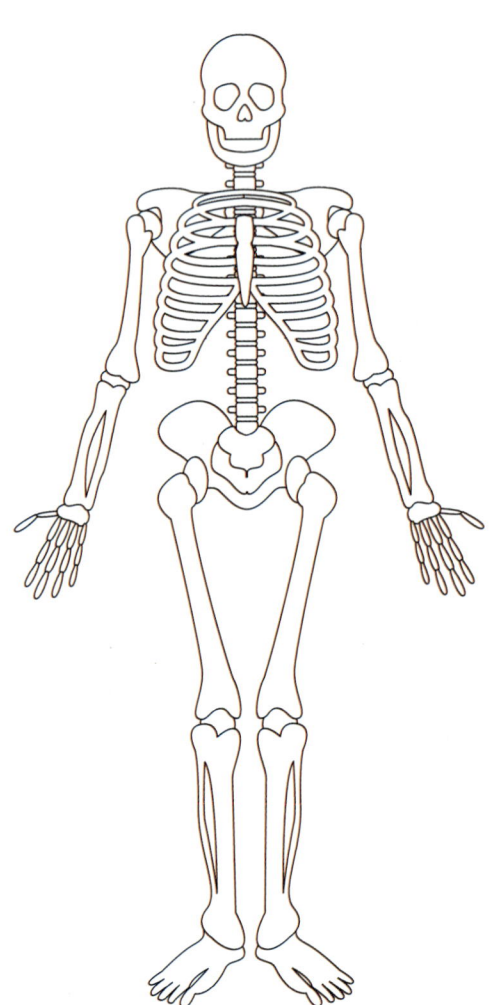

전 (Anterior)
후 (Posterior)

상 (Superior)
하 (Inferior)

근위 (Proximal)
원위 (Distal)

내측 (Medial)
외측 (Lateral)

천부 (Superficial)
심부 (Deep)

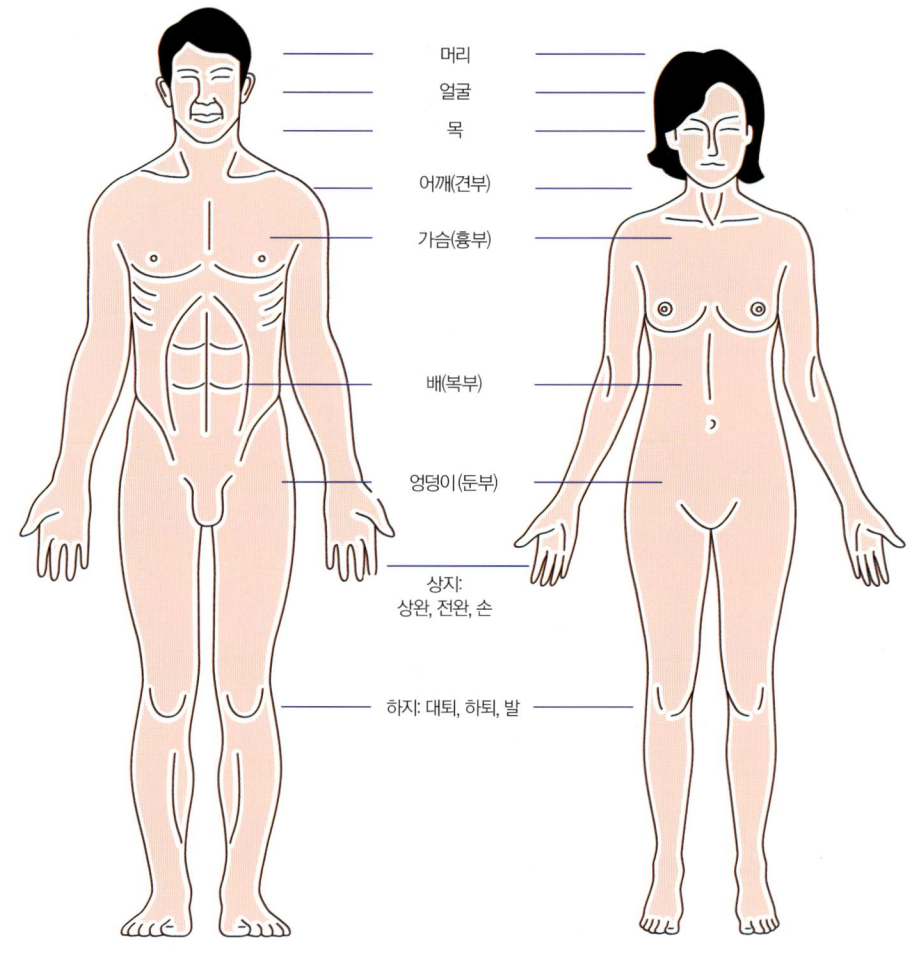

해부학적 자세와 표면해부학
밖에서 볼 수 있는 신체의 해당 부위의 정확한 명칭

해부학적 평면

인체의 내부구조를 자세히 보기 위해 단면 상태로 인체를 구분한다. 좌우를 기준으로 위에서 아래로 자른 단면을 시상면, 앞뒤의 중앙을 자른 면을 관상면 그리고 평면에서 수평으로 자른 것을 수평면이라고 한다.

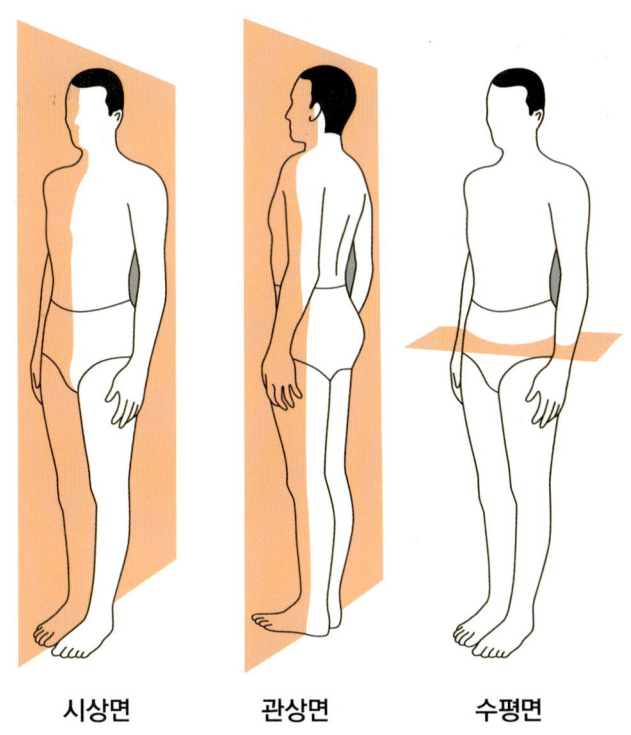

시상면　　　관상면　　　수평면

인체의 구조

인체는 세포, 조직, 기관, 개체로 나뉘며 이중에서 위나 근육처럼 특정한 기능이 가능한 조직을 기관이라 한다. 또한 인체의 장기를 칭할 때 명칭이 기관이며, 질병의 명칭에 표준으로 사용되는 말이다.(폐렴, 간염 등)

세포 (cell)	인체를 구성하고 있는 기본 단위이며, 인체는 100조 개 가량의 세포로 구성되어 있다. 생물체를 구성하는 형태 및 기능상의 단위이다.
조직 (tissue)	유사한 기능을 가진 세포들이 모여 일정한 규율에 따라 배열된 조직이다. (상피조직, 결합조직, 근육조직, 신경조직)
기관 (organ)	여러 조직이 적절하게 결합하여 특수한 기능이나 활동을 수행한다. (근조직, 신경조직, 상피조직, 결합조직이 집합체로 조화를 이루어 기능을 수행한다. 예로 위(胃)는 근육과 결합, 상피, 신경 및 순환조직으로 구성되어 있다.)
계통 (system)	통합적인 기능을 수행하는 여러 기관의 연합이다. (순환계, 호흡계, 소화계, 비뇨기계, 근골격계, 면역계, 신경계, 내분비계, 피부계 등으로 분류)
개체 (body)	계통이 질서정연하게 배치된 것이다. 전체적으로 조화, 통일의 형태와 기능을 말하며, 인체 외형 구성은 머리부, 복부, 몸통부, 팔다리부로 구별된다.

인체의 계통

신체 복합된 기능을 수행하기 위해 필요한 여러 종류의 기관들이 서로 협력하여 하나의 연속된 작업을 운영하는 체계가 인체의 계통이다. (ex. 호흡기계, 소화기계, 순

골격계 Skeletal system	뼈, 연골, 관절
근육계 Muscular system	골격근, 심장근, 평활근, 건, 건막, 활액낭
신경계 Nervous system	중추신경(뇌, 척수), 말초신경
감각기 Sensory organ	피부, 눈, 코, 귀, 혀
순환계 Circulatory system	심장, 혈액, 혈관, 림프, 림프관, 비장, 흉선
소화기계 Digestive system	입, 식도, 위, 소장, 대장, 간, 췌장, 담낭
호흡기계 Respiratory system	코, 인후두, 기관, 기관지, 폐
비뇨기계 Respiratory system	신장, 요관, 방광, 요도
생식기계 Reproductive system	고환, 자궁, 난소
내분기계 Endocrine system	뇌하수체, 갑상선, 부신, 췌장, 부갑상선

환기계, 생식기계 등) 인체의 계통에 의한 분류체계로 해부학 도서의 장(chapter)이 나뉘지며, 병원에서 각과의 환자를 분류하는 체계이기도 하다.

인체의 골격

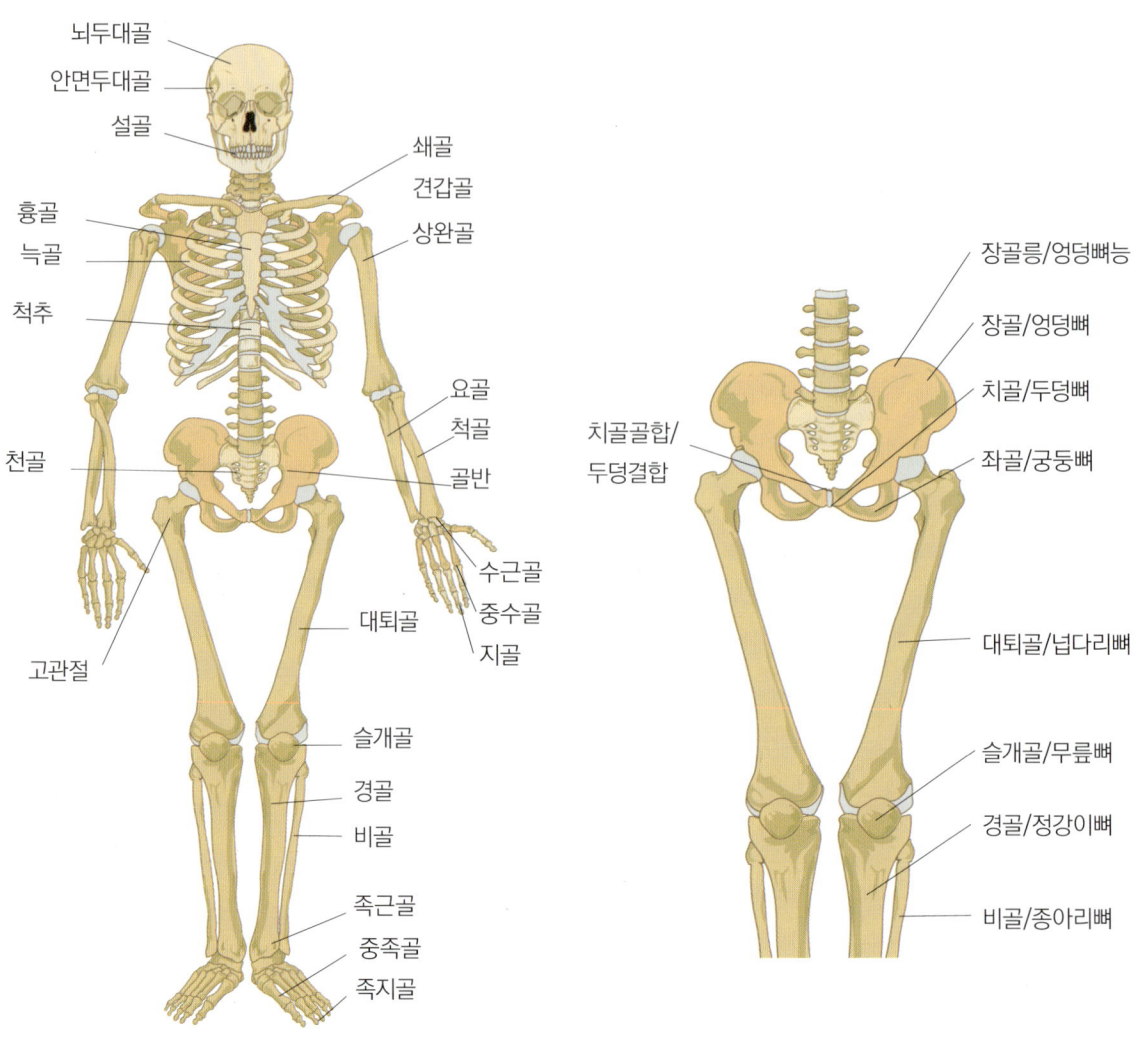

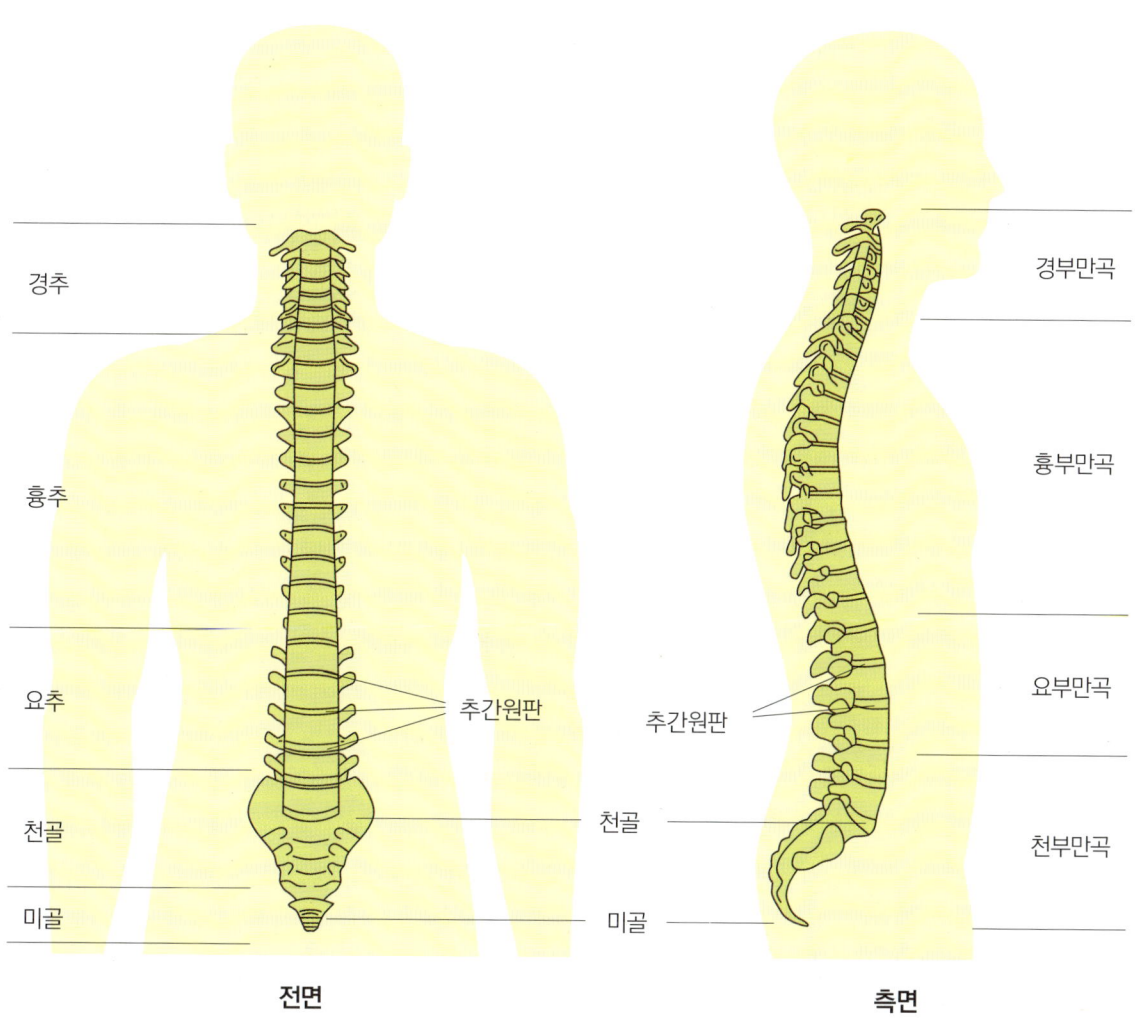

근육과 골격근

인체의 계통 중에서 요가를 해부학적으로 이해하기 위해서는 골격계와 근육계를 살펴봐야 한다.

먼저 근육계를 알아보면 근육은 골격근, 내장근, 심근으로 분류된다. 우리가 움직이는 대부분의 근육이 거의 골격근이고 자유자재로 움직일 수 있어 수의근이라고 한다. 그 외 내장근과 심근은 의지대로 움직일 수 없는 불수의근이다. 각각 근육의 결, 무늬는 다르다.

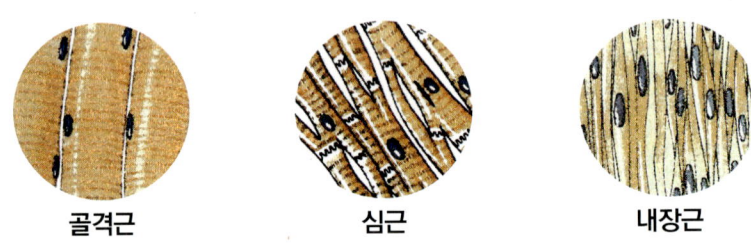

골격근　　　　심근　　　　내장근

골격근의 움직임으로 관절을 가동하게 된다. 모든 골격근은 전신에 걸쳐 겹겹이 근막으로 구성되어 있다. 기시부(origin)는 근육이 수축할 때 위치가 고정되어 있고, 움직임이 작은 부위다. 정지부(insertion)는 움직임이 큰 부위를 말한다. 뼈와 근육을 연결하는 것을 건(腱) 혹은 힘줄(tendon)이라 하고, 뼈와 뼈를 연결하는 섬유성 조직을 인대(ligament)라고 한다.

기시부(origin)와 종지부(insertion)의 역할은 움직임에 따라 달라지기도 한다. 예를 들면 팔을 흉곽에 부착시키는 근육은 팔을 몸쪽으로 움직인다. 이는 기시부가 몸쪽에 있고, 종지부가 팔에 있다는 것을 의미한다. 그러나 오를 때에는 팔을 고정시키고 반면에 몸을 고정된 팔 쪽으로 끌어당기는 것처럼 몸이 움직인다. 이런 경우에는 종지부가 고정되고, 기시부는 움직이며, 근육은 역작용으로 활동한다.

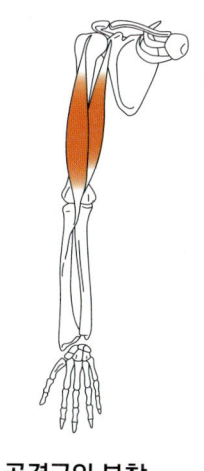

골격근의 부착

골격근의 움직임으로
관절을 가동하게 된다.

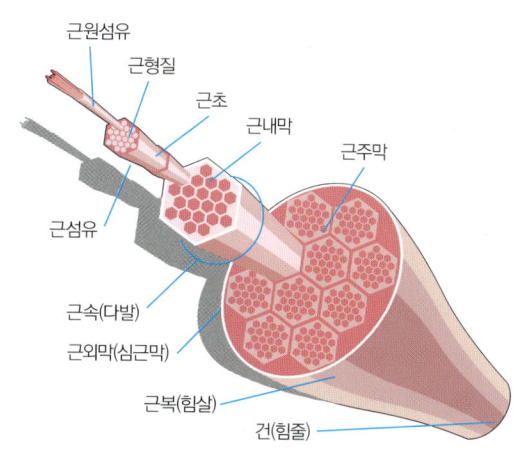

골격근의 구성

모든 골격근은 전신에 걸쳐
겹겹이 근막으로 구성되어 있다.

골격근의 그룹 운동 _Group Action of Muscles

근육은 함께 움직이거나 다양한 방향의 운동을 위하여 반대로 움직이기도 한다. 그러나 어떤 근육이 무엇을 하든지, 다른 근육은 움직이지 않기도 한다. 근육은 특정 운동을 위하여 추가적인 도움을 주기도 하고 고정하기도 한다. 근육은 기능적으로 네 가지로 분류한다.

(1) 주동근(Prime Mover or Agonist)

주동근은 특정 운동을 만들기 위해 수축하는 근육이다. 예를 들어 코브라 자세를 실시할 때 주요한 근육단련은 요부(허리)의 신전근을 단련하는 것을 목적으로 한다. 주동근은 허리 신전근이다.

(2) 길항근(Antagonist)

길항근은 주동근의 관절 반대편의 근육으로 주동근 수축 시 힘을 빼 느슨하게 만든다. 같은 예로 코브라 자세를 실시할 때 주요한 근육단련은 요부(허리)의 신전근이지만 전면에서는 복근을 충분히 이완하여 동작을 완성할 수 있도록 해야 한다. 코브라 자세의 복근이 길항근이 된다.

(3) 협력근(Synergist): 중립근(Neutralizers)

협력근은 주동근 수축 시 원하지 않는 운동이 일어나는 것을 예방한다. 이것은 주동근이 두 개의 관절을 가로지를 때 특히 중요하다. 이유는 근수축 시 다른 근육이 관절 한곳을 고정하지 않으면 두 개의 관절에서 운동이 일어나기 때문이다. 손가락 근육은 손가락관절뿐만 아니라 손목관절까지 가로질러 두개의 관절에서 운동을 일으킨다. 엄지손가락을 펴는 작용을 할 때 장무지신근은 주동근으로 작용하고, 장무지굴근이 협력근으로 작용하여 손목을 움직이지 않도록 고정시켜 주어서 작용할 수 있게 된다. 이때 척측수근굴근은 길항근으로서 이완작용을 하고 있어서 역시 동작이 가능한 것이다.

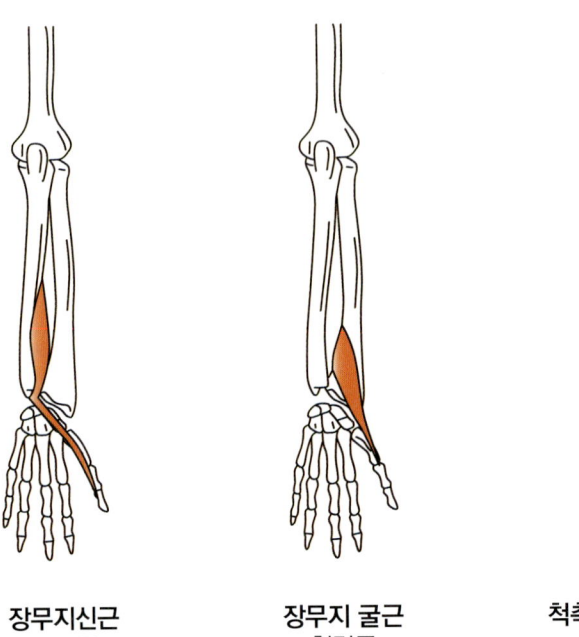

장무지신근
주동근

장무지 굴근
협력근

척측수근굴근
길항근

(4) 고정근(Fixator)

협력근은 주동근이 기시부를 움직이지 않도록 할 때, 고정근 또는 안정근은 더욱 특별하게 작용한다. 그러므로 협력근은 주동근 역할을 위한 안정된 기저를 제공하게 된다.

윗몸 일으키기를 예로 들면 복근은 흉곽과 골반에 붙는다. 윗몸 일으키기 수행 시 복근이 수축하여 동작을 가능하게 하며, 고관절 굴곡근은 골반의 기울임을 예방하기 위하여 복근이 고정근으로 같이 수축하게 된다. 골반을 고정함으로써 상체를 앞으로 구부릴 수 있다.

근골격계 역학_Musculo-skeletal Mechanics

움직일 때 근육의 한 부착점은 고정되어 있고, 다른 쪽 부착점은 움직인다. 더 고정되어 있는 부착점을 근육의 기시부(origin)라고 하며, 다른 부착점을 종지부(insertion)라고 부른다.

운동에 있어 역할과 기능이 달라지기도 한다. 예를 들면 상지를 흉곽에 부착시키는 근육은 팔을 몸쪽으로 움직인다. 이는 기시부가 몸쪽에 있고, 종지부가 상지에 있다는 것을 의미한다.

그러나 올릴 때에는 팔을 고정시키고 반면에 몸을 고정된 팔 쪽으로 끌어당기는 것처럼 몸이 움직인다. 이런 경우에는 종지부가 고정되고, 기시부는 움직이며, 근육은 역작용으로 활동한다.

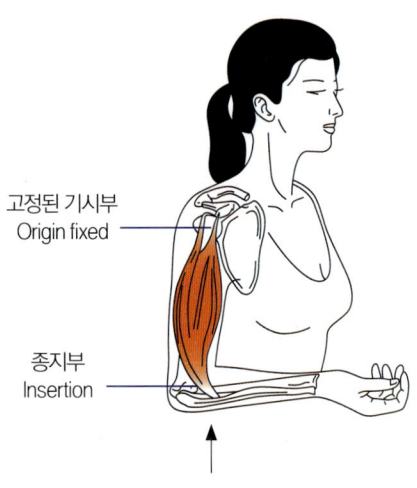

고정된 기시부
Origin fixed

종지부
Insertion

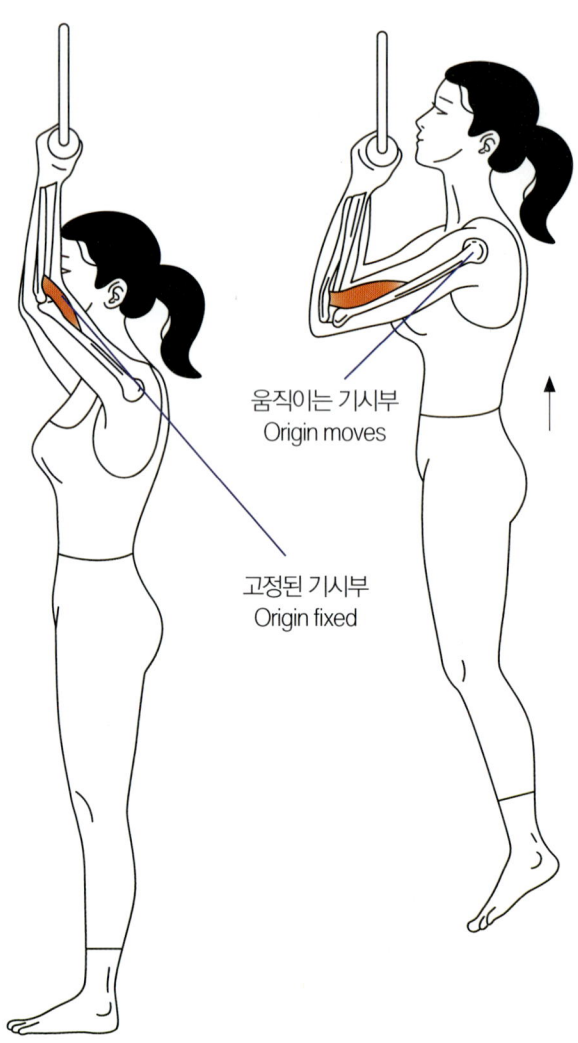

고정된 기시부
Origin fixed

움직이는 기시부
Origin moves

해부학적 동작

굴곡_Flexion

태아 모양으로 관절을 구부리는 동작.

신전_Extension

태아 모양의 반대로 몸을 펴는 동작.

외전_Abduction

신체 사지의 중앙선에서 멀어지는 동작.

내전_Adduction

신체 사지의 중앙선에서 가까워지는 동작.

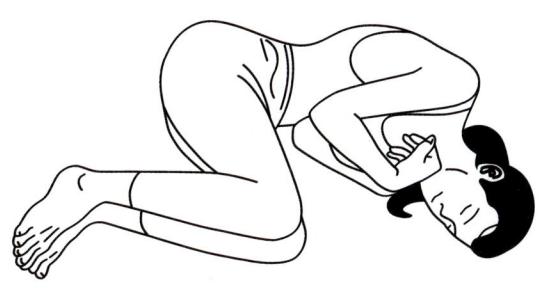

굴곡 Flexion

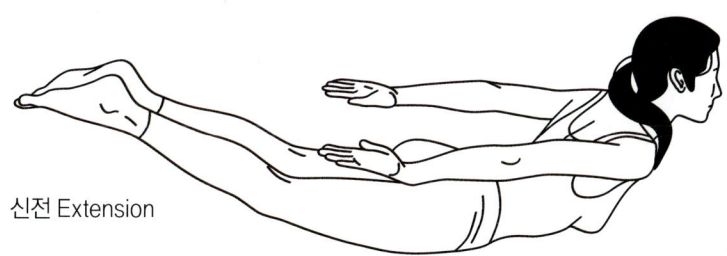

신전 Extension

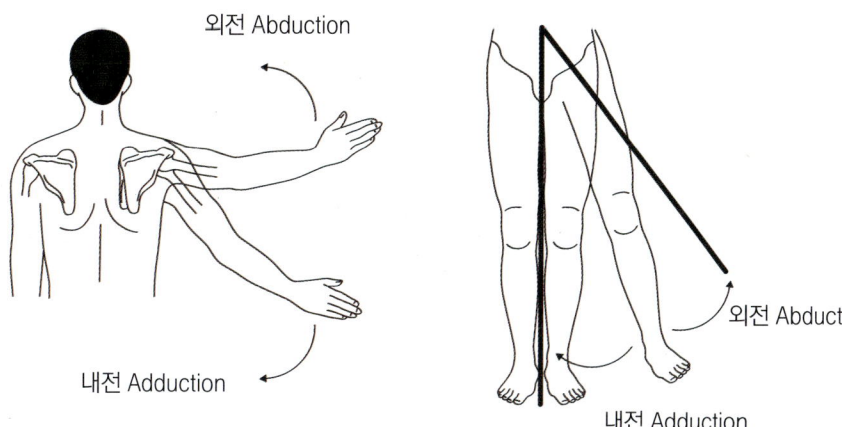

외전 Abduction

내전 Adduction

외전 Abduction

내전 Adduction

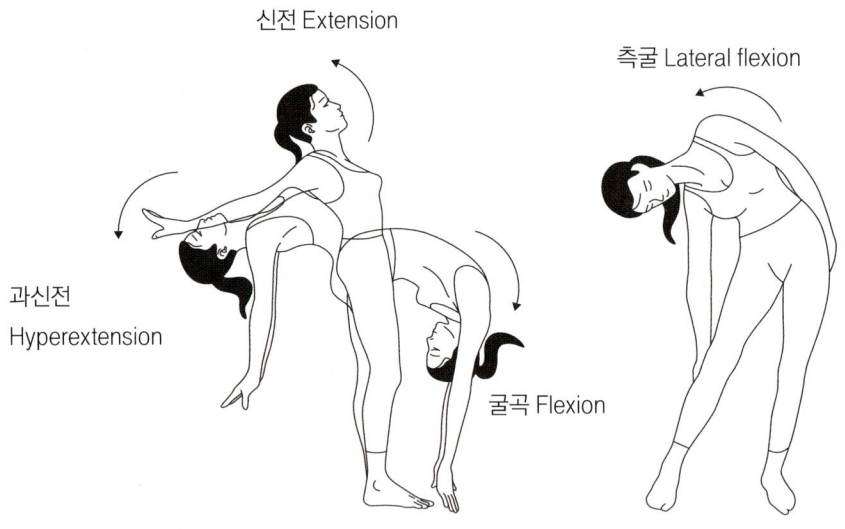

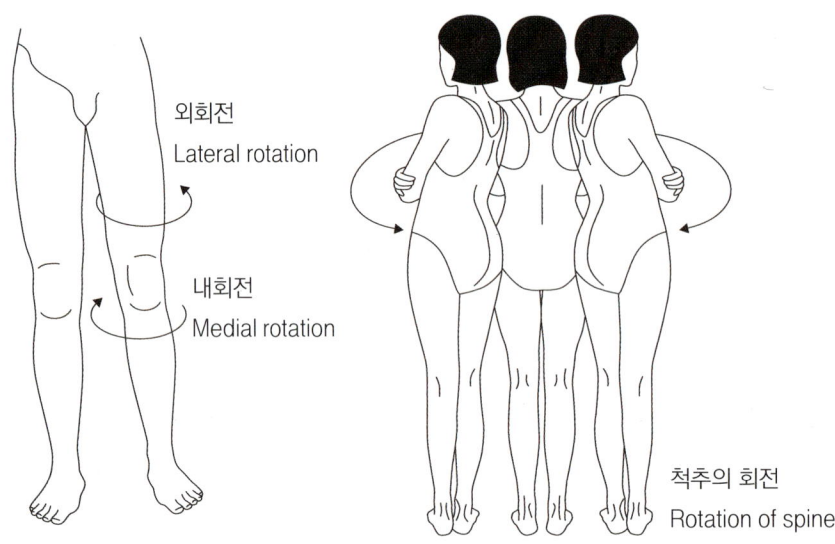

회전_Rotation

장축을 중심으로 뼈나 체간이 도는 동작.

측굴_Lateral Flexion

측면으로 몸을 구부리는 동작.

내회전_Medial rotation

중심선 안쪽 방향으로 도는 동작.

외회전_Lateral rotation

중심선 바깥 방향으로 도는 동작.

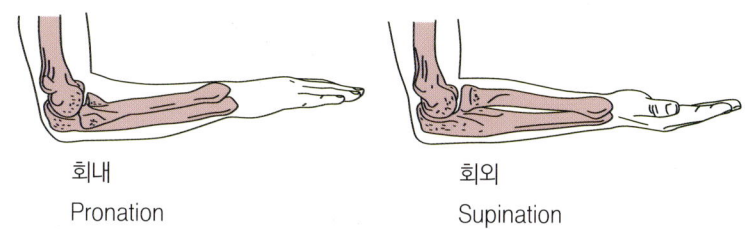

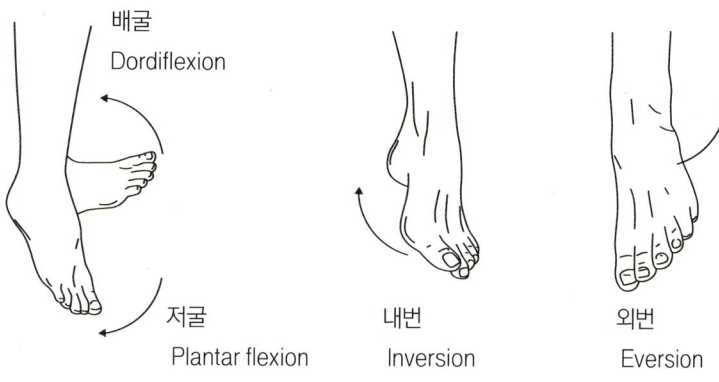

회내_Pronation

손바닥이 바닥을 향하도록 뒤집는 움직임.
태아 자세에서 멀어지는 동작.

회외_Supination

손바닥을 천장을 향하도록 뒤집는 움직임.
태아 자세를 향하는 동작.

족저굴_Plantar flextion

발가락이 발바닥 쪽을 향하는 동작.

족배굴_Dorsi flextion

발가락이 하늘 쪽을 향하는 동작.

내번_Inversion

발바닥이 안쪽으로 돌아서, 발바닥이
서로 마주보게 하는 움직임.

외번_Eversion

발바닥이 바깥쪽으로 돌아서 발바닥이
서로 등을 대게 하는 움직임.

스트레칭

스트레칭은 수축성 구조(근육)와 비수축성 구조(건, 인대, 근막) 모두를 길게 유지하여 근력 향상에 도움을 준다. 스트레칭은 근육의 긴장을 완화하고 관절의 가동범위를 확장해 유연성을 회복해준다. 신체를 예민하게 만들어주며 신체 협응력과 자각력을 키워준다. 그렇게 되어 관절과 근육의 부상을 예방할 수 있게 한다.

스트레칭의 방법은 정적 스트레칭과 동적 스트레칭이 있다. 정적 스트레칭은 천천히 6~60초 정도 유지하며, 근 긴장을 천천히 풀어 근육을 이완시키는 방법이다.

일반적인 유지시간은 7초에서 20초 정도가 적당하며, 치료와 관련한 심층 스트레칭은 20초에서 30초 정도 유지하면 된다.

동적 스트레칭은 근육을 늘어나게 한 자세에서 반동(bouncing movement)을 반복하는 것이다. 이 방법은 오히려 근 긴장이 발생하기 때문에 근육이 늘어나는 범위를 축소시켜, 손상을 가져올 수 있다. 스트레칭을 하는 동안 호흡을 멈추지 말고 천천히 자연스럽게 호흡한다.

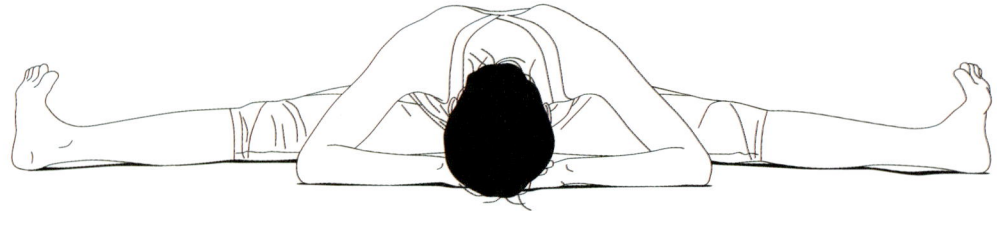

바른 자세를 위한 일상적인 활동

올바른 자세는 척추(spine)를 곧게 유지하고, 무게중심(the center of gravity)을 낮추며, 지지기반을 넓게 해야 한다. 인체의 에너지를 보존하고, 효율적이고 효과적으로 몸을 움직여, 등과 다른 분절들의 스트레스를 줄여야 한다.

물건을 들어야 한다면 먼저 무게를 알아보고, 무거울 경우 앞 위에서 드는 것이 적절하다. 물건을 마주보고, 가까이 서서, 등을 곧게 펴고 엉덩이와 무릎을 구부리며, 팔을 물건 위에 똑바로 뻗어야 한다. 무릎을 구부릴 때는, 무릎이 절대로 엉덩이보다 낮아서는 안 된다. 그렇게 되면 반월판(meniscus) 손상 우려가 있다. 엉덩이를 뒤로 내밀고, 무릎을 엉덩이보다 높게 유지하면서 가능한 한 무릎을 구부리며, 가슴을 위로 유지하고, 등을 곧게 유지하면서 몸을 낮춘다. 물건의 힘을 줄이기 위하여 물건을 몸에 가깝게 밀착시켜야 한다. 물건이 몸에서 멀어질수록 물건을 들어 올리는데 더 많은 힘이 든다.

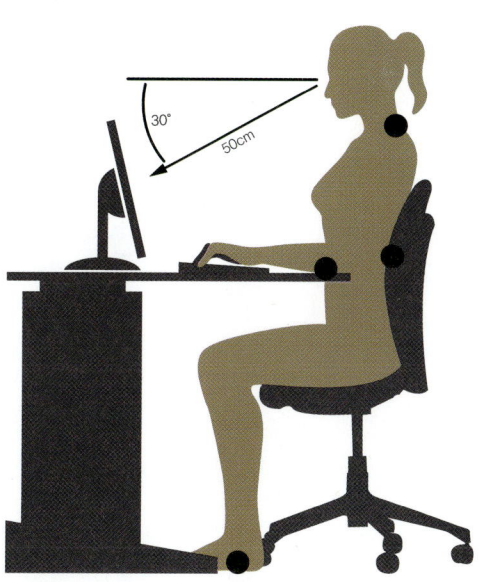

책상에 앉을 때 모니터와의 거리와 각도 조절

생활 속 바른 자세

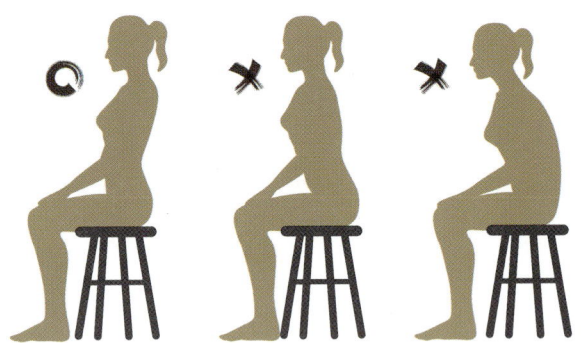

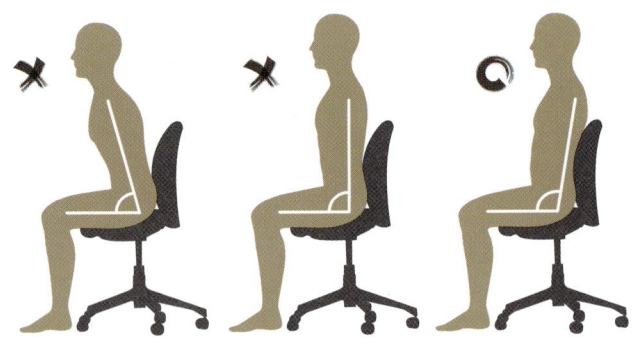

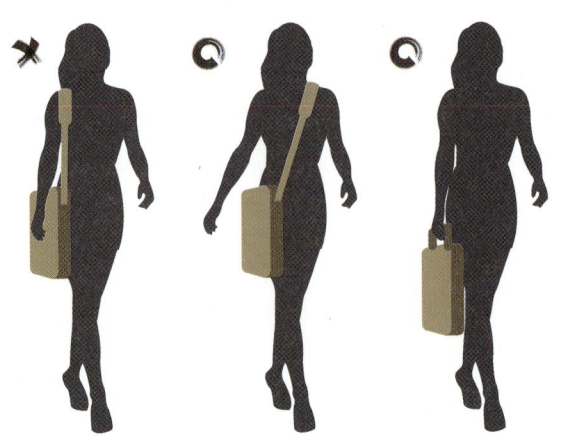

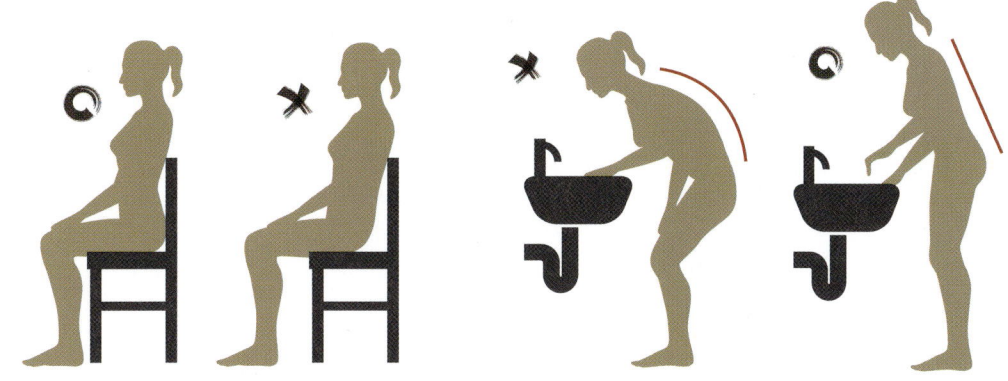
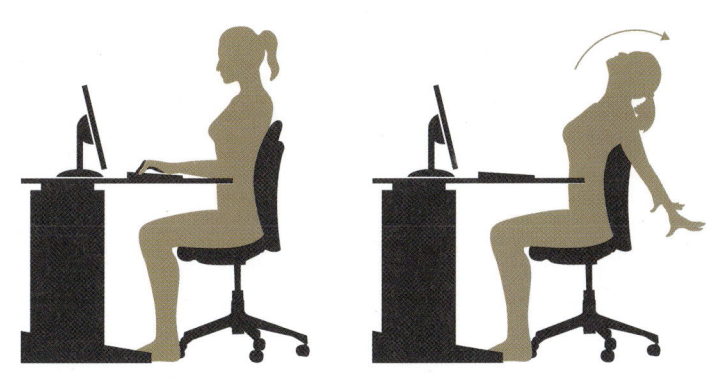
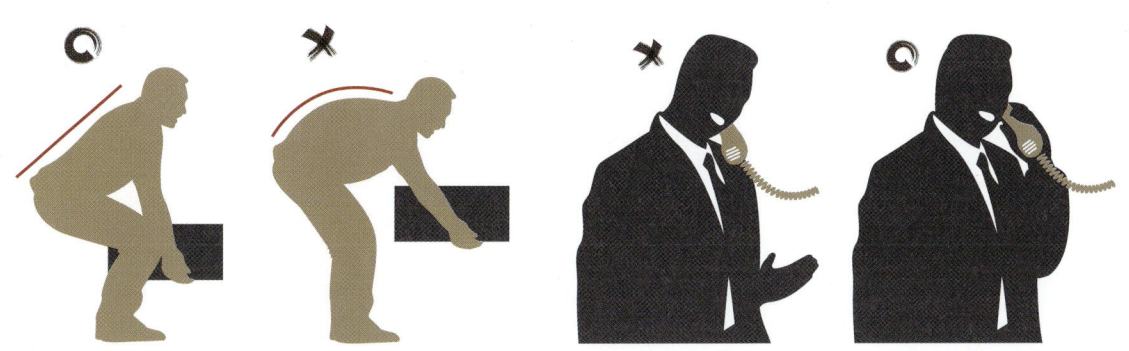

03 근육 불균형(Muscle Imbalance)의 원인과 교정원리

근육 불균형의 원인

근육 불균형의 원인에는 근육의 과도한 사용, 유연성의 감소, 편향된 자세(postural deviation), 손상 등이 있다. 잘못된 자세는 인체에 작용하는 힘 사이의 비정상적 관계에 원인이 있다. 올바른 자세는 뼈와 관절에 작용하는 힘이 균형을 이룰 때 나타난다. 신체가 잘못된 자세에 있을 때 관절과 근육은 이미 스트레스를 받으며, 몸이 움직일 때 비정상적인 포즈를 취하게 된다.

잘못된 자세 하에서는 근육이 원하는 동작을 수행하기 위해서 더 힘들게 작용해야 한다. 그래서 나쁜 자세는 근육의 적합한 활동을 제한할 수 있다.

한 부위의 통증은 잘못된 자세나 다른 신체의 근육 불균형에서 시작되는 경우가 있다. 통증이 있는 부위가 항상 문제의 시작이 아닐 수 있고, 신체 균형을 잡기 위한 과(過)긴장 상태가 통증으로 야기되기도 한다. 예를 들어 등이나 허리에 통증이 있는 경우 원인을 허리디스크나 허리근육에서만 찾게 되나, 그 원인이 요부의 비정상적 만곡에서 찾아지는 경우가 있다. 요추전만증(lordosis)은 많은 경우 등의 통증을 호소하게 된다. 근력이 약해 요부가 배꼽방향으로 쏠리려고 하는 척추 형태가 원인이었지만 통증의 양상은 극심한 등 통증으로 나타난다.

일반적으로 근육 불균형의 근원은 길항근(주동근이 근 수축을 할 때 반대편에서 힘을 빼며 이완해주는 근육)이 장시간 혹은 계속되는 신장(stretch)으로 늘어나거나 약해져서 결국엔 유연성이 감소하기 때문이다. 근육활동을 수행할 수 있는 것은 크게 주동근과 길항근의 상호작용 속에서 이루어지게 된다. 예를 들어 전굴 자세를 취하게 되면 허벅지 뒤쪽(햄스트링이나 비복근 등)은 스트레치가 시작되지만, 복부와 대퇴사두근(quadriceps)은 근 수축이 일어나면서 자세를 취하게 된다. 길이가 늘어나거나 짧아진 상태가 지속될 경우 휴식 시 시간이 흐름에 따라 근육의 길이가 변한다. 한 근육의 짧아진 상태가 지속될 경우 힘이 감소하고, 길항근은 지속적으로 늘어난 상태가 되어 힘(strength)과 긴장(tightness)이 감소한다.

근육이 지속적으로 늘어난 상태의 결과를 고무줄에 비교해보면 끝에 무거운 것을 매달고 긴 시간 유지할 경우 무게를 제거하면 고무줄의 긴장이 이전보다 감소하고, 탄력이 감소한다. 이와 같이 늘어난 근육은 탄력을 잃고 더 약해진다. 과도한 스트레칭은 근육이 더욱 긴장(tightness)되고, 길항근의 약화로 인한 불균형은 스트레칭(stretching)의 효과를 무력화시켜 계속적으로 자세의 불균형을 초래하게 된다.

신체는 노화가 진행될수록 자세의 편향(deviation)이 더 심해진다. 젊은 시절 머리가 약간 앞쪽으로 기운 자세(mild forward head posture)는 중년이 되어서는 중간 정도(moderate)로 머리가 앞쪽으로 기운 자세가 된다. 나이가 들면서 신체기능이 자연적으로 약해지기 때문에 기운 자세의 구조가 단단해(tight)지는 것을 막는 것이 더 힘들어진다. 이에 따라 병리학적 자세는 노화가 진행됨에 따라 더욱 확연해지며, 관절과 근육의 스트레스를 더욱 증가시키게 된다.

근육 불균형은 또한 관절 이상을 초래할 수 있다. 관절의 운동량이 지나친 상태에서 관절이 과도하게 가동(hypermobile)될 때 근육은 관절의 안정성을 제공하기 위하여 더 열심히 활동해야 한다. 정상적인 가동이 어려운 관절, 즉 저가동성 관절(hypomobile joint)은 정상보다 운동성이 떨어지며, 근육과 관절에 부가적인 스트레스를 준다. 이러한 상태는 또한 다른 신체에 스트레스를 부가할 수 있다. 예를 들어 요가체위 중 의자 자세를 할 때, 무릎을 구부리는 정도가 발끝을 넘어가도록 구부리게 되면 무릎통증이나 염증의 원인이 될 수 있으며, 힙을 뒤로 빼서 앉는 정도가 무릎 라인을 넘어가 많이 앉게 된다면 반월판 손상의 우려가 있다.

또한 관절 손상이 근육 불균형을 유발할 수 있다. 부상과 손상 후에는 반흔조직 유착(scar tissue adhension: 손상된 조직이 들러붙는 상태)으로 되어 탄력을 잃고 관절의 움직임을 거의 가동할 수 없게 된다. 만약 관절이 고정되지 않았다면, 관절이 과도하게 작용(hypermobile)해야만 이완이 가능해진다.

불균형의 또 다른 원인은 근육의 손상(strain)이다. 손상을 입은 근육이 적절하게 재활되지 않으면 정상적인 근력을 되찾지 못한다. 만약 근육 내에 유착이 발생하는 경우, 그 부위는 긴장(tightness)이 일어나고, 유연성을 제한하며, 그 부위나 인근 부위에 점점 더 스트레스를 증가시키게 된다.

교정을 위한 요가의 기본원리

신체 조직은 어떤 외력에 대해 비선형적 스트레스로써 대응한다. 인체는 전체적인 기능적 한 단위로서 어떠한 부위에 힘이 가해지면 인체 전 기관에 미치게 된다.

신체 한 부분에서 인식되는 조건이 다른 부위의 장애원인이 될 수 있기 때문에 기능부전증의 치료양식은 증상이 나타나는 신체의 이차적인 부위에 치료해도 치유 효과를 기대할 수 있다.

근막 전체의 상호 연관성 때문에 한 부위의 장애는 사지말단 구조에서의 운동성 제한으로 나타날 수 있다. 환자의 통증 인식 특히 만성인 경우에는 가장 예민한 압통점으로부터 멀리 떨어진 부위에 통증을 느낄 수 있다. 통증 부위의 압통점을 못 움직이도록 고정시키기 때문에 오히려 그 긴장도는 멀리 말초구조에까지 미치

비선형적

보통 수학 함수에서 그래프가 두 값의 관계가 비례관계로 보통 직선의 형태를 취하는 것을 선형이라고 하는데, 비선형은 두 값의 변화가 비례관계가 아니라는 뜻.

근막_Fascia

근육의 겉면을 싸고 있는 막으로, 다른 골격 구조와 함께 외형을 유지하는 역할을 한다. 피부와 근육 사이에 위치하며 온몸에 걸쳐 분포하나 각 부위에 따라서 강도나 두께의 차이가 있다. 또한 근육, 신체 내부의 구조물을 보호하고 지지하는 역할을 한다.

기능부전_Dysfunction

인체가 제 역할을 수행하지 못하게 됨을 뜻함.

게 되기 때문이다.

한쪽이 고정된 상태에서 완전 가동운동을 일으키려 시도하면 인체는 보상작용을 일으킨다. 이런 경우에는 움직임을 크게 할수록 기능부전(Dysfunction)의 원인을 확대하게 만든다. 제한된 범위를 뛰어 넘으려는 반복적 스트레스는 국소적 염증과 통증을 유발시킨다.

치유의 첫 단계는 기능부전이 된 근막요소에 긴장도를 해소시켜야 한다. 근막의 긴장을 해소하기 위해 얼마간의 자세유지를 하게 되면, 연결된 교원질(collagen, 隊原質)의 긴장을 풀게 되어 분자의 전기화학적 결합상태를 분리시키고 교상용액(sol, 유동성을 나타내는 상태)으로 환원시킬 수 있다. 이렇게 되면 저가동 부위와 과가동

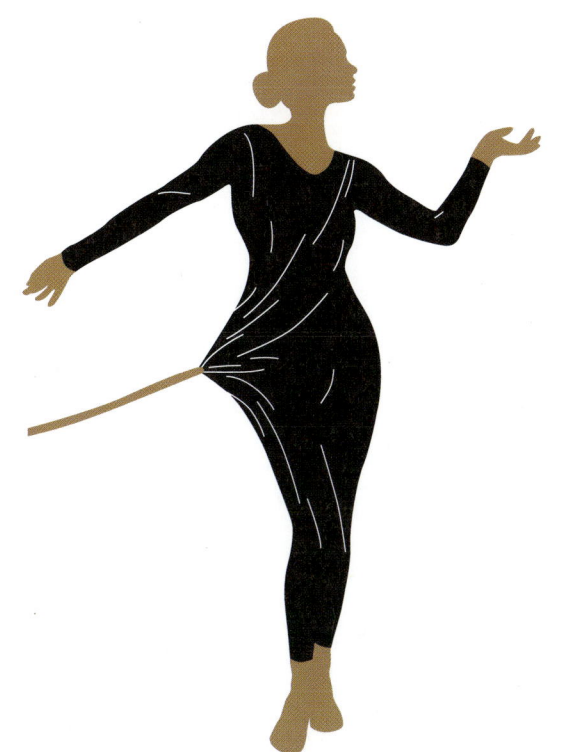

근막긴장의 패턴

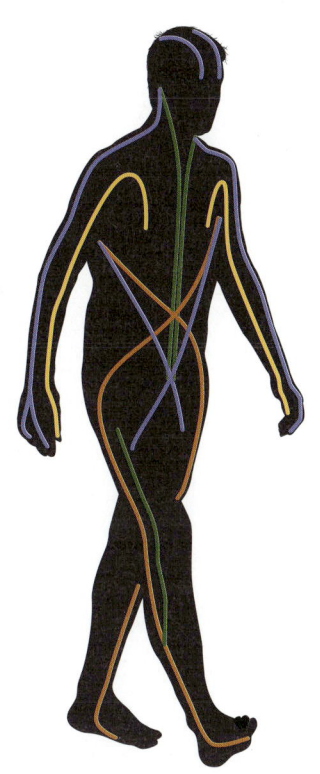

근막경선(Myofascial meridian)

부위 간의 문제들이 해결되고 동통수용기를 자극하는 비정상적 스트레스들이 사라지게 된다.

그 이후엔 근육의 최적 역학적 효율성을 유지시키기 위해 힘의 균형을 얻을 수 있도록, 약해진 부위의 근력 유지가 치유에 중요한 핵심이 된다.

자세를 평가하고, 손상을 유발하거나 그로 인한 근육 불균형을 찾는 일은 손상을 평가하는데 중요하다. 또한 단지 손상을 입은 부위뿐만 아니라 전신을 살펴보아야 한다. 왜냐하면 다른 신체 자세 불균형(deviation)을 초래할 수도 있기 때문이다.

통증으로 인체 한곳의 움직임이 제한되면 이로 인한 신체의 다른 기관의 불균형이 시작 될 수 있다. 이를 보상적 변위라고 한다. 또 다른 신체 부위의 통증 예방이나, 방치한 경우 만성 근골격질환으로 가지 않도록 인체 전신 교정은 매우 중요하다.

자세 불균형을 바로잡을 때, 먼저 긴장된(tight) 구조와 과도하게 늘어난 구조를 확인해야만 한다. 그런 다음 근육 불균형을 바로잡기 위하여 즉, 짧아지거나 긴장된 구조를 길게 하고, 약하거나 늘어난 구조를 강화시켜야 한다.

의식적인 자세 교정은 나쁜 자세를 개선하는데 필수적이다.

04 자연치유요가의 이론적 배경
(Natural Therapy YOGA)

근골격계 시스템

자연치유요가의 이론적 배경인 근골격계 시스템의 기능적 모델(structural model)에 대해 알아보자. 인체의 생체역학적 장애는 조직의 내적 특성을 침범하는 양상을 나타낸다. 이는 관절내운동(joint play, 관절 가동범위를 위한 움직임)의 제한, 조직의 탄력성과 긴장도의 변화, 체온과 영양의 변화, 비대칭적 자세, 관절가동범위의 제한 등 체성기능부전증(Somatic Dysfuction, 인체 내 부위들 간 혹은 각각의 기능 상실)을 일으킨다고 하였다. 이 모델의 관점에서는 신체의 형태를 신체기능의 발현으로 보고 있다. 즉 신체의 자세는 조직 간 균형과 관절운동 시 인체 각 부분 간 상호작용 관계에 큰 비중을 두는데 이 모델에서는 연부조직(뼈나 관절을 둘러싸고 있는 연한 부위) 특히 근막의 역할을 강조한다.

대부분의 근골격계 동통(疼痛, 몸이 쑤시고 아픈 증상)과 기능부전은 반대쪽 조직이나 신경에 영향을 미치는 근막(筋膜)으로부터 출발하고 있다.

1989년 자세이완치료와 관련한 논문을 발표한 로소모프(Rosomoff)는 연부조직 손상을 동반한 대부분의 근골격계 병변에서 염증으로 인한 화학적 반응의 결과 동통을 발생시킨다고 하면서, 조직손상에 대한 근막의 반응은 바로 염증성 화학반응이 증가된 결과라고 하였다.

근막의 손상은 급성 손상에 의하거나 또는 자세 불균형과 같은 만성 미세외상 등에 의해 발생한다. 손상을 받은 근막은 스트레스의 강도에 따라 일시적이거나 영구적인 변형을 일으킨다.

근막조직은 주위 조직과 그물망을 형성하고 있으므로 인체 모든 조직과 기관에 영향을 끼치게 된다. 연결성 근막조직의 어떠한 긴장 부위는 곧 생체역학적 그물망 변형을 총체적으로 일으켜 신체의 체성기능부전(Somatic Dysfuction)을 일으키게 된다. 예로 악관절 환자의 치료에 앞서 진단 검사상에 환자들의 골반경사의 비정상이나 골반근육의 비정상, 근력의 약화, 목의 후만형태와 목통증, 요부 신전(뒤로 젖히는 운동)의 움직임에 제한이 있었고 허리통증을 동시에 호소하는 경우가 많았다는 연구가 있다. 이러한 장애와 악관절의 비정상적 대칭구조와의 연관을 확인한 논문들에서 모두 인체 전반의 교정치료 필요성을 보고하였다.

체성기능부전_Somatic Dysfunction

체성체계의 구성요소인 골격, 관절, 근막조직과 관련된 혈관계, 림프계, 신경계와 관련된 기능의 손상과 변화.

통증

국제통증학회(IASP: International Association of the study of Pain)의 정의에 따르면 실질적 또는 잠재적인 조직손상이나 이러한 손상과 관련되어 표현되는 불쾌한 감각적 및 정서적 경험으로 신체의 이상을 경고하는 신호라고 하였다.
통증 경험은 우울, 불안, 분노 및 피로 감등의 부적 정서와 관련이 깊어, 손상과 관련한 의학적 물리적 치료와 더불어 심리, 정서적 치료가 병행되어 한다. 그러한 이유는 근 골격질환 치료의 어려움에 있다. 단순한 이학적 검사와 통증치료만으로는 근본적 회복이 어려우며, 트리거 포인트(trigger poin)를 기시로 한 연관통이 있어, 통증치료에 인체 전반의 다각적인 치료가 복합적으로 이루어져야 한다. 국부통증의 원인을 인체의 힘의 역학적 균형 회복이라는 견지에서 치료해나가야 하며, 여기에 우울감과 삶의 질 같은 인생의 정서적인 부분의 회복을 포함시켜나가야 한다.

교정

근골격계 질환의 많은 부분은 인체 전반의 교정이라는 개념이 기본으로 담겨 있다.

자연치유요가의 교정 초기단계의 목적은 기능부전(Somatic Dysfuction)인 근막의 긴장도를 해소시키는 것이다.

교정의 효과로는 근막 그물망 자체의 조건을 변화시킬 수 있다는 사실이다. 이러한 사실은 근막구조와 다른 신체 시스템 간의 자율적, 전기화학적 연결현상 때문이다. 주된 병변 부위의 긴장성 감소는 장력 모델(tensegrity model, 각 기관이 긴장성 균형을 이루면서 전체의 안전과 통합을 이룸)에 의해 기관의 긴장성 균형을 달성시킨다. 저가동 부위와 과가동 부위 간 문제들이 해결된다면 동통수용기를 자극하는 비정상적인 스트레스들이 사라질 것이다. 근막 전체의 상호 연관성 때문에 한 부위의 장애는 사지말단 구조에서의 운동성 제한으로 나타날 수 있다.

환자의 통증 인식 특히 만성인 경우에는 가장 예민한 압통점으로부터 멀리 떨어진 부위에 통증을 느낄 수 있다. 대부분의 환자에서 압통점을 못 움직이도록 고정시키기 때문에 오히려 그 긴장도가 멀리 말초구조에까지 뻗쳐지게 마련이다. 주된 긴장 부위로부터 사지를 움직이려 할 때에 조직의 장력(tensegrity) 구조물들은 어떤 강도의 감소 없이 그대로 힘을 전달 받아 우리 신체는 외부의 역학적 영향상태에 놓이게 되는 것이다.

장력 모델에 의하면 인체의 구조적 통합성은 중력에 대해 독립적이고 유연한 관절운동에 대해서는 안정적이다.

그러므로 교정은 신경계 손상이나 근막 손상 양쪽 모두에서 긴장성 패턴을 해소시킨다.

Structural model
근 골격계 기능부전을 체성기능부전(somatic Dysfunction)으로
표출되는 외적 양상으로 이해 ➡ 안전한 교정

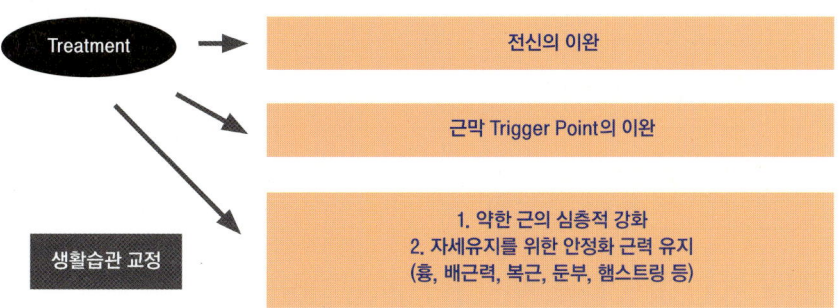

자연치유요가 프로그램은 조직의 병리학적 상태를 치료하는 것이 아니고, 체성기능부전(Somatic Dysfuction)을 제거하는데 있으며, 1995년 레빈(Levin)이 자세이완치료에서 보고한 비선형적 치유과정(Nonlinear process)과 일부 흡사하다고 할 수 있다.

신체조직은 어떤 외력에 대해 비선형적 스트레스로서 대응한다. 인체는 전체적인 기능의 한 단위로서 힘이 어떠한 부위에 가해지면 동일하지 않게 인체 전 기관에 미치게 된다. 신체 한 부분에서 인식되는 조건이 다른 부위의 긴장원인이 될 수 있기 때문에 기능부전의 치료양식은 증상이 나타나는 신체의 이차적인 부위에 치료해도 치유 효과를 볼 수 있다.

비선형 치유과정_Nonlinear process

자연치유요가는 근골격계 치유를 비선형 치유과정으로 가정한다.
신체의 손상된 조직으로 인한 통증에 있어 병리적으로 접근하지 않고, 치유적인 환경을 조성하여 스스로 기능을 회복하여 치유될 수 있도록 하는 것.

근막통증증후군_Myofascial pain syndrome

골격근이나 근막 내 존재하는 과민성 반응점이나 통증유발점(Trigger Points)으로 기인하는 국소적 근골격계 동통증후군이다.
통증의학과 의사인 트라웰(Trawell)과 시몬스(Simons)는 1983에 두 권의 책을 통해 근막통증증후군(Myofascial pain syndrome)을 정의하였고 다양한 치료법을 제시하였다. 국부통증의 원인을 인체의 힘의 역학적 균형 회복이라는 견지에서 치료해나가야 하며, 여기에 우울감과 삶의 질과 같은 인생의 정서적인 부분의 회복을 포함시켜 나가야 한다.

자연치유요가 프로그램은 근막통증증후군(통증유발점[통증이 시작되는 곳: Trigger Points]을 시작으로 연관통[referral pattern]이 있는 통증) 환자들을 위한 심층 스트레칭(stretching) 프로그램과 자세균형을 위한 근력 프로그램으로 구성되어 있다. 거기에 중간단계에 약한 근의 동작 시 스스로 자각하여 단련하는 치료과정을 포함하고 있다. 뿐만 아니라 정서적, 심리적 안정을 위한 유도된 심상훈련 명상프로그램을 포함하고 있다. 내면의식을 자각하는 고도의 집중상태를 명상이라고 했을 때, 진행되는 모든 과정이 명상의 몰입상태라고 인식할 수 있으나, 임상에서의 치유를 목적으로 하기 때문에 호흡법과 명상과 개인의 성향에 따라 유도된 심상(guided imagery) 프로그램을 치료를 위해 진행한다.

근간이 되는 이론은 트라웰(Trawell)과 시몬스(Simons)의 통증유발점(Trigger Point)을 심층이완 후 약한 조직의 근육단련과 자세를 유지하는 신체 근육의 다양한 체위를 통해 인체 전반의 교정을 이룬다.

치료에 있어 이완과 강화를 위한 적용 프로그램은 각기 환자의 경우에 따라 적절하게 적용해야 하나, 일반적으로 통증유발점을 위시한 연관된 통증 부위의 이완 이후 안정화를 위한 강화 동작을 실시하도록 한다. 이완을 위한 심상명상 방법은 환자에게 정서의 안정과 더불어 치료에 큰 도움을 줄 수 있다. 생활 속에서의 바른 자세에 대한 조언 또한 주요한 요소로 작용한다.

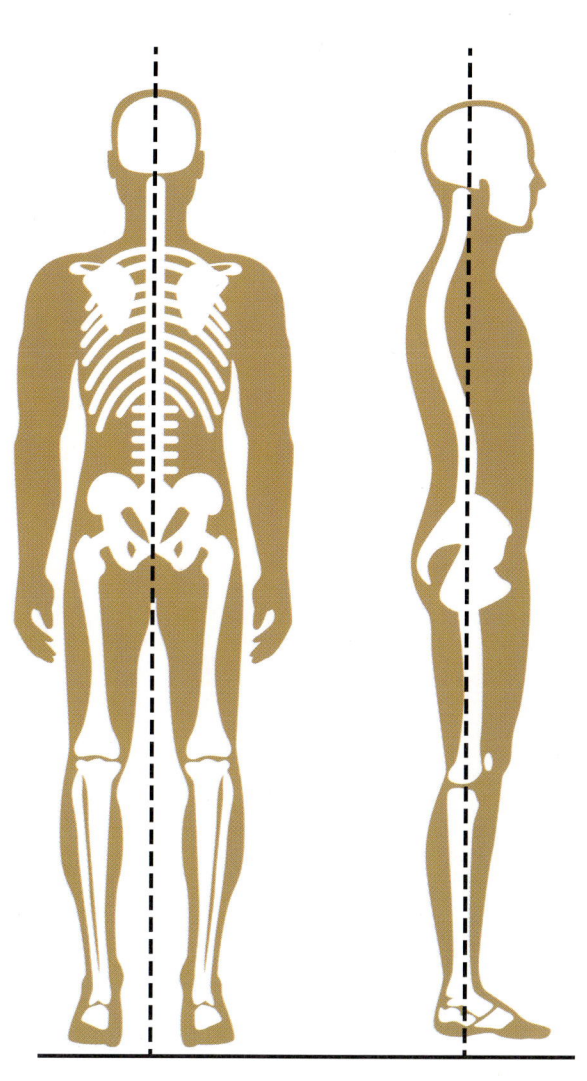

요통_Low Back Pain

만곡은 척추에 가해지는 스트레스를 감소시키며, 척추기능의 정상유지에 필수이다. 근골격계 질환들이 척추의 비정상적인 기능장애로 발생하며 척추 근육의 비대칭과 과긴장이 통증과 기능 장애를 가져온다.

요통환자는 요부근력 저하, 굴곡, 신전근 불균형이 특징이며 햄스트링, 대퇴사두근 발달이 요통 발생에 중요하다. 이 근력의 불균형이 인대 손상과 요부 상해를 가져온다.

만성요통의 경우 약물과 물리치료는 근본적 원인해결이 되지 못하여 보존요법이 필요하다고 알려져 있다.

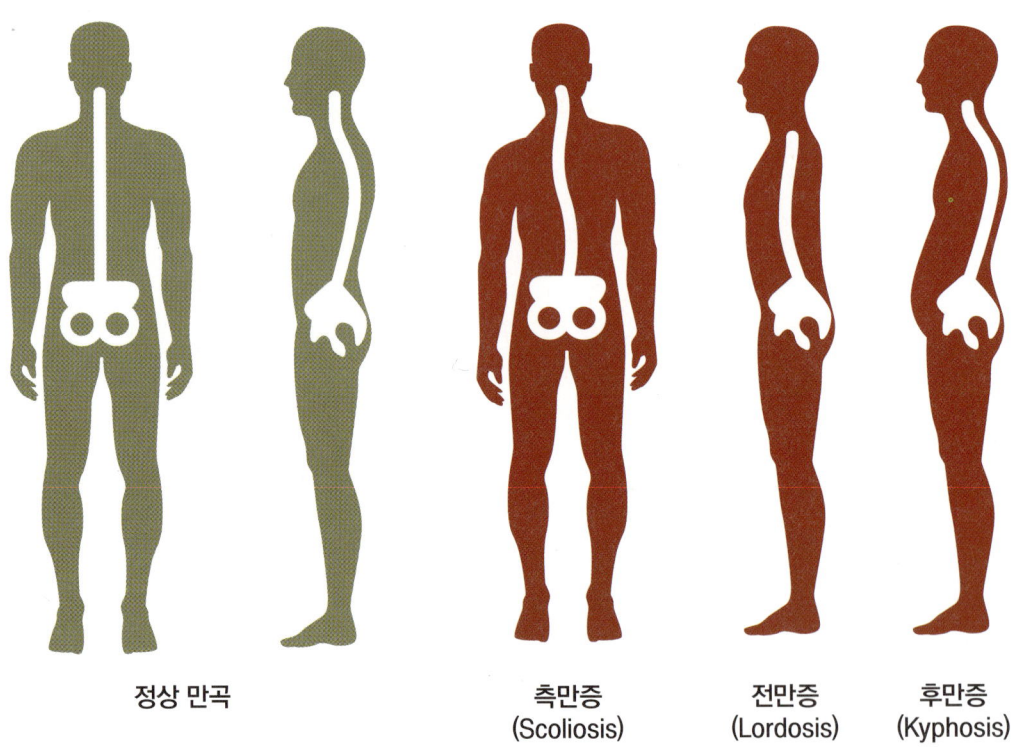

정상 만곡   측만증(Scoliosis)   전만증(Lordosis)   후만증(Kyphosis)

비정상 척추형태(Spine disorder)

만성요통은 요부와 골반부의 불안정성으로 인한 불규칙한 척추분전운동으로 근육 이상, 디스크, 후관절의 반복적 손상이 퇴행과 만성으로 이어지게 된다.

요통의 원인은 디스크 손상이나 척추 주변 조직의 손상이나 병리적 변화, 잘못된 자세, 운동 부족, 스트레스 그리고 심한 운동이나 사고, 노화 등이 있다.

기타 요통으로 근육통, 피부염, 욕창, 신경통, 신우염, 신주위염, 요관결석, 환경성 요통, 내장기관이 원인인 요통, 변형성 척추통, 골다공증, 추간관절염, 디스크 탈출, 척추분리증 등이 있다. 하지만 80% 이상이 허리구조의 문제가 아닌 연부조직의 악화에서 오는 경우가 대부분이다. 그래서 이완(Streching)이나 근육단련(Strengthening)의 척추형태별 운동프로그램과 심상법으로 어느 정도의 치유가 가능하다.

요통의 예방방법으로는

- 바른 자세와 평소 허리를 유연하게 한다.
- 허리근육을 강화한다.
- 수분 섭취를 많이 하고, 고칼슘 영양식을 즐긴다.
- 편한 신을 착용한다.
- 척추만곡을 유지시켜 줄 수 있는 의자를 선택한다.
- 너무 푹신하지 않은 침대를 이용한다.
- 요부와 골반, 고관절을 유연하게 가동범위 움직임을 충분히 하여, 무리한 힘에도 잘 견뎌낼 수 있도록 평소 유지한다.

자세에 따른 허리 부하 비교

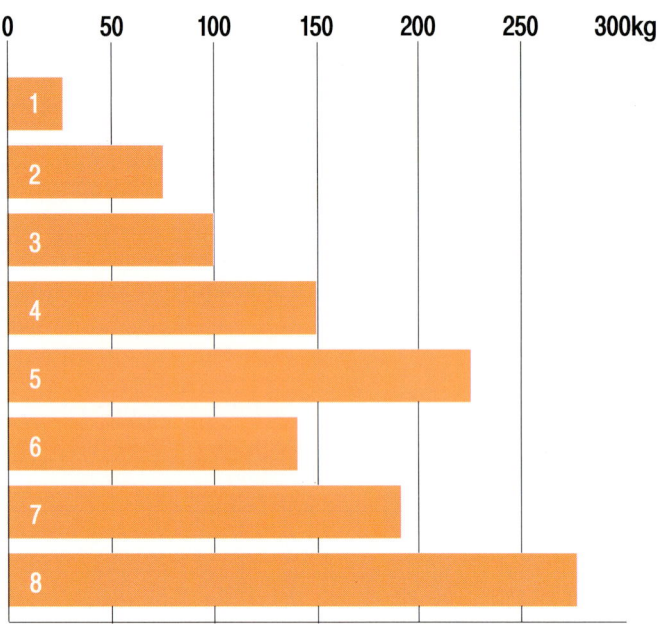

1. 바르게 누웠을 때
2. 옆으로 누웠을 때
3. 바로 섰을 때
4. 상체를 20도 앞으로 굽혔을 때
5. 상체를 20도 앞으로 굽힌 자세에서 20kg의 물건을 들었을 때
6. 팔이나 등에 받침대 없이 앉아있을 때
7. 의자에 앉아 상체를 20도 앞으로 굽혔을 때
8. 의자에 앉아 상체를 20도 앞으로 숙인 자세로 20kg의 물건을 들었을 때

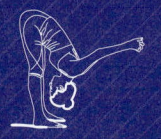 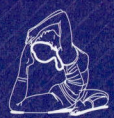 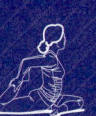 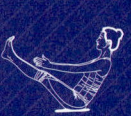

III
생활 속 요가 따라 하기

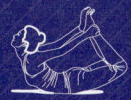 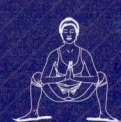 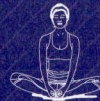 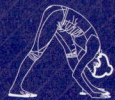

01
척추질환과 자연치유요가

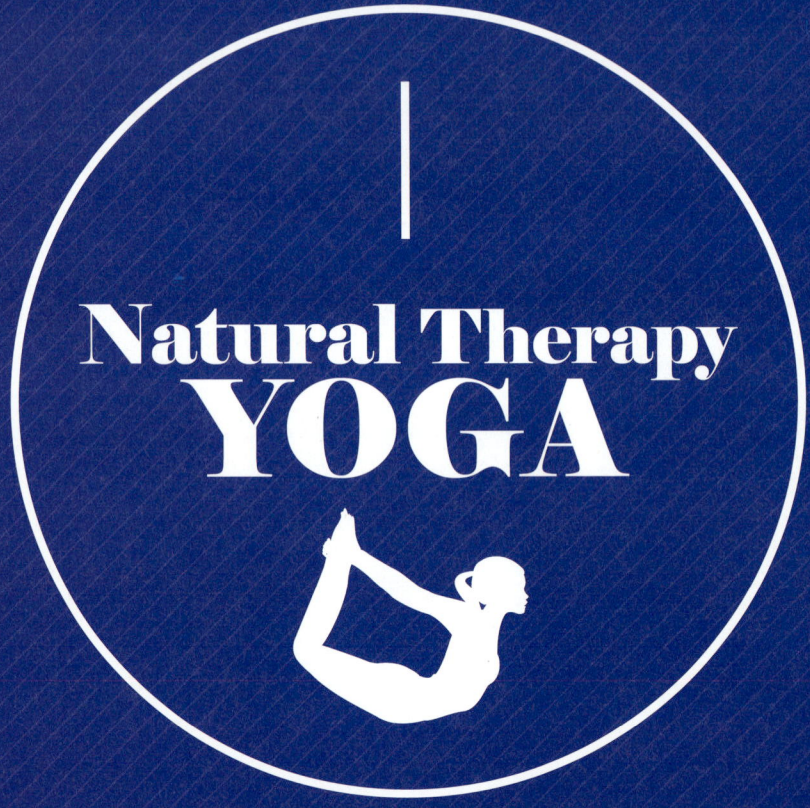

A_Warm Up_반드시 Warm Up부터 시작
B_모든 척추질환에서의 재활요가
만성요통
허리 추간판(디스크) 탈출
척추 협착증
경통: 목디스크, 두통
척추 후만증
노인성 후만증
척추 전만증
척추 측만증

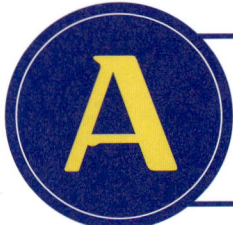

Warm Up 반드시 Warm Up부터 시작

1
- ▶ 바르게 앉은 자세에서 두 손은 바닥을 짚고, 두 다리는 골반 넓이로 벌린다.
- ▶ 발끝을 몸과 떨어지게 앞쪽으로 보낸다.
- ▶ 허벅지 힘을 주어 발끝을 몸쪽으로 당긴다.
- ▶ 어색한 방향은 한 번 더 실시한다.

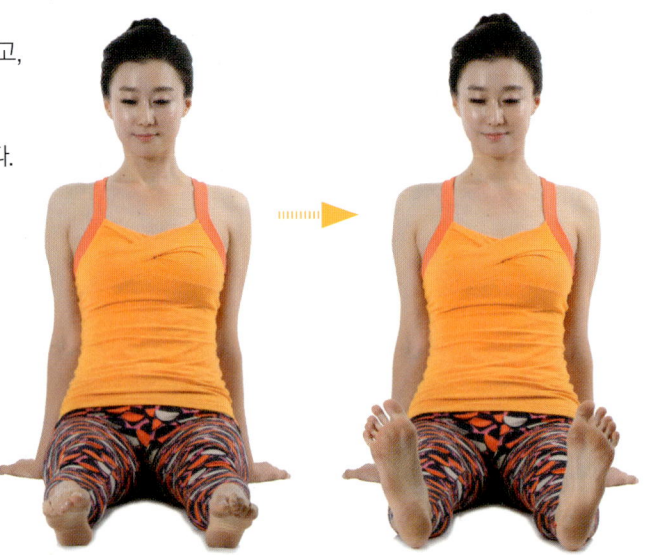

2
- ▶ 바르게 앉은 자세에서 두 손은 바닥을 짚고, 두 다리는 골반 넓이로 벌린다.
- ▶ 엄지발가락이 바닥에 닿도록 안쪽으로 누른다.
- ▶ 새끼발가락이 바닥에 닿도록 바깥쪽으로 연다.
- ▶ 어색한 방향은 한 번 더 실시한다.

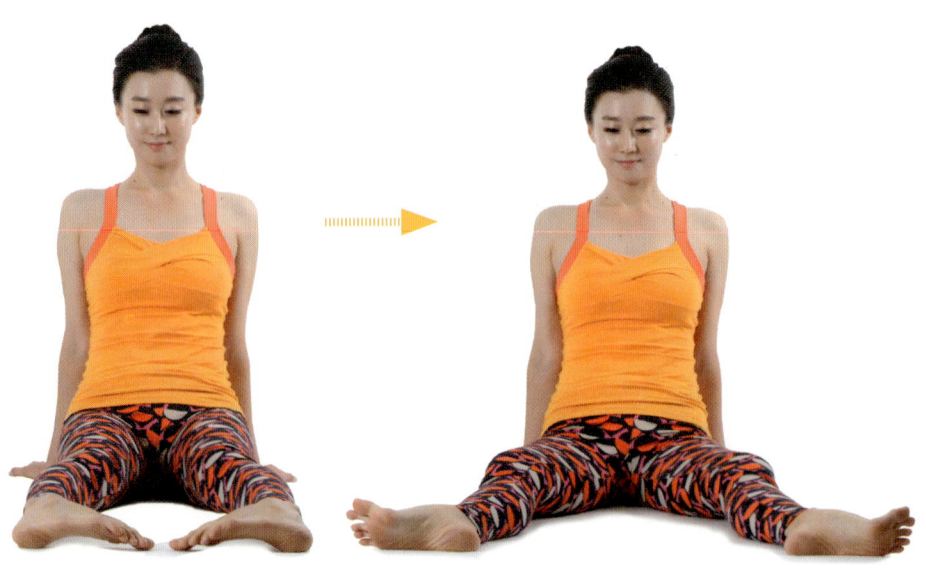

3
- ▶ 바르게 앉은 자세에서 두 다리를 앞으로 뻗고, 한쪽 다리는 무릎을 굽혀 반대쪽 다리 위에 얹는다.
- ▶ 한 손은 무릎을 감싸고 다른 한 손은 발을 감싼다.
- ▶ 마시는 호흡에 무릎을 몸 가까이 끌어당기고, 내쉬는 호흡에 바닥으로 지그시 누른다.
- ▶ 3회 정도 반복하고, 무릎을 바닥에 내려놓고 내쉬는 호흡에 상체를 숙인다.
- ▶ 10~20초간 유지하기를 3회 반복한다.
- ▶ 반대쪽도 같은 요령으로 실시한다.

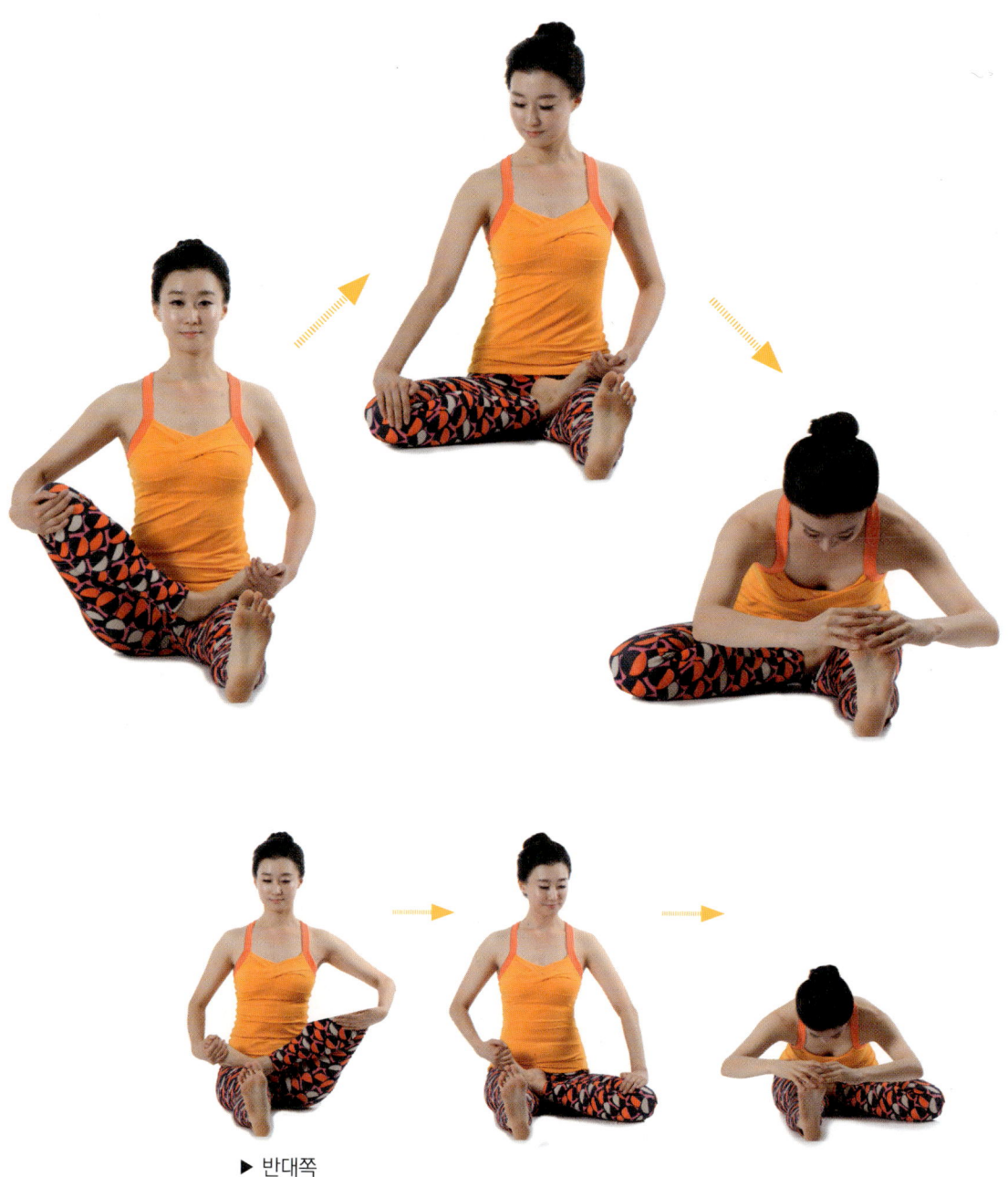

▶ 반대쪽

- 바르게 앉은 자세에서 한쪽 다리는 바깥쪽, 반대쪽 다리는 안쪽으로 접는다.
- 내쉬는 호흡에 다리가 바깥쪽으로 접힌 방향으로 상체를 기울여 한 손은 바닥에 두고 반대쪽 손은 귀 가까이 가져와 뻗는다. 이때 시선은 고개를 돌려 천장을 바라본다.
- 천천히 돌아와 바닥을 짚었던 손을 약간 뒤쪽으로 이동해 짚고, 나머지 손은 크게 원을 그리면서 내쉬는 호흡에 엉덩이를 들어 상체를 뒤로 젖힌다.
- 좌우를 한 번씩 10~20초 유지하고 위축이 느껴지는 방향을 한 번 더 실시한다.

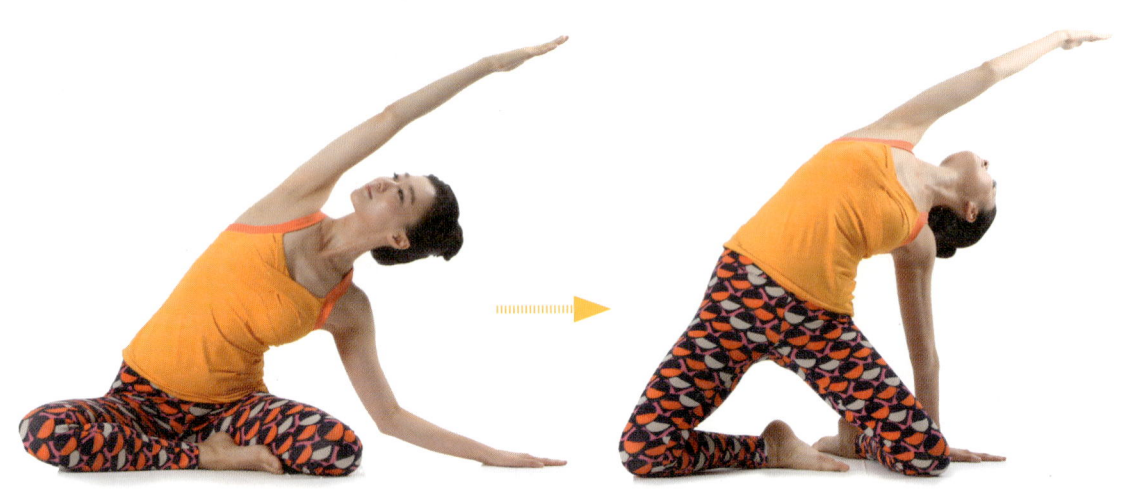

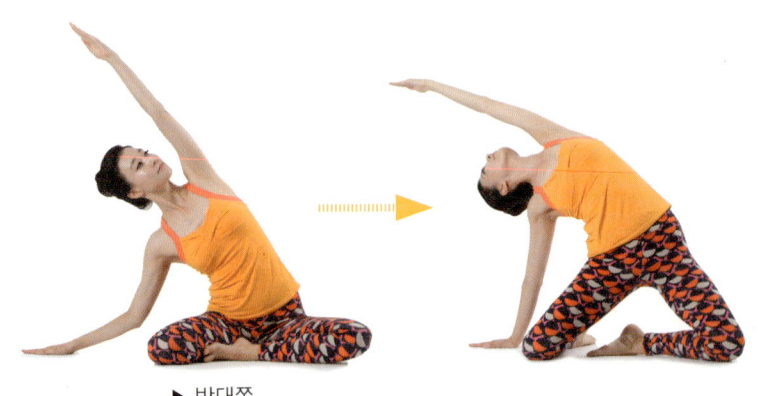

▶ 반대쪽

5
- ▶ 바르게 앉아 두 다리를 앞으로 펴준다.
- ▶ 한쪽 무릎을 세워 반대쪽 무릎의 바깥쪽으로 발바닥을 내려놓는다.
- ▶ 몸통을 약간 비틀어 세워진 무릎의 반대쪽 팔을 이용해 무릎을 안쪽으로 밀어내고, 다른 한 손은 꼬리뼈 뒤쪽을 짚어 내쉬는 호흡에 몸통을 강하게 비튼다. 이때 시선은 뒤쪽을 본다.
- ▶ 좌우를 한 번씩 10~20초 유지하고 위축이 느껴지는 방향을 한 번 더 실시한다.

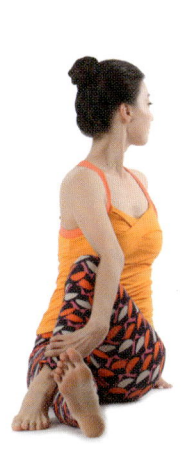

▶ 반대쪽

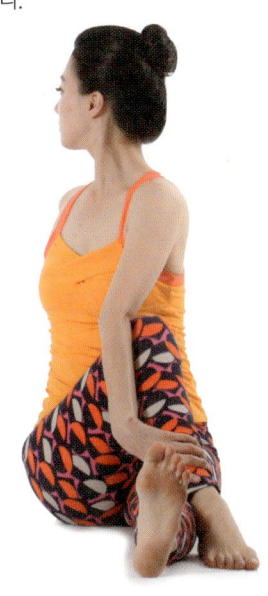

6
- ▶ 기는 자세에서 다리는 골반 넓이, 팔은 어깨너비로 벌린다.
- ▶ 마시는 호흡에 허리를 오목하게 하여 시선은 천장을 바라보고 귀와 어깨는 멀어진다.
- ▶ 내쉬는 호흡에 척추를 동그랗게 말아 시선은 배꼽을 바라본다.
- ▶ 10~20초간 유지하기를 3회 정도 실시한다.

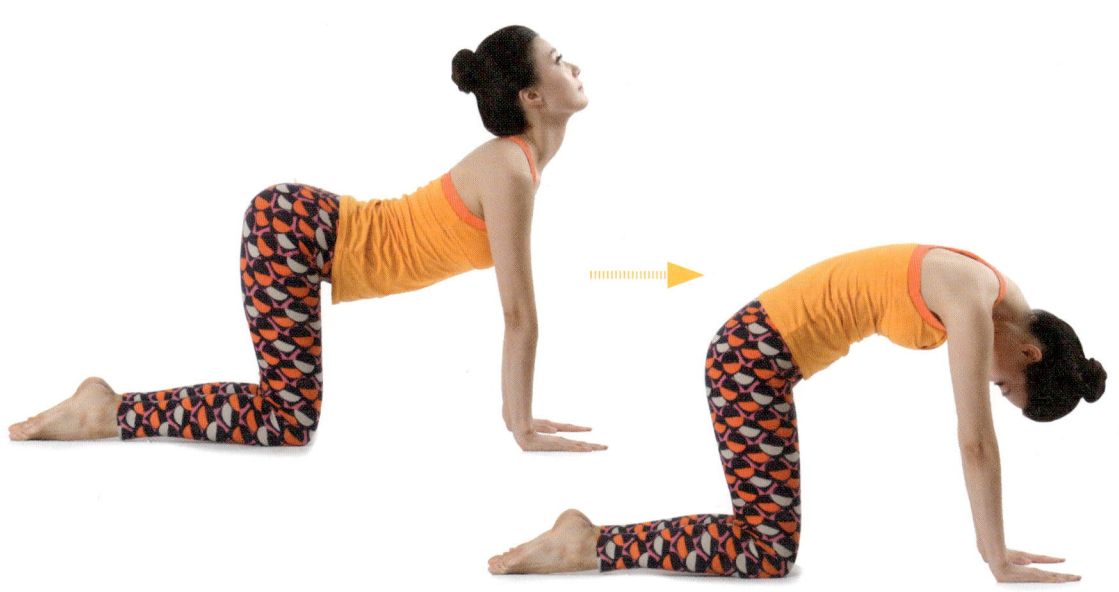

- ▶ 두 다리는 골반 넓이, 무릎은 직각으로 세운다.
- ▶ 양팔은 멀리 뻗어 겨드랑이와 가슴이 바닥에 닿도록 어깨를 쭉 펴주고 턱을 바닥에 두거나 이마를 바닥에 둔다.
- ▶ 내쉬면서 가슴이 점점 바닥에 닿는 느낌으로 10~20초 유지한다.

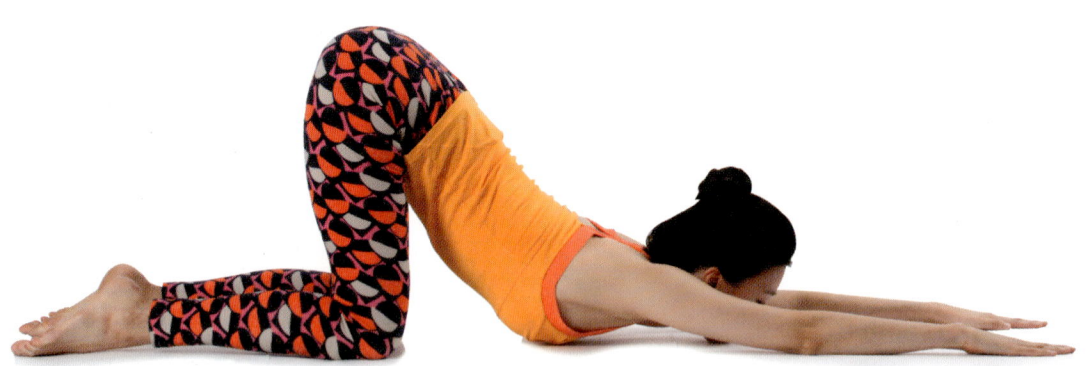

8
- ▶ 손발은 각각 어깨너비로 벌리고 엉덩이를 높이 치켜 올린다.
- ▶ 내쉬는 호흡에 등을 곧게 펴주고, 허벅지 힘을 이용해 무릎을 길게 뻗어 발바닥 전체가 바닥에 닿도록 한다.
- ▶ 10~20초 유지한다.

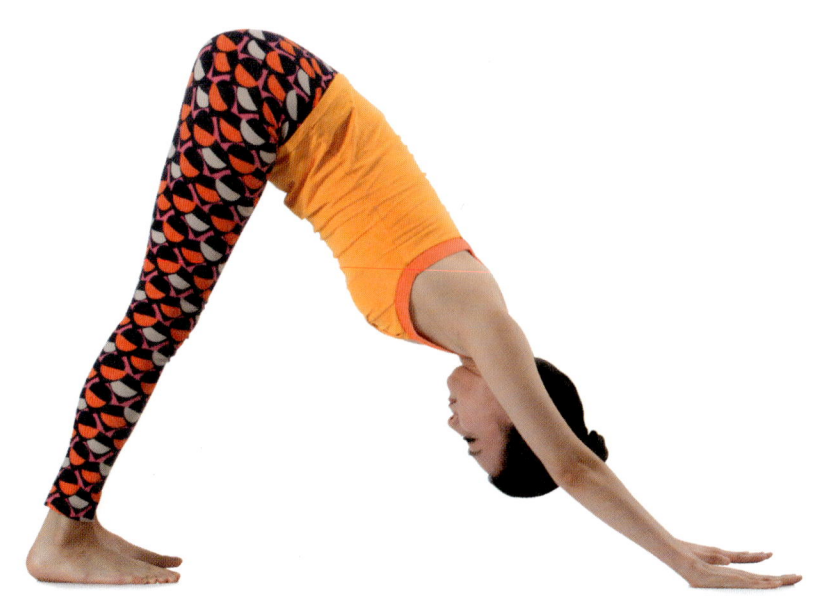

9
- 엎드린 자세에서 팔꿈치를 굽혀 두 손을 가슴 옆에 두고, 두 다리는 골반 넓이로 벌린다.
- 마시는 호흡에 천천히 상체를 일으켜 세우고 고개를 뒤로 젖힌다. 이때 엉덩이와 허리에 힘을 동시에 주어 허리에 무리가 가지 않게 한다.
- 10~20초간 유지하기를 3회 반복한다.

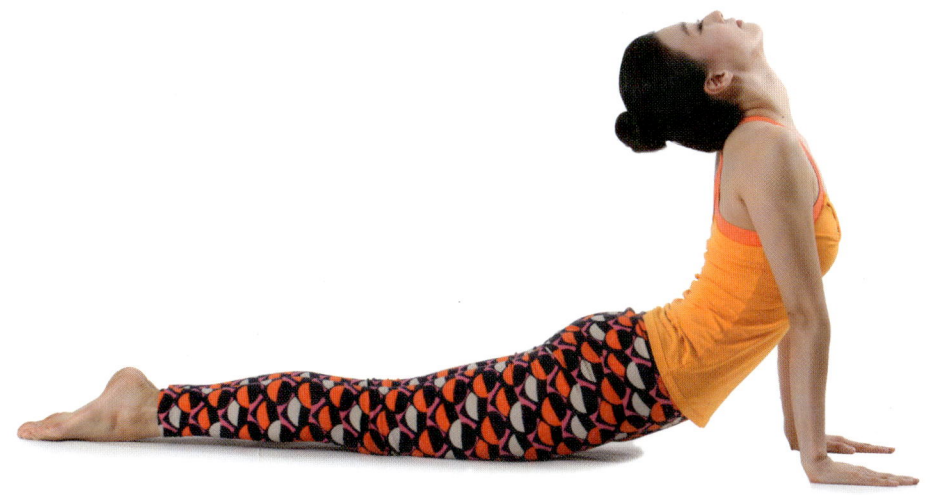

10
- 무릎과 이마를 바닥에 댄 뒤 팔을 아래로 뻗어 준다.
- 깊게 호흡하면서 잠시 휴식을 취한다.

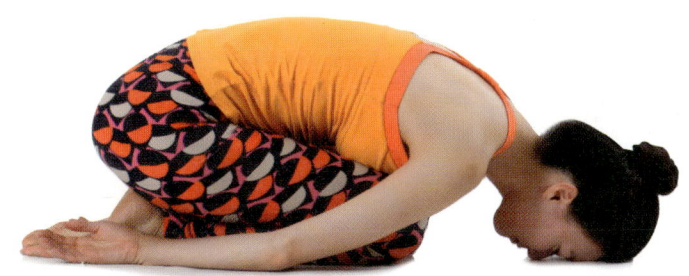

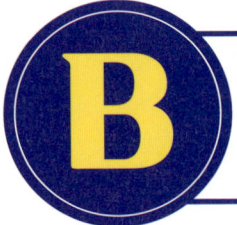

모든 척추질환에서의 재활요가
_Muscaloskeletal Rehabilitation YOGA

1
- ▶ 등을 대고 누워 두 팔을 옆으로 펴고
- ▶ 한쪽 무릎을 세워 반대쪽 무릎 위에 발바닥을 올려놓는다.
- ▶ 반대쪽 손으로 세워진 무릎을 감싸고, 다른 한 팔은 어깨 힘을 풀어 바닥에 고정시킨다. 내쉬는 호흡에 무릎을 바닥으로 낮추고 고개는 반대로 돌린다.
- ▶ 좌우를 한 번씩 10~20초 유지하고 위축이 느껴지는 방향을 한 번 더 실시한다.

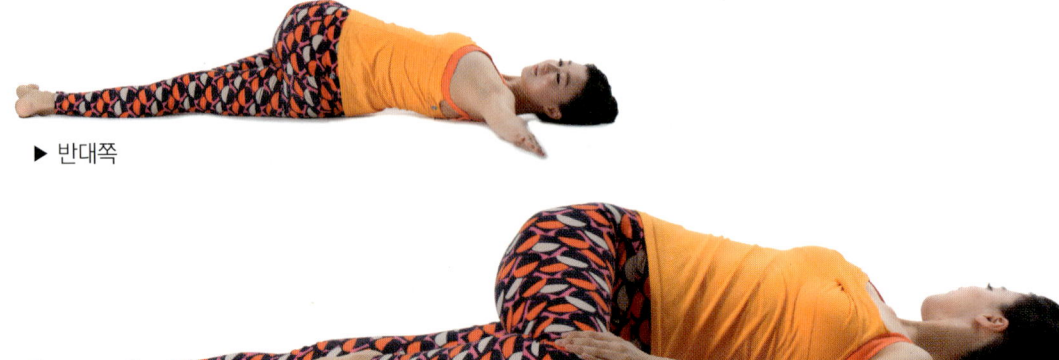

▶ 반대쪽

2
- ▶ 등을 바닥에 두고 무릎을 세워 뒤꿈치와 엉덩이가 가까워지도록 한다.
- ▶ 발과 무릎은 골반 넓이로 벌리고, 양손은 엉덩이 옆 바닥을 짚는다.
- ▶ 내쉬는 호흡에 괄약근을 지그시 조이며 골반을 천천히 들어올린다.
- ▶ 10~20초 유지하고 내려오기를 3회 정도 실시한다.

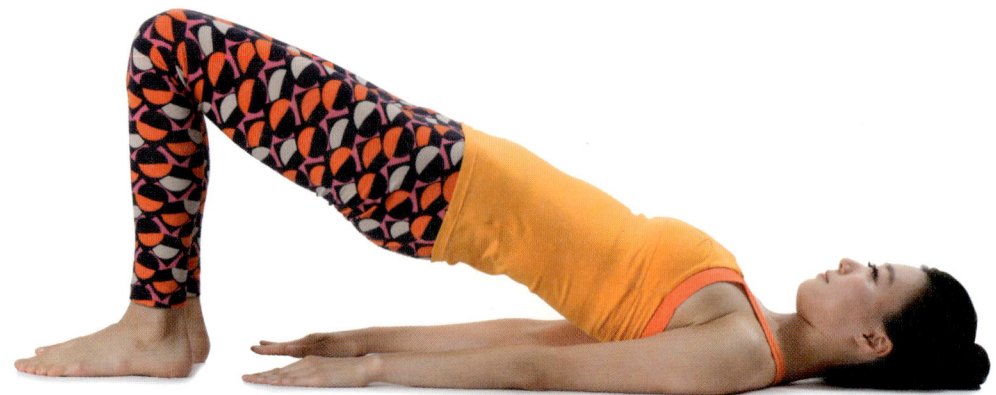

3
- ▶ 등을 바닥에 두고 두 다리를 가지런히 모은 상태에서 무릎을 세워 뒤꿈치와 엉덩이가 가까워지도록 한다.
- ▶ 내쉬는 호흡에 괄약근을 지그시 조이며 골반을 천천히 들어올린다.
- ▶ 한쪽 다리를 들어 대각선 방향으로 길게 뻗어주고, 이때 무릎의 위치는 나란하도록 한다.
- ▶ 좌우를 한 번씩 10~20초 유지하고 힘이 받지 않는 쪽은 한 번 더 실시한다.

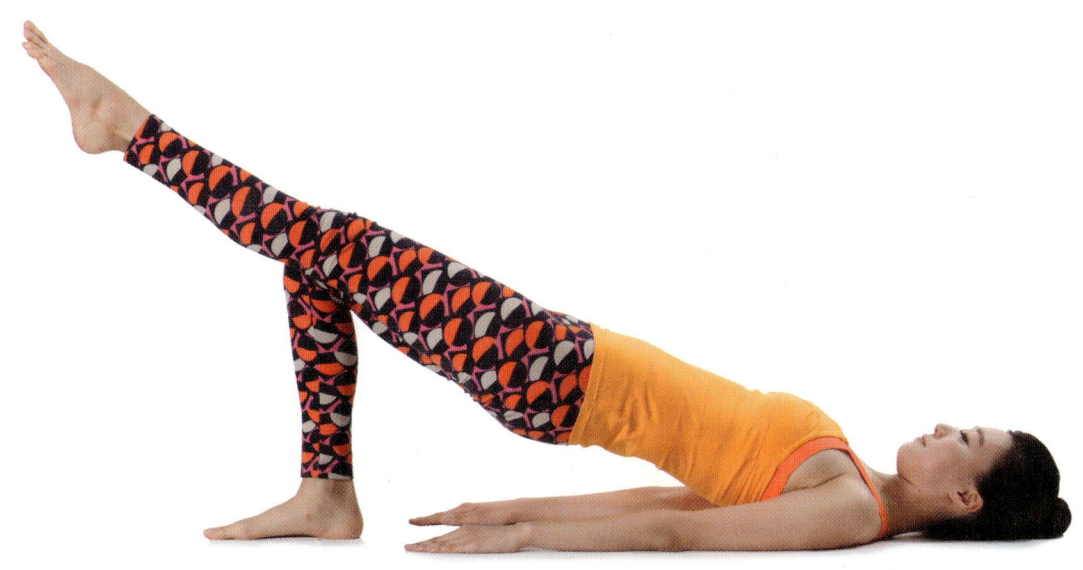

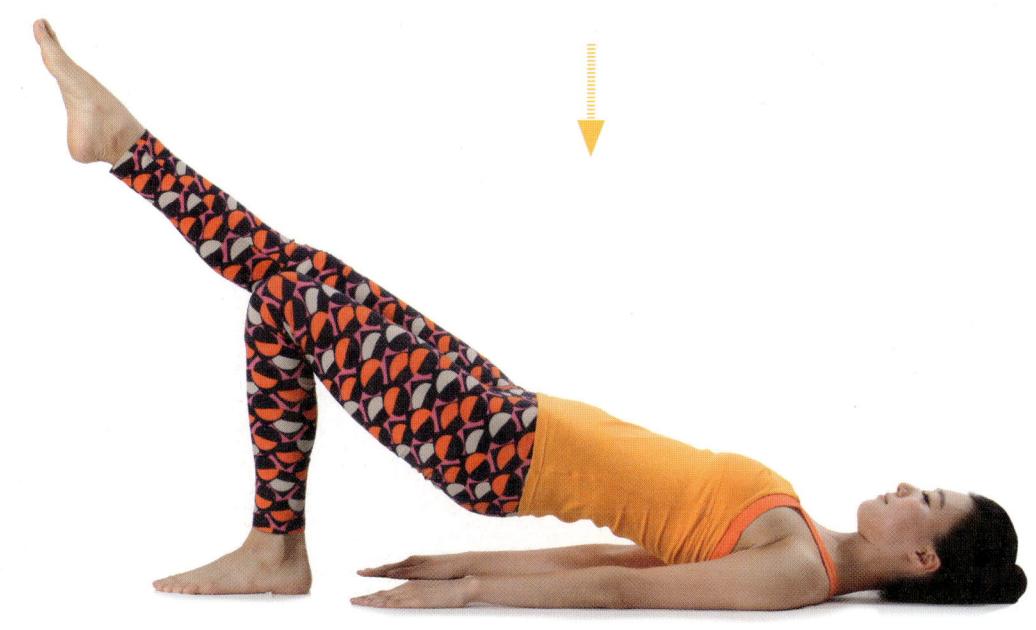

- ▶ 등을 바닥에 대고 누운 자세에서 양손은 머리 뒤 깍지를 하고 무릎은 11자로 세워 골반 넓이로 유지한다.
- ▶ 배꼽을 척추 쪽으로 당겨 내쉬는 호흡에 상체를 들어 날개뼈가 바닥에 닿지 않게 한다.
- ▶ 10~15회 정도 실시한다.
- ▶ 점차적으로 횟수를 늘려간다.

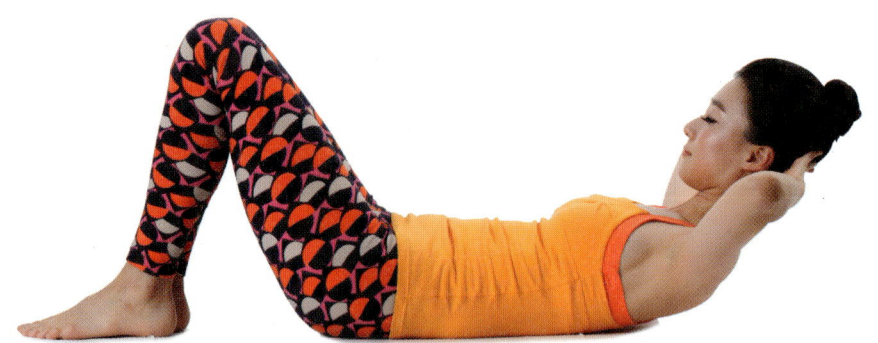

5
- ▶ 무릎을 살짝 구부려 측면을 바라보고 누운 상태에서 위에서 몸을 바라봤을 때 어깨, 척추, 골반, 발바닥이 일직선상에 놓이도록 한다. 양손은 머리 뒤에서 깍지를 낀다.
- ▶ 내쉬는 호흡에 가슴을 들어올린다.
- ▶ 10~15회 실시한다.
- ▶ 점차적으로 횟수를 늘려간다.

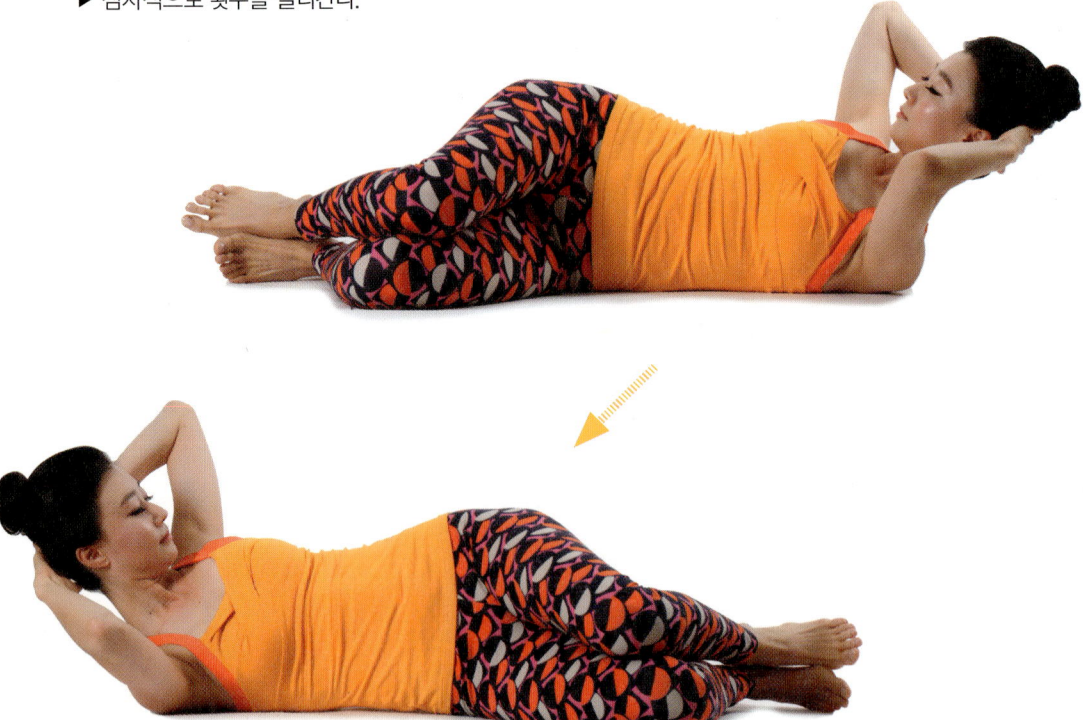

6
- 기는 자세에서 내쉬는 호흡에 한쪽 다리를 뒤로 길게 뻗는다. 이때 골반은 나란한 상태를 유지하고, 발끝은 몸쪽을 향하도록 한다.
- 몸이 안정되었다면 들어올린 다리의 반대쪽 팔을 귀 옆으로 붙여 앞으로 길게 뻗는다.
- 좌우를 한 번씩 10~20초 유지하고 힘이 받지 않는 쪽은 한 번 더 실시한다.

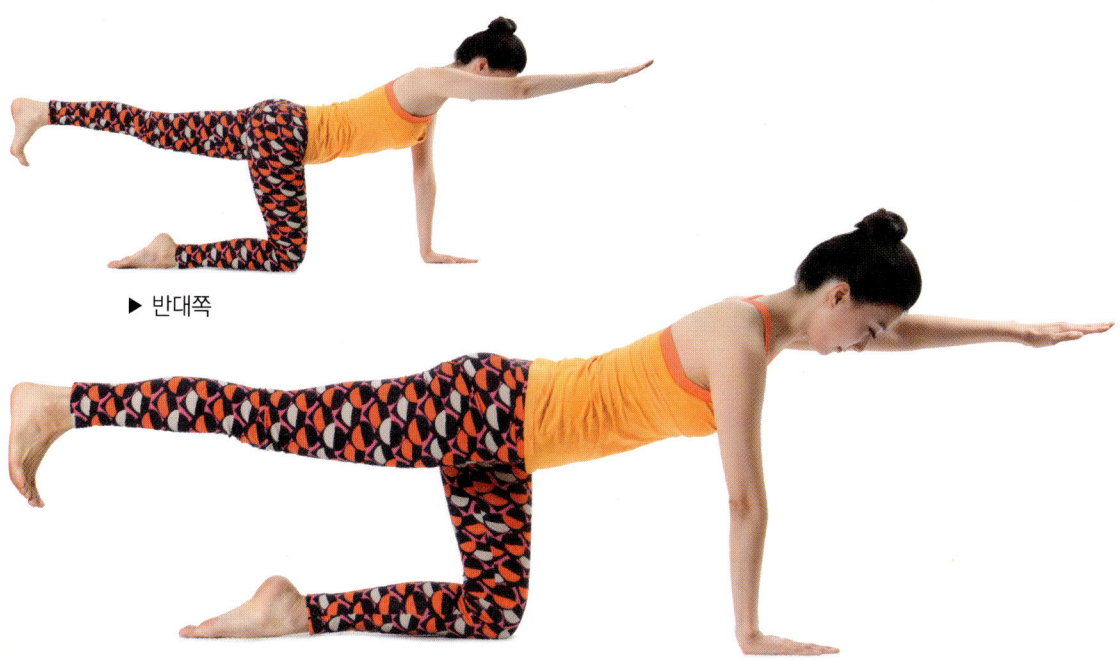

▶ 반대쪽

7
- 바르게 앉아, 한 손으로 얼굴 옆쪽을 막고 서로 밀어주는 힘으로 버틴다.
- 10~20초간 버티기를 3회 정도 실시한다.
- 반대쪽도 같은 요령으로 실시한다.

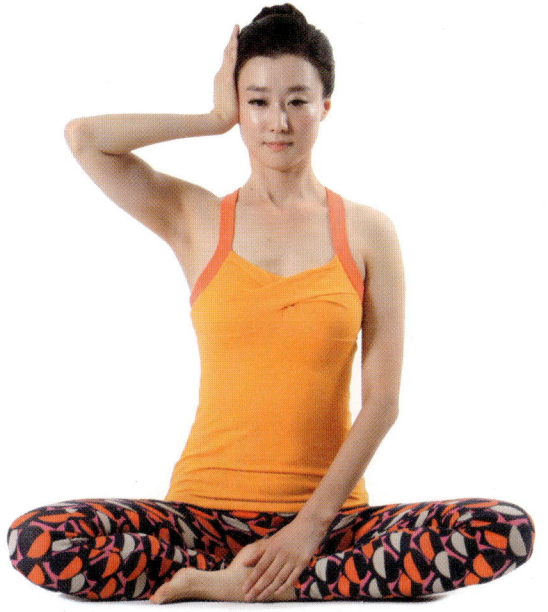
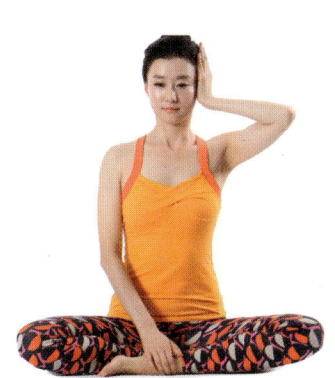

▶ 반대쪽

8
- 바르게 앉아, 양손을 깍지 끼고 머리 뒤쪽과 앞쪽을 서로 밀어주는 힘으로 버틴다.
- 10~20초간 버티기를 3회 반복한다.

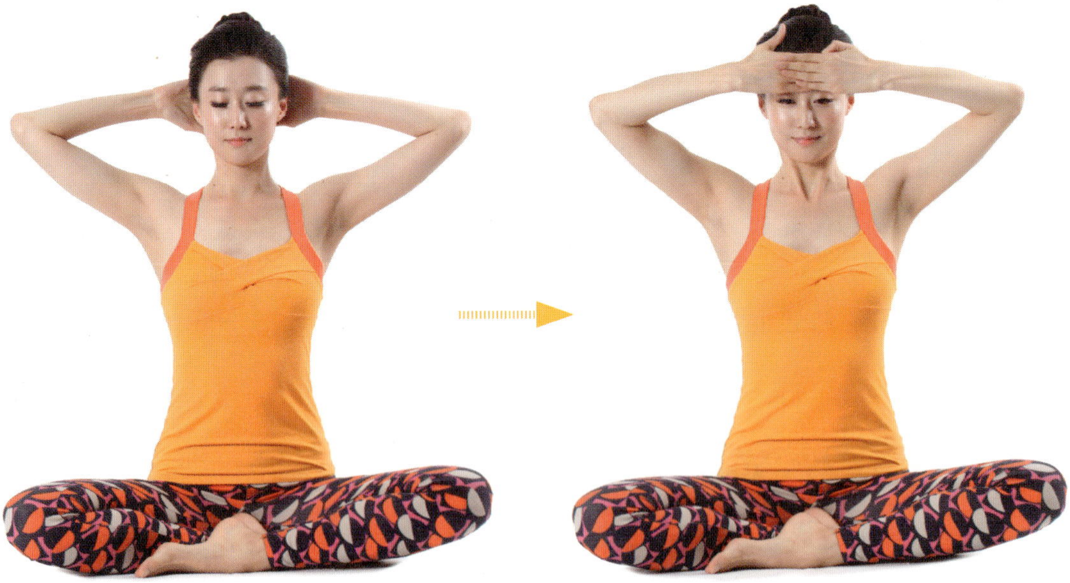

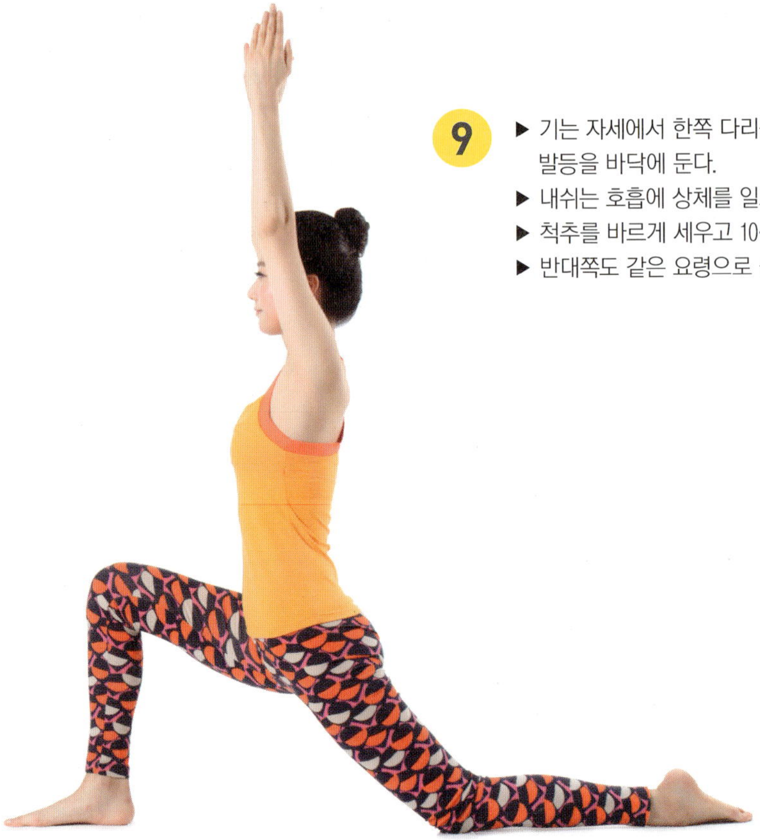

9
- 기는 자세에서 한쪽 다리를 양손 사이에 두고 반대쪽 다리는 발등을 바닥에 둔다.
- 내쉬는 호흡에 상체를 일으켜 세워 두 팔은 천장을 향해 뻗는다.
- 척추를 바르게 세우고 10~20초간 유지하기를 3회 실시한다.
- 반대쪽도 같은 요령으로 실시한다.

만성요통
Chronic Back Pain

만성요통은 6개월 이상 통증이 있다가 없다를 반복하면서 허리에 남아 있는 통증이다. 다리의 뒤쪽을 따라 저릿한 증상이나 근육의 위축현상을 동반하기도 한다. 60세 이전 남성과 여성의 발생빈도는 비슷하나, 이후에는 여성에게 더 많이 발생한다고 알려져 있다. 만성요통은 요추와 천추(薦椎) 만곡의 비정상적 골격의 형태로 인한 불규칙한 척추 분절운동이 대표적인 원인이 된다.

요통은 불량한 자세, 갑작스런 물건 들기, 운동 부족, 비만, 허리인대와 근육의 손상에 의한 좌상, 내장 질환, 추간판 탈출증, 노화 등 다양한 원인이 있다.

척추의 안정은 골반기저근, 복횡근, 다열근, 횡경막의 공동 수축에 의한 압력으로 안정을 유지하게 된다. 이러한 근력의 약화와 근육의 비대칭이 척추 형태의 불균형과 통증으로 이어지게 된다. 만성요통 환자들은 요부근력 저하, 굴곡, 신전근 불균형이 특징으로, 이 근력의 불균형이 인대 손상과 요추부에 상해를 준다고 알려져 있다. 또한 햄스트링, 대퇴사두근 발달이 요통 발생에 중요하다.

요추 및 골반과 고관절의 가동범위 운동을 충분히 하여 무리한 힘에도 잘 견뎌낼 수 있도록 허리를 유연하게 하면서, 허리 주위 근육을 강화하는 훈련을 해야 한다. 그리고 바른 자세 유지와 수분 섭취를 많이 하고 고칼슘 등의 영양식이를 실천한다.

척추교정운동, 하지관절과 요부의 유연성을 회복, 요천추만곡의 교정, 허리 주변근의 주동근과 길항근의 적절한 근력비율, 안정화 단계에서는 척추의 수직압력을 높이는 신전근 강화에 더욱 주력해야 한다.

1
- ▶ 등을 바닥에 대고 누운 뒤 두 무릎을 굽혀 양손으로 정강이를 감싼다.
- ▶ 내쉬는 호흡에 두 다리를 상체 쪽으로 끌어 당긴다.
- ▶ 10~20초간 유지하기를 3회 반복한다.

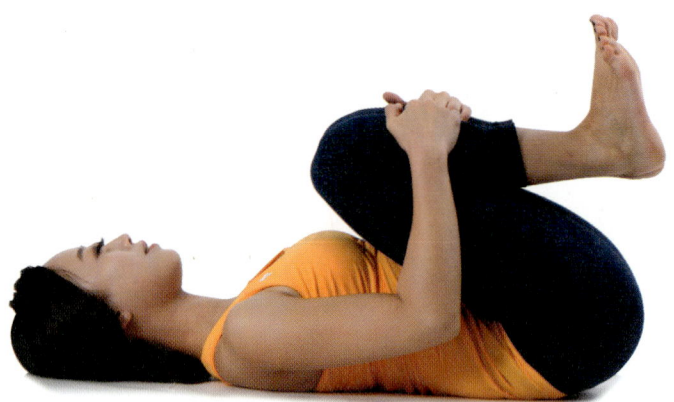

2
- ▶ 등을 바닥에 대고 누워 무릎을 세운다.
- ▶ 양팔을 옆으로 뻗고, 발은 바닥에서 살짝 들어 올려 다리가 ㄱ자 모양이 되도록 한다.
- ▶ 내쉬는 호흡에 두 무릎을 한쪽으로 기울이고 시선은 반대편을 바라본다.
- ▶ 10~20초간 유지하고 반대쪽도 같은 요령으로 실시한다.
- ▶ 어색한 방향을 한 번 더 실시한다.

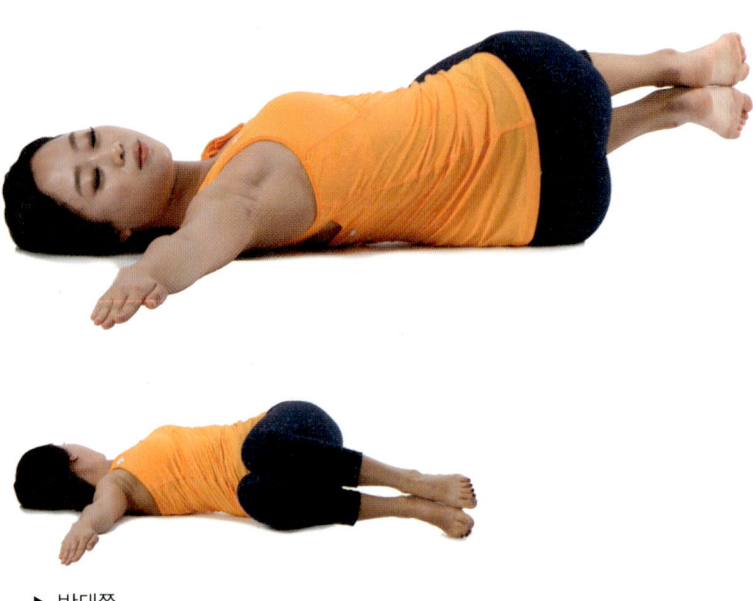

▶ 반대쪽

3
- ▶ 기는 자세에서 다리는 골반 넓이, 팔은 어깨너비로 벌린다.
- ▶ 마시는 호흡에 허리를 오목하게 하고 고개를 뒤로 가볍게 젖힌다.
- ▶ 내쉬는 호흡에 등을 동그랗게 말아 시선은 배꼽을 바라본다.
- ▶ 10~20초 유지하기를 3회 실시한다.

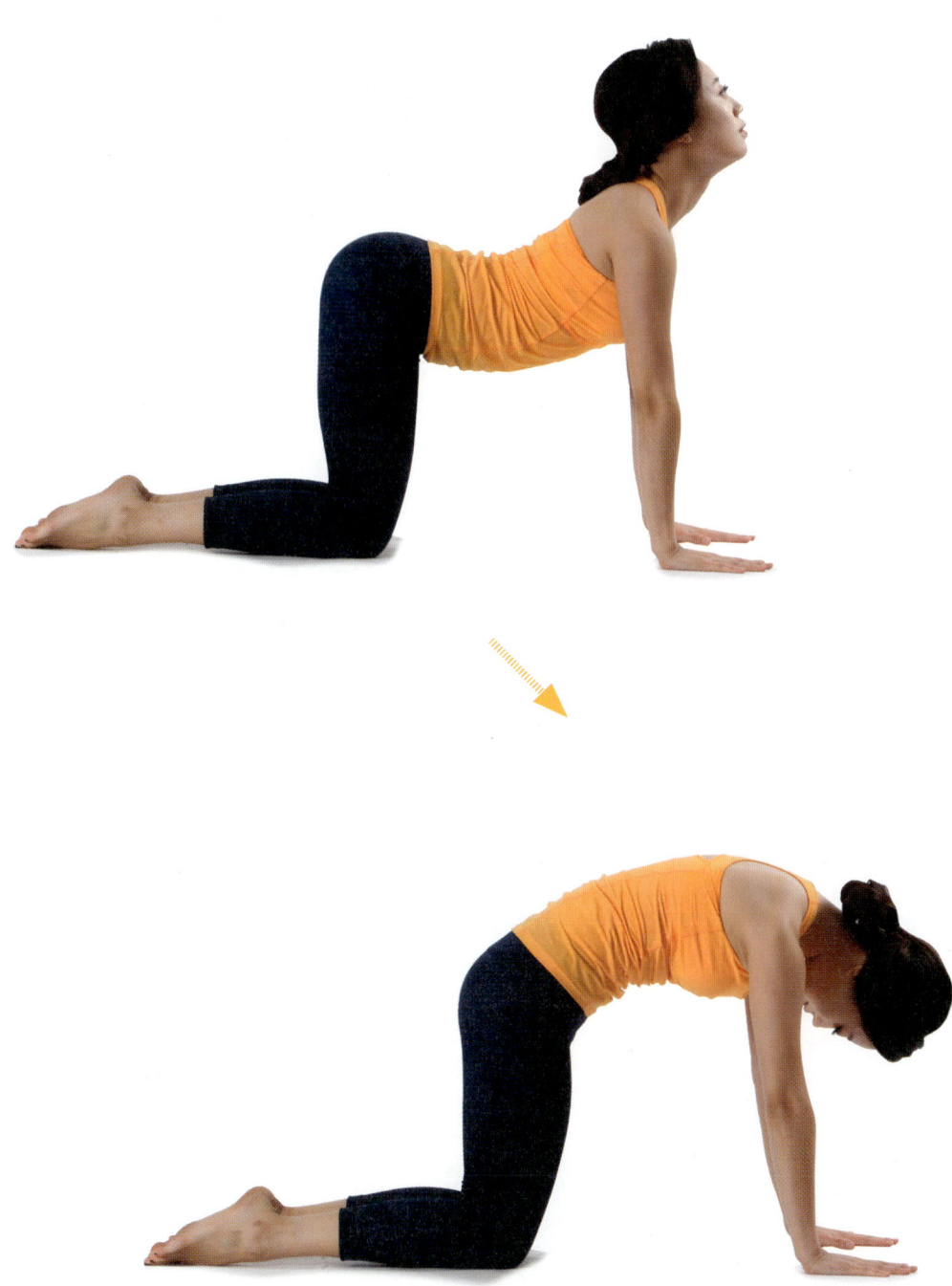

4
- 배를 바닥에 대고 엎드려 손은 어깨 옆 바닥을 짚고 두 다리는 골반 넓이로 벌린다.
- 마시는 호흡에 상체를 45도 정도로 들어올린다.
- 10~20초간 유지하고 내려오기를 3회 정도 실시한다.

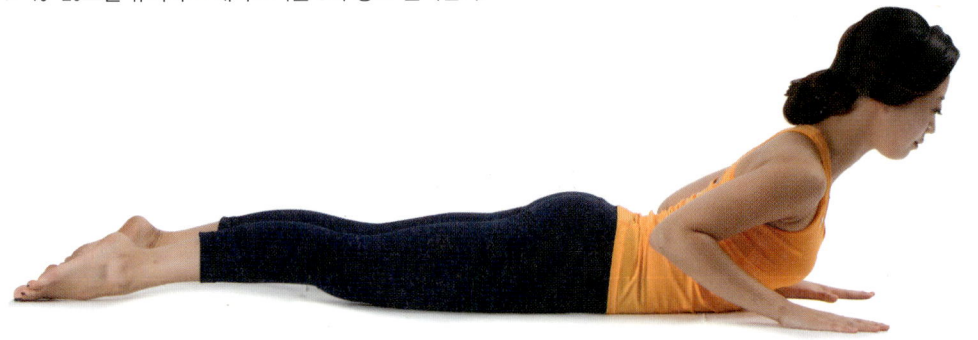

5
- 등을 바닥에 두고 무릎을 세워 뒤꿈치와 엉덩이가 가까워지도록 한다.
- 발과 무릎은 골반 넓이로 벌리고, 양손은 엉덩이 옆 바닥을 짚는다.
- 내쉬는 호흡에 괄약근을 지그시 조이며 골반을 천천히 들어올린다.
- 10~20초 유지하고 내려오기를 3회 정도 실시한다.

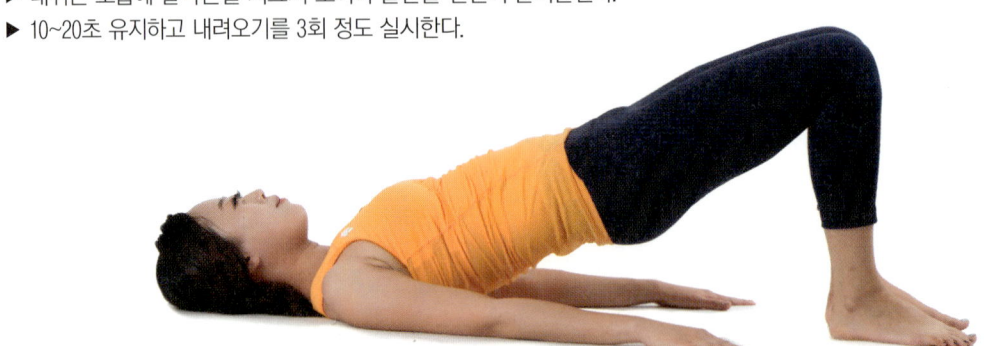

6
- 배를 바닥에 대고 엎드려 두 다리는 골반 넓이로 벌리고 양팔은 어깨넓이로 벌려 위로 길게 뻗어준다. 내쉬는 숨에 상하체를 동시에 들어올린다.
- 마시는 호흡에 상체를 45도 정도로 들어올린다.
- 10~20초간 유지하고 내려오기를 3회 정도 실시한다.

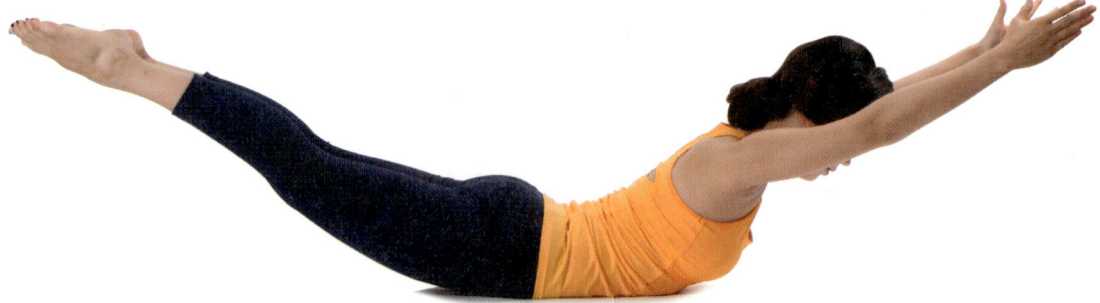

7
▶ 무릎과 이마를 바닥에 댄 뒤 팔을 앞으로 뻗는다.
▶ 깊게 호흡하면서 잠시 휴식을 취한다.

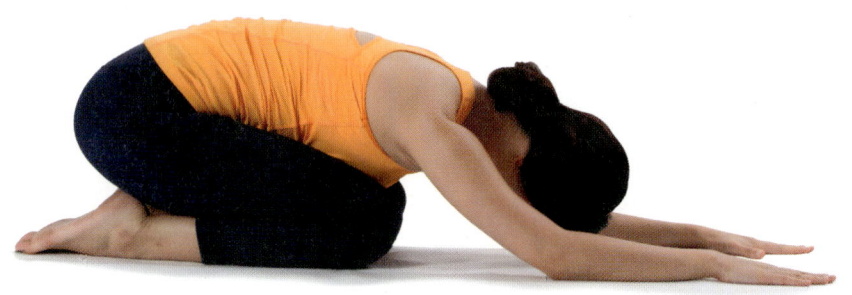

8
▶ 등을 대고 누운 자세에서 무릎을 세운다.
▶ 내쉬는 호흡에 두 팔을 앞으로 뻗어 손끝이 무릎 가까이 가도록 상체를 일으켜 세운다.
▶ 10~20회 반복한다.
▶ 점차적으로 횟수를 늘려간다.

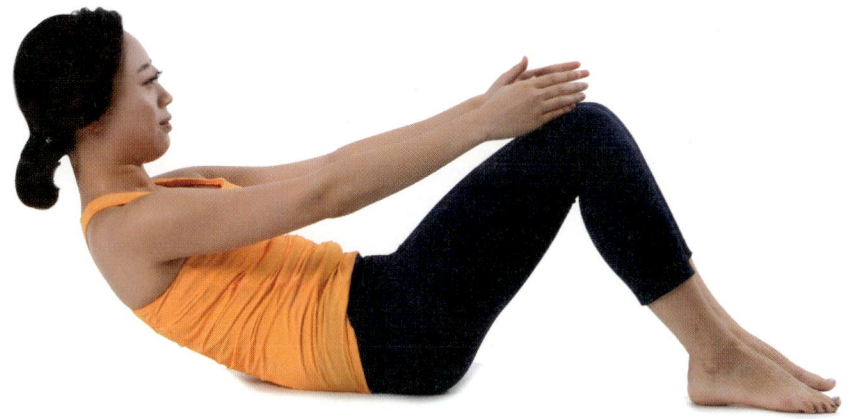

허리 추간판(디스크) 탈출
Hernia of intervertebral discs

추간판, 추간원판, 디스크라고 불리는 척추 사이사이에 충격 완충역할을 하는 디스크의 구조는 18~23층의 양파구조다. 99%는 수분으로 구성된 얇은 막이며 그 외 콜라겐, 칼슘, 단백질 등으로 구성되어 있다.

무거운 물건을 들어 올릴 때 힘이 집중되며 급작스럽게 허리에 큰 부하가 있을 때 충격을 받게 된다. 충격 시 뒤에서 지탱하고 있는 인대 조직이 파열되어 추간판이 뒤로 밀리면 그 후방에 위치한 신경근이나 척수경막을 압박하여 통증을 일으킨다. 원인은 무리한 운동, 갑작스런 물건 들기, 오랜 시간 동안 앉은 자세유지 등에 의해 유발된다.

증상은 허리통증이 엉덩이와 하지까지 이어지는 통증과 디스크 탈출의 신경근의 시작이 어디인지에 따라 엄지발가락 혹은 새끼발가락까지 저리는 증세를 특징

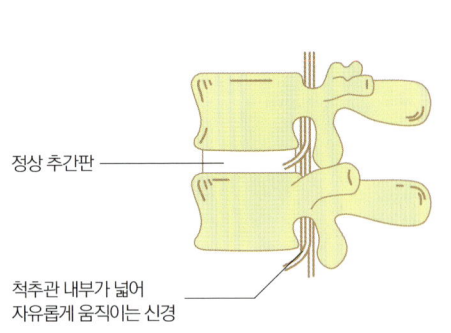

정상적인 요추

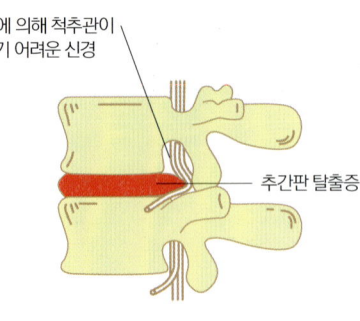

허리디스크가 생긴 요추

으로 한다. 다리가 저리거나 차고 감각이 둔해지면서 다리 근육의 힘이 떨어지고 심각한 경우엔 대소변 장애까지 동반하게 된다.

    디스크 탈출이 수핵 탈출로 진전되면 허리통증은 없어지면서 통증이 하지 쪽에만 있거나, 종아리 근육과 발가락이 말라가면서 걷질 못하거나, 다리를 10도 이상 들 수 없고 대소변을 스스로 조절하지 못한다. 이런 경우엔 반드시 의료적 치료를 받아야 한다. 추간판 탈출 질환자의 특징은 요가 동작의 굴곡(허리를 구부리는 자세) 시 동작이 되지 않거나, 허리 불편을 특징으로 한다. 허리만의 원인으로 시작된 통증이 아닐 수 있고 경우에 따라서 골반 형태가 허리디스크의 원인이 될 수도 있어 골반 형태의 교정과 안정화와 더불어 통증 초기에는 복부강화 동작과 허리 신전근 강화를 우선 실시한 후 서서히 척추 주변근의 균형과 요부의 유연성을 증진시켜야 한다.

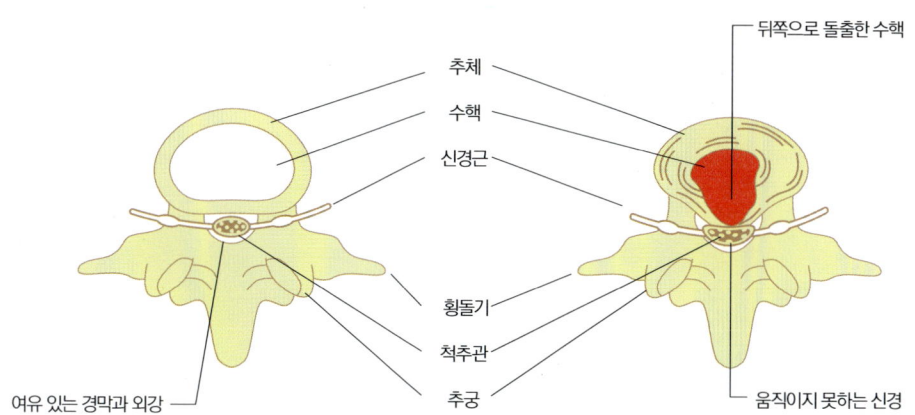

1
- ▶ 바르게 앉은 자세에서 다리를 뻗어 한쪽 다리를 안으로 접고, 반대쪽 다리는 옆으로 뻗는다.
- ▶ 상체를 접은 다리 쪽으로 돌리면서 반대쪽 다리는 엉덩이와 일직선이 되도록 뻗어 무릎과 발등이 바닥에 닿게 한다.
- ▶ 한 손은 무릎, 다른 한 손은 발바닥 위에 올리고, 허리를 바르게 편다.
- ▶ 10~20초간 유지하고 돌아오기를 3회 정도 실시한다.
- ▶ 반대쪽도 같은 요령으로 실시한다.
- ▶ 어색한 방향은 한 번 더 실시한다.

2
- ▶ 등을 바닥에 대고 누운 자세에서 양손은 머리 뒤 깍지를 하고 무릎은 11자로 세워 골반 넓이로 유지한다.
- ▶ 내쉬는 호흡에 허리를 들어올려 유지했다가 마시는 숨에 내려놓는다.
- ▶ 다시 내쉬는 숨에 괄약근을 지그시 조이며 골반을 들어올린다.
- ▶ 각 동작을 10~20초 유지하고 돌아오기를 3회 정도 실시한다.

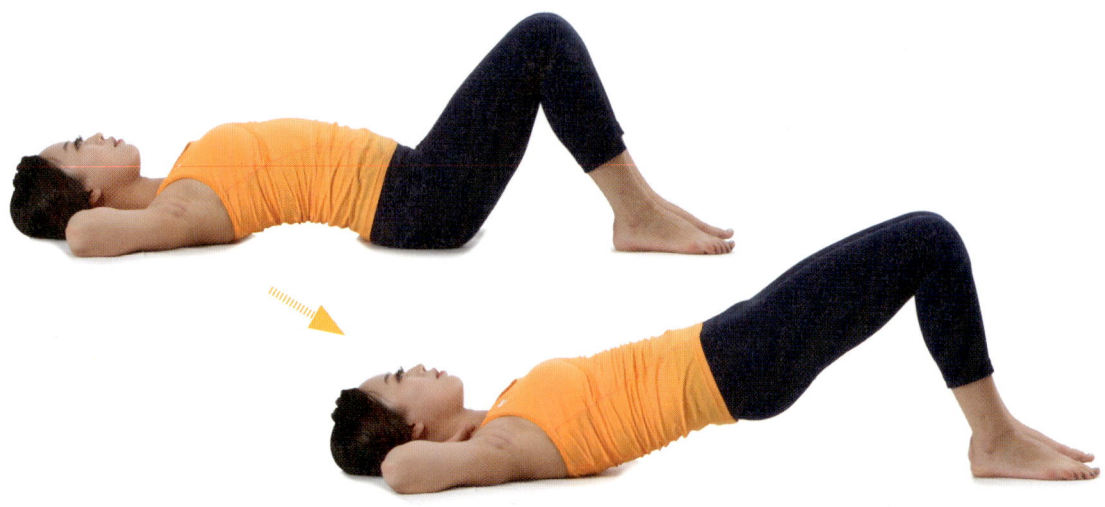

3
- ▶ 등을 바닥에 대고 누운 상태에서 두 다리는 어깨너비로 벌려 발끝을 세워 뒤꿈치를 바닥에 두고, 두 팔은 머리 위로 뻗어 깍지를 낀다.
- ▶ 내쉬는 호흡에 엉덩이를 바닥에서 살짝 들어 올린다.
- ▶ 10~20초간 유지하기를 3회 실시한다.

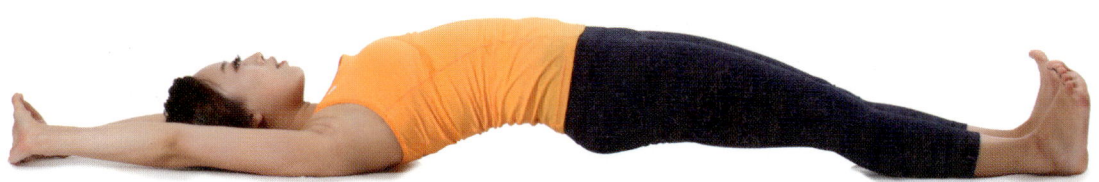

4
- ▶ 등을 바닥에 대고 누운 상태에서 두 다리를 들어 양손으로 발가락을 잡는다.
- ▶ 내쉬는 호흡에 뻗은 다리를 얼굴 가까이 당겨 엉덩이를 살짝 든다.
- ▶ 10~20초간 유지하기를 3회 실시한다.

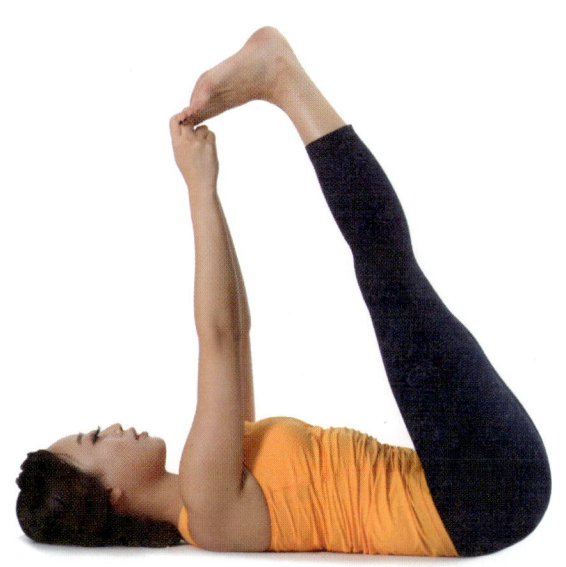

- 기는 자세에서 한쪽 다리를 양손 사이에 두고 반대쪽 다리는 발등을 바닥에 둔다.
- 상체를 일으켜 세워 양손은 무릎 위에 올린다.
- 내쉬는 호흡에 무릎을 좀 더 굽힌다.
- 10~20초간 유지하기를 3회 실시한다.
- 반대쪽도 같은 요령으로 실시하고, 어색한 방향을 한 번 더 실시한다.

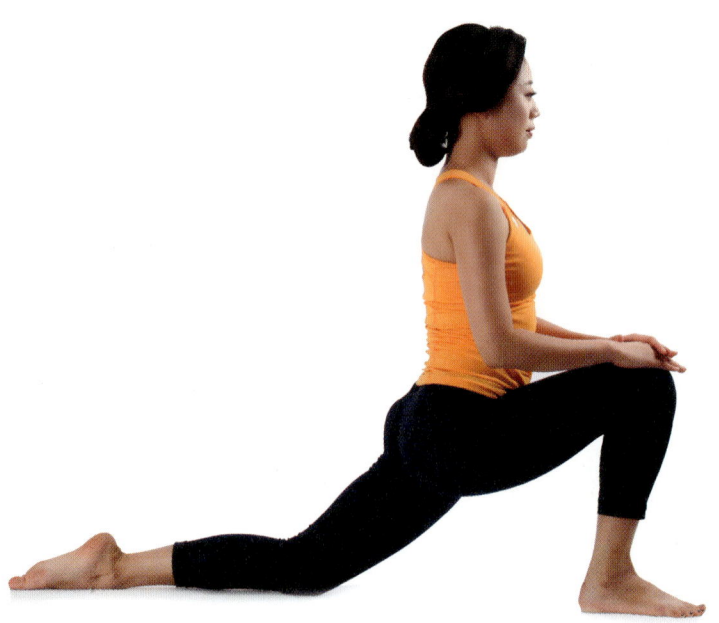

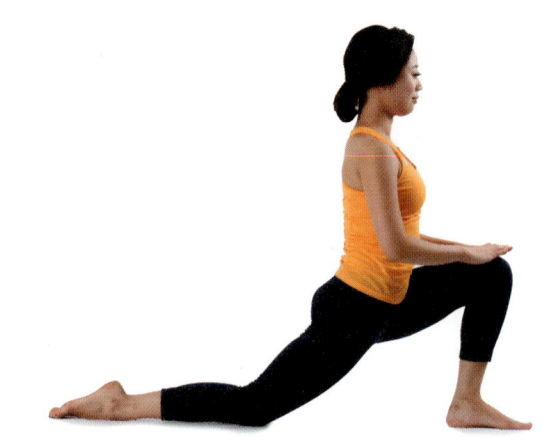

▶ 반대쪽

6
▶ 서서 한쪽 다리를 뒤로 뻗어 뒤꿈치를 들고, 나머지 다리는 무릎을 직각으로 하고 양팔은 천장 방향으로 뻗는다.
▶ 내쉬는 호흡에 척추를 곧게 펴고 10~20초 정도 유지한다.
▶ 반대쪽도 같은 요령으로 실시하고, 어색한 방향을 한 번 더 실시한다.

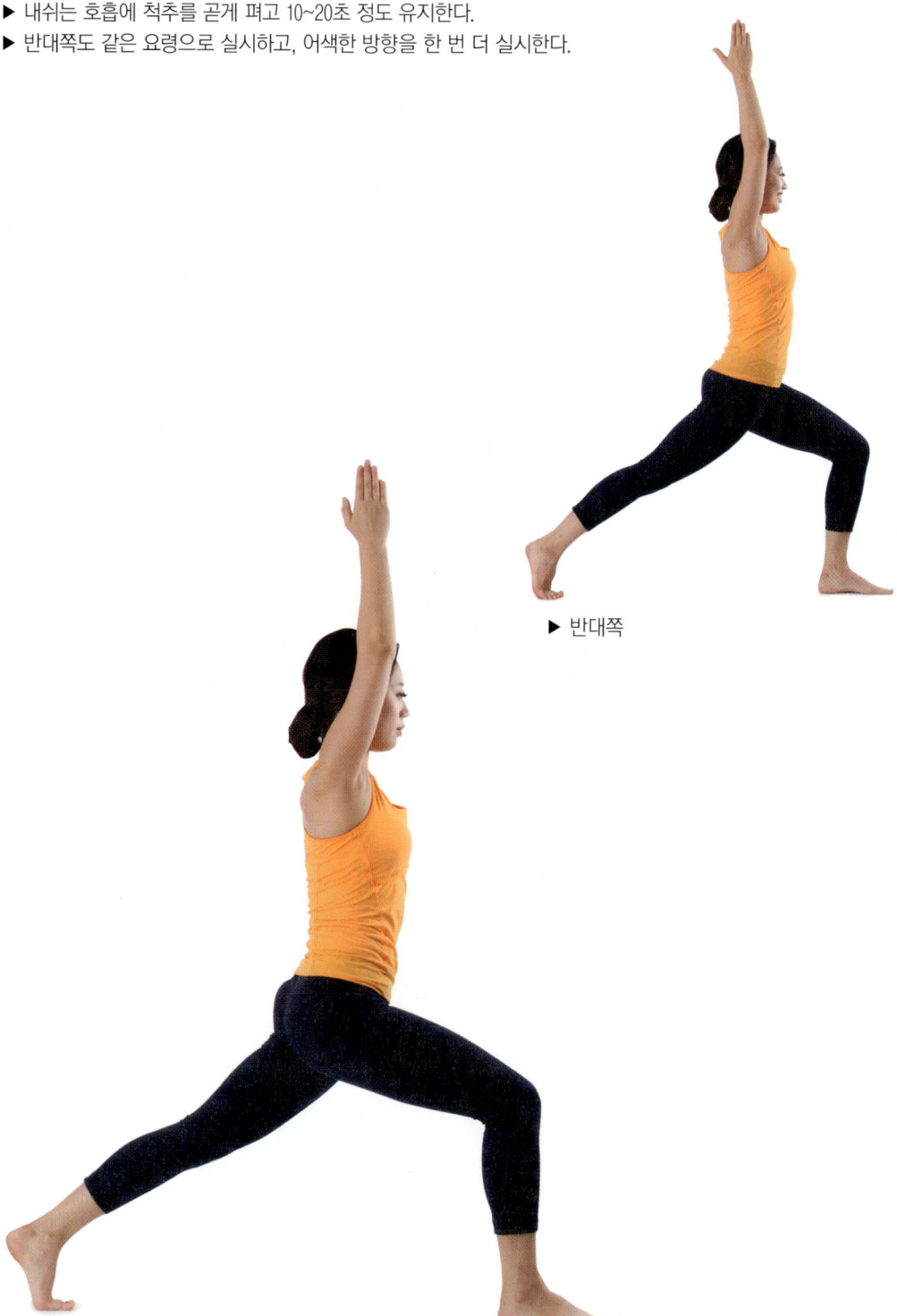

▶ 반대쪽

7
▶ 배를 바닥에 대고 엎드린 상태에서 두 팔을 앞으로 뻗는다.
▶ 내쉬는 호흡에 팔과 다리를 동시에 들어올린다.
▶ 10~20초간 유지하고 내려오기를 3회 정도 실시한다.

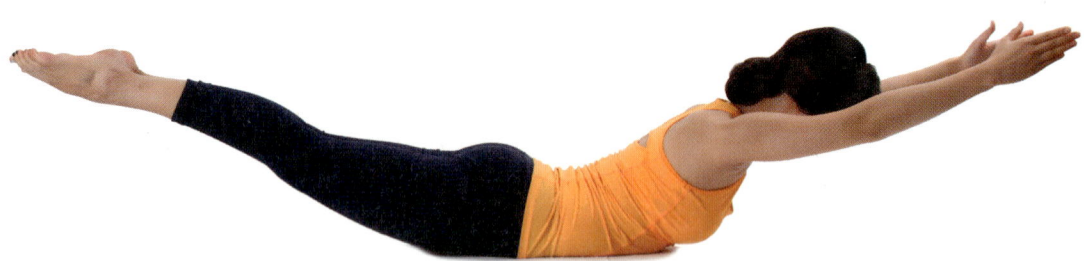

8
▶ 바르게 앉은 자세에서 두 발바닥을 마주하게 한다.
▶ 내쉬는 호흡에 상체를 숙이고 두 팔은 앞으로 뻗는다. 이때 무릎은 바닥에서 떨어지지 않도록 힘을 준다.
▶ 10~20초간 유지하고 돌아오기를 3회 정도 실시한다.

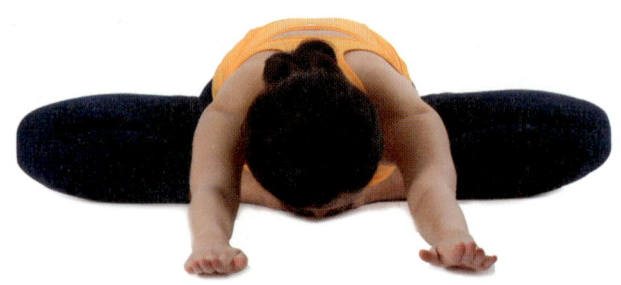

척추 협착증
Spinal stenosis

척추 협착은 노화와 더불어 오는 근골격계의 대표 질환으로 복부와 등근육의 약화, 어깨가 굽게 되면서 요부의 척추커브가 서서히 C자에서 1자로 변형되는 과정에서 허리 눌림증이 가중되면서 시작된다.

디스크의 탄성이 떨어지고 눌리면서 움직임이 큰 목과 허리에 많이 나타나며, 척추관의 퇴행변화로 인해 내부에서 골극이라는 새로운 가시를 만들게 되면서 그로 인한 통증을 느끼고 더불어 척추관 주변 인대 등의 변형으로 인해 척추관, 신경근, 추간공 사이사이가 좁아지게 된다. 이로 인한 신경기능 및 혈류량의 장애가 발생한다.

통증의 양상은 항문 안쪽까지 엉덩이 통증과 다리 감각이 둔해지고 다리근력이 저하된다. 배뇨장애를 일으킬 수 있고, 많이 걷질 못하며 중간중간 쉬어야만 한다.

어깨가 굽지 않아야 허리근육의 힘의 부하를 최소화할 수 있기 때문에 허리를 세우고 어깨를 뒤로 펴도록 노력한다. 상체를 앞으로 굽히는 것은 수월하지만 허리를 젖히는 자세를 취할 때는 힘이 많이 든다.

통증이 있을 때는 누워서 하는 동작으로 시작한다. 팔다리를 지그재그 펴서 기립근을 스트레칭하고 등 운동을 실시하다가 흉근을 이완하여 등의 힘을 길러 허리근력을 강화시킨다. 동시에 체중을 조절해 가면서 골반강화를 통해 허리근의 안정화를 확보한다.

- 기는 자세에서 한쪽 다리를 양손 사이에 두고 반대쪽 다리는 발등을 바닥에 둔다.
- 상체를 일으켜 세워 양손은 무릎 위에 올린다.
- 내쉬는 호흡에 무릎을 좀 더 굽힌다.
- 10~20초간 유지한다.
- 내쉬는 호흡에 몸을 뒤로 보내면서 앞다리 무릎을 펴며 10~20초간 유지한다. 두 동작을 3회 정도 실시한다.
- 반대쪽도 같은 요령으로 실시한다.

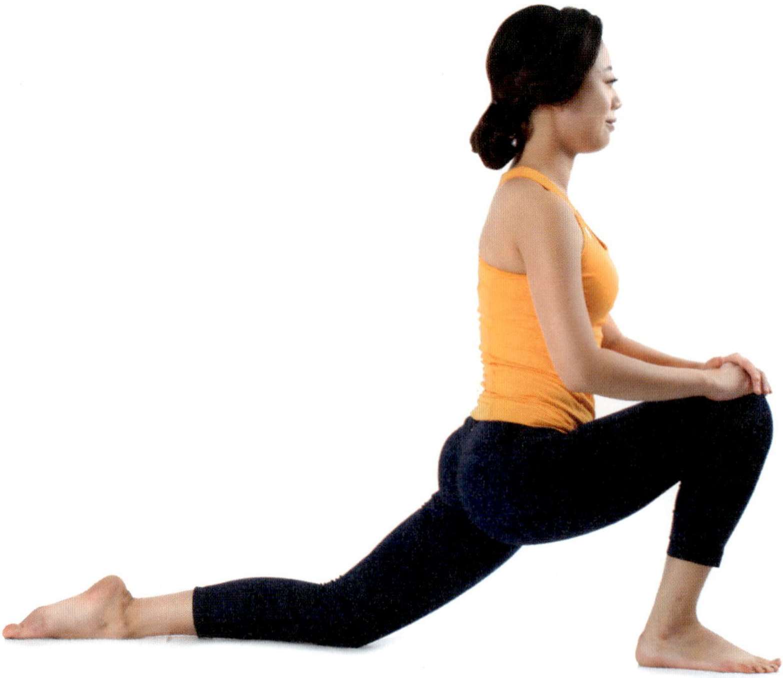

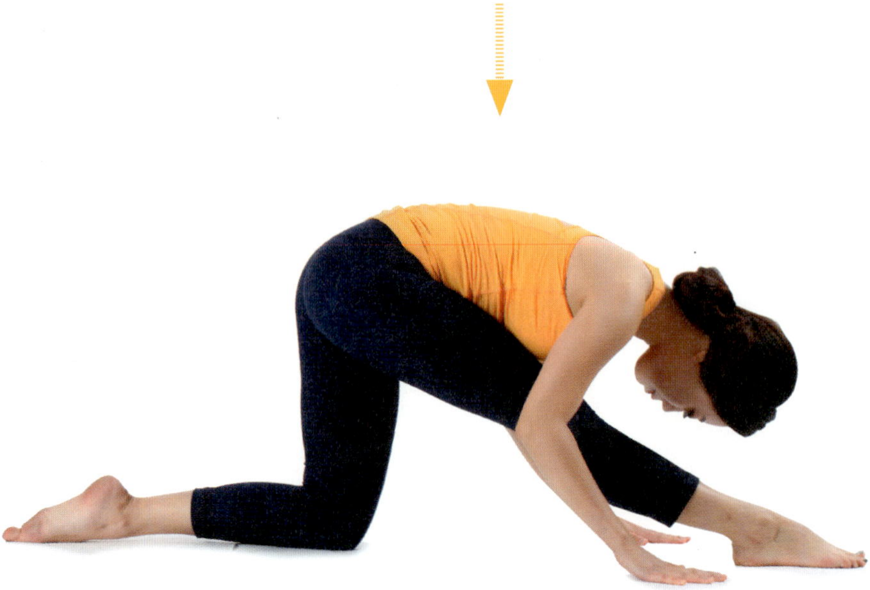

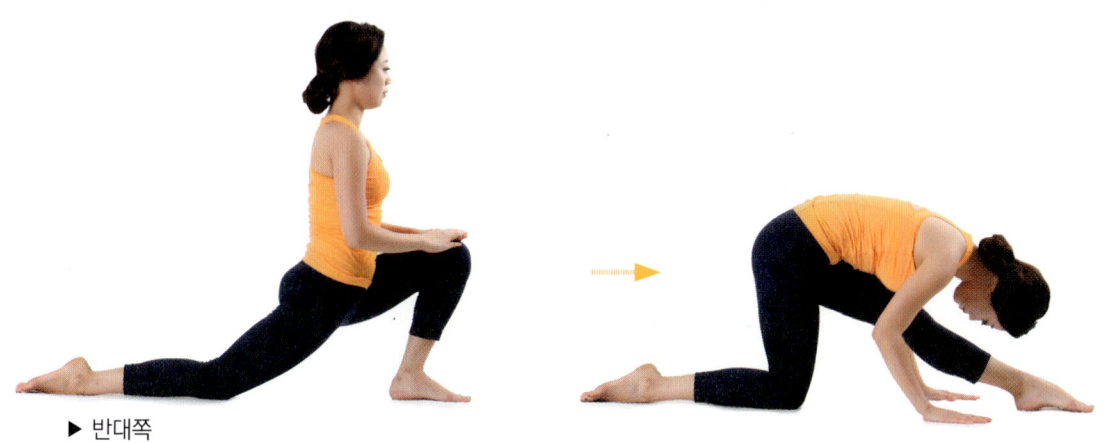

▶ 반대쪽

2
- ▶ 무릎을 세우고 서서 한쪽 다리를 옆으로 뻗어 무릎과 뒤꿈치를 일직선상에 둔다.
- ▶ 한 손은 정강이를 감싸고 다른 한 손은 마시는 호흡에 하늘로 뻗고 내쉬는 호흡에 뻗은 다리 쪽으로 기울인다.
- ▶ 시선은 하늘을 바라본다.
- ▶ 10~20초 유지하며 돌아오기를 3회 실시한다.
- ▶ 반대쪽도 같은 요령으로 실시한다.

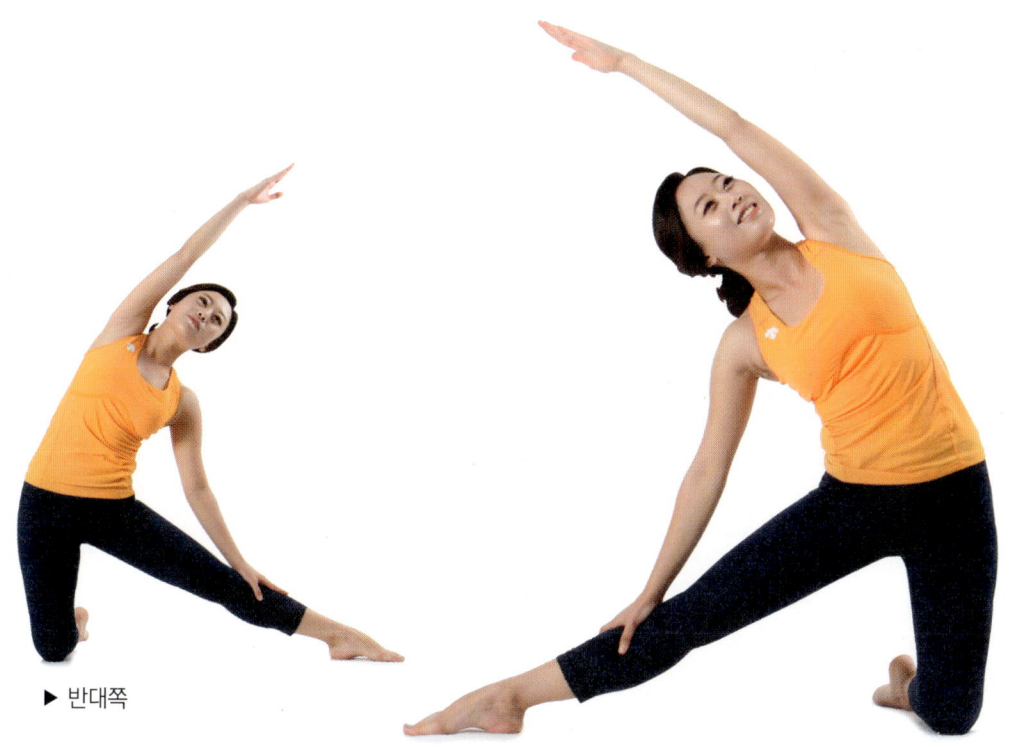

▶ 반대쪽

3
- ▶ 등을 바닥에 대고 누워 양손은 머리 뒤 깍지를 하고, 무릎을 11자로 세워 골반너비로 유지한다.
- ▶ 꼬리뼈가 바닥에 닿지 않도록 엉덩이를 살짝 들어올려 유지한다.
- ▶ 골반을 바닥으로 내려놓고 두다리와 상체를 동시에 들어올려 유지한다.
- ▶ 10-15회 반복하며 점차적으로 횟수를 늘린다.

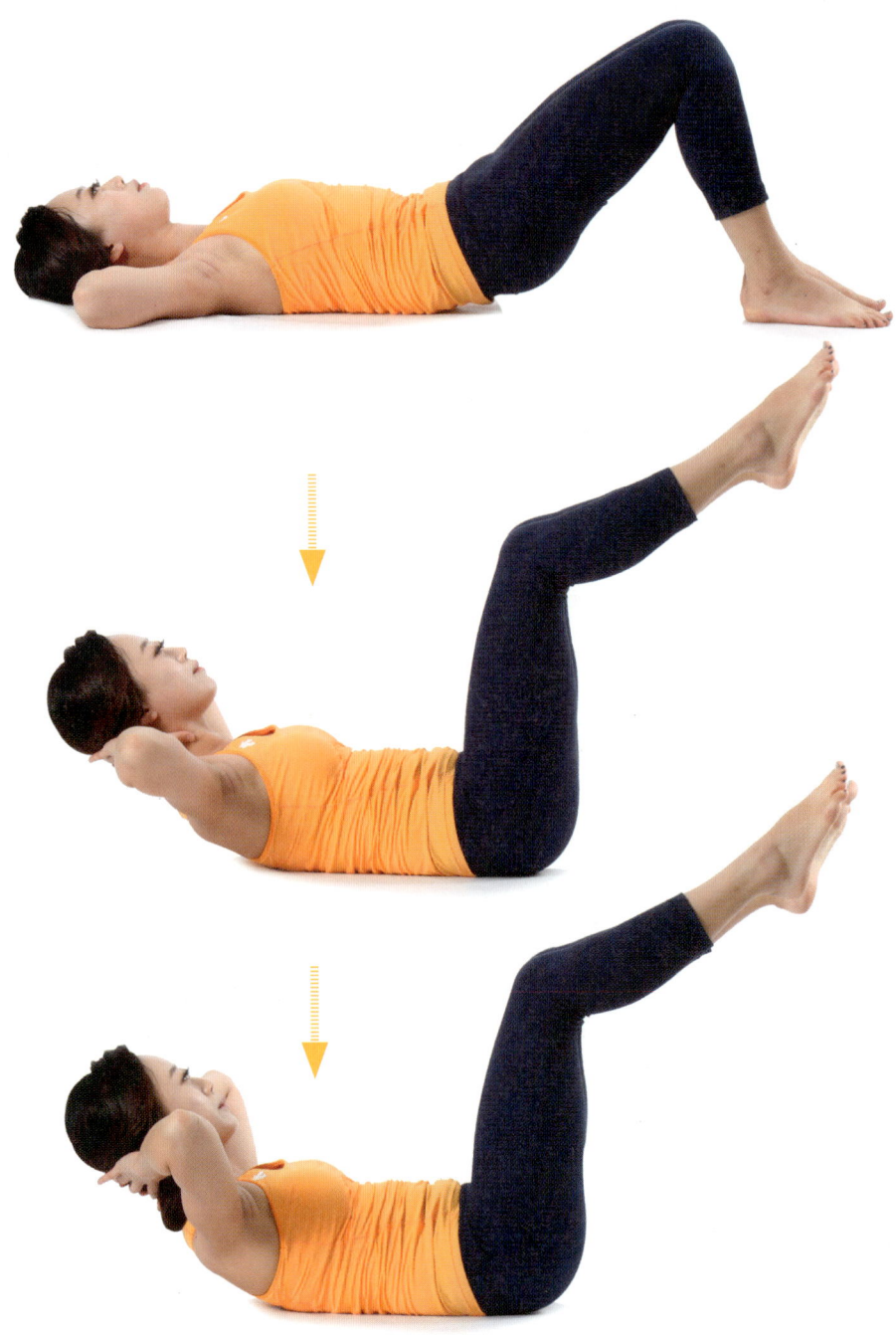

4
- 등을 바닥에 대고 누워 두 팔은 가지런히 몸통 옆에 두고, 무릎은 11자로 세워 골반 넓이로 유지한다.
- 내쉬는 호흡에 한쪽 팔을 머리 위로 뻗고 동시에 반대쪽 발바닥을 바닥에서 떼어 종아리와 허벅지가 90도가 되도록 유지한다.
- 10~20초간 유지하기를 3회 실시한다.
- 반대쪽도 같은 요령으로 실시한다.

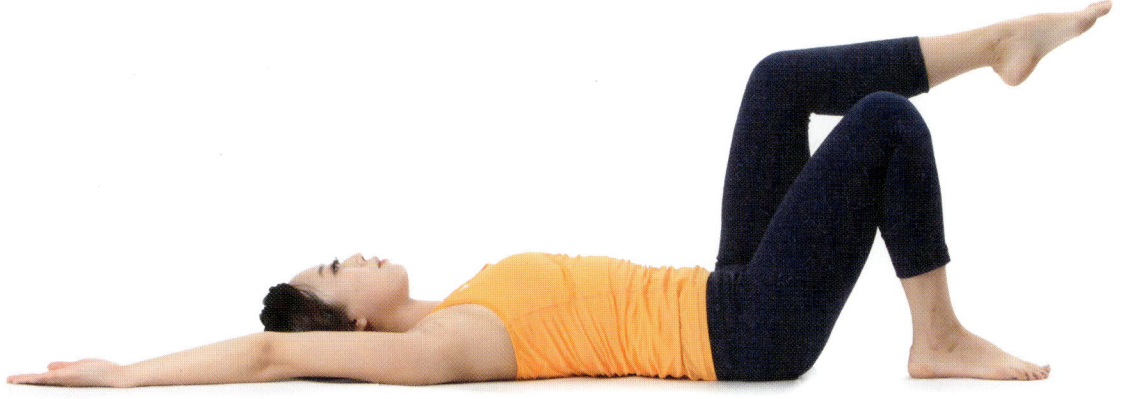

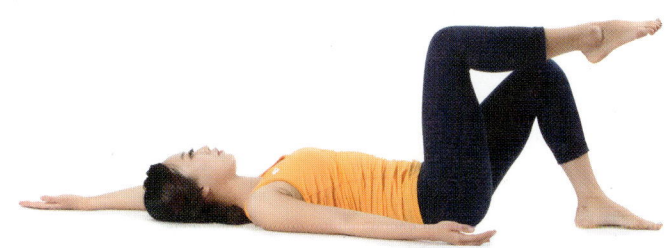

▶ 반대쪽

5
- 등을 바닥에 대고 누운 뒤 두 무릎을 굽혀 양손으로 정강이를 감싼다.
- 내쉬는 호흡에 두 무릎을 가슴 쪽으로 끌어 당긴다.
- 10~20초 유지하기를 3회 반복한다.

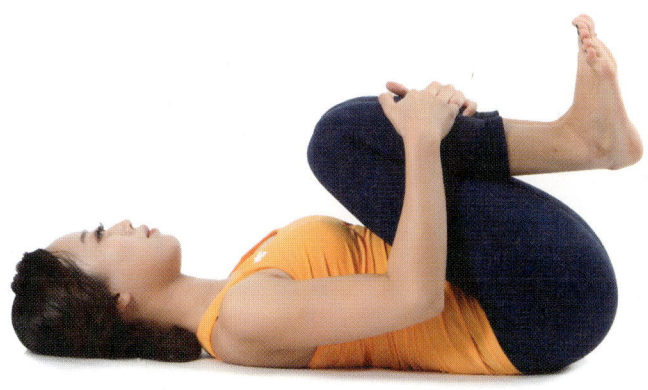

경통: 목디스크, 두통
Posterior Neck Pain

경통 즉, 목통증은 목과 목 주변의 통증을 말한다. 목통증은 목디스크와 연부조직의 이상으로 인한 경추의 아탈구(sublaxation) 두 가지로 구분된다.

목디스크는 사고나 오랫동안 비정상적 목의 형태를 방치하는 경우, 경추 디스크가 탈출되면서 주변 신경의 압박으로 팔과 손가락까지 저림 증세를 호소하는 경우이다.

그 외 연부조직에 의한 통증은 자세불량이나 경부근육의 과한 사용 등으로 한쪽 혹은 목 양쪽 근육이 뭉쳐있거나, 경추의 아탈구에 의한 신경압박으로 인한 요인 등 다양하며, 이러한 경우가 대부분 목통증의 70% 이상을 차지한다. 두 경우 모두 경추뼈 형태의 비정상적 변위와 목과 어깨의 불균형을 특징으로 하며 경미한 두통, 편두통, 어지러움, 이명현상을 동반하기도 한다.

경부 근육들은 대부분 어깨나 등까지 자세를 잡아주는 큰 근육들로 연결이 되어 있어서, 목에만 머물던 통증은 어깨나 등의 통증으로 이어지고, 특히 후경부 쪽 머리 뒤쪽을 잡아주는 근육군들의 경직이 나타나는 게 특징이다. 후경부(뒷목) 쪽은 특히 뇌로 가는 혈류량에도 영향을 주기 때문에 긴장하지 않도록 이완하며 어깨 높낮이를 수시로 체크하여 가방을 드는 습관 등을 같이 교정해주어야 한다. 통증 초기에는 경견완 부위(목 어깨 부위)의 균형 교정 동작을 실시하다가 안정된 단계에서는 상부 등과 어깨, 경부 주변근의 강화 동작으로 실시해 나가야 한다.

1
▶ 내쉬는 호흡에 고개를 좌, 우 한 번씩 천천히 돌린다.
▶ 10~20초씩 유지한다.

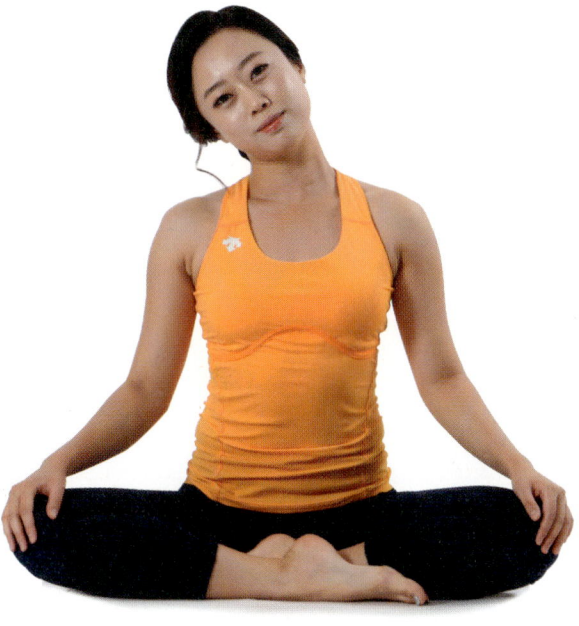

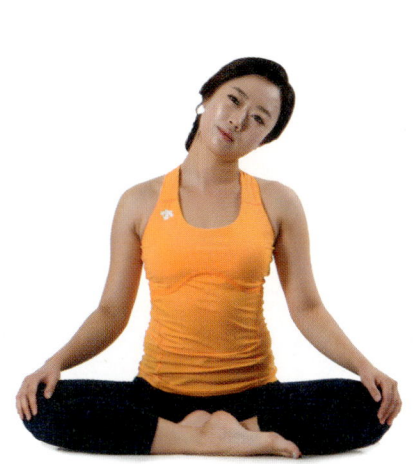

▶ 반대쪽

2
▶ 바르게 앉은 자세에서 양 손가락으로
　목 뒤쪽 움푹 들어간 곳(횡돌기)을 지그시 눌러준다.
▶ 내쉬는 호흡에 턱을 뒤로 젖힌다.
▶ 10~20초간 유지하고 돌아오기를 3회 실시한다.

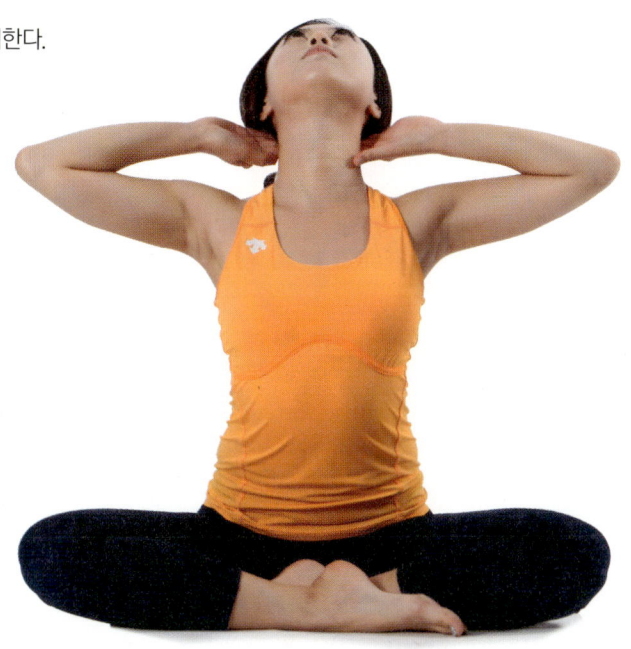

3
- 바르게 앉은 자세에서 양손은 무릎을 감싼다.
- 내쉬는 호흡에 고개를 대각선 방향 아래로 숙인다.
- 10~20초간 유지하기를 3회 실시한다.
- 반대쪽도 같은 요령으로 실시한다.

▶ 반대쪽

4
- 바르게 앉은 자세에서 양손을 등뒤에서 깍지 낀다.
- 내쉬는 호흡에 고개를 좌, 우 한 번씩 천천히 돌린다.
- 이때 시야에 손이 보이도록 노력한다.
- 10~20초씩 유지한다.

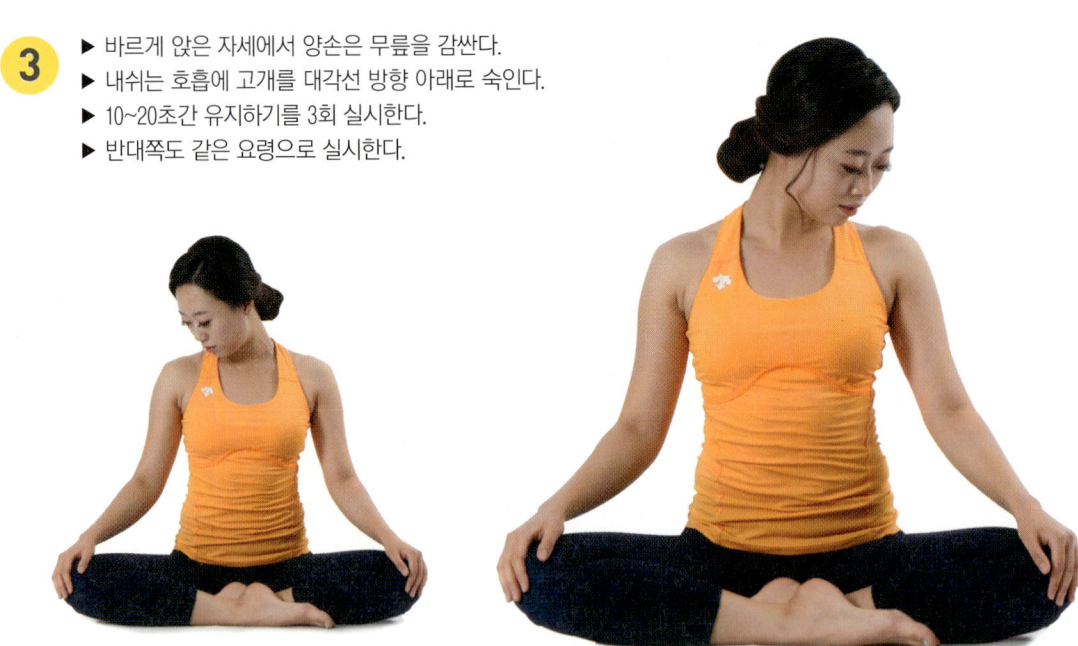

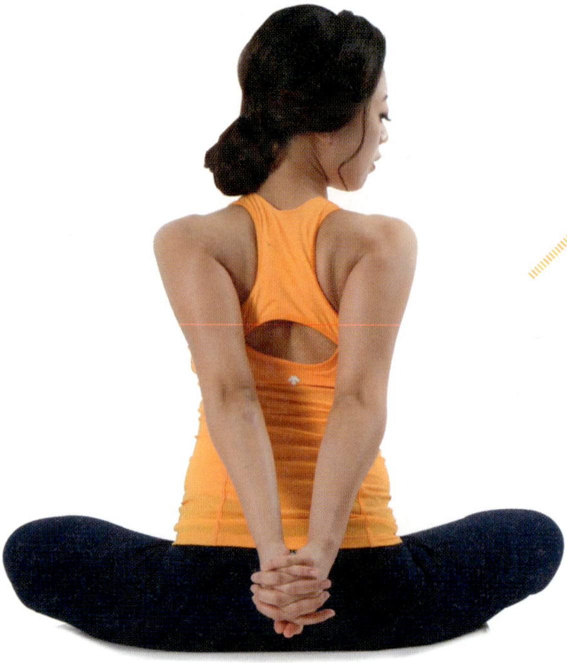

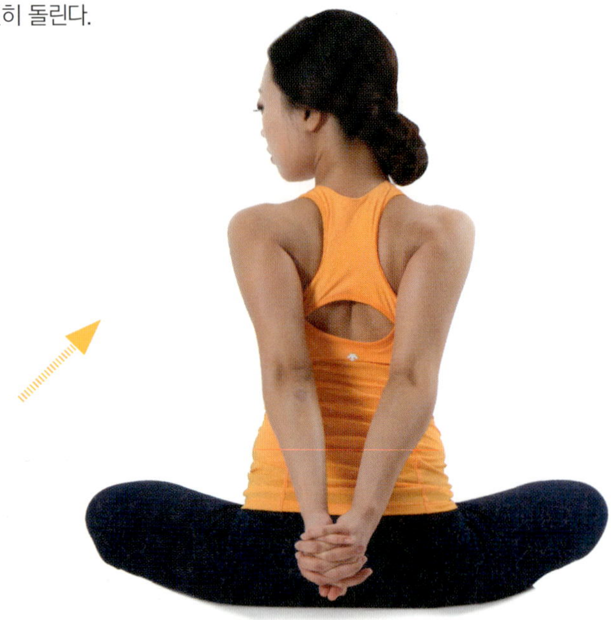

5
- ▶ 기는 자세에서 한쪽 팔을 앞으로 뻗어 뺨을 바닥에 둔다.
- ▶ 내쉬는 호흡에 어깨와 가슴이 바닥에 닿도록 힘을 빼고 누른다. 이때 반대쪽 어깨도 같이 낮춘다.
- ▶ 15~20초간 유지한다.
- ▶ 반대쪽도 같은 요령으로 실시한다.

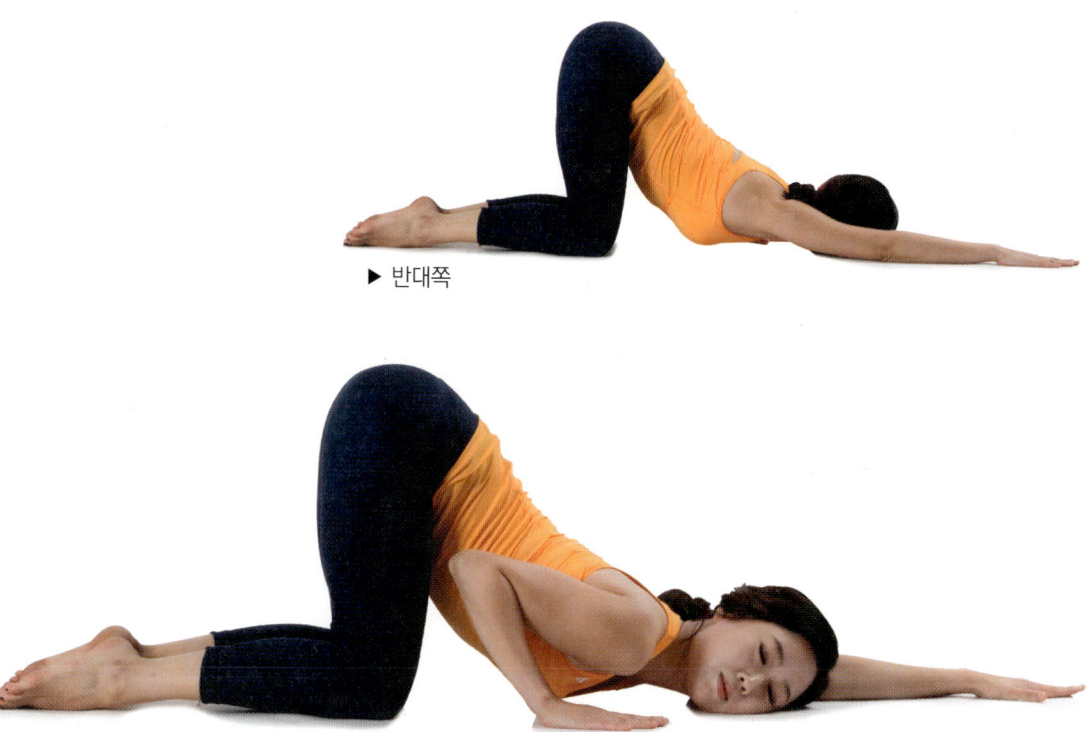

▶ 반대쪽

6
- ▶ 기는 자세에서 두 팔을 앞으로 두 뺨 정도 뻗는다.
- ▶ 내쉬는 호흡에 가슴을 바닥에 닿게 한다. 이때 턱을 바닥에 두거나 이마를 바닥에 둔다.
- ▶ 10~20초 유지한다.

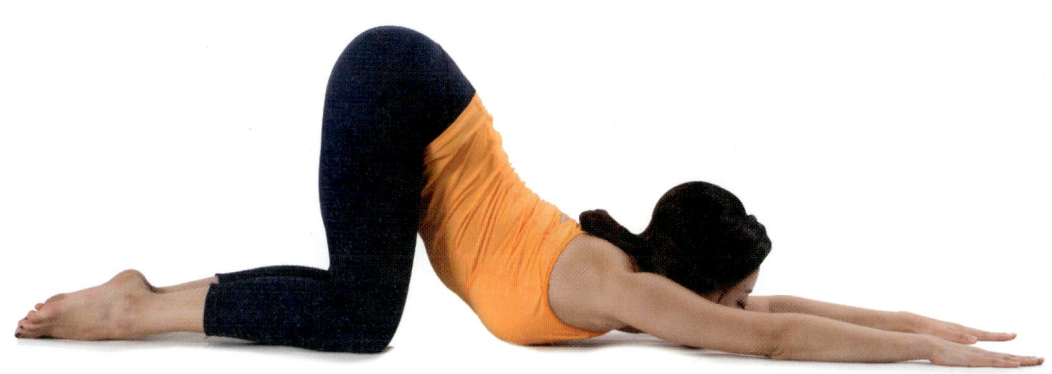

- 어깨 아래에 두 손을 두고 두 다리는 뒤로 뻗는다.
- 엉덩이를 낮추어 옆에서 봤을 때 머리에서 뒤꿈치가 일직선이 되게 유지한다.
- 내쉬는 호흡에 팔꿈치를 굽혀 상체를 바닥 가까이 내린다.
- 마시는 호흡에 상체를 들어올려 둔부에 힘을 준다. 이때 허벅지가 바닥에 닿지 않도록 한다.
- 시선은 정면을 바라보고, 10~20초 유지하기를 3회 정도 실시한다.

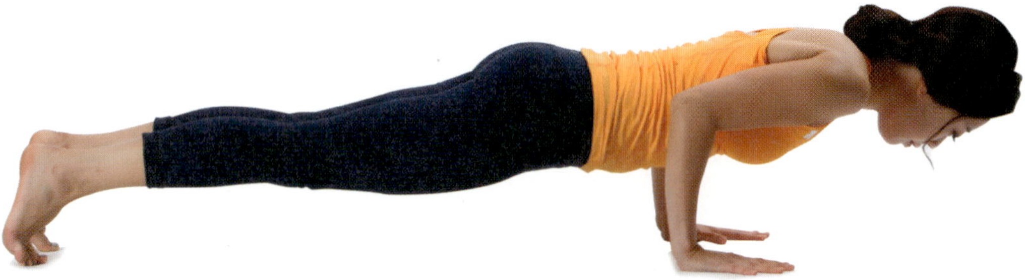

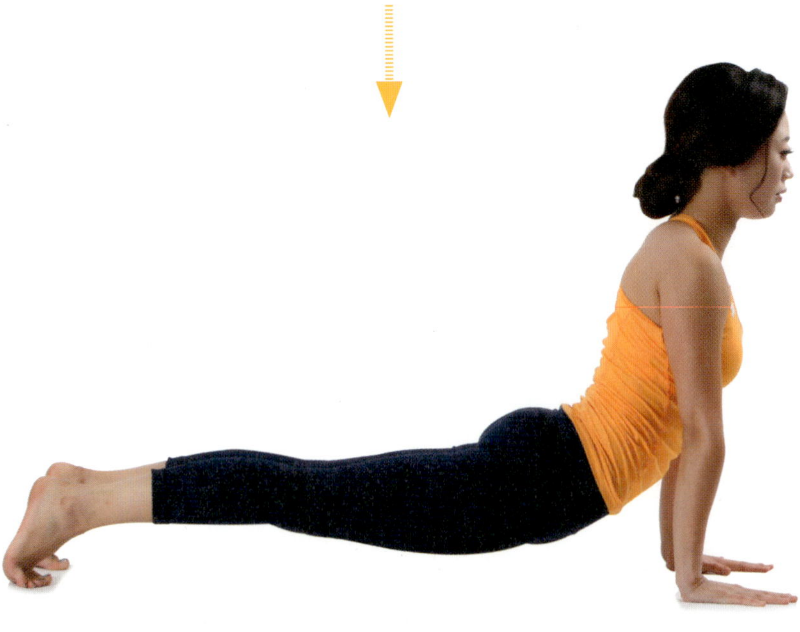

▶ 무릎과 이마를 바닥에 댄 뒤 팔을 앞으로 뻗는다.
▶ 깊게 호흡하면서 잠시 휴식을 취한다.

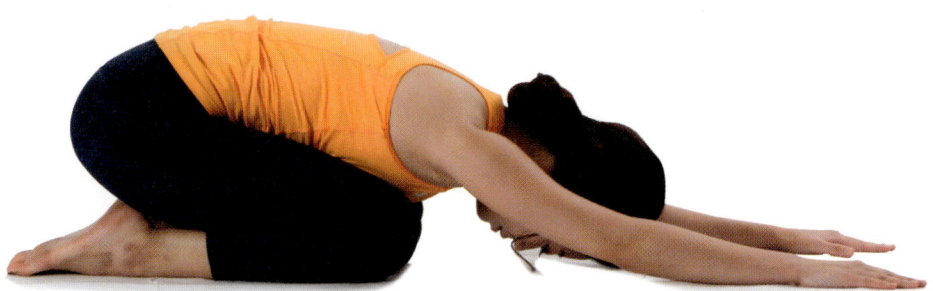

척추 후만증
Kyphosis

옆에서 봤을 때 척추의 만곡은 요부(허리)와 경부(목)는 전만곡선을, 흉부(가슴)와 천부(엉덩이)는 후만곡선을 그려야 하는데 전만곡선을 그려야 할 요부와 경부가 후만곡선의 형태를 띠게 되는 것을 척추후만증이라고 한다. 다른 말로 일자목, 일자허리나 대나무척추라고 일컬어지기도 한다. 청소년 시절에 잠깐 이러한 척추 형태를 갖다가 성인이 되어서 자연스럽게 본래 척추 형태로 돌아가는데 그렇지 않은 경우 통증을 호소하기도 한다. 그 외 성인의 잘못된 자세가 원인이 되는 것이 일반적이다.

하루 종일 고개와 허리를 굽히고 컴퓨터 업무를 보거나, 습관적으로 허리를 구부정하게 하고 있는 경우, 책상에 엎드리듯 앉아서 책을 보는 경우, 소파나 의자 끝에 누운 듯이 걸터앉아 있을 경우, 최근에 와서는 스마트폰의 보급으로 앉아서 고개를 숙이는 시간이 늘어나면서 이런 증상이 흔해지기 시작하였다.

척추가 일자로 서게 되면 허리통증이 잦게 되며, 허리를 뒤로 젖히기 힘들게 된다. 서 있을 때 요추의 전만 각도가 전혀 없거나, 똑바로 누워 허리에 손을 넣었을 때 잘 들어가지 않고 목과 허리에 불편함이 느껴진다면 바로 척추 형태의 교정을 해야 한다.

흉근의 긴장이 있고, 고개를 뒤로 보냈을 때 턱이 들리지 않고 고개를 도리도리 했을 때 목 주변의 경직이 느껴지며, 다리를 뒤로 보내는 동작이 잘 되지 않는다. 즉 고관절 굴곡근(대퇴직근 Rectus femoris, 장요근 Iliopsoas, 대퇴근막장근 Tensor fasciae latae 등)의 위축을 특징으로 한다.

흉쇄유돌근과 사각근 등의 경부 형태를 잡아주는 주요 근육과 장요근, 요방형근과 같이 허리 형태를 유지하는 큰 근육들의 긴장을 최소화하면서 경부와 요부의 신전근 강화 동작을 이어 나가야 한다.

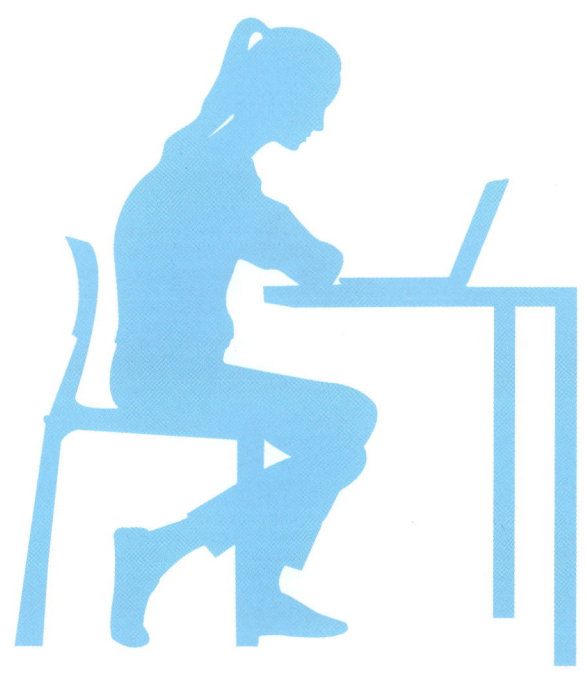

1
- ▶ 등을 바닥에 대고 누운 자세에서 두 팔은 가지런히 바닥에 두고 한쪽 무릎을 세워 반대쪽 무릎 위에 발바닥을 올린다.
- ▶ 올린 다리의 반대쪽 손으로 무릎을 감싸주고 내쉬는 호흡에 무릎을 넘겨 바닥 가까이 낮춘다.
- ▶ 시선은 넘긴 다리의 반대쪽을 바라보며 10~20초 유지하기를 3회 반복한다.
- ▶ 반대쪽도 같은 요령으로 실시한다.
- ▶ 어색한 방향은 한 번 더 실시한다.

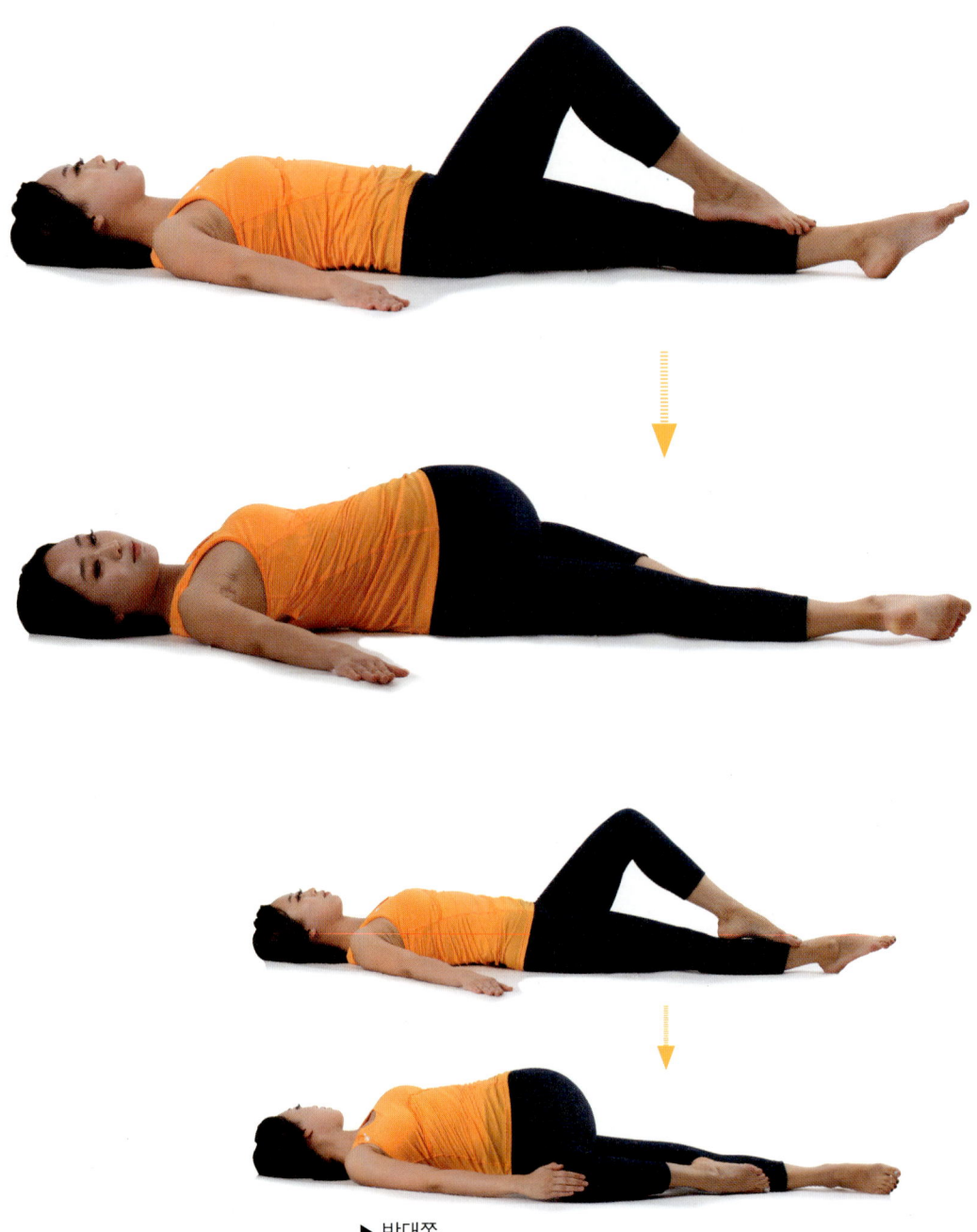

▶ 반대쪽

2
- ▶ 바르게 앉은 자세에서 한쪽 다리는 안으로 접고, 반대쪽 다리는 옆으로 뻗는다.
- ▶ 상체를 안으로 접은 다리 쪽으로 돌리면서 반대쪽 다리는 엉덩이 뒤쪽으로 뻗어 무릎과 발등이 바닥에 닿게 한다.
- ▶ 한 손은 무릎, 다른 한 손은 발바닥 위에 올리고 상체를 뒤로 젖힌다.
- ▶ 10~20초간 유지하고 돌아오기를 3회정도 실시하고, 반대쪽도 같은 요령으로 실시한다.

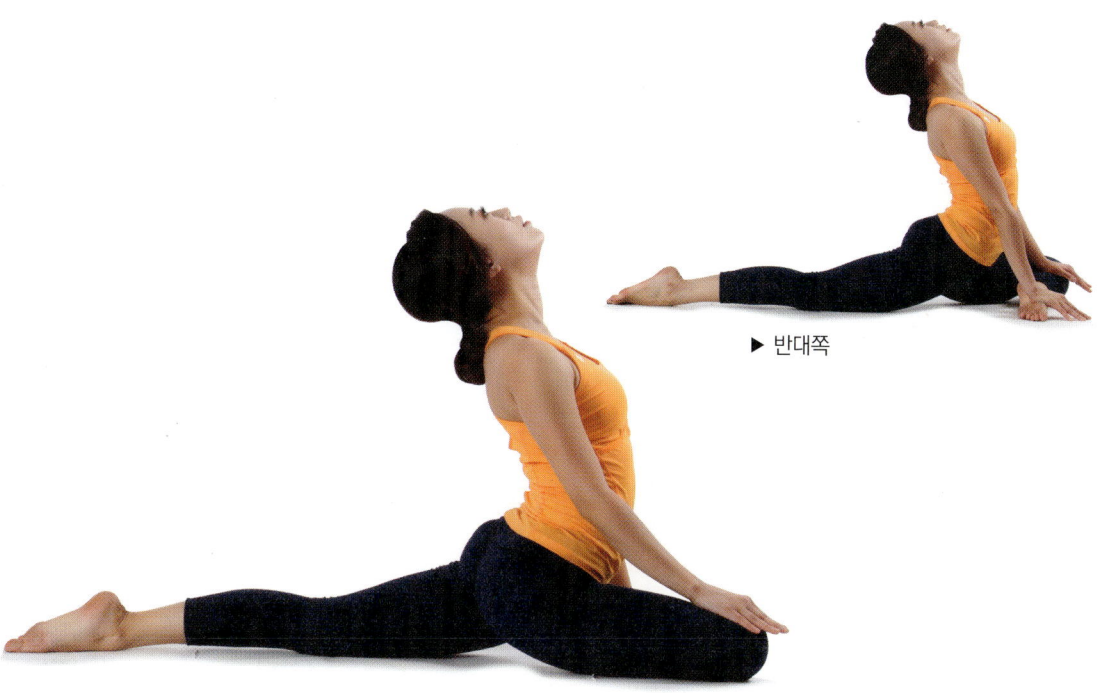

▶ 반대쪽

3
- ▶ 바르게 앉은 자세에서 다리를 뻗어 두 다리를 모은다.
- ▶ 내쉬는 호흡에 상체를 숙인다. 이때 발끝을 몸쪽으로 당겨 허벅지에 힘을 주고 척추를 바르게 한 상태에서 숙인다.
- ▶ 10~20초 유지하기를 3회 반복한다.

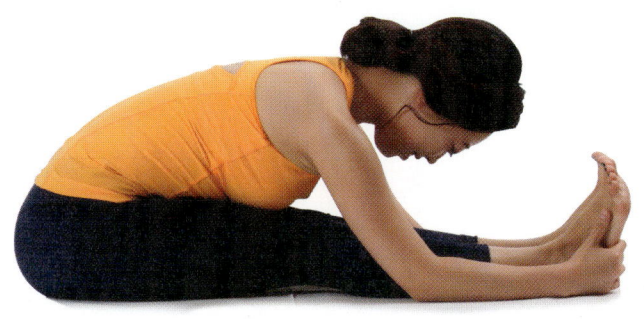

- 서서 한쪽 다리를 뒤로 뻗어 뒤꿈치를 들고, 나머지 다리는 무릎을 직각으로 하고 양팔은 천장 방향으로 뻗는다.
- 내쉬는 호흡에 상체를 뒤로 젖힌다.
- 10~20초 정도 유지하기를 3회 반복한다.
- 반대쪽도 같은 요령으로 실시한다.

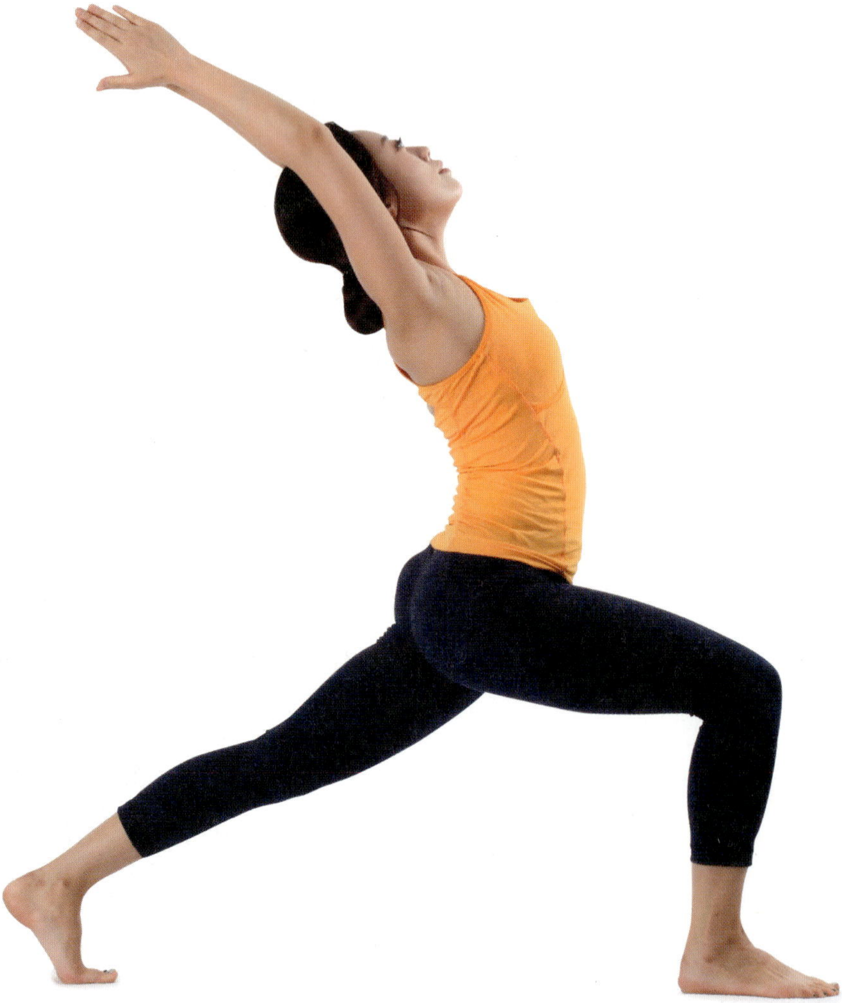

5
- ▶ 무릎을 세우고 서서 두 다리는 골반 넓이로 벌려주고 발끝을 세운다.
- ▶ 두 손은 허리를 받치고 한 손씩 발 뒤꿈치를 잡는다.
- ▶ 내쉬는 호흡에 골반을 앞으로 밀면서 상체를 뒤로 젖힌다.
- ▶ 10~20초간 유지하기를 3회 반복한다.

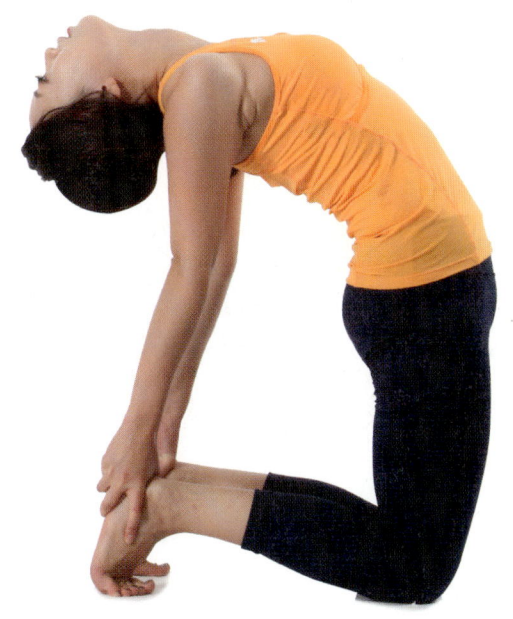

6
- ▶ 엎드린 자세에서 팔꿈치를 굽혀 두 손을 가슴 옆에 두고, 두 다리는 골반 넓이로 벌린다.
- ▶ 마시는 호흡에 천천히 상체를 일으켜 세우고 고개를 뒤로 젖힌다.
  이때 엉덩이와 허리 힘을 동시에 주어 허리에 무리가 가지 않게 한다.
- ▶ 10~20초간 유지하기를 3회 반복한다.

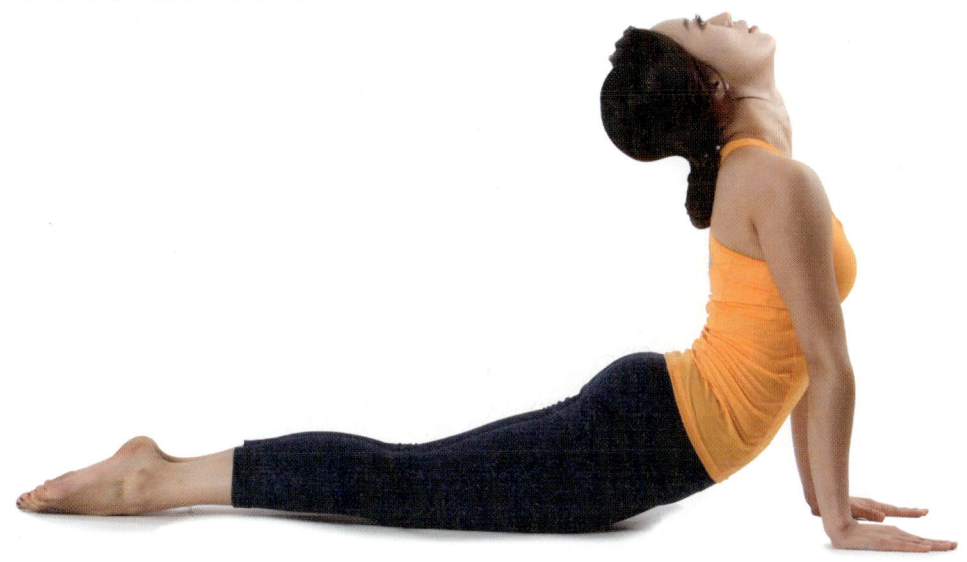

7
▶ 엎드린 자세에서 두 손으로 발목을 잡고 내쉬는 호흡에 상·하체를 동시에 들어 올려 가슴을 활짝 열어 주고 시선은 천장을 바라본다.
▶ 10~20초간 유지하기를 3회 반복한다.

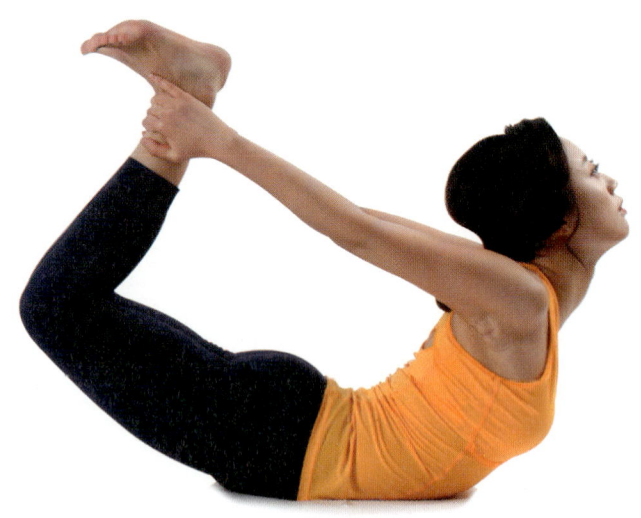

8
▶ 무릎과 이마를 바닥에 댄 뒤 팔을 앞으로 뻗는다.
▶ 깊게 호흡하면서 잠시 휴식을 취한다.

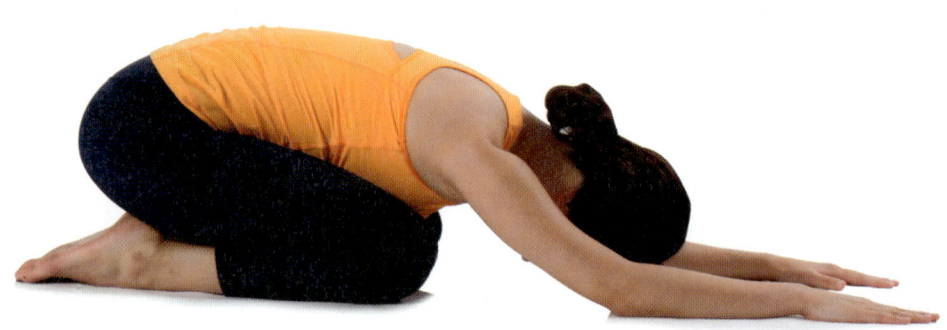

노인성 후만증
Lumbar degenerative kyphosis

노화로 인한 대표적 체형의 변화는 등배근육의 약화와 골다공 등의 원인으로 인한 추체(척추뼈 몸통)의 약화이다. 특히 여성의 경우에는 폐경기 이후 호르몬 변화로 인해 더욱 뼈가 약해지고 디스크의 퇴행 변화와 함께 나타난다.

체형의 변화와 함께 허리통증이 있다면 많은 경우 척추관협착 증상이 동반되기도 한다. 똑바로 누웠을 때 허리에 손이 들어가지 않고, 통증과 피로감이 나타날 수 있다. 척추측만증을 동반한 경우와 측만증을 동반하지 않은 노인성 후만증이 있다. 측만증이 없는 노인은 허리통증만 호소하지만, 측만증이 있는 경우엔 참을 수 없을 만큼 아픈 통증이 나타난다.

노인 측만증은 노인성 후만 증세를 보이는 현상이 흉곽의 변형까지 동반된 경우이고, 골다공이나 관절염으로 뼈가 약해진 상태에서 체중 부하를 못 이기고 휘는 경우가 대부분이다. 흉곽의 변형을 동반한 노인성 후만 증세는 호흡에 관여되는 근들(척추내재근, 늑간근, 대흉근 등)의 경직을 포함하여 가쁜 호흡과 관련한 심폐 기능의 저하에 영향을 줄 가능성이 있다. 노인성 후만증이라도 측만증 여부를 진단해가면서 치료해나가야 한다. 자세를 바로 잡도록 노력하며 복부 및 배부 근육을 강화시키는 운동을 해야 한다. 척추후만이 심한 경우는 의료적 진단 후 보조기를 착용하기도 한다.

진단 후 호르몬제제, 비타민 D, 칼슘제제, 불소 제제 등의 약물을 사용하여 증상을 완화시킬 수도 있다. 척추협착증에서 언급했듯이 노인성 후만인 경우 특히 경부에서 가시와 같은 새로운 뼈(골극, 骨棘)가 자라게 되어 극심한 통증과 염증을 일으키게 된다. 흉곽의 가동범위를 체크하여 위축된 방향의 늑간근, 전거근, 대흉근 등을 심층 이완 후에 후만증 교정프로그램(경부와 요부 경직 완화와 신전근 강화 동작)을 진행하면서 교정할 수 있다.

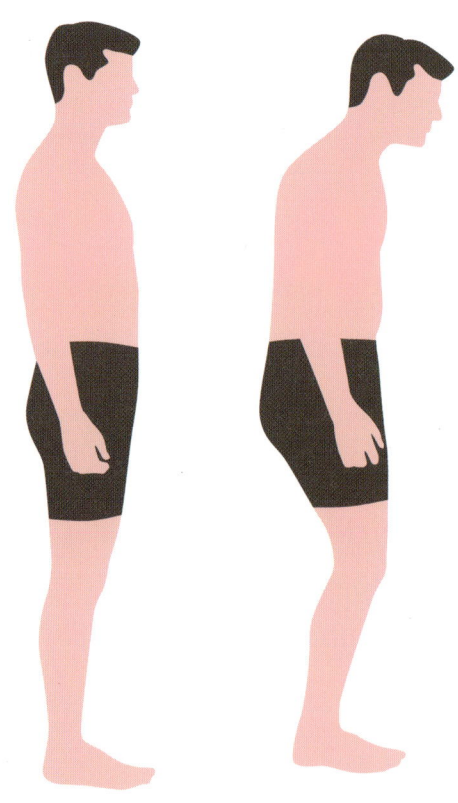

노인성 척추 후만증 (Kyphosis)의 형태

1
- ▶ 바르게 앉은 자세에서 양 손가락으로 목 뒤쪽 뼈를 중간에 두고 양 옆으로 움푹 들어간 곳(횡돌기)을 지그시 누른다.
- ▶ 내쉬는 호흡에 턱을 뒤로 젖힌다.
- ▶ 10~20초간 유지하고 돌아오기를 3회 실시한다.

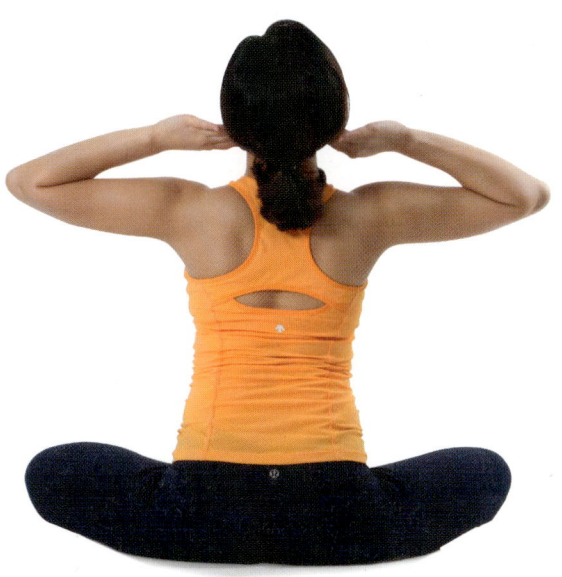

2
- ▶ 기는 자세에서 한 쪽 팔을 앞으로 뻗어 뺨을 바닥에 둔다.
- ▶ 내쉬는 호흡에 어깨와 가슴이 바닥에 닿도록 힘을 빼고 누른다. 이때 반대쪽 어깨도 같이 낮춘다.
- ▶ 10~20초간 유지한다.
- ▶ 반대쪽도 같은 요령으로 실시한다.

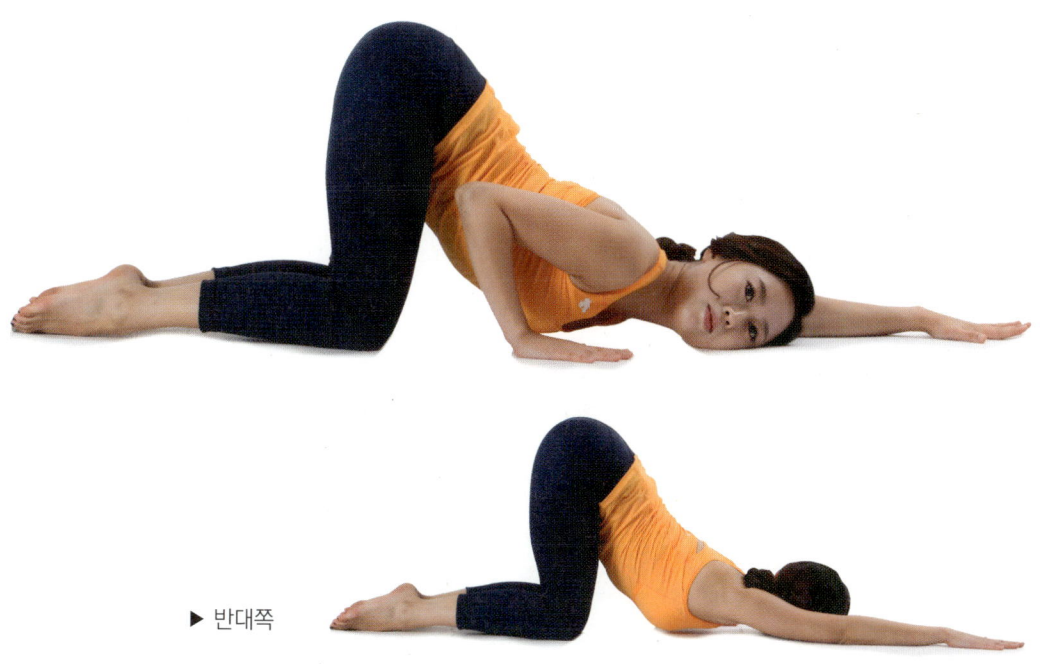

▶ 반대쪽

3
- 엎드린 자세에서 한 팔은 어깨 옆으로 뻗고 한 손은 발등을 감싼다.
- 마시는 호흡에 다리를 들어올리고 내쉬는 호흡에 반대 방향으로 들어 넘긴다.
- 10~20초간 유지하기를 3회 반복한다.
- 반대쪽도 같은 요령으로 실시한다.

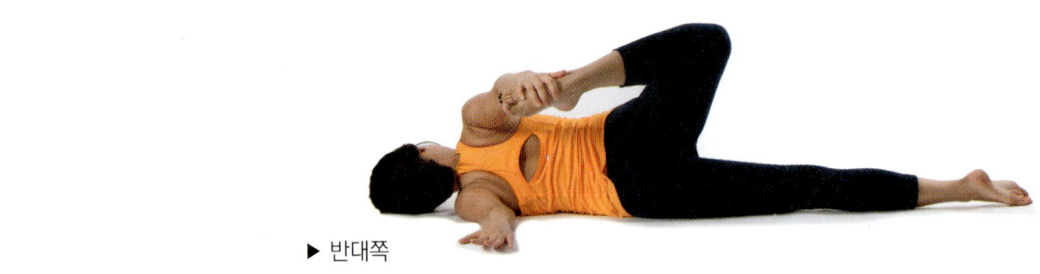

▶ 반대쪽

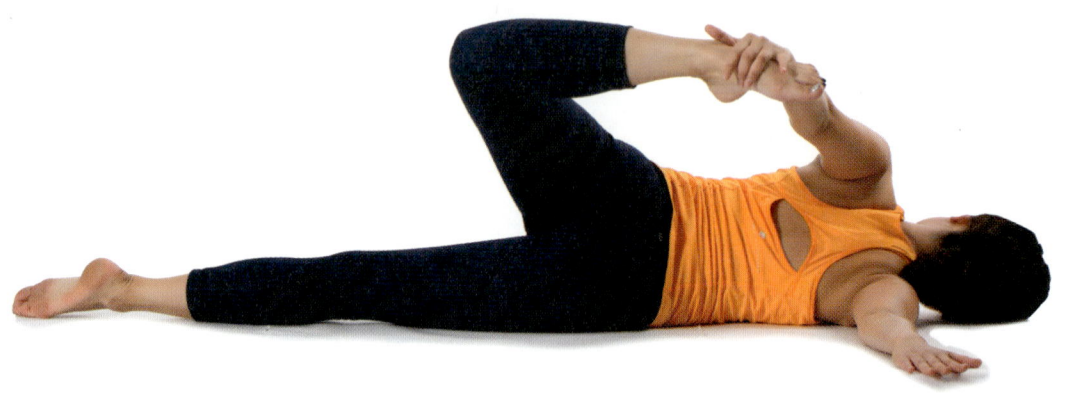

4
- 배를 바닥에 두고 두 다리는 모은 후 두 손을 등 뒤에서 깍지 낀다.
- 마시는 호흡에 상체를 일으켜 내쉬는 호흡에 등 뒤를 조인다.
- 10~20초 유지하기를 3회 정도 실시한다.

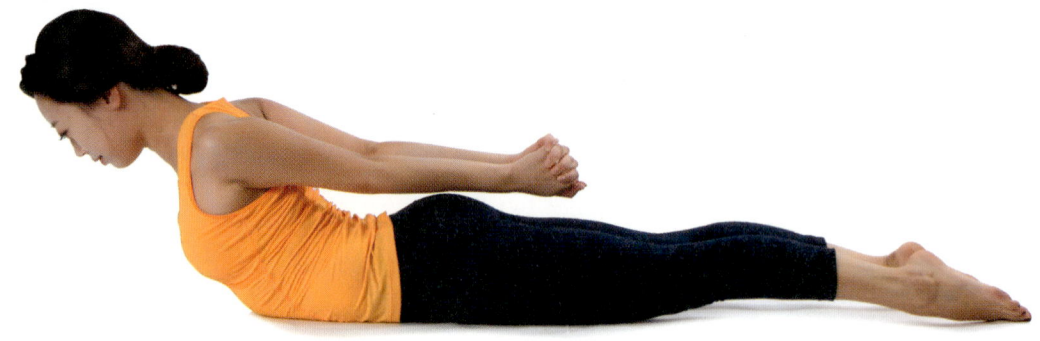

- 등을 바닥에 두고 두 다리는 모은다.
- 두 손을 엉덩이 아래에 집어 넣고 마시는 호흡에 가슴을 높이 든다.
- 내쉬는 호흡에 고개를 젖혀 정수리가 바닥에 닿게 한다.
- 10~20초 유지하기를 3회 정도 실시한다.

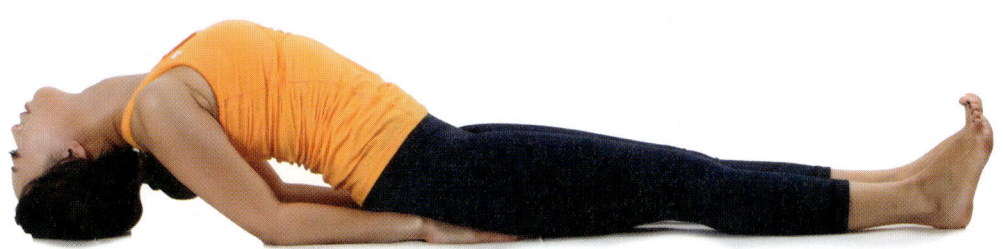

- 등을 바닥에 두고 무릎을 11자로 세워 골반 넓이로 벌린다.
- 양손은 뒤꿈치 가까이 뻗는다.
- 내쉬는 호흡에 괄약근을 지그시 조이며 엉덩이를 천천히 들어올린다.
- 10~20초 유지하고 내려오기를 3회 정도 실시한다.

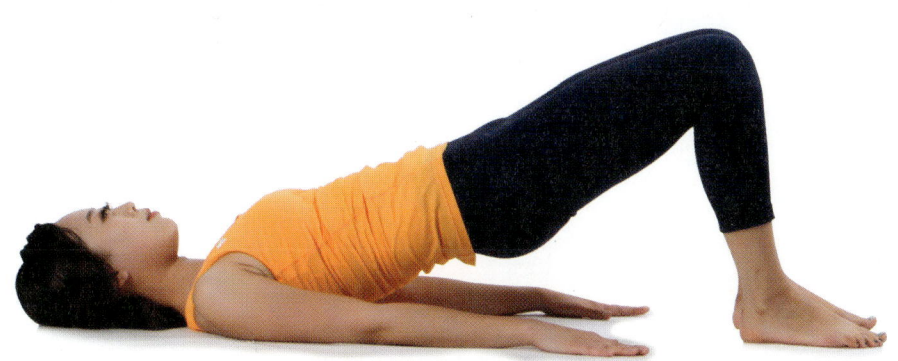

7
- ▶ 바르게 선 자세에서 다리는 골반 넓이로 벌리고 두 팔은 대각선 천장으로 뻗는다.
- ▶ 위에서 바라봤을 때 무릎이 발끝을 가리지 않도록 구부려 엉덩이를 뒤로 낮춘다.
- ▶ 10~20초 유지하기를 3회 반복한다.
- ▶ 점차적으로 시간을 늘린다.

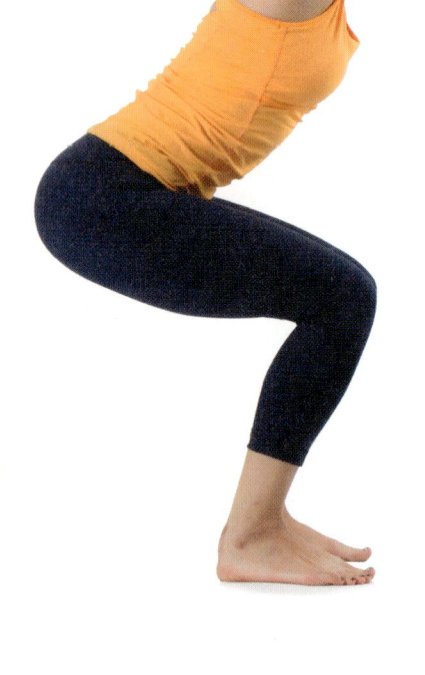

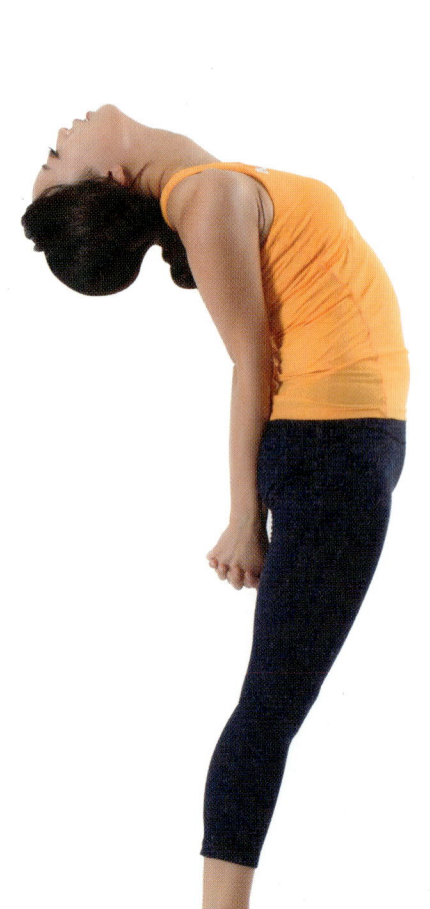

8
- ▶ 바르게 선 자세에서 다리는 골반 넓이로 벌리고 두 손은 등 뒤로 깍지 낀다.
- ▶ 내쉬는 호흡에 상체를 뒤로 젖히고 고개도 젖힌다.
- ▶ 10~20초간 유지하기를 3회 반복한다.

- ▶ 바르게 선 자세에서 다리는 골반 넓이로 벌리고, 두 손은 등 뒤로 깍지 낀다.
- ▶ 상체를 앞으로 숙이면서 한쪽 방향으로 몸을 비튼다. 깍지 낀 손은 몸통과 반대 방향으로 낮춘다.
- ▶ 시선은 천장을 바라보며 10~20초간 유지하기를 3회 반복한다.
- ▶ 반대쪽도 같은 요령으로 실시한다.
- ▶ 좌우를 한 번씩 10~20초 유지하고 위축이 느껴지는 방향을 한 번 더 실시한다.

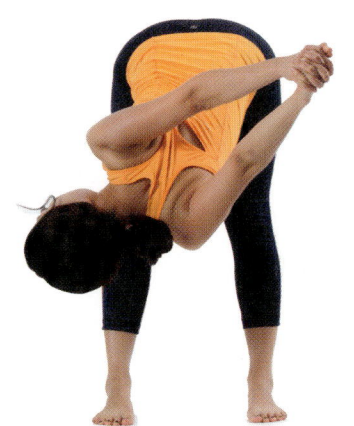

▶ 반대쪽

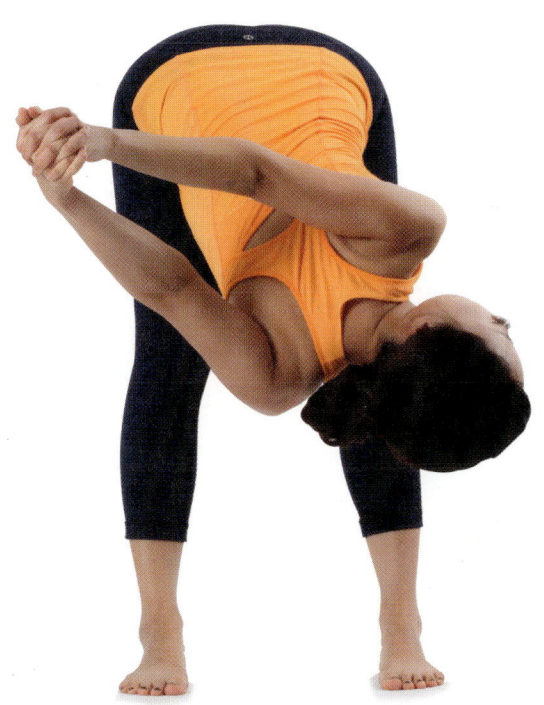

척추 전만증
Lordosis

 측면에서 봤을 때 S자형의 척추만곡이 과도하게 앞으로 쏠려 추체의 중심이 전면으로 배 가까이 쏠려 있는 형태를 말한다. S자형의 만곡은 인간이 두 다리로 보행을 하기 위한 균형감각의 표출이다. 골반경사라고 하는 요추와 천추의 만곡은 균형획득을 위해 수평을 기준하여 약 30도 정도의 경사가 있고, 이 때문에 두 발로 서있을 경우 요추는 끊임없이 미끄러져 떨어지려는 힘이 작용된다. 요추전만각이 커지면 미끄러져 떨어지려는 힘(전력)이 커지면서 추간관절에 부하가 실리게 되고, 이 부분에 장애를 일으켜 요통의 위험이 증가하게 된다.

 척추의 전만 형태는 경직성 근육통 정도의 요통이 심해져 척추전방전위증이란 디스크 탈출의 일종으로 진행될 수 있다는 점에서 심각성이 인식된다. 이는 추체가 전면으로 만곡 형태를 이루다가 복근이 부족한 경우 척추가 전방으로 미끄러지면서 생기는 척추뼈들의 비이상 분절로 인한 디스크로 발전될 수 있기 때문이다. 척추전만 자세 조절을 위한 근육 배근(허리근육)이나 골반에 붙어있는 근육의 긴장과 이완상태를 바꿔줌으로써 변화시킬 수 있다. 요추전만은 배근(허리근육)이나 장요근의 수축 또는 구축에 의해 직접적으로, 비복근(종아리 뒤쪽의 두 갈래로 갈라진 근육)이나 햄스트링(hamstring, 허벅지 뒤쪽 근육)의 단축에 의해 간접적으로 증대한다.

 비복근과 햄스트링은 대퇴 후면에서 무릎을 굴곡시키는 근육인데 이 근육은 척추의 외적 안정력을 부여하기 때문에 충분히 단련시키고, 요추의 전만을 가중시키지 않기 위해서는 충분히 이완시켜야 한다. 비복근이나 햄스트링 등 다리의 후면 근육이 단축되면 요추 전만이 증가한다. 이는 고관절이 뒤로 향하기 때문에 장요근을 긴장시키고, 허리를 휘게 하기 때문이다. 고관절이나 무릎관절을 구부리는 것은 장요근을 통해 요추의 전만을 감소시키며, 그 때문에 배근(허리근육)의 긴장은 일시적으로 느슨해지고 동시에 추간관절에 대한 부하도 줄어들게 된다.

누워 무릎을 구부린 상태에서 허리를 이완하는 자세를 시작으로, 점차 햄스트링과 비복근(종아리근)을 서서히 펴본다.

전면으로 요부가 쏠리려는 경향은 복부단련으로 안정화될 수 있다.

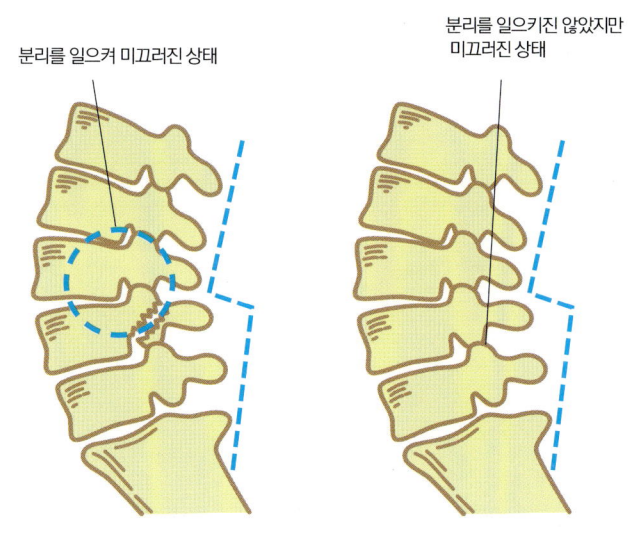

척추 전만증

1
- ▶ 등을 바닥에 두고 누운 상태에서 양팔은 바닥에 두고 한쪽 다리를 반대쪽 다리 위로 두 번 꼰다.
- ▶ 내쉬는 호흡에 위로 꼰 다리의 반대쪽으로 무릎을 낮춘다.
- ▶ 시선은 다리와 반대 방향을 바라보며 10~20초간 유지한다.
- ▶ 반대쪽도 같은 요령으로 실시한다.
- ▶ 어색한 방향을 한 번 더 실시한다.

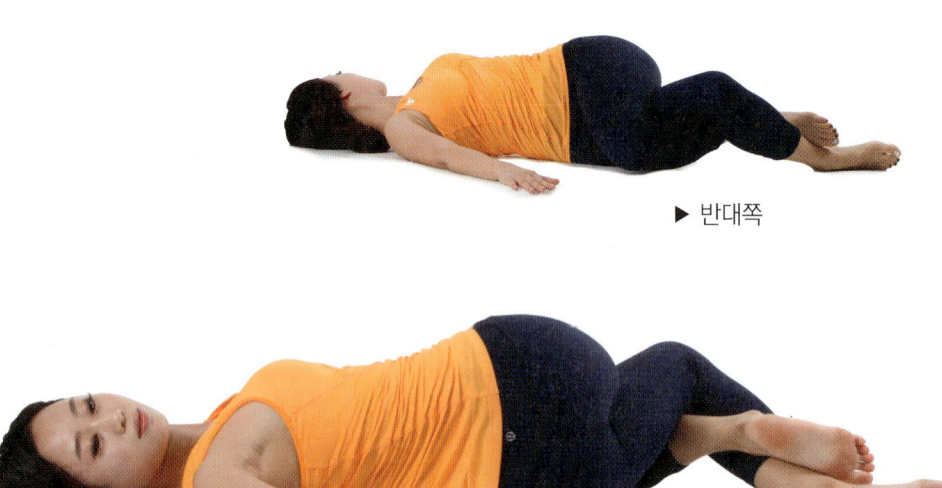

▶ 반대쪽

2
- ▶ 등을 바닥에 대고 누워 무릎을 세워준다.
- ▶ 양손을 모아 아랫배 위에 포개어 둔다.
- ▶ 내쉬는 호흡에 포갠 손으로 배꼽 부위를 지그시 누른다.
- ▶ 10~20초간 유지하기를 3회 실시한다.

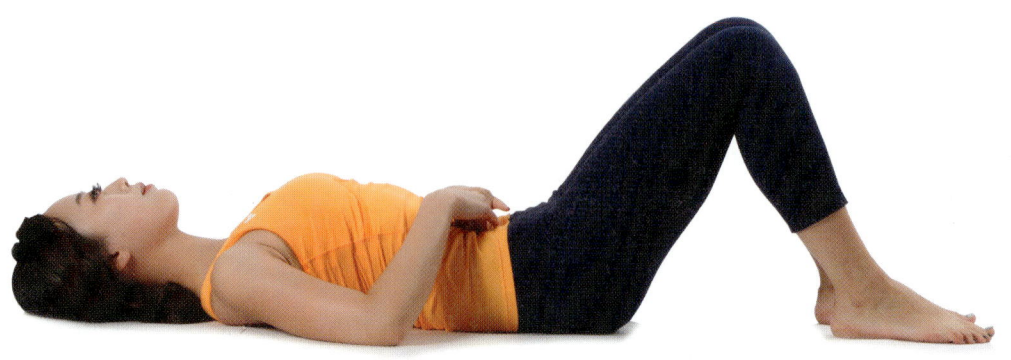

3
▶ 등을 바닥에 대고 누워 양손은 머리 뒤에서 깍지를 끼고, 다리는 ㄱ자가 되게 들어 무릎을 모은다.
▶ 내쉬는 호흡에 다리를 한쪽 방향으로 바닥 가까이 내리고 고개는 반대로 돌린다.
▶ 10~20초간 유지하기를 3회 정도 실시한다.
▶ 반대쪽도 같은 요령으로 실시한다.

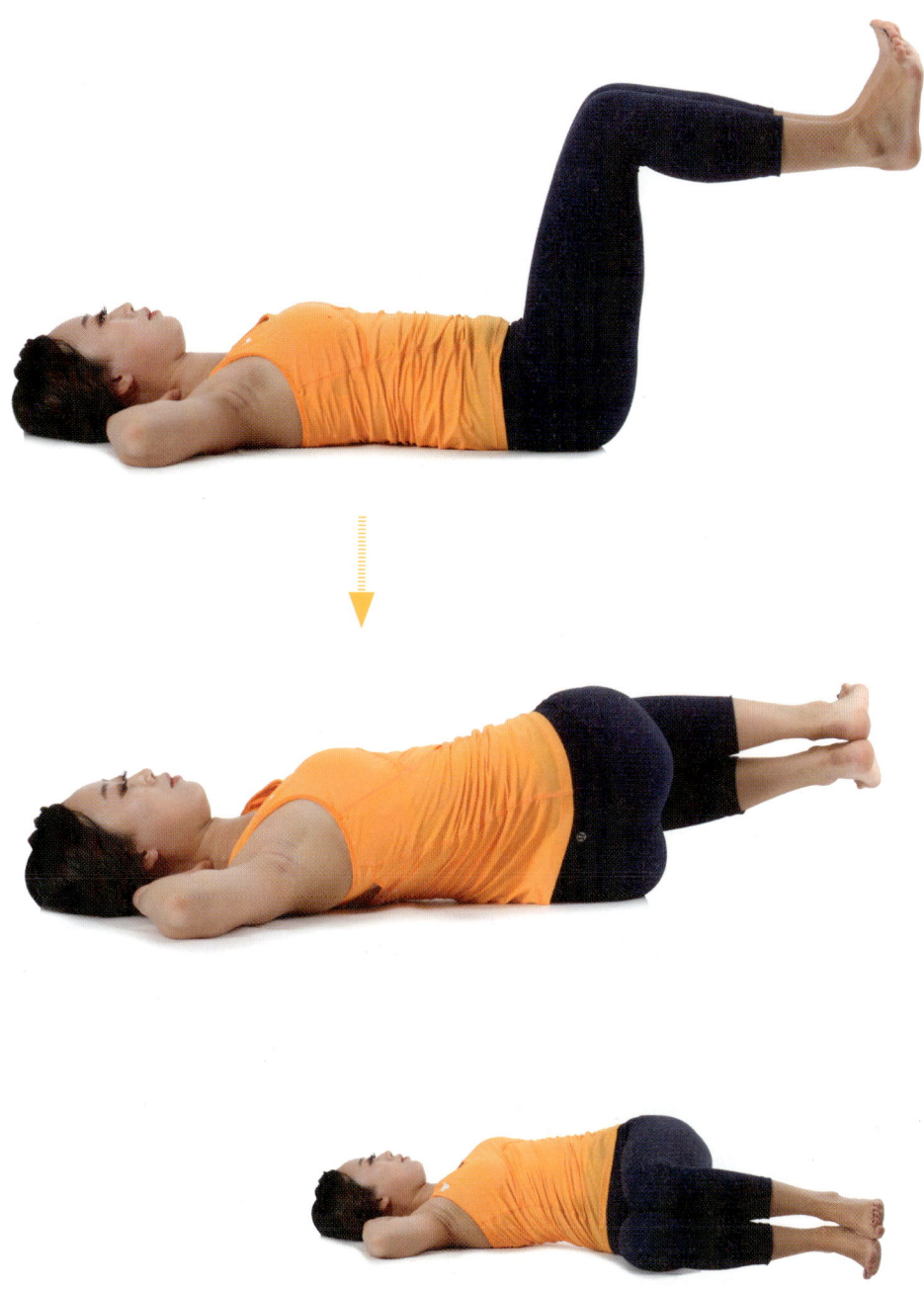

▶ 반대쪽

4
- 등을 바닥에 대고 누워 다리를 들어 양손으로 발가락을 잡는다.
- 내쉬는 호흡에 뻗은 다리를 얼굴 가까이 당겨 준다. 이때 엉덩이를 살짝 든다.
- 10~20초간 유지하기를 3회 반복한다.

5
- 등을 대고 누워 양손으로 허리를 받치고 내쉬는 호흡에 발끝을 머리 위로 넘긴다. 이때 등이 바닥에 닿지 않게 양쪽 어깨로 설 수 있도록 한다.
- 발가락을 바닥에 대고 유지하고, 가능하면 발등을 바닥으로 두어 등을 좀 더 늘인다.
- 10~20초간 유지한다.

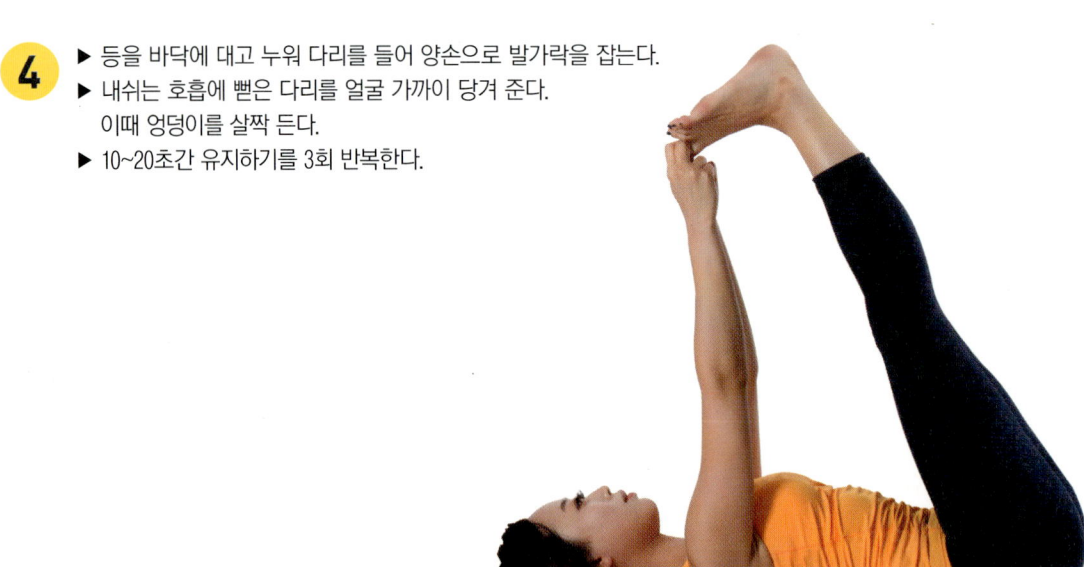

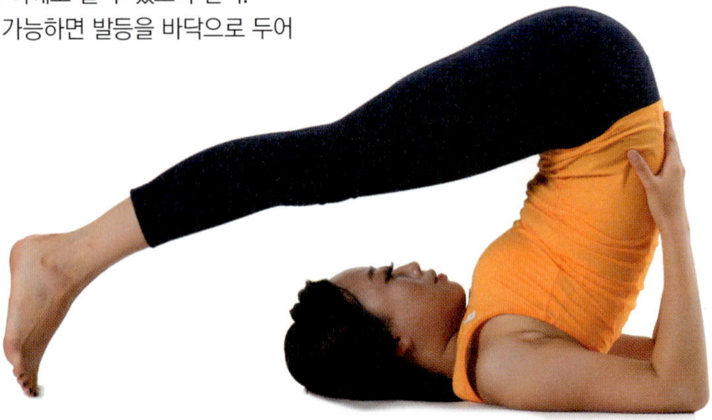

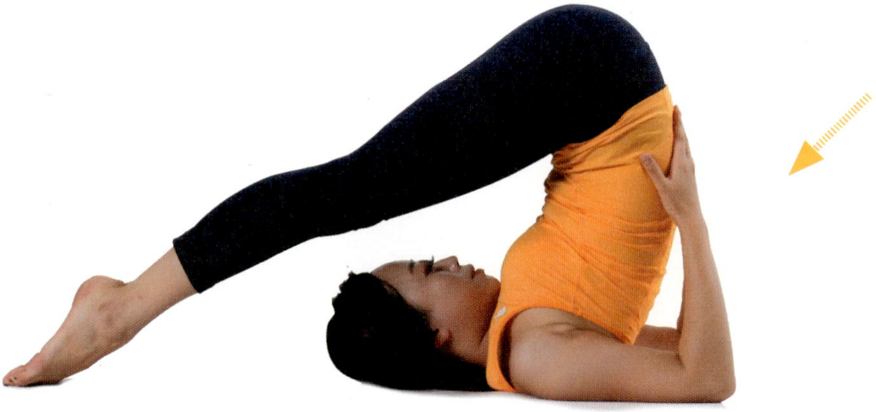

6
- ▶ 등을 대고 누운 자세에서 무릎을 세운다.
- ▶ 내쉬는 호흡에 양팔을 앞으로 뻗어 손끝이 무릎 가까이 가도록 상체를 일으켜 세운다.
- ▶ 내쉬는 호흡에 두 다리도 뻗어 준다. 이때 발끝은 몸쪽으로 당기고 허벅지에 힘을 주어 무릎이 구부러지지 않게 한다
- ▶ 10~15회 반복하고 점차적으로 횟수를 늘려간다.

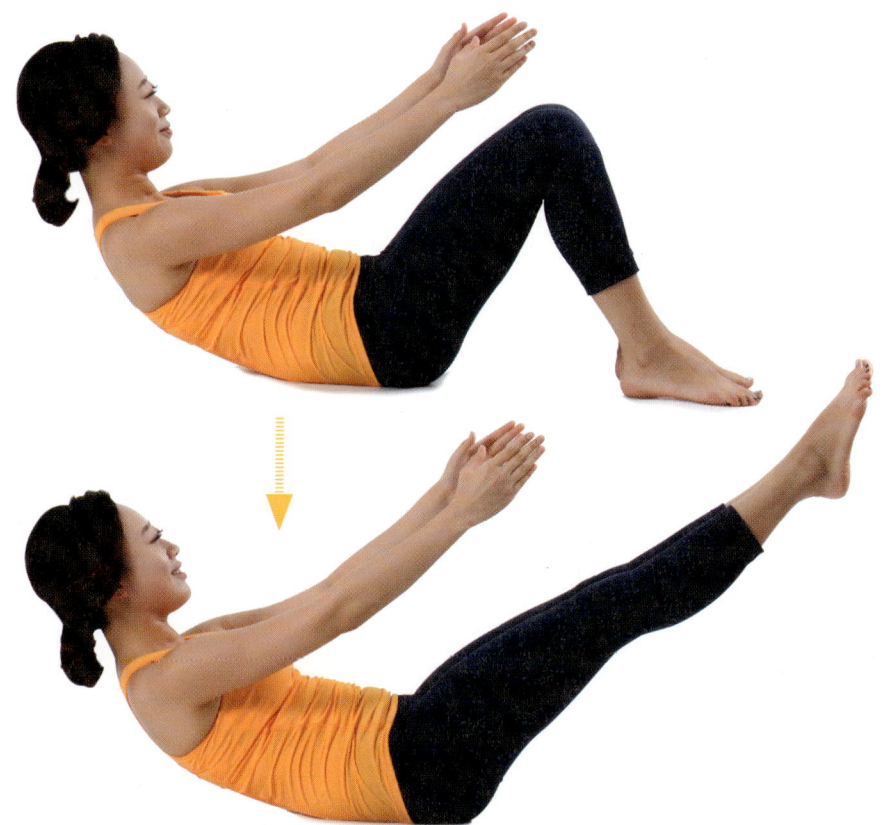

7
- ▶ 바르게 앉은 자세에서 두 다리를 뻗어 모은다.
- ▶ 척추를 바르게 뻗어 낸 상태에서 내쉬는 호흡에 상체를 숙인다.
이때 발끝은 몸쪽으로 당기고 허벅지 힘을 주어 무릎이 구부러지지 않도록 한다.
- ▶ 10~20초 유지하기를 3회 반복한다.

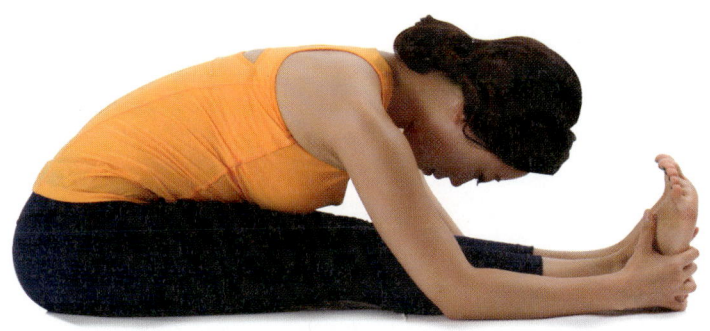

척추 측만증
Scoliosis

　해부학적인 면에서 정중앙의 축으로부터 척추가 측면 방향으로 만곡이나 회전성 변형을 동반해서 제 위치를 벗어난 모양이 측만증이다. 척추의 안정성이 확보되지 않아 생기는 골반의 변형 혹은 골반 형태의 불안정성으로 어깨가 기울면서 척추가 휘어지기도 한다. 그리고 특별한 특징 없이도 척추의 변형이 생기기도 한다.
　척추 변형은 원인 파악이 가능한 비구조적 측만증과 사춘기부터 발생하여 그 원인을 정확히 알 수 없는, 측만증 환자의 약 85%를 차지하는 구조적 측만증인 특발성측만증으로 구분할 수 있다. 척추와 골반의 통증을 호소하기도 하고 내부 장기를 압박하여 폐, 호흡기와 순환기에도 영향을 줄 수 있다. 특발성측만증은 나이가 어릴수록 빠르게 진행되며, 여자에게서 발병 정도가 높게 나타난다. 코브스씨 각도(Cobb's angle)가 20도 이상이 되면 정형외과 치료와 더불어 운동치료를 병행해 나가야 한다. 치료하지 않고 방치하게 되면 목과 허리디스크, 좌골신경통, 만성 경추통, 척추관협착증 등 각종 척추질환으로 발전하여 고생할 수 있다. 정확한 척추측만증은 X레이를 찍어봐야 하겠으나 자가 진단하는 방법으로는 먼저 바른 자세로 선 상태에서 어깨 높낮이로 확인할 수 있다. 더 정확한 방법은 서서 등을 90도 정도 앞으로 구부리게 하고 환자의 뒤쪽에서 관찰하면 등이 휜 것과 어깨뼈나 갈비뼈가 한쪽만 튀어나온 모습을 볼 수 있다. 골반 부위에서도 뒤쪽 엉덩이 능의 높이가 다른 것을 육안으로 확인 가능하다.
　척추측만증 치료의 목표는 최대 직선화(Maximum straightening)이다. 즉 측만부의 대칭적 가동성 획득과, 측만요측의 근육을 신장시키는 다양한 방법이 요구된다.

병적 만곡(비틀어져 휘어 있는 곡선)이 최대 직선화가 일어나도록 하기 위해서는 외측 구조적 만곡을 교정하면서 반대 방향에서 같은 크기나 그 이상의 외측굴곡을 유도하는 것이 기본원칙이다. 자세 유지를 위한 근력 유지를 반드시 시행해야 한다.

외측굴곡이 어느 정도 직선을 유지하기 시작하면, 기립근 주변 근력의 비율을 체크하여 근력의 균형을 회복해야 교정 안정화를 이룰 수 있다.

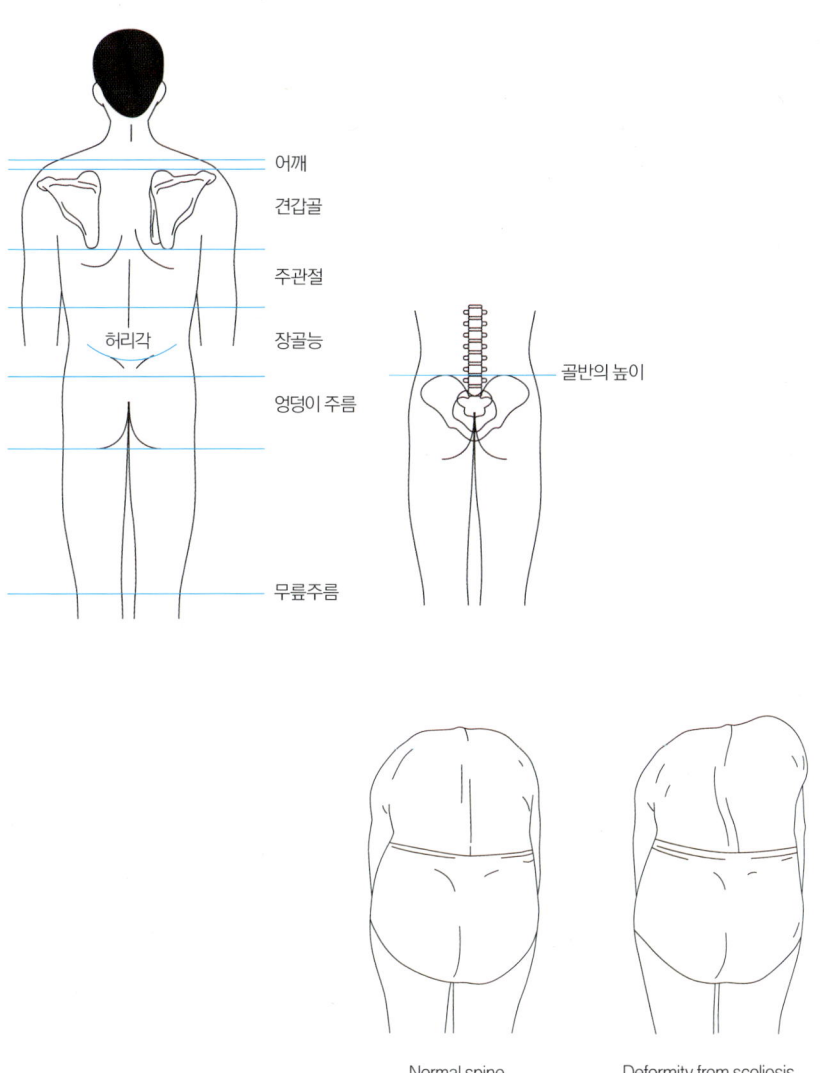

Normal spine · Deformity from scoliosis

최대직선화 Maximum straightening
외측 구조적 만곡의 교정을 위해 반대 방향에서 같은 크기나 그 이상의 외측 굴곡을 유도한다.

1
▶ 바르게 앉은 자세에서 두 다리를 뻗어 모은다.
▶ 양손은 깍지를 껴 머리 위로 길게 뻗어냈다가 내쉬는 호흡에 상체를 숙인다.
▶ 발끝을 몸쪽으로 당겨 손등이 발바닥에 걸리도록 하고, 무릎은 바닥에서 뜨지 않도록 허벅지에 힘을 단단히 준다.
▶ 10~20초 유지하기를 3회 반복한다.

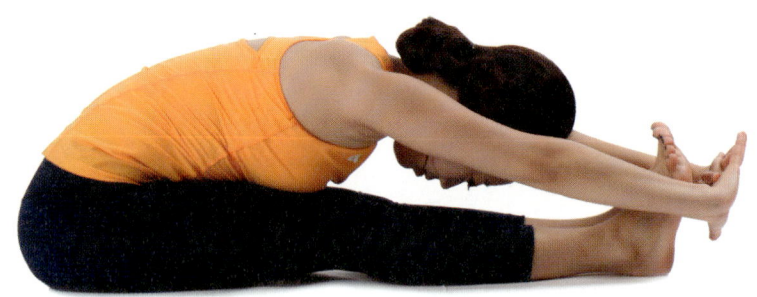

2
▶ 바르게 앉은 자세에서 양손을 머리 위에서 깍지를 낀다.
▶ 내쉬는 호흡에 상체를 옆으로 기울여 옆구리를 길게 늘인다.
▶ 10~20초간 유지한다.
▶ 반대쪽도 같은 요령을 실시한다.
▶ 어색한 방향을 한 번 더 실시한다.

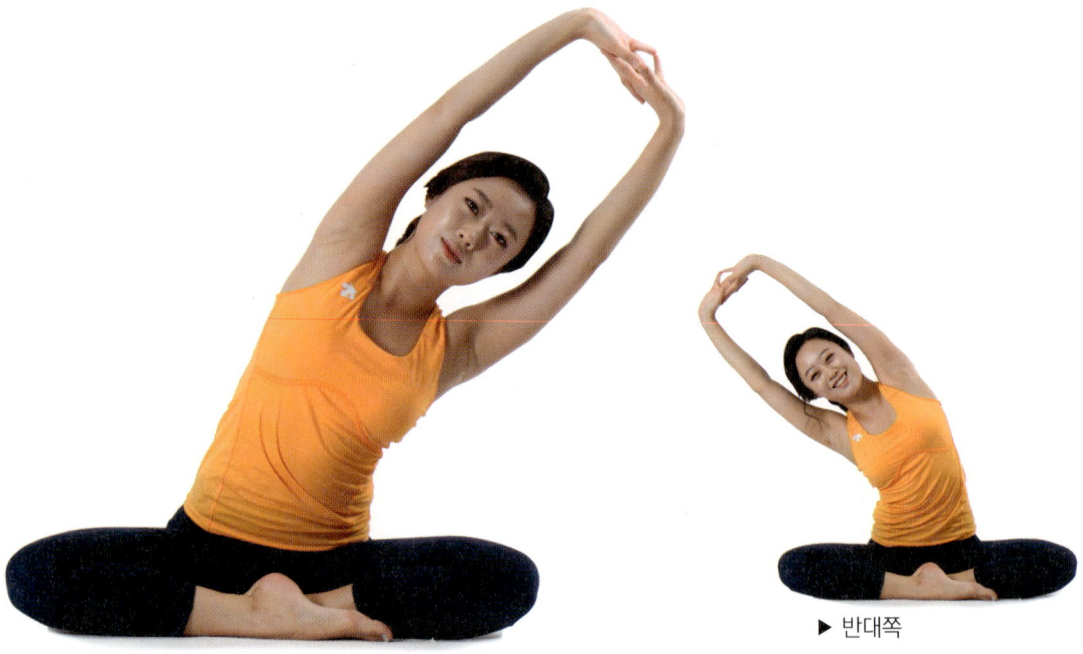

▶ 반대쪽

3
- ▶ 바르게 앉은 자세에서 왼 다리는 바깥쪽, 오른 다리는 안쪽으로 접는다. 왼손은 목을 잡고 반대쪽 손은 팔꿈치를 잡아 내쉬는 호흡에 상체를 오른쪽으로 비틀며 아래로 내려간다.
- ▶ 팔꿈치는 무릎에 걸친 상태에서 어깨를 서서히 바닥으로 지그시 누른다.
- ▶ 시선은 천장을 바라보며 10~20초 유지하고 돌아온다.
- ▶ 반대쪽도 같은 요령으로 실시한다.
- ▶ 좌우 한 번씩 10~20초 유지하고 위축이 느껴지는 방향을 한 번 더 실시한다.

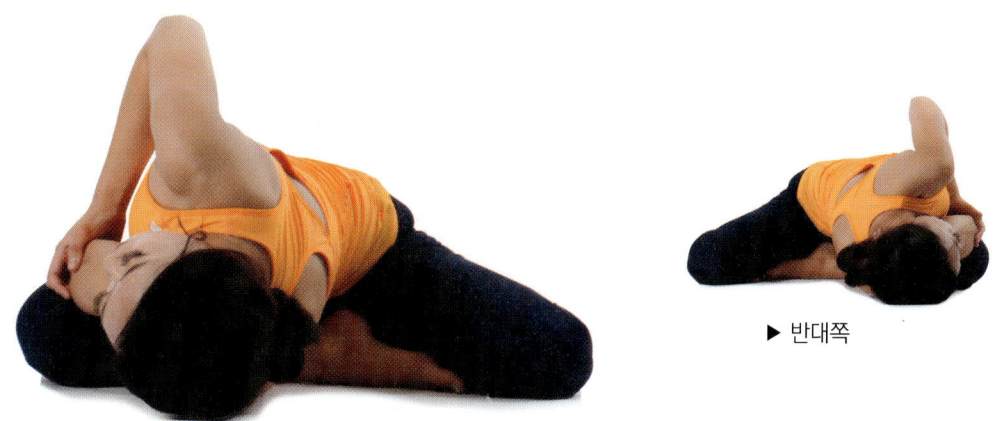

▶ 반대쪽

4
- ▶ 다리를 어깨너비 1.5배 정도로 벌리고 서서 오른발은 오른쪽으로 전부 틀고 왼발도 오른쪽으로 살짝 틀어준다.
- ▶ 어깨와 가슴을 나란히 하여 상체 모두 오른쪽을 바라보게 하고 내쉬는 호흡에 상체를 아래로 내린다.
- ▶ 왼손으로 가능한 만큼의 다리 부위를 잡고 내쉬는 호흡에 오른팔을 천장으로 뻗으며 상체 비튼다.
- ▶ 10~20초간 유지하고 돌아온다.
- ▶ 반대쪽도 같은 요령으로 실시한다.
- ▶ 어색한 방향을 한 번 더 실시한다.

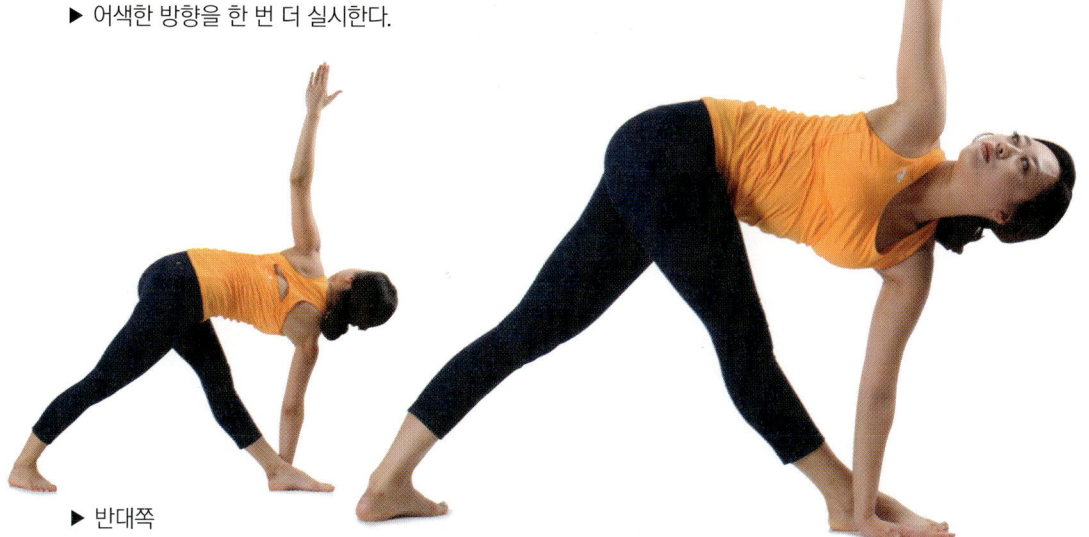

▶ 반대쪽

5
- ▶ 다리를 어깨너비 1.5배 정도로 벌리고 서서 오른발은 오른쪽으로 전부 틀고 왼발도 오른쪽으로 살짝 틀어준다.
- ▶ 양팔을 어깨높이로 뻗어주고 내쉬는 호흡에 상체를 오른쪽으로 기울인다. 오른손은 무릎을 감싸주고 왼팔은 귀 가까이 가지고 온다.
- ▶ 시선은 왼쪽 천장을 바라보며 10~20초 유지한다.
- ▶ 반대쪽도 같은 요령으로 실시한다.
- ▶ 조금 더 어색했던 방향으로 한 번 더 실시한다.

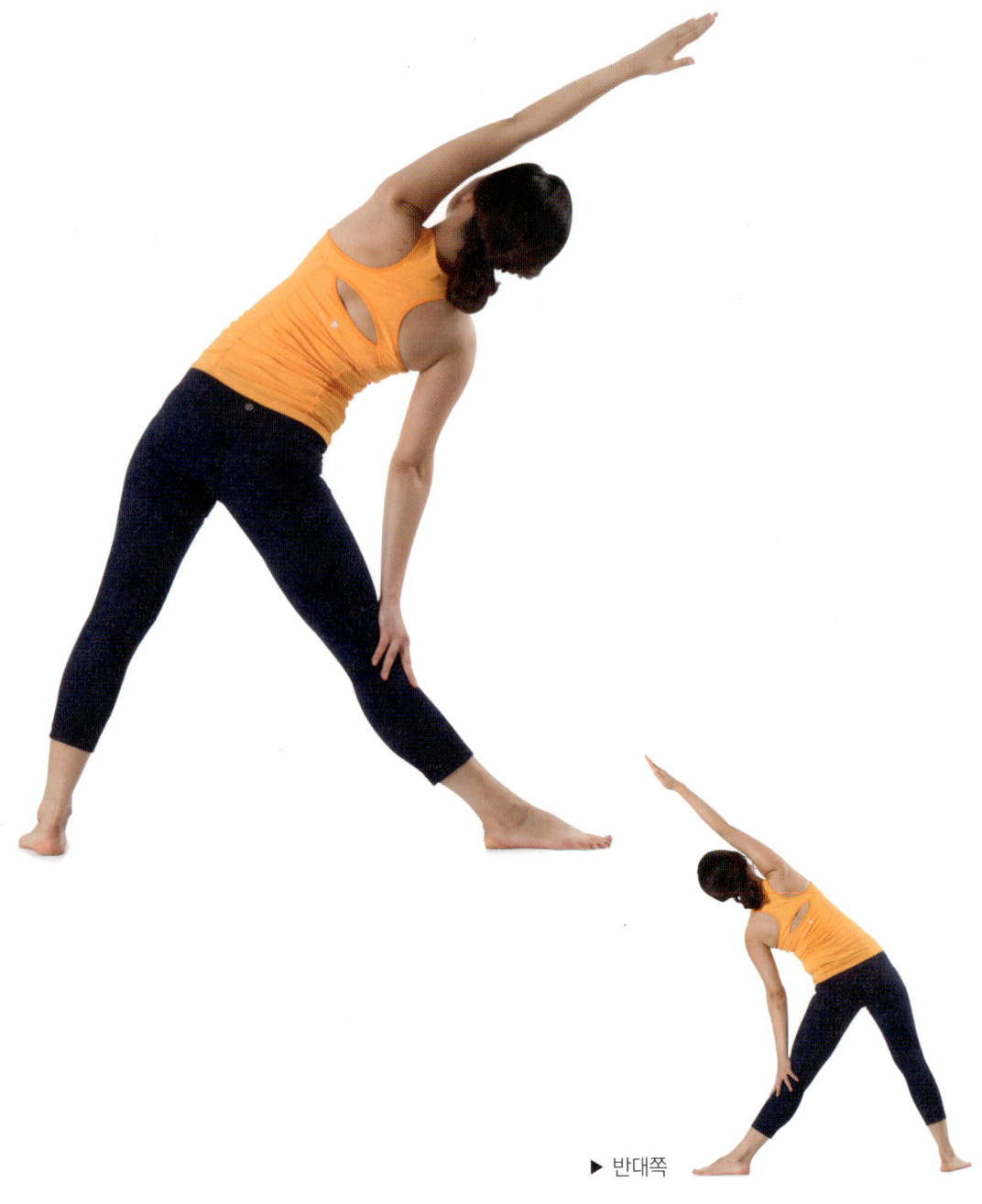

▶ 반대쪽

- ▶ 배를 바닥에 대고 엎드린 상태에서 두 팔을 앞으로 뻗는다.
- ▶ 내쉬는 호흡에 팔과 다리가 서로 반대가 되도록 들어올린다.
- ▶ 10~20초 유지하고 돌아와 반대쪽도 같은 요령으로 실시한다.
- ▶ 힘이 받지 않는 쪽은 한 번 더 실시한다.

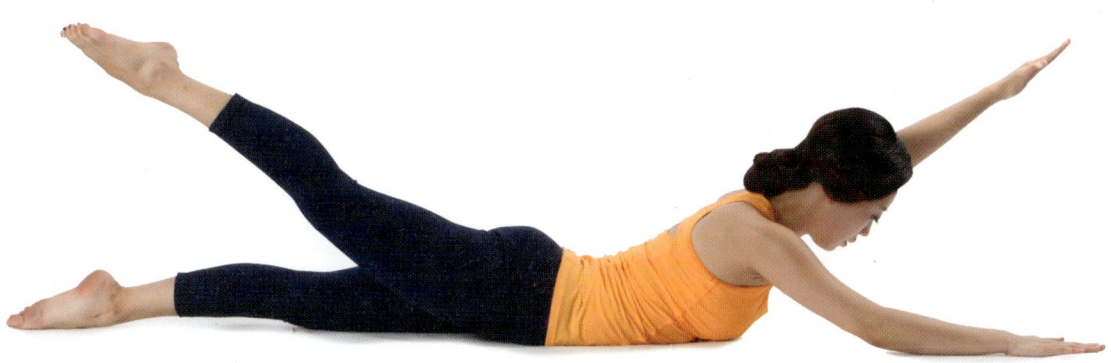

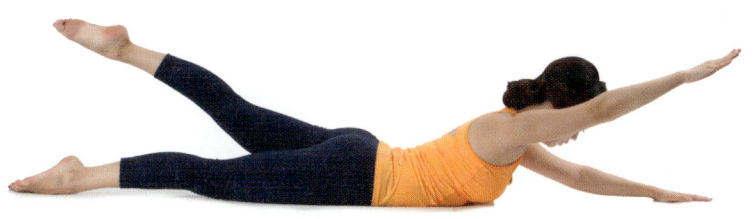

▶ 반대쪽

7
▶ 배를 바닥에 대고 엎드린 상태에서 양팔을 앞으로 뻗는다.
▶ 내쉬는 호흡에 팔과 다리를 동시에 들어올린다.
▶ 10~20초간 유지하고 내려오기를 3회 정도 실시한다.

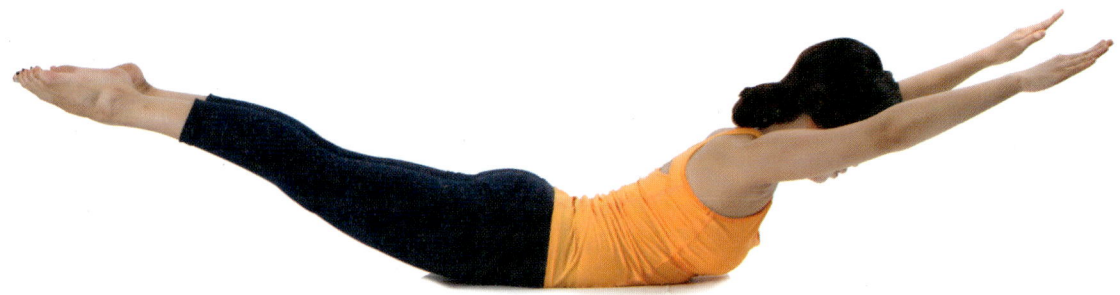

8
▶ 널빤지 자세에서 시작한다.
▶ 양손은 어깨 밑에 두고 발끝은 세워 뒤통수부터 뒤꿈치까지 일직선을 만든다.
▶ 오른손을 천장으로 뻗고 오른 다리를 왼 다리를 뒤로 넘긴다.
▶ 엉덩이가 아래로 떨어지지 않게 올려주면서 갈비뼈 사이사이를 조이는 느낌으로 머무른다.
▶ 10~20초 머무르고, 반대쪽도 같은 요령으로 실시한다.
▶ 힘이 받지 않는 쪽은 한 번 더 실시한다.

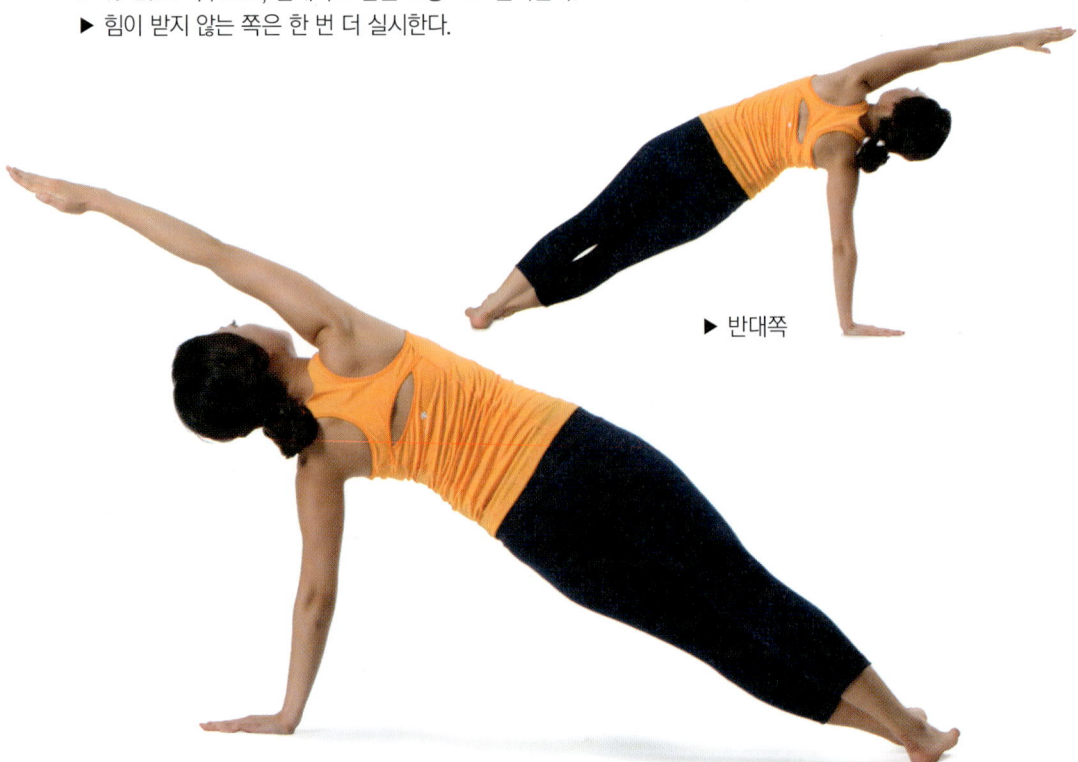

▶ 반대쪽

9
▶ 기는 자세에서 팔꿈치를 바닥에 두고 양손은 깍지 낀다.
▶ 두 다리를 뒤로 뻗고 엉덩이는 처지지 않게 유지한다.
▶ 시선은 바닥을 바라보고 10~20초 유지한다.
▶ 익숙해지면 점차적으로 시간을 늘린다.

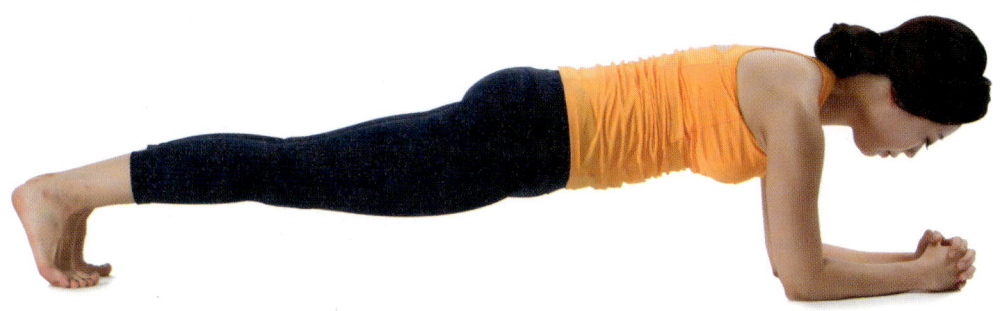

10
▶ 기는 자세에서 마시는 호흡에 엉덩이를 위로 들어 무릎을 펴고 뒤꿈치를 바닥에 댄다.
▶ 내쉬는 호흡에 등을 편평하게 하고 척추를 길게 늘인다.
▶ 10~20초 정도 유지한다.

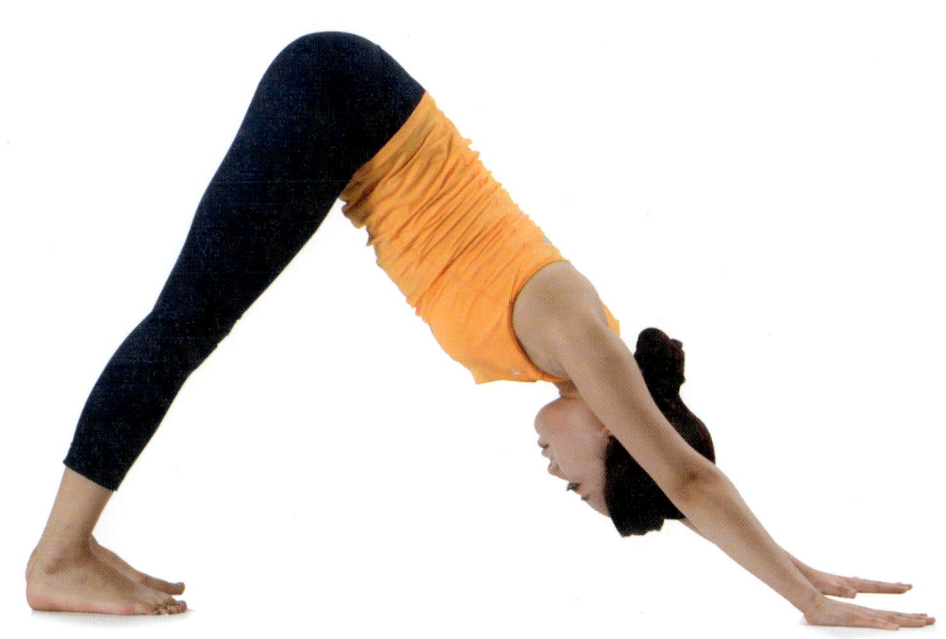

02
기타 근·골격 질환과 자연치유요가

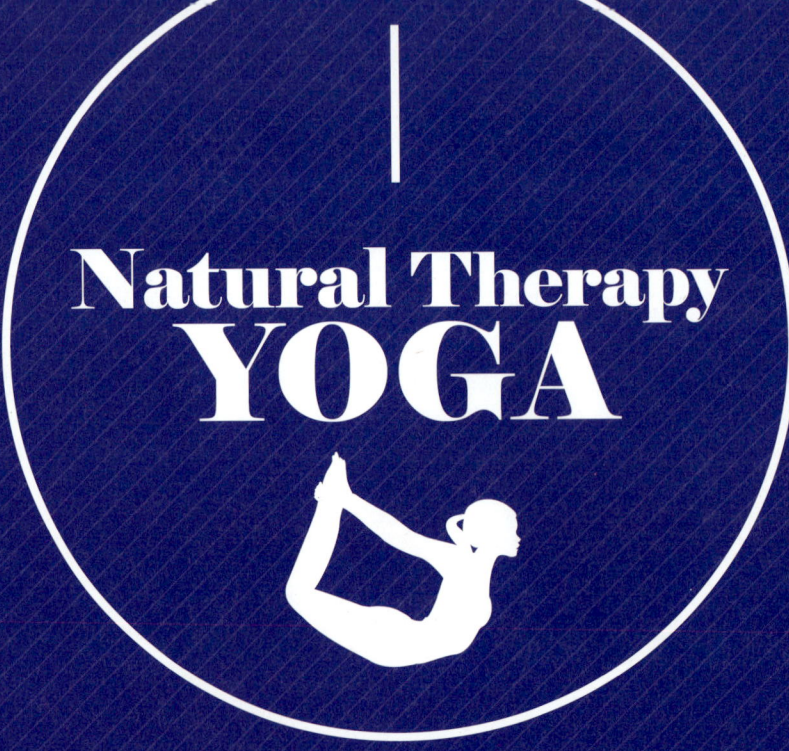

어깨관절통증
손목 / 팔꿈치통증
골반변위
골반변위와 순환장애, 하체비만
궁둥신경통 (좌골신경통)
하지관절의 기능장애: 고관절통증(다리교정)
다리교정
발목통증

어깨관절통증
Shoulder Pain

대표적인 어깨관절은 구상관절(다양한 회전과 움직임이 용이하도록 만들어진 관절)이다. 구상관절은 움직임이 크고, 비교적 불안정한 상태의 관절이라 주변에 많은 근육과 인대들의 움직임에 관여한다. 어깨관절은 어깨뼈 주변근의 다양한 근육군의 균형을 통해서 상완팔과 어깨의 여러 움직임에 안정성을 확보해준다.

회전근개(rotato rcuff, 어깨관절낭 주위의 근육힘줄)는 극상근, 극하근, 소원근, 견갑하근으로 구성되어 있으며, 팔을 위로 뻗거나 아래로 내려 구부릴 때 어깨뼈를 움직이며 상완골(위팔뼈)의 탈골을 막아주는 역할을 하게 된다.

어깨통증 및 기능 이상은 양 어깨뼈의 위치와 비정상적인 움직임과 관련이 있고 대표적인 어깨통증은 회전근개(rotato rcuff) 문제와, 어깨충돌증후군 증상과 상관성을 가진다.

과한 상승모근과 중삼각근의 긴장성이 원인으로 알려져 있고, 또 다른 원인으로 전거근의 약화를 들고 있다. 하승모근의 약화는 어깨뼈 운동에 나쁜 영향을 주어, 어깨관절의 악화를 증진시키거나 원인으로 작용한다. 하승모근은 적절한 자세 유지 정렬과 어깨관절의 기능에 필수적인 근육이라고 알려져 있다. 전거근 또한 어깨뼈 안정성에 중요하게 작용하며, 하승모근과 함께 어깨뼈가 적정한 위치를 유지하도록 조절한다.

반복적이고 비정상적인 움직임이나 자세로 인해 움직임이 쉽게 일어나는 방향이 생기고 특정 방향의 반복

어깨충돌증후군
어깨를 움직이는 동작시 특정한 방향에서 불쾌한 감각이아, 덜그럭 거리는 소리가 들리는 경우이다. 어깨근육의 불균형이 생기면서 상완골과 견갑골사이의 공간이 좁아지는 과정에서 마찰이 생기면서, 주변조직들이 손상을 입게된다.

적 스트레스로 인해 어깨 회전근개 내 근육의 균형이 깨지는 것이 통증의 원인이 된다. 특히 어깨가 굽은 자세에서 어깨관절의 반복적인 움직임은 불안정성을 더욱 가중시키는 원인이 된다.

정리하면 어깨뼈의 위치, 안정성과 운동성의 부족, 어깨뼈의 비정상적 위치, 한 방향의 어깨관절 가동범위의 문제 등에서 어깨통증이 오는 것이다.

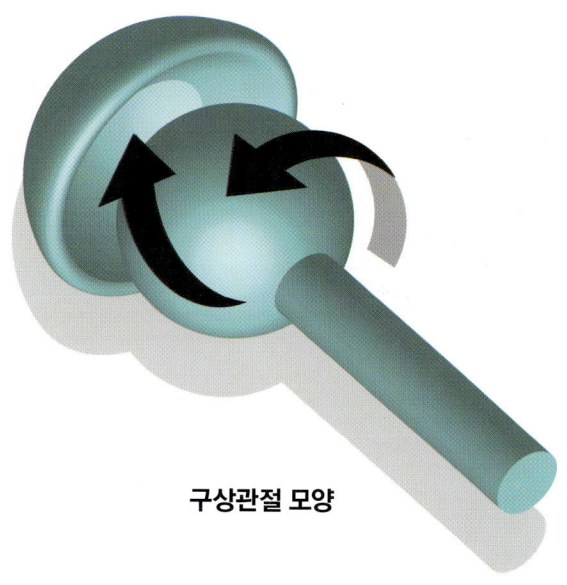

구상관절 모양

1
▶ 바르게 앉아 두 손을 무릎에 둔다.
▶ 마시는 호흡에 어깨를 으쓱 귀 가까이 올리고 내쉬는 호흡에 털썩 내리기를 5회 반복한다.

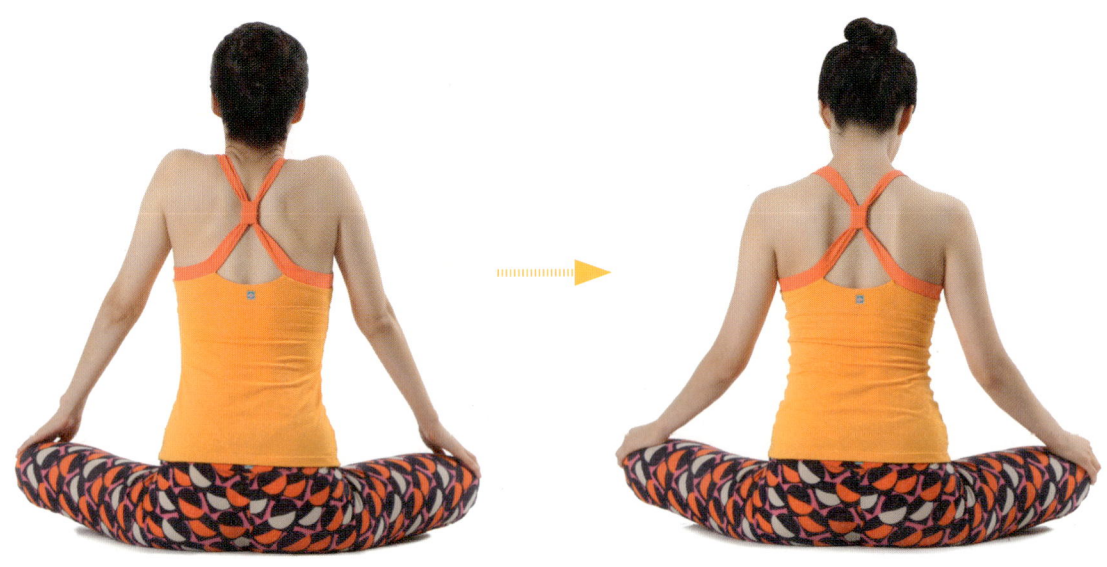

2
▶ 바르게 앉은 자세에서 등 뒤로 두 손을 겹치고, 날갯짓을 하듯 팔꿈치를 앞뒤로 움직인다.
▶ 10~20회 실시한다.

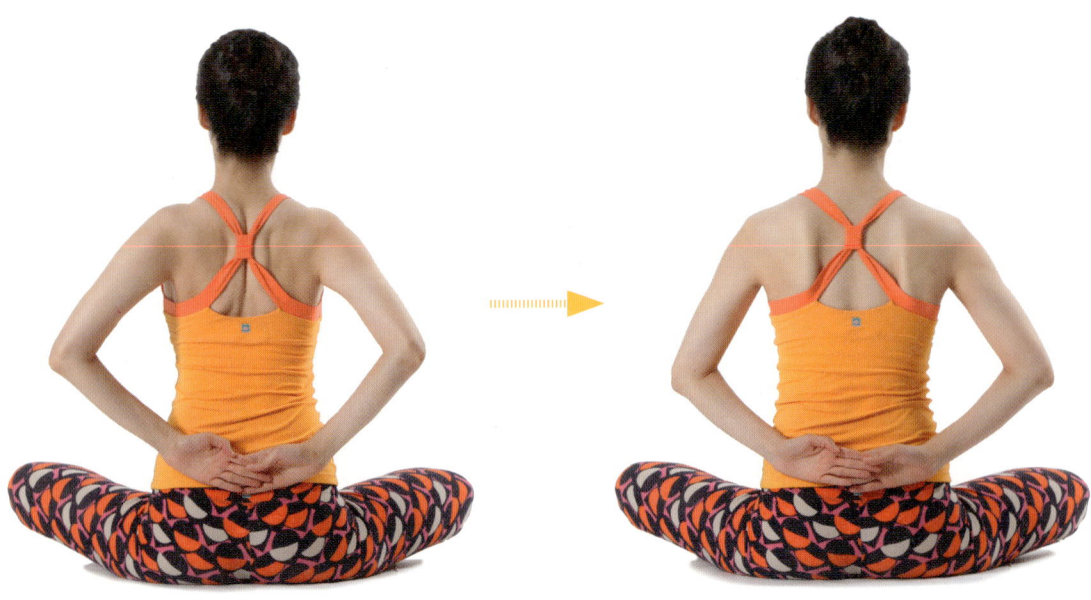

3
- 바르게 앉은 자세에서 두 팔을 들어 한 손으로 반대편 팔꿈치를 잡는다.
- 내쉬는 호흡에 팔꿈치를 아래로 누르며 상체를 옆으로 기울여 10초 유지하고 돌아오기를 3회 반복한다.
- 반대쪽도 같은 요령으로 실시, 어색한 방향은 한 번 더 한다.

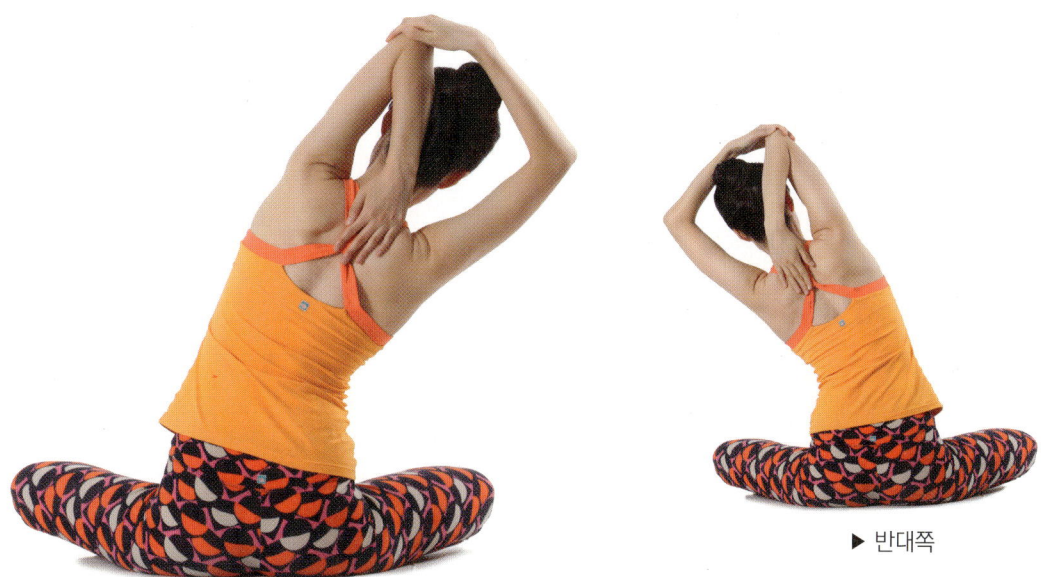

▶ 반대쪽

4
- 바르게 앉아 한 팔은 위에서 아래로 내리고, 나머지 팔은 밑에서 위로 올려 두 손을 맞잡는다.
- 두 손을 강하게 잡으며 10~20초 유지하기를 3회 실시한다.
- 반대쪽도 같은 요령으로 실시, 어색한 방향으로 한 번 더 한다.

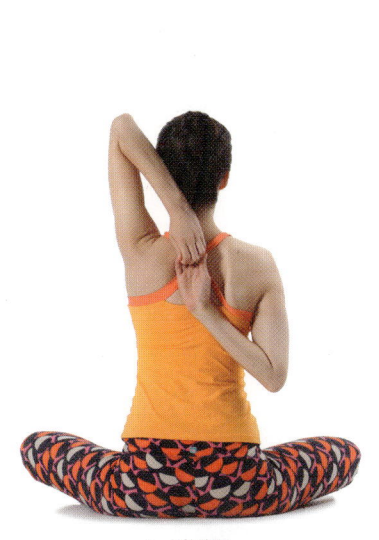

▶ 반대쪽

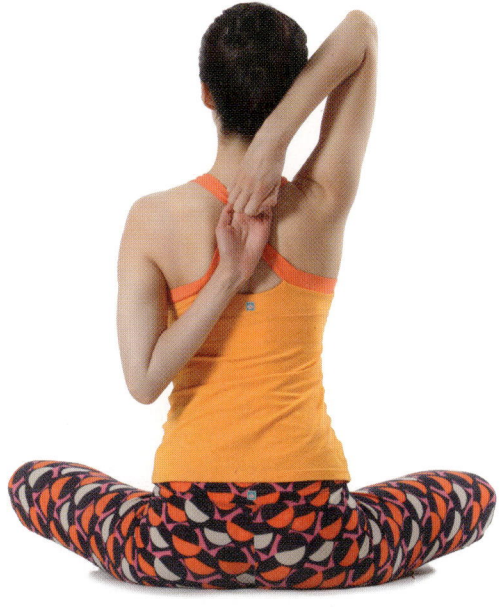

5
- ▶ 바르게 앉아 두 손을 등 뒤에서 합장한다.
- ▶ 내쉬는 호흡에 합장한 손을 날개뼈 가까이 끌어 올린다.
- ▶ 10~20초 유지하기를 3회 반복한다.

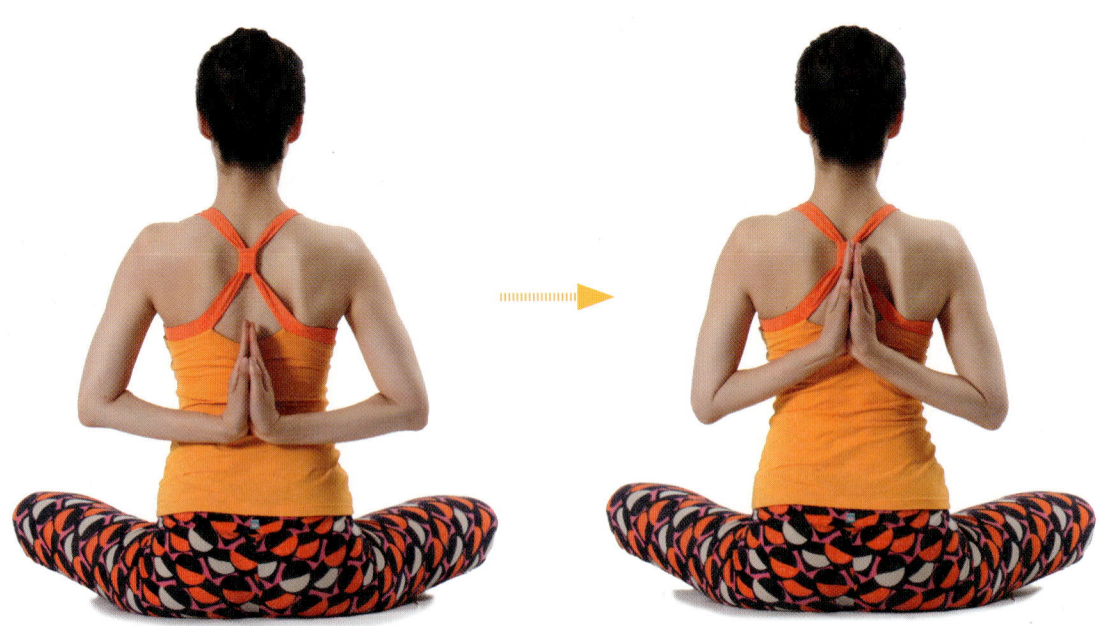

6
- ▶ 한 팔을 멀리 뻗어 겨드랑이와 가슴, 뺨이 바닥에 닿도록 한다.
- ▶ 자세를 완성 후 10~20초 유지한다.
- ▶ 반대쪽도 같은 요령으로 실시하고, 어색한 방향은 한 번 더 한다.

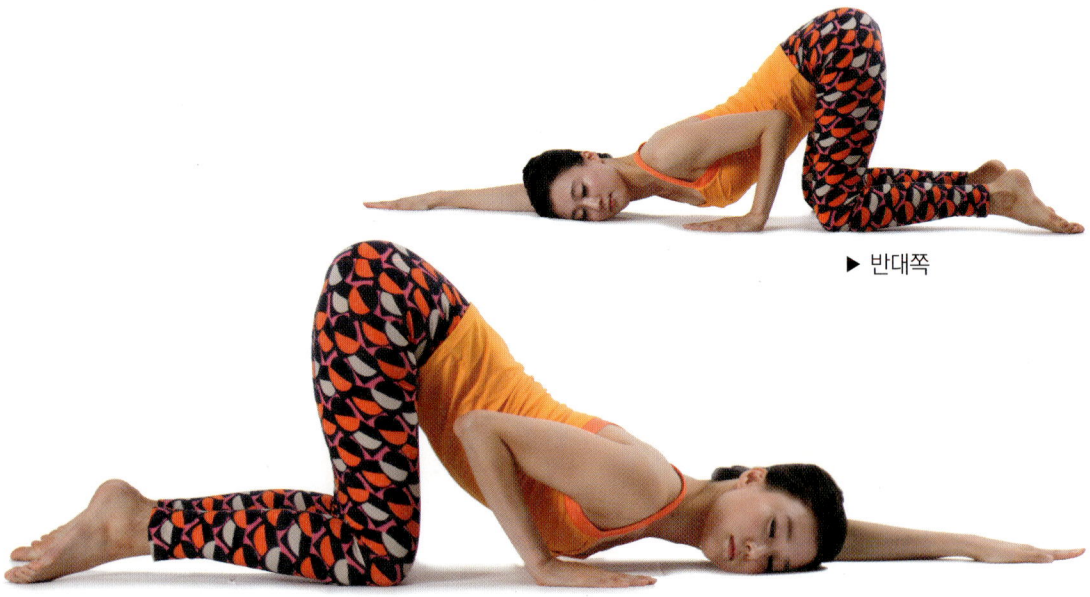

▶ 반대쪽

7
- ▶ 기는 자세에서 두 팔을 앞으로 쭉 뻗고 내쉬는 호흡에 가슴, 겨드랑이, 턱이 바닥에 닿는다.
- ▶ 호흡을 편안하게 유지하며 10~20초 머무른다.
- ▶ 익숙해지면 시간을 점차 늘려간다.

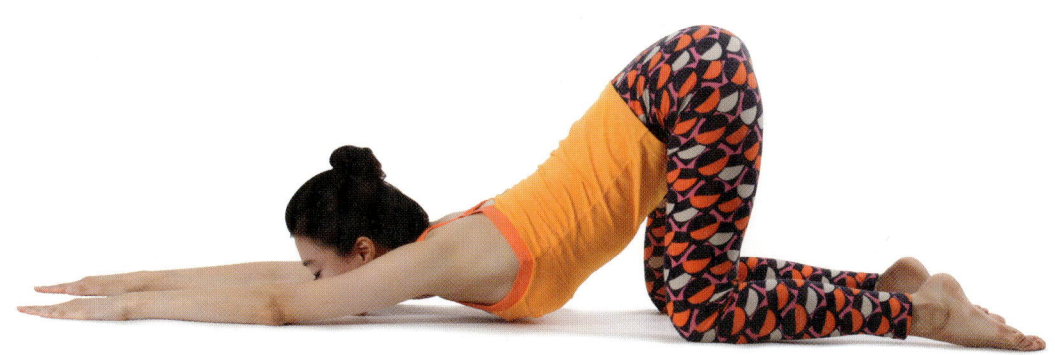

8
- ▶ 배를 대고 누워 두 팔을 어깨 옆으로 뻗는다.
- ▶ 한 손으로 발등을 잡고 내쉬는 호흡에 천천히 반대편으로 들어 넘겨 10~20초 유지하기를 3회 실시한다.
- ▶ 반대쪽도 같은 요령으로 실시한다.
- ▶ 어색한 방향은 한 번 더 한다.

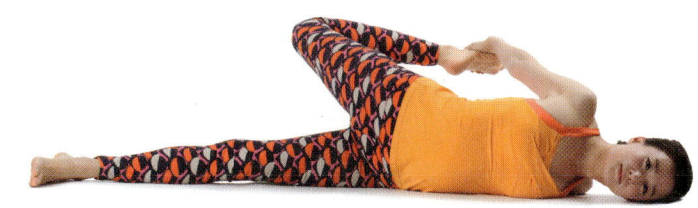

▶ 반대쪽

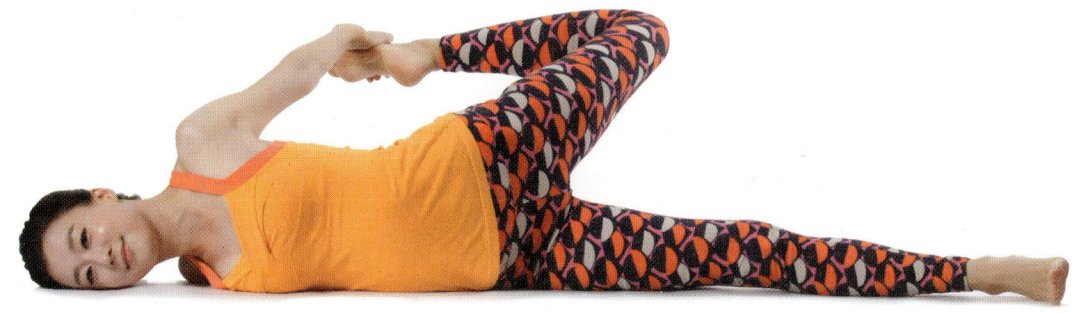

9
- ▶ 배를 대고 엎드려 팔을 아래로 뻗는다.
- ▶ 내쉬는 호흡에 상, 하체를 동시에 든다.
- ▶ 10~20초 유지하고 돌아오기를 3회 실시한다.

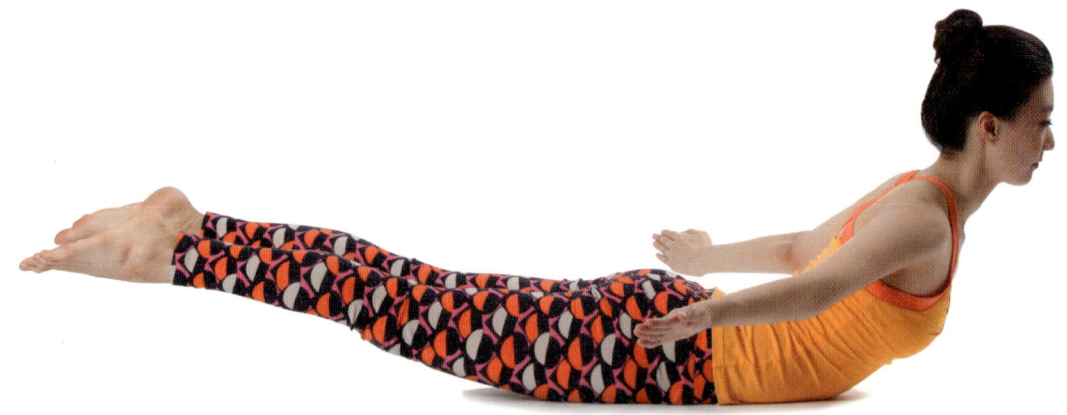

10
- ▶ 무릎과 이마를 바닥에 댄 뒤 팔을 몸 옆에 편안하게 내려 놓는다.
- ▶ 깊게 호흡하며 잠시 휴식을 취한다.

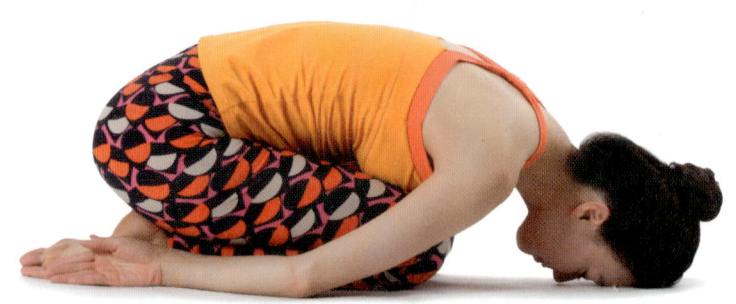

손목 / 팔꿈치통증
Wrist & Elbow Pain

손목과 팔꿈치는 요골(Radius)와 척골(Ulna) 두 개의 골격 움직임에 관여하는 관절이다.

요골와 척골의 두 골격은 병을 따는 방향으로 손목과 팔꿈치를 같이 비트는 움직임에 특히 관여한다. 그래서 굴곡(구부리기), 신전(펴거나 구부리는 반대로 펴서 젖히기), 회내(몸 안쪽으로 회전), 회외(몸 밖으로 회전)와 관련한 손목과 팔꿈치를 지나는 다양한 근육의 움직임을 통해서 작용하게 된다.

손목통증은 걸레를 손으로 짜거나 최근 마우스를 많이 사용하는 직업군에서 통증을 많이 호소하고, 팔꿈치통증은 골프나 테니스 엘보우처럼 팔꿈치의 충격에 의한 통증 등이 있다.

골프 엘보우는 팔꿈치 안쪽의 통증, 테니스 엘보우는 팔꿈치 바깥 방향의 통증을 특징으로 한다. 투수의 손상은 팔꿈치가 굴곡된 상태에서 팔꿈치 내측의 인대가 견인되면서 외측 요골과 상완골(위팔뼈)에 압박력이 작용하게 팔꿈치 내측부와 충돌을 일으키면서 손상을 입는다.

통증 치료에 있어서 손목관절은 다른 손을 이용하여 충분히 이완시켜 준다. 팔꿈치는 편 상태에서 조금의 진동으로 두들겨서 긴장을 풀어준 후 접번관절을 이어서 구부렸다 폈다가 상완골 방향으로 내측과 외측으로 구부려서 각도를 체크하여 위축된 방향으로 몇 차례 반복하여 준다. 그런 후 요측수근굴군, 척측수근굴근과 요측수근신근, 척측수근신근을 각각 비교하여 심한 위축이 느껴지는 방향으로 15초간을 더 머무른다. 그런 후 팔꿈치의 굴곡의 주동근인 상완이두근(biceps brchii),

상완요골근(brachioradialis), 상완근(brachialis) 운동과 팔꿈치의 신전(elbow extention, 펴거나 젖히기) 시 주동근인 상완삼두근(triceps brachii) 운동으로 관절의 안정성을 확보한다.

팔꿈치통증 시 근육운동은 상완근(위팔근)의 단련으로 밴드를 뒤로 구부리고 펴면서 장력을 이용하면 조금씩 근력을 키워 나갈 수 있다.

손목통증의 근육운동은 밴드를 묶어 타이트하게 양쪽 손목에 펴서 낀 상태에서 손등을 저항하듯 손목을 펴는 방향으로 머물러 15초 3회 이상 유지하면서 교정 안정화를 이룰 수 있다.

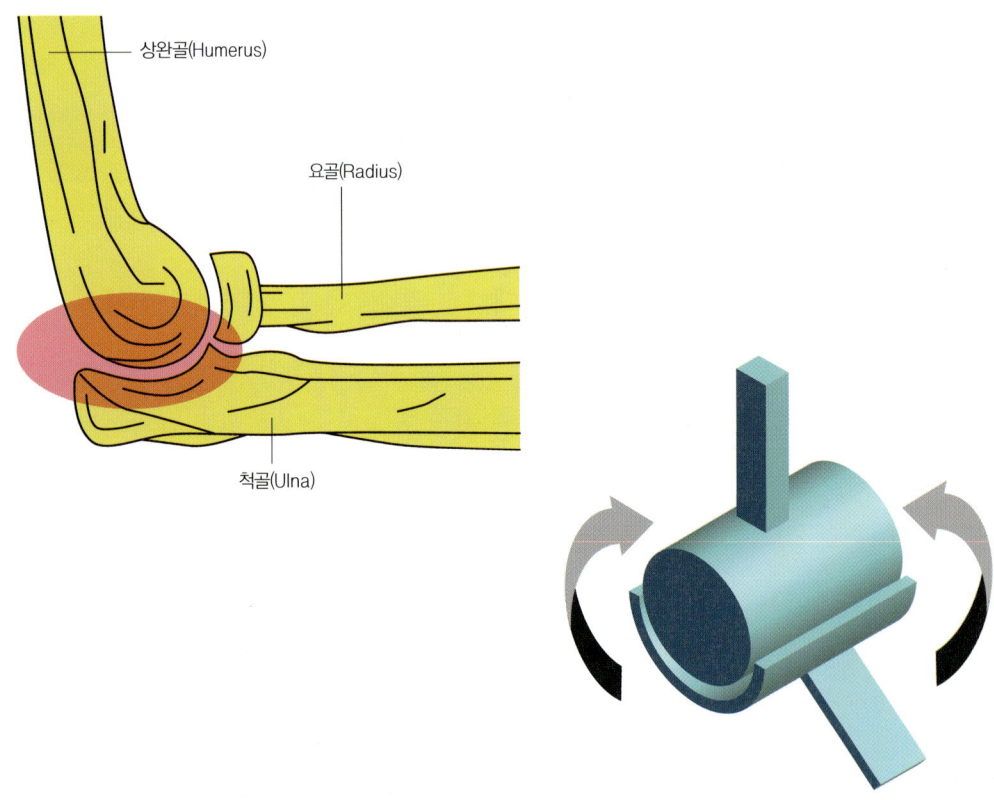

주관절(경첩관절/접번관절)

1
- ▶ 바르게 앉아 손등이 천장을 향하도록 두 팔을 앞으로 뻗는다.
- ▶ 한 손으로 반대 손목을 잡아 앞으로 당긴 상태에서 내쉬는 호흡에 손목을 아래로 살짝 떨어트린다.
- ▶ 10~20초 유지하고 돌아오기를 3회 반복한다.
- ▶ 반대쪽도 같은 요령으로 실시, 어색한 쪽은 한 번 더 한다.

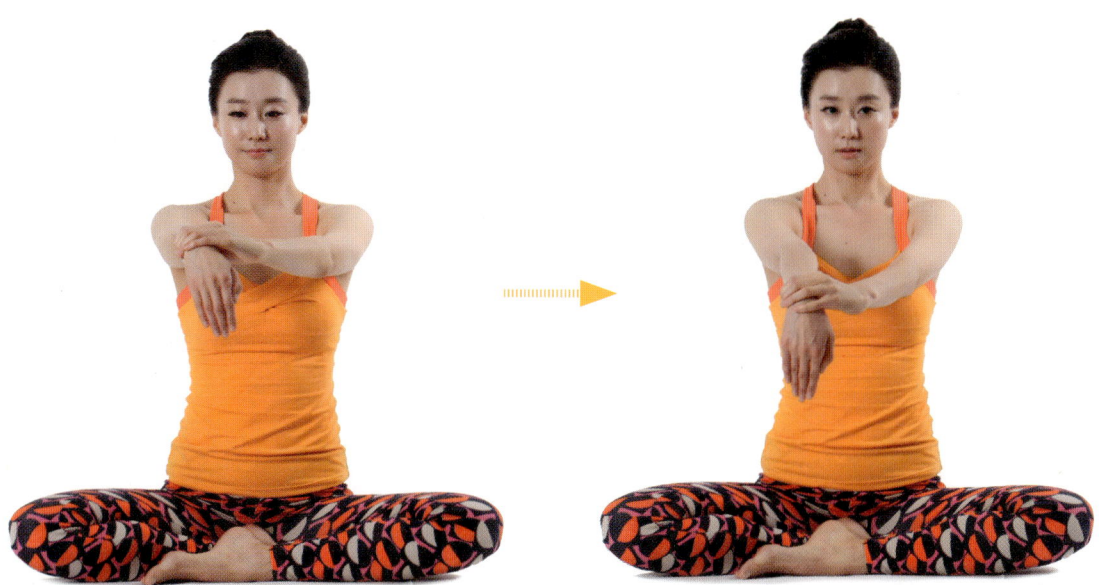

2
- ▶ 바르게 앉아 손바닥이 천장을 향하도록 두 팔을 앞으로 뻗는다.
- ▶ 한 손으로 반대 손목을 잡아 앞으로 당긴 상태에서 내쉬는 호흡에 손목을 아래로 살짝 떨어트린다.
- ▶ 10~20초 유지하고 돌아오기를 3회 반복한다.
- ▶ 반대쪽도 같은 요령으로 실시, 어색한 쪽은 한 번 더 한다.

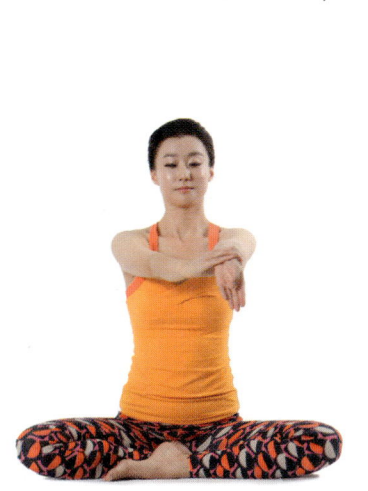

▶ 반대쪽

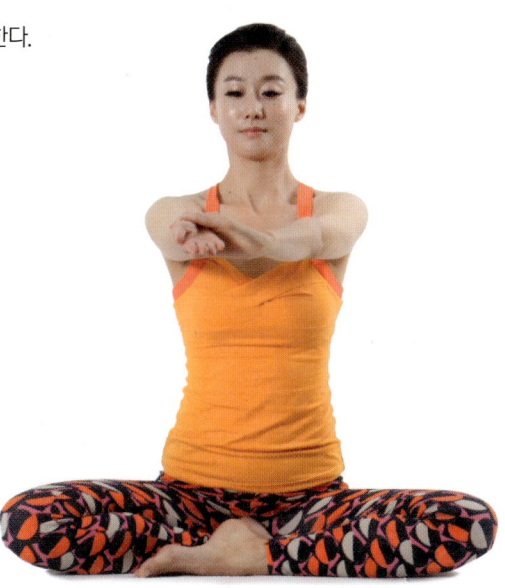

3
- ▶ 바르게 앉아 팔을 아래로 뻗는다.
- ▶ 한 팔의 팔꿈치 앞 오목하게 들어간 부분을 반대쪽 엄지손가락으로 지그시 누른다.
- ▶ 10~20초 유지하고 돌아오기를 3회 반복한다.
- ▶ 반대쪽도 같은 요령으로 실시, 어색한 쪽은 한 번 더 한다.

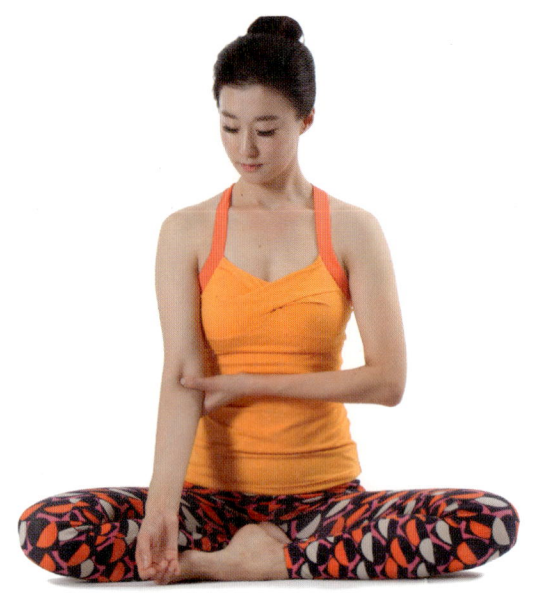

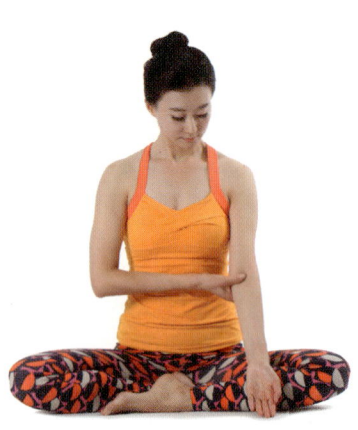

▶ 반대쪽

5
- ▶ 바르게 앉아 한 팔은 뻗고, 반대 손은 주먹을 쥐어 뻗은 팔의 팔꿈치를 친다.
- ▶ 10회 정도 두드리고 반대쪽도 같은 요령으로 실시, 뭉친 쪽은 한 번 더 한다.

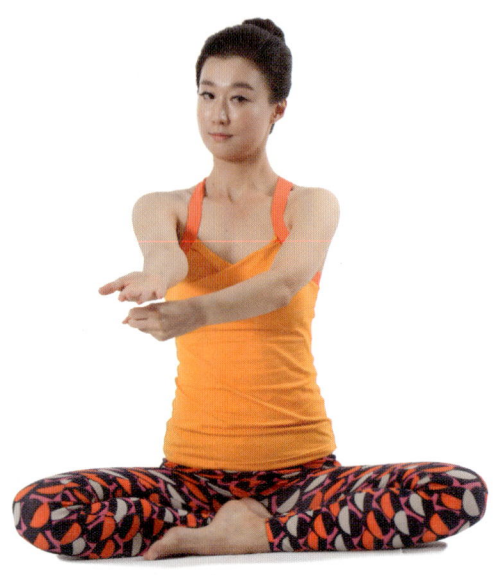

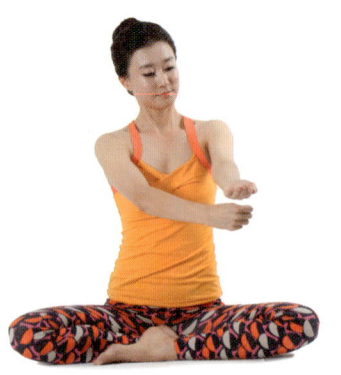

▶ 반대쪽

▶ 바르게 앉아 팔을 앞으로 뻗어 두 손은 깍지를 낀다.
▶ 내쉬는 호흡에 깍지 낀 손을 비튼다.
▶ 10~20초 유지하고 돌아오기를 3회 반복한다.
▶ 반대쪽도 같은 요령으로 실시, 어색한 쪽은 한 번 더 한다.

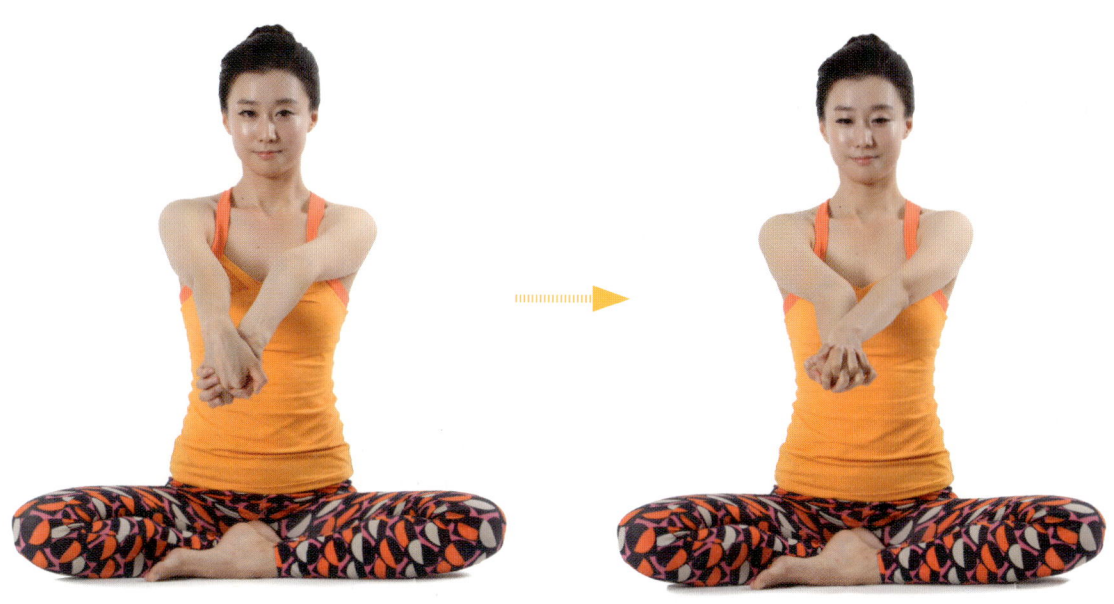

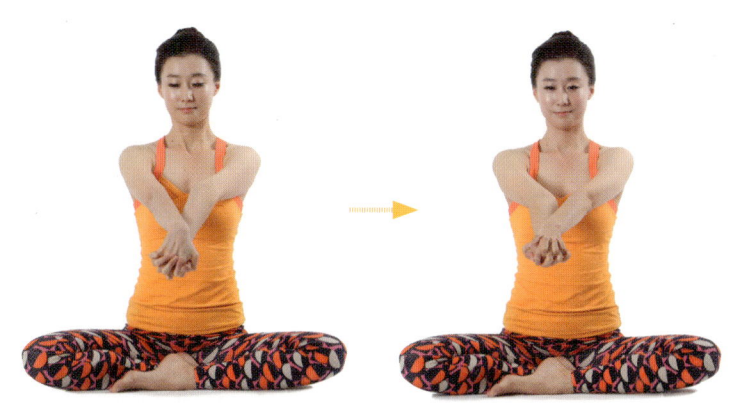

▶ 반대쪽

6
- ▶ 바르게 앉아 두 손을 머리 위에서 깍지를 낀다.
- ▶ 내쉬는 호흡에 기지개를 켜듯 두 팔을 좀 더 길게 늘인다.
- ▶ 10~20초 유지하고 돌아오기를 3회 반복한다.

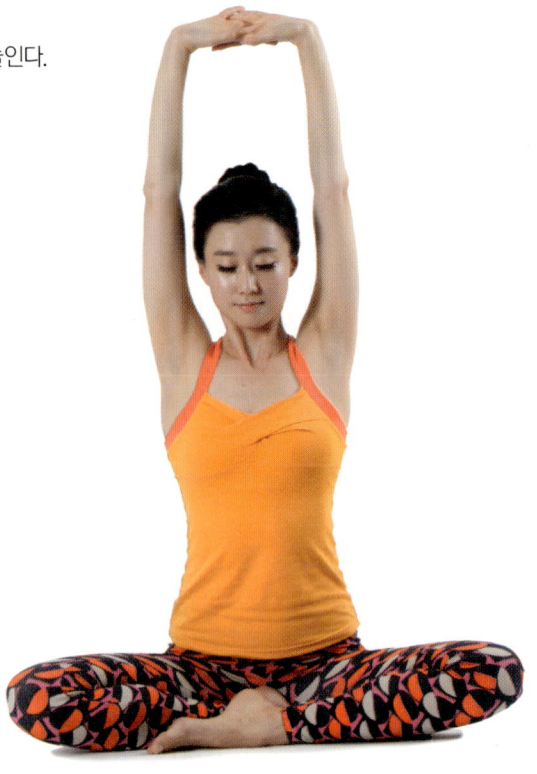

7
- ▶ 바르게 앉아 두 팔을 앞으로 뻗어 깍지를 낀다.
- ▶ 내쉬는 호흡에 깍지 낀 손을 앞으로 뻗는다.
- ▶ 10~20초 유지하고 돌아오기를 3회 반복한다.

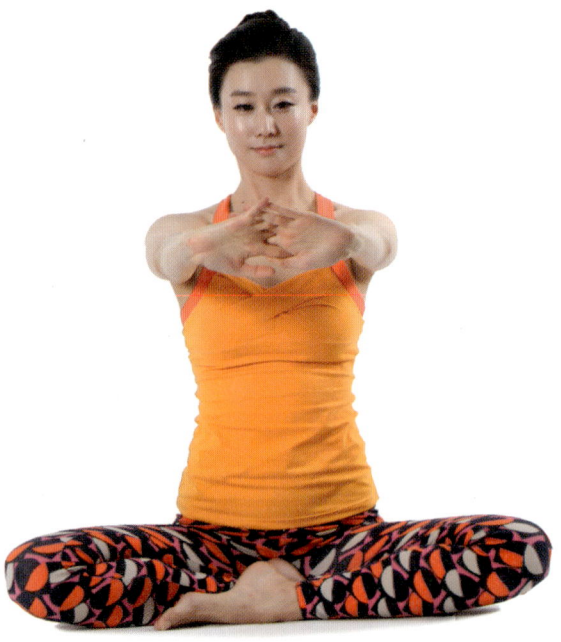

8
▶ 바르게 앉아 두 손을 깍지 낀 상태로 한 바퀴 돌려 손바닥을 바닥으로 내려놓는다.
▶ 내쉬는 호흡에 손바닥을 바닥으로 지그시 누른다.

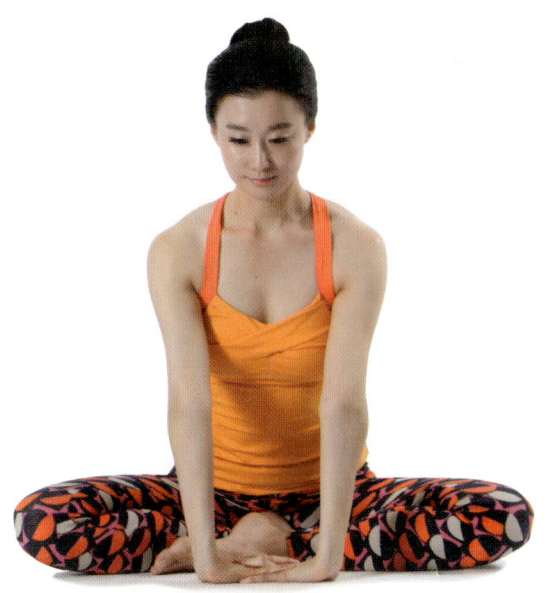

9
▶ 밴드의 중앙에 양발을 골반 넓이로 벌려 선다.
▶ 무릎을 살짝 구부리고 상체를 숙인다. 이때 무릎이 발끝을 넘어가지 않도록 한다.
▶ 복부에 힘을 주어 등을 편평하게 만든다.
▶ 밴드의 양끝을 잡고 팔꿈치를 직각으로 한다.
▶ 내쉬는 호흡에 팔꿈치를 펴고 마시는 호흡에 돌아온다.
▶ 10회씩 3세트 실시한다.

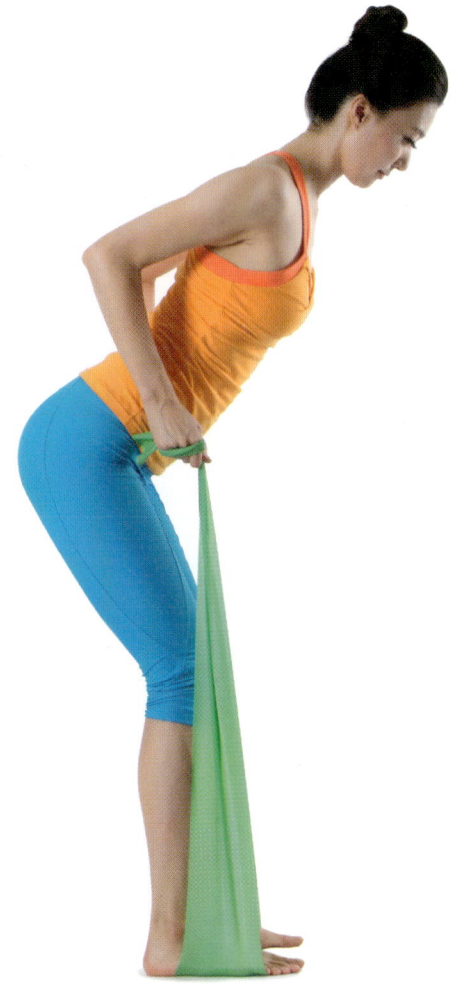

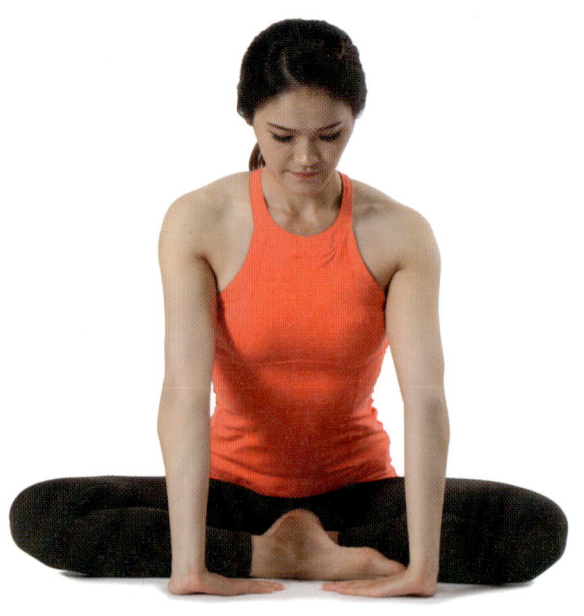

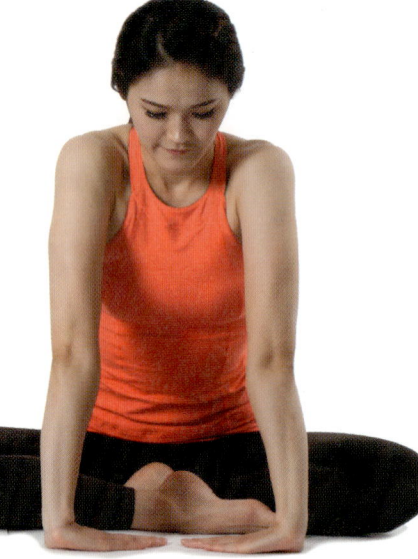

▶ 바르게 앉아 손바닥으로 바닥을 짚고, 손끝은 몸 방향에 둔다.
▶ 내쉬는 호흡에 양 손끝이 마주 보게 한다.
▶ 10~20초 유지한다.

▶ 바르게 앉아 손바닥으로 바닥을 짚고, 손끝을 마주 보게 한다.
▶ 내쉬는 호흡에 손바닥을 바닥으로 지그시 누른다.
▶ 10~20초 유지한다.

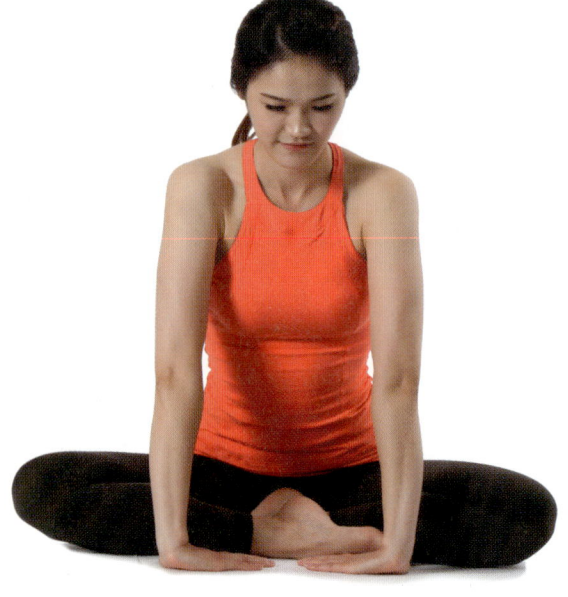

▶ 손바닥을 좀 더 안쪽으로 가져와 양손의 새끼손가락이 가까워지게 한다.
▶ 10~20초 유지한다.

13
- ▶ 바르게 앉아 한 손은 무릎 위에 둔다.
- ▶ 반대 손은 손등을 바닥에 대고 손끝은 몸쪽을 향하게 한다.
- ▶ 내쉬는 호흡에 손등을 바닥으로 누른다.
- ▶ 반대쪽도 같은 요령으로 실시, 어색한 쪽은 한 번 더 한다.

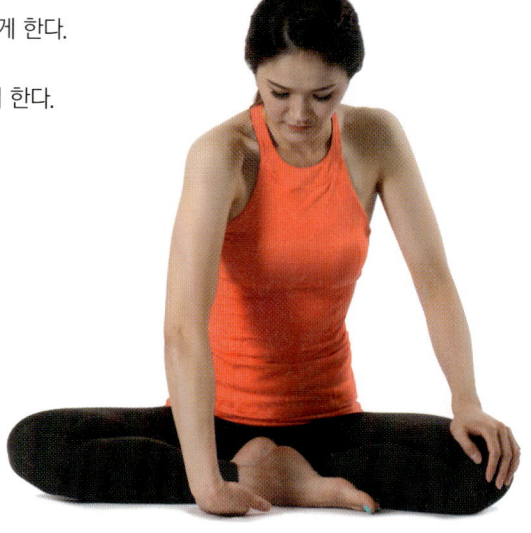

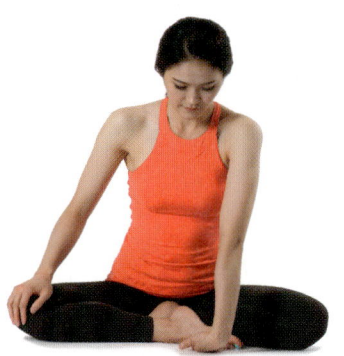

▶ 반대쪽

14
- ▶ 밴드를 어깨너비 정도로 묶는다.
- ▶ 양손을 밴드에 넣고, 손등에 힘을 주어 양쪽으로 팽팽하게 버티듯 유지한다.
- ▶ 10~20초 유지하고 5~10회 반복한다.

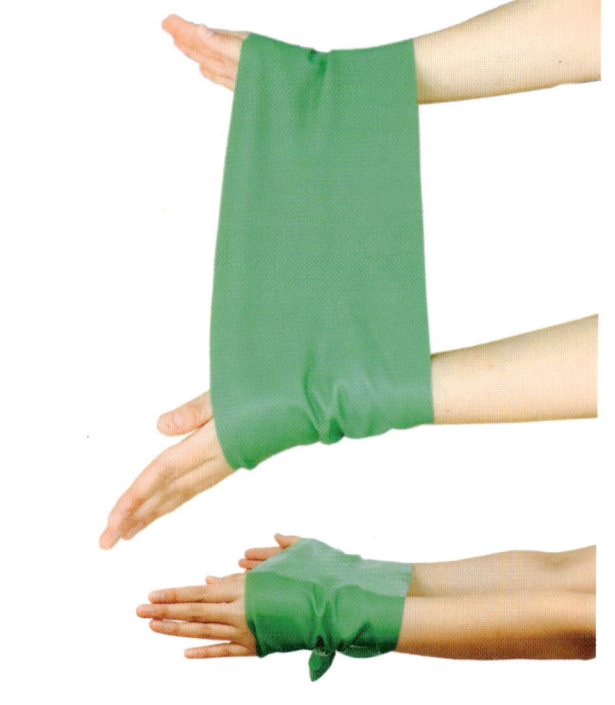

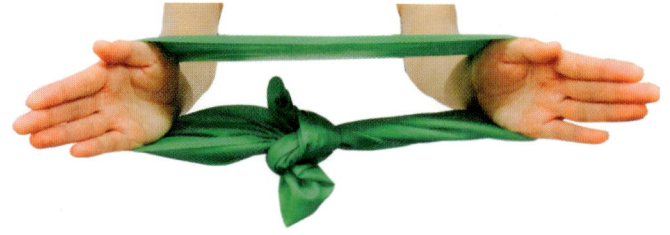

골반변위
Pelvic displacement

골반은 인체의 기둥인 척추를 받치는 허리부분을 형성하고 있는 큰 그릇 모양의 골격을 가리킨다. 골반은 제5요추, 선골, 미골(꼬리뼈), 좌우의 좌골(볼기뼈)로 형성되어 있다.

골반은 인체의 중심이며, 주변근육의 코어(Core)근육으로서 고관절(엉덩관절) 주변 근육과 더불어 하지관절 안정과 인체의 직립, 보행, 바른 체형 형성과 통증과도 관여되는 주요한 골격이다. 골반의 변위는 요통, 디스크, 측만증, 고관절과 하지관절 통증의 원인이 되기도 하고, 그 문제들의 결과 현상이 되기도 한다.

또한 내장기관의 용기로서 자궁(ulterine), 난소(ovarian), 전립선(prostate), 방광(bladder), 하부 창자(lower bowel)의 기능장애와 관련한 낭종(cystitis), 신경과민성 내장증후군(imitable bowel syndrome)과 월경불순(dysmenorrhea), 난임 등의 병리적 문제와 관여되기도 한다.

직업적으로 오래 서 있는 직업 중 체중을 한쪽으로 지지하거나, 종일 앉아 있는 직장인들

골반변위와 측만증의 연관성

골반변위의 원인이 단순한 골반 부위의 형태의 문제에서 시작되고 끝이 나는지에 대해서는 의문을 가질만 하다. 혹시 측만증이 영향을 주었는지에 대한 고려도 필요하다. 아래 *어플레저 박사(Dr. upledger)가 주장하는 측만증의 원인을 살펴보면서 골반변위의 다각적인 원인을 고려해보는 것이 치료에 도움이 된다.

천골(엉치뼈)의 변위(Sublaxation)는 후두골까지 똑 같은 모습으로 비틀어지게 한다. 호흡과정에 다양한 근육군의 굴곡과 신전의 움직임에서 천골과 후두골에 부착되어 있는 경막이 길게 연결되어 있어 같은 방향으로 비틀어지기 때문에 즉 두개골의 문제를 떠난 두개골 외적인 요인들이(예를 들면, 천장관절의 변위, 요천추변위, 대요근, 이상근, 대둔근의 경직, 횡격막, 흉곽출구 등의 변위) 경막을 당기게 되어 근육의 긴장감이 조성되고 척추는 그 긴장감을 극복하지 못하여 비틀어져 버리는 보상작용을 초래한다. 이것이 측만증이 발생하는 원인이다.

어플레저 박사에 이론에 의하면 측만증은 경막의 뒤틀림으로 진행된 2차적 보상작용의 전형물로 간주된다. 상부 경추의 변위는 척추와 천골까지 영향을 미치게 되어 양쪽 다리 길이가 서로 다른 장단족의 변화된 모습(골반변위)으로 인체 내의 비상사태를 표현한다.

경막 (dura mater)

뇌와 척수를 둘러싸고 있는 3겹의 뇌막(경막, 지주막, 연막) 중 가장 바깥에서 둘러싸는 막으로 뇌와 척수의 바깥을 둘러싸고 있고, 경막은 뇌막 중 가장 질기고 두껍다.

이, 다리를 꼬고 앉는 습관에서 대표적으로 골반변위가 일어난다.

골반을 기시부나 종지부로 하거나 골반유지에 관여하는 골격근은 장요근, 봉공근, 대퇴근막장근, 소둔근, 중둔근, 대둔근, 이상근, 대퇴이두근, 반건양근, 반막양근, 치골근, 내전근, 박근, 대퇴사두근이다. 요가동작 시 언급된 근육의 이완동작을 실시하면서 골반변위를 자각할 수 있는 방법이 있다. 골반 주변의 골격근들은 두 개의 관골에 각각 위치하기 때문에 위에서 언급한 해당 근육의 스트레칭 시 좌우가 각각 다르게 느껴진다면 본인 골반의 비정상적 형태를 의심해봄직하다.

1
- ▶ 바르게 앉아 오른 무릎을 접어 뒤로 보내고, 왼 무릎은 안쪽으로 접는다.
- ▶ 좌골을 바닥에 나란히 고정한다.
- ▶ 내쉬는 호흡에 오른손으로 바닥을 짚고, 왼손은 하늘로 뻗으며 상체를 옆으로 기울인다.
- ▶ 10~20초 머무르길 3회 반복한다.
- ▶ 반대쪽도 같은 요령으로 한다.

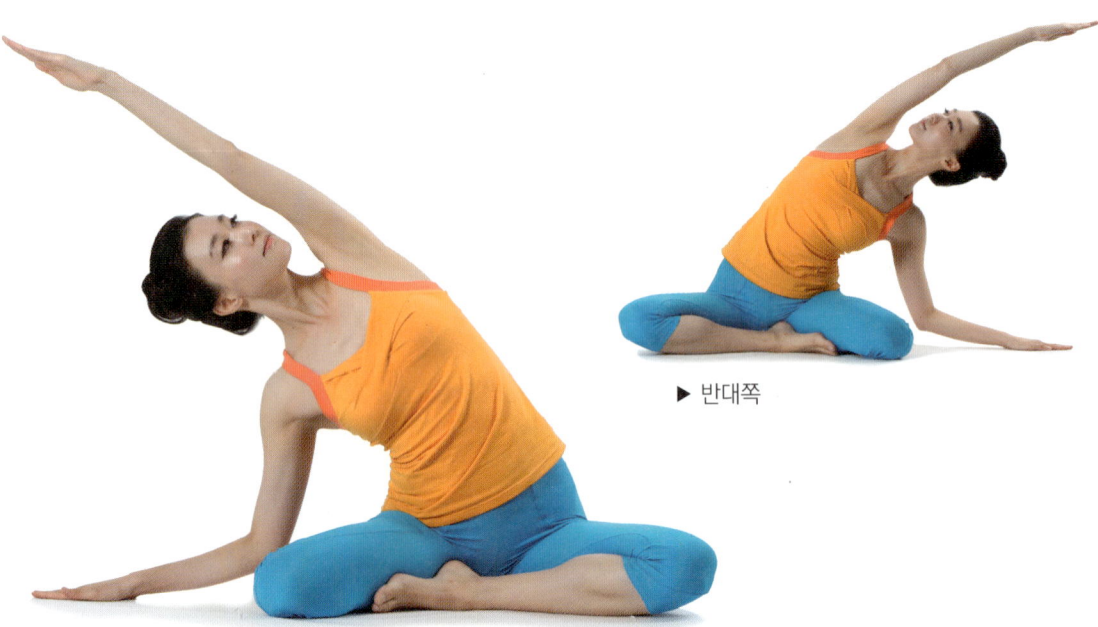

▶ 반대쪽

2
- ▶ 앉은 자세에서 두 무릎이 만나도록 다리를 포개 앉는다.
- ▶ 양손으로 양발을 잡고 내쉬는 호흡에 상체를 숙여 10~20초 유지하고 돌아온다.
- ▶ 좌우 한 번씩 다리를 꼬아 실시한 후 어색한 방향은 한 번 더 한다.

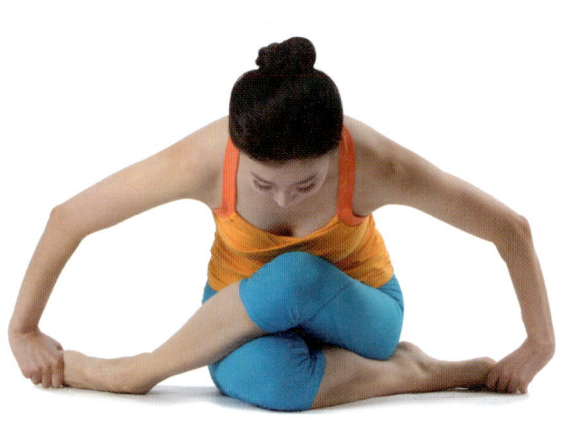
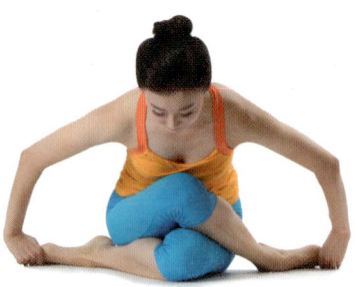

▶ 반대쪽

3
- ▶ 배를 대고 바닥에 엎드려 내쉬는 호흡에 오른 다리를 든다.
  이때 발끝을 몸쪽으로 당겨 아킬레스건이 길어지게 한다.
- ▶ 10~20초 유지하고 내려놓고, 반대쪽도 같은 요령으로 실시한다.
- ▶ 양쪽을 비교해 어색한 방향은 한 번 더 한다.

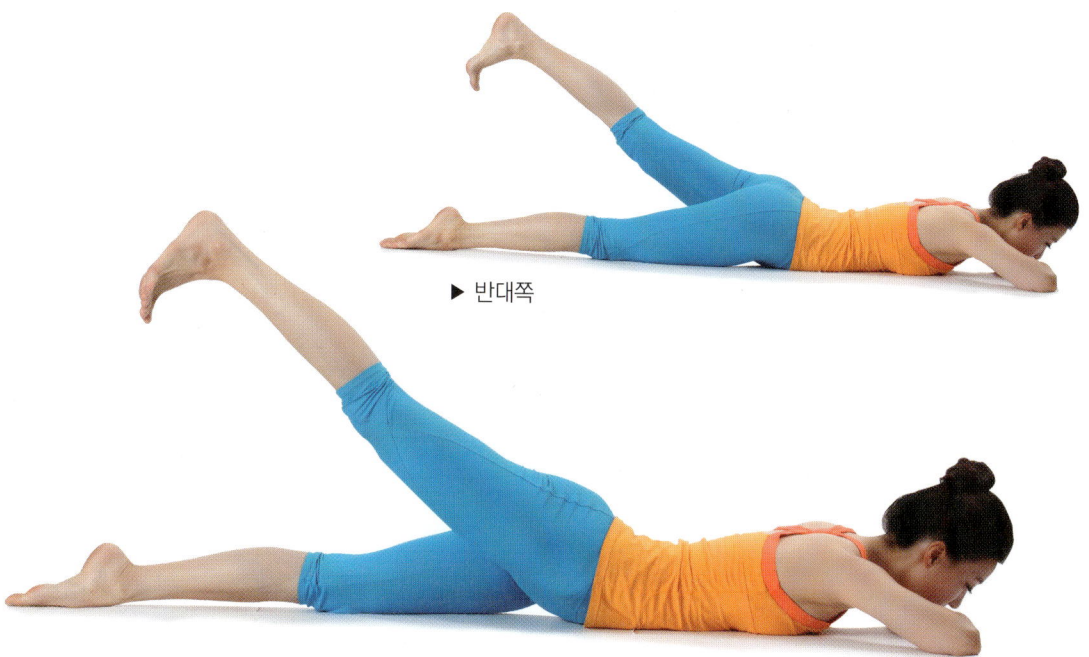

▶ 반대쪽

4
- ▶ 배를 대고 바닥에 엎드려 턱을 손등에 괸다.
- ▶ 마시는 호흡에 오른 다리를 들고, 내쉬는 호흡에 다리를 왼쪽으로 넘겨 10~20초 유지한다.
- ▶ 이때 어깨가 바닥에서 뜨지 않도록 한다.
- ▶ 반대쪽도 같은 요령으로 한다.
- ▶ 어색한 방향을 찾아 한 번 더 한다.

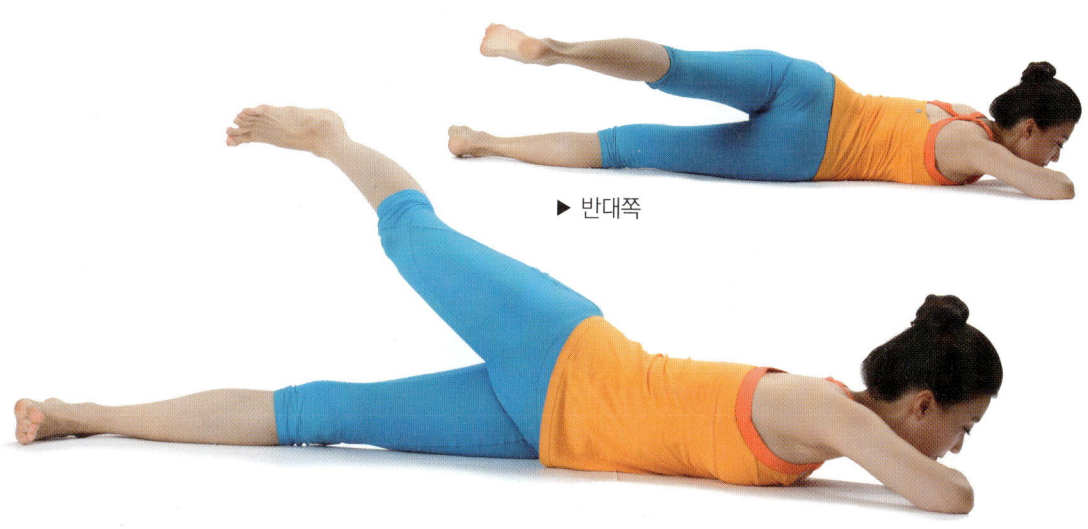

▶ 반대쪽

5
- ▶ 배를 대고 바닥에 엎드려 턱을 손등에 괸다.
- ▶ 마시는 호흡에 오른 무릎을 접고, 내쉬는 호흡에 골반을 들어 올려 다리를 왼쪽으로 넘겨 10~20초간 유지한다.
- ▶ 이때 어깨가 바닥에서 뜨지 않도록 한다.
- ▶ 반대쪽도 같은 요령으로 한다.
- ▶ 어색한 방향을 찾아 한 번 더 한다.

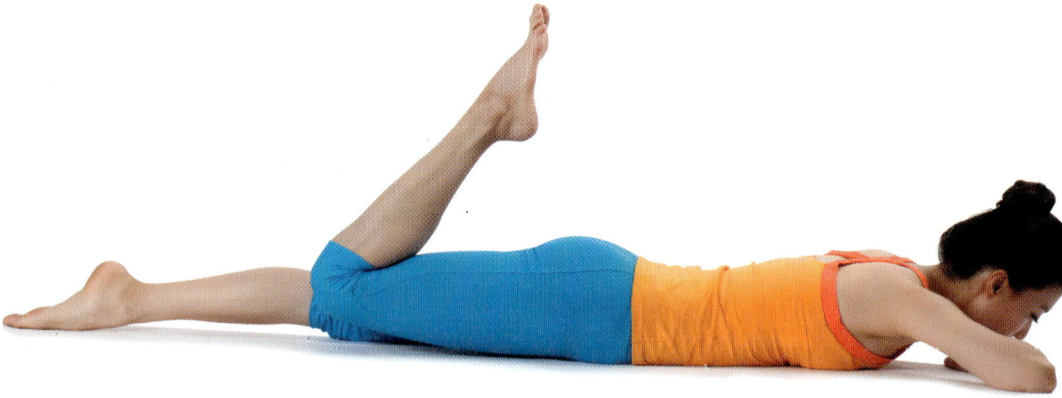

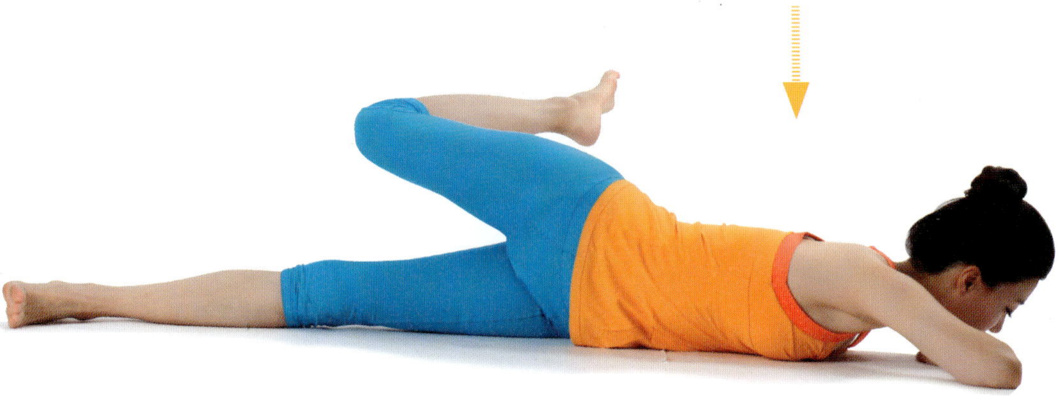

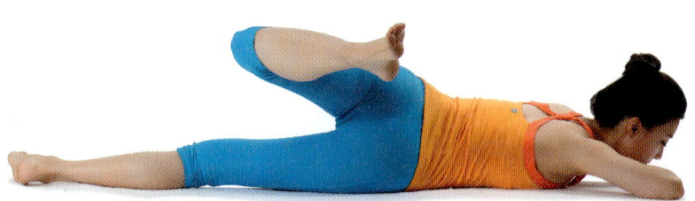

▶ 반대쪽

6
- ▶ 등을 대고 누운 상태에서 양팔을 옆으로 벌린다.
- ▶ 마시는 호흡에 오른 다리를 위로 들고,
- ▶ 내쉬는 호흡에 다리를 왼손 가까이 내리고 시선은 반대편을 바라본다.
- ▶ 10~20초 유지하고 돌아온다.
- ▶ 반대쪽도 같은 요령으로 실시한다.
- ▶ 양쪽을 비교해 어색한 방향은 한 번 더 한다.

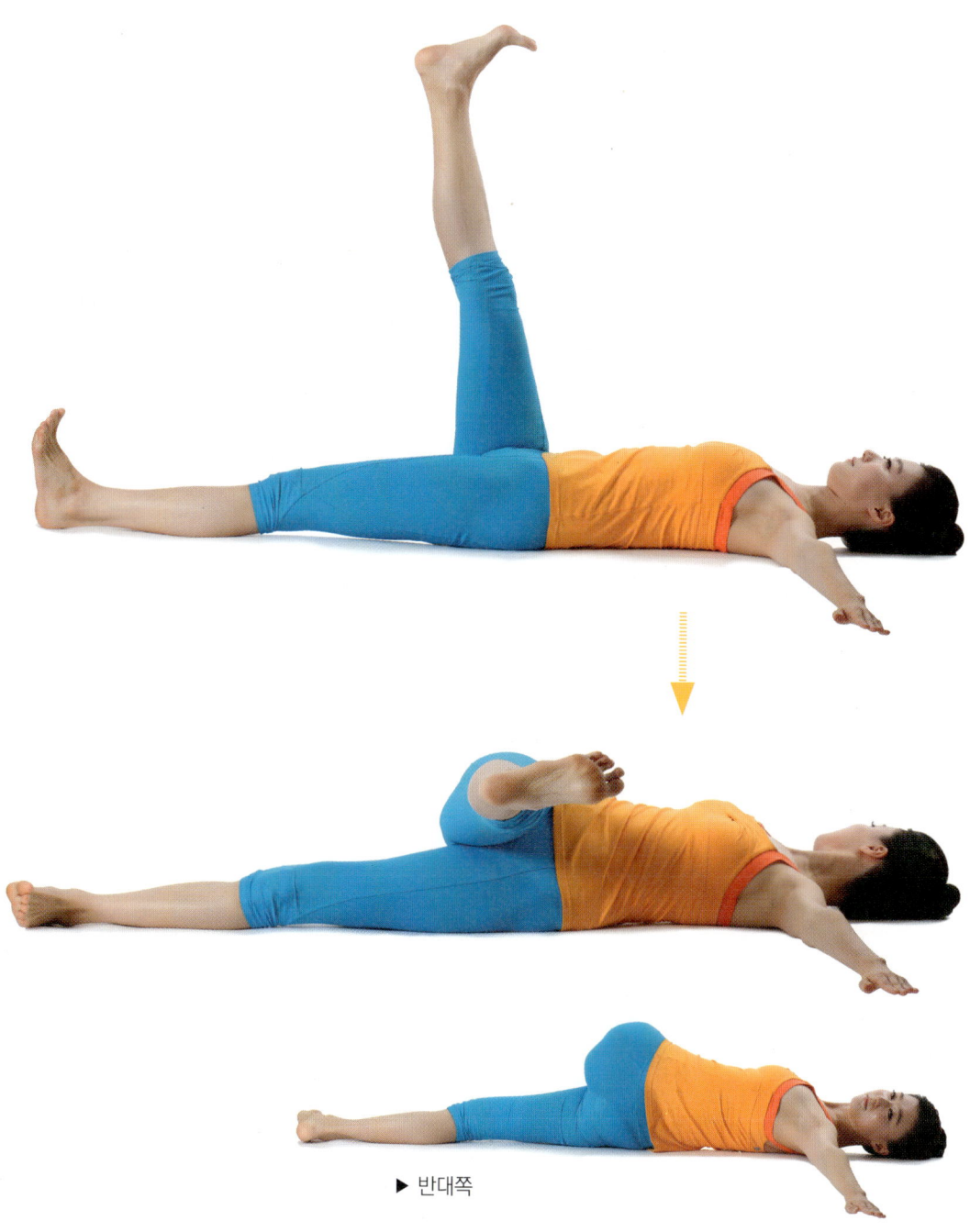

▶ 반대쪽

7
▶ 등을 대고 누워 무릎을 골반 넓이로 벌려 세우고 두 팔을 발뒤꿈치 가까이 뻗는다.
▶ 내쉬는 호흡에 엉덩이를 들어올린다.
▶ 10~20초 유지하고 돌아오기를 3회 정도 반복한다.

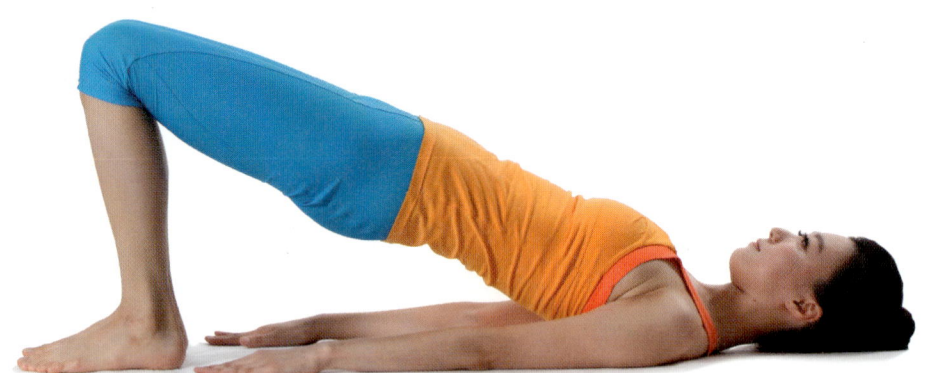

8
▶ 배를 대고 엎드린 자세에서 양손을 서혜부 아래 집어넣고 마시는 호흡에 다리만 들어 올린다.
▶ 10~20초 유지하고 3회 실시한다.

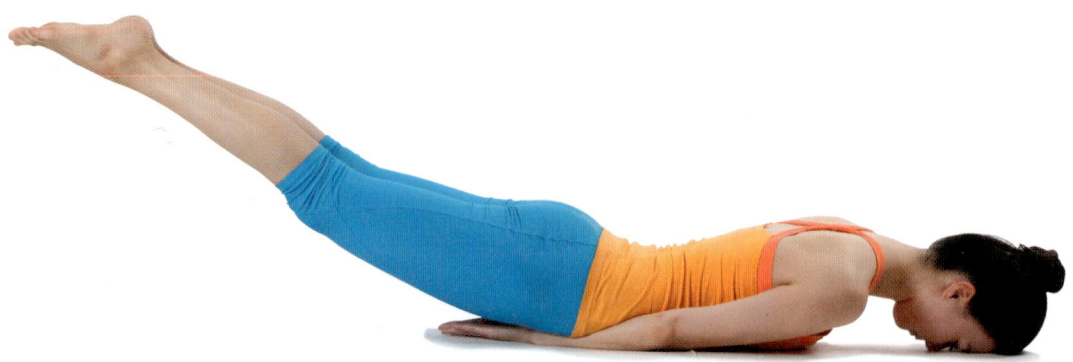

9
- ▶ 서서 손을 앞으로 나란히 뻗은 후 균형을 잡는다.
- ▶ 의자에 앉듯 무릎을 구부려 앉는다.
- ▶ 10~20초 유지하고 3회 실시한다.
- ▶ 익숙해지면 머무는 시간을 점차 늘린다.

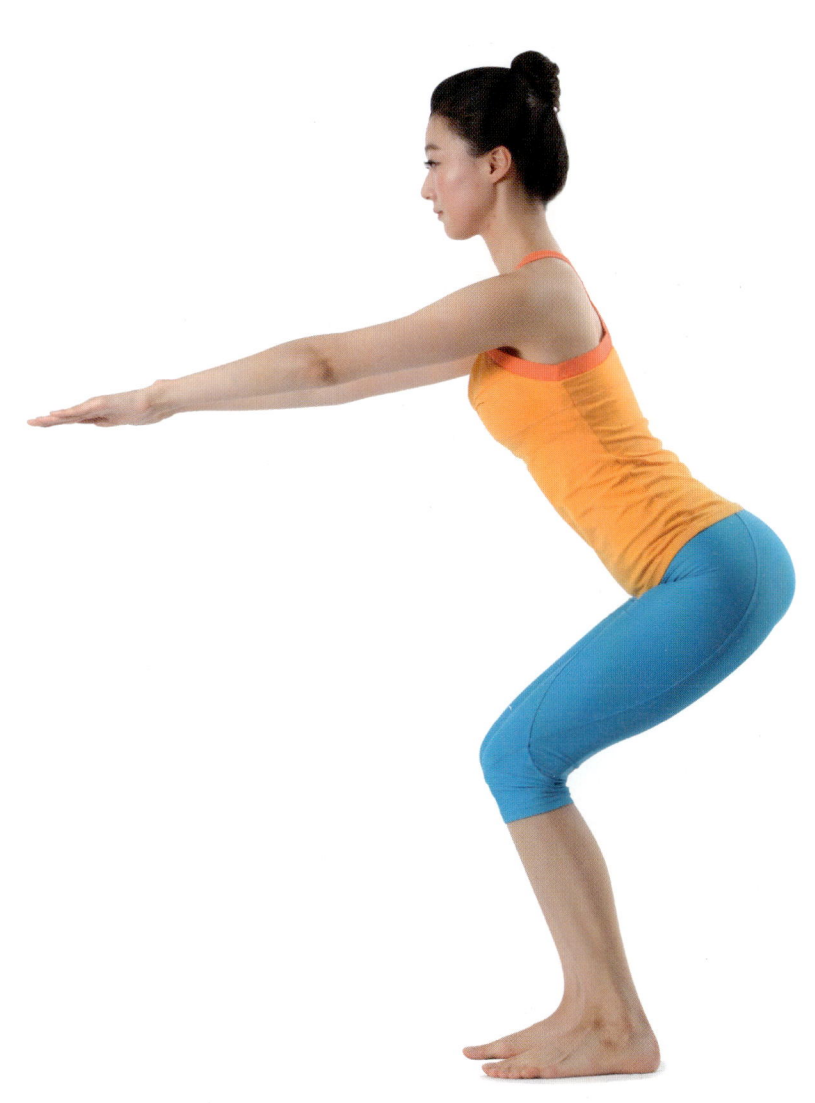

골반변위와 순환장애, 하체비만
Pelvic displacement & Lower body fatness

최근 부종(浮腫)은 젊은 여성들 사이에서 미용에 대한 인식 때문에 심각하게 느껴지나 사실은 골반변위로 인한 부종은 하지 쪽 신경기능의 장애를 포함한 근육의 위축, 좌골신경통, 생리통, 불임 등의 원인이 된다는 면에서 심각성을 강조해야 한다.

  비만처럼 느껴지는 부종은 간경변 등 만성질환의 경우 다리가 붓거나 복수가 찰 수 있다. 또한 혈액순환이 안 되는 경우, 만성신부전 등 신장에 문제가 있는 경우, 갑상선 기능 이상이나 정맥순환의 문제, 약 부작용과 이유 없이 발생하는 경우도 있다. 주로 생리 전후의 여성, 음식을 짜게 먹는 사람, 많이 움직이지 않는 사람, 오래 서 있어야 하는 직업을 가진 사람, 스트레스나 피로가 심한 사람 그리고 뚱뚱한 사람의 경우가 많다. 잘 붓는 사람이 쉽게 비만이 되기도 한다.

  직업적으로는 오래 서 있거나, 종일 앉아 있는 직장인들이 한쪽 다리로 체중을 지지하거나, 다리를 꼬거나 해서 생기는 골반변위가 하지 쪽의 순환장애로 이어지면서 부종이 되고, 반복된 부종은 결국 하체비만으로 이어지게 된다.

  따라서 하체부종이나 하체비만이 심한 경우 골반변위부터 체크하고, 골반교정을 한 후 골반을 비롯한 하지관절 근육운동을 통해 혈관자극을 촉진하면 정맥순환에 도움이 될 수 있다. 다리를 하늘 쪽으로 향하거나, 상체를 아래로 내리는 동작과 복부를 따뜻하게 하는 요법들이 도움이 된다.

1
- ▶ 등을 대고 누워 다리를 90도 정도 세운다.
- ▶ 무릎을 가슴 가까이 당긴 후 한 번에 펴서 어깨로 선다.
- ▶ 손으로 허리를 받치고, 호흡을 편안하게 하며 유지한다.

2
- ▶ 자전거 페달을 밟듯 다리를 앞으로 10회 굴린다.
- ▶ 뒤로도 10회 굴린다.

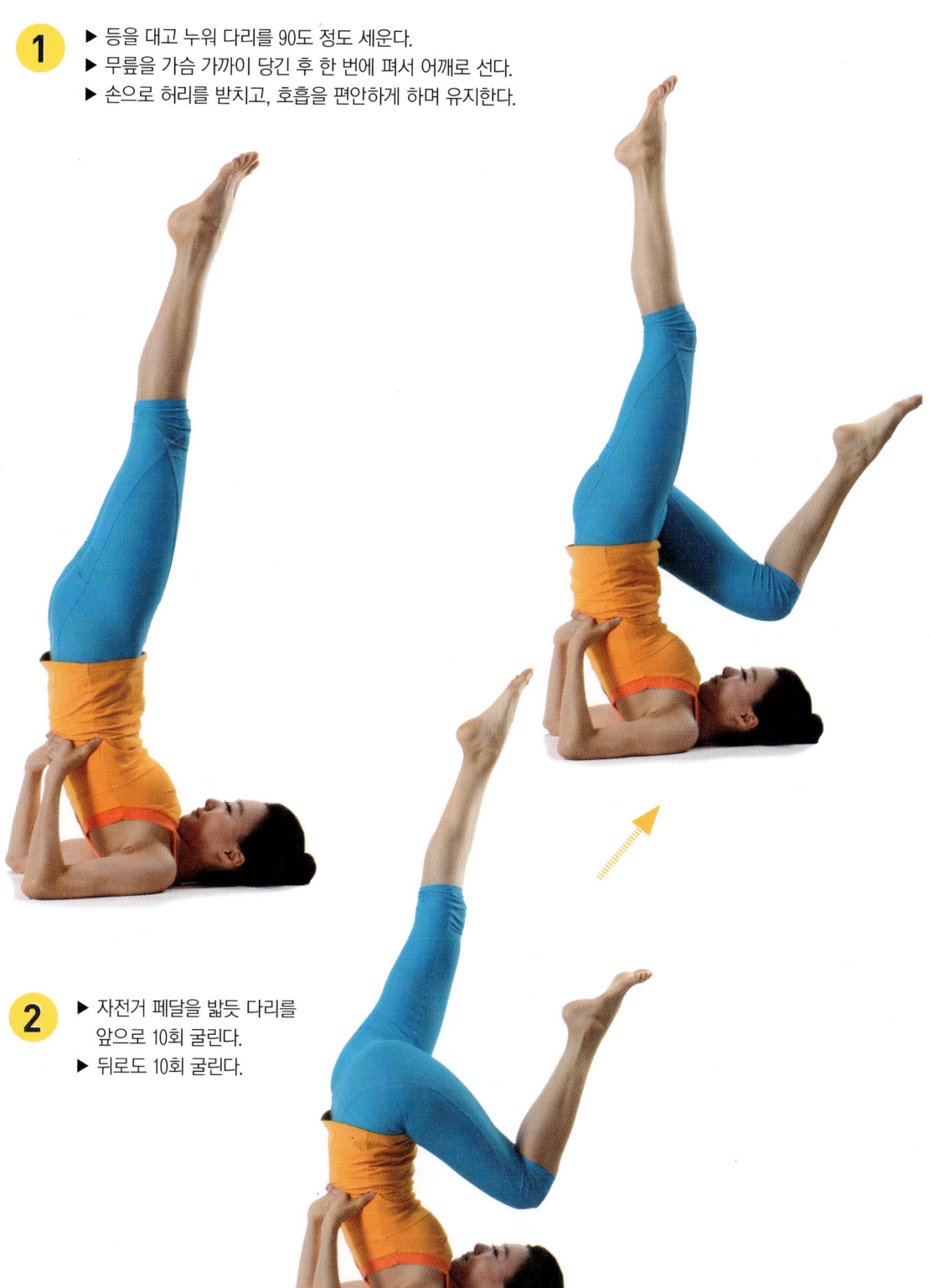

3
▶ 다리를 옆으로 뻗고, 발끝을 몸쪽으로 당긴다.
▶ 두 손으로 바닥을 짚고 내쉬는 호흡에 상체를 앞으로 숙인다.
▶ 골반의 힘을 풀고, 10~20초 유지하고 3회 실시한다.

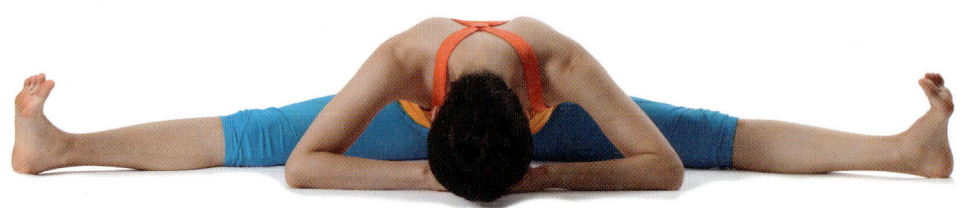

5
▶ 양 무릎은 뒤로 보내고, 엉덩이가 꽉 끼게 앉는다.
▶ 손은 엉덩이 뒤로 짚고 서서히 눕는다.
▶ 양 팔꿈치를 머리 위로 잡고, 편안하게 호흡한다.
▶ 10~20초 유지하길 3회 실시한다.

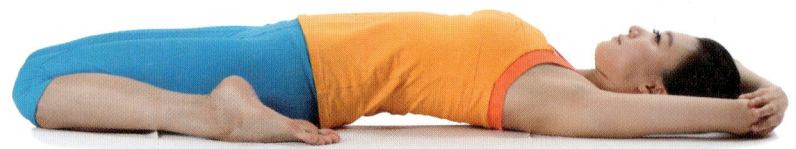

▶ 서서 한쪽 다리를 뒤로 뻗어 뒤꿈치를 들고, 나머지 다리는 무릎을 직각으로 하고 양팔은 천장 방향으로 뻗는다.
▶ 내쉬는 호흡에 척추를 곧게 펴고 10~20초 유지한다.
▶ 마시고 내쉬는 호흡에 직각으로 한 발에 힘을 주면서 반대쪽 다리는 뒤로 들고 상체를 숙인다. 10~20초 유지한다.
▶ 반대쪽도 같은 요령으로 실시한다.

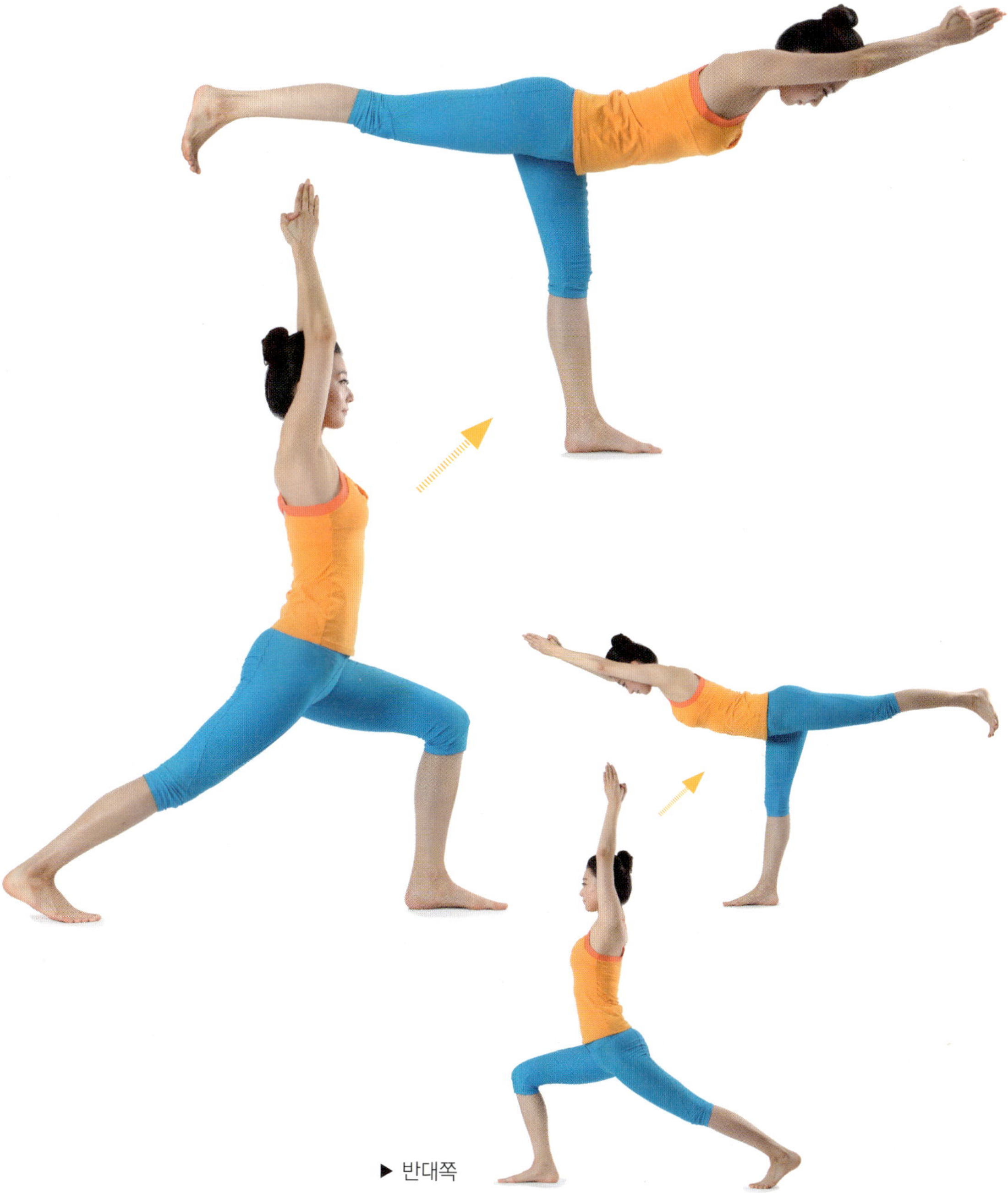

▶ 반대쪽

궁둥신경통(좌골신경통)
Sciatica

하지로 이어지는 좌골신경은 요추 4번을 지나 골반의 바닥 좌골, 허벅지, 종아리, 발꿈치뼈 후면을 지나가는 큰 신경인데 척추 구조물이 신경을 건드리게 되어 그 신경근이 제 위치를 벗어나면서 생기는 통증으로 이어지게 된다.

궁둥신경통은 신경이 분포되는 부위를 따라 통증과 근육의 위축현상을 일으킨다. 여러 원인이 있지만 디스크 탈출, 파열이나 근육의 위축이나 질환, 척추관협착증, 척추후관절 질환, 골반변형 등이 주요 원인이다.

생활습관에서 원인을 찾아보면 무거운 것을 갑작스럽게 들거나, 흡연, 임신, 허리 손상의 경험, 반복적인 직업적 움직임이나 자세, 다리를 꼬는 습관 등 여러 요인이 있다.

통증의 시작은 허리에서 엉덩이의 위쪽에 머물러 있다가 점점 심해지면 허벅지, 종아리, 발바닥에 걸쳐 통증과 저림의 증상이 생긴다. 걸어 다닐 때 발바닥을 바닥에 두지 못하고 뒤꿈치를 들면서 걸어야 할 정도로 통증이 있을 수도 있다. 하지관절 근육의 힘이 떨어지고, 다리 감각이 이상해지면서 여러 형태의 증상을 호소하게 된다. 이러한 증상을 오랫동안 방치하면 무릎관절 굴곡근(구부리는 근육)이 약해지고, 다리 근력의 좌우 차이가 나타나 햄스트링이 약해진다. 그 결과 인체의 기립을 위한 근육의 불균형을 초래하게 되면서 균형을 찾기 위해 다른 주변 근육이 과도하게 긴장하게 된다.

트래블(Travell)과 시몬스(Simons)는 다리로 내려가는 통증의 79%가 햄스트링 긴장으로 인한 '꼬집힌 신경들(pinched nerves)'로 기인한 통증유발점 연관에서 온다고 했다.

좌골신경통의 많은 경우가 한쪽 햄스트링의 긴장에서 시작되는 하지 연관통이 대부분이란 것이며 이러한 경우의 통증유발점은 허벅지 뒤 전체, 엉덩이의 주름 주위, 무릎 뒤 전체, 그리고 장딴지 위로 통증을 연관한다. 앉아있을 때, 통증유발점들 위의 압력에 의해서 허벅지 뒤, 무릎, 엉덩이 주름 부위에 통증을 느낄 수도 있다. 너무 높은 의자에 앉아있을 때 저림과 무감각을 느낄 수 있다. 발가락에 대려고 몸을 숙일 때 자세가 잘 되지 않는다. 근막통증이 확실할 경우에는 대퇴직근(허벅지 앞쪽)에서도 통증을 느끼기도 한다.

좌골신경근의 원활한 통로를 위해 허리 근육의 긴장을 해소하면서 골반을 교정해주어야 한다. 골반교정 후에는 양쪽 하지관절 주변의 균형 잡힌 심층 스트레칭이 도움이 된다. 인체 중심 골격의 형태로 인한 원인이 큰 만큼 반드시 반복적인 허리, 골반근의 균형적 이완과 코어(Core)근육의 단련을 통해서 안정화를 이루어야 한다.

1
- 서서 다리를 앞뒤로 교차한 뒤, 상체를 구부리고 손은 바닥을 짚는다.
- 내쉬는 호흡에 무릎을 더 펴고, 상체와 하체를 가까이 한다.
- 10~20초 유지하길 3회 실시한다.
- 반대쪽도 같은 요령으로 실시한다.
- 다리 외측이 더 당기거나 어색한 방향은 한 번 더 실시한다.

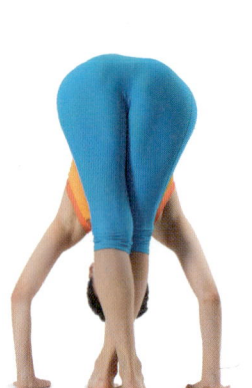
▶ 반대쪽

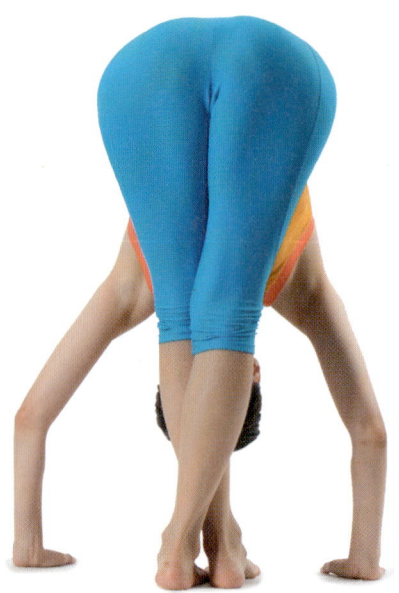

2
- 두 다리는 어깨너비보다 넓게 두고 한쪽 발끝은 90도, 반대쪽 발끝은 45도로 유지한다.
- 양손은 등 뒤에서 깍지를 끼고 내쉬는 호흡에 천천히 상체를 숙인다.
- 깍지 낀 손을 충분히 넘기면서 견관절을 이완한다.
- 호흡을 유지하면서 10~20초 유지한다.
- 반대쪽도 같은 요령으로 실시한다.

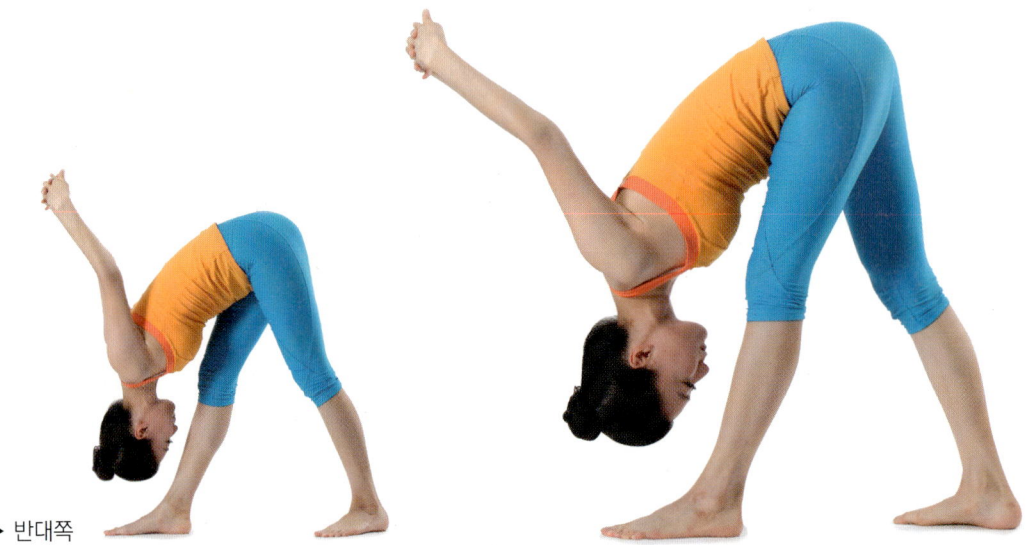
▶ 반대쪽

3
- 등을 바닥에 대고 누운 자세에서 무릎을 접어 세운다.
- 왼쪽 다리를 접어 무릎이 바깥으로 향하게 하고 발목을 오른 무릎 위에 올려놓는다.
- 한 손은 다리 사이로 집어넣고 반대 손은 바깥쪽에서 오른쪽 정강이를 잡으면서 내쉬는 호흡에 몸 가까이 당긴다.
- 10~20초 유지하기를 3회 반복한다.
- 반대쪽도 같은 요령으로 실시한다.

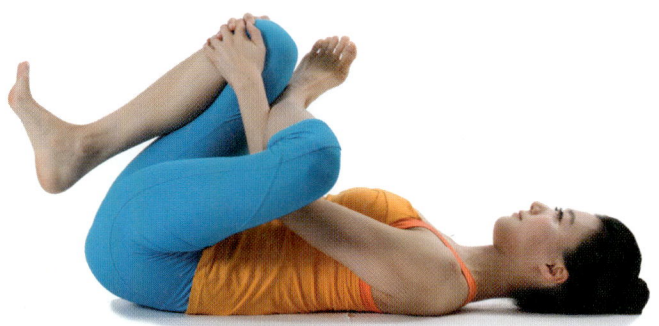

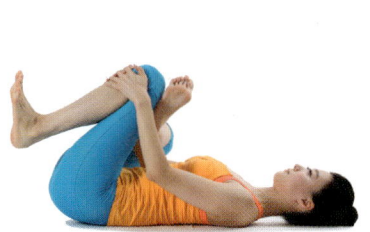

▶ 반대쪽

4
- 등을 바닥에 대고 누운 자세에서 두 팔은 옆으로 열어 바닥에 두고 한쪽 무릎을 세워 반대쪽 무릎 위에 발바닥을 올린다.
- 반대쪽 손으로 세워진 무릎을 감싸주고 내쉬는 호흡에 손으로 무릎을 당겨 바닥 가까이 낮춘다.
- 시선은 반대쪽을 바라보며 10~20초 유지하기를 3회 반복한다.
- 반대쪽도 같은 요령으로 실시한다.

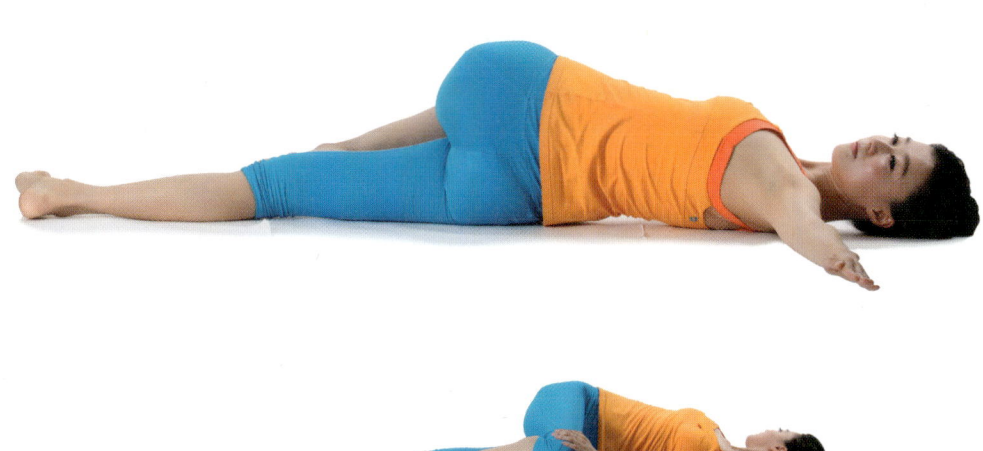

▶ 반대쪽

5
▶ 한쪽 다리는 옆으로 뻗고, 반대쪽 다리는 무릎을 접어 몸쪽으로 당긴다.
▶ 내쉬는 호흡에 뻗은 다리 방향으로 상체를 숙인다.
▶ 10~20초 유지하고 돌아오기를 3회 반복한다.
▶ 반대쪽도 같은 요령으로 실시한다.

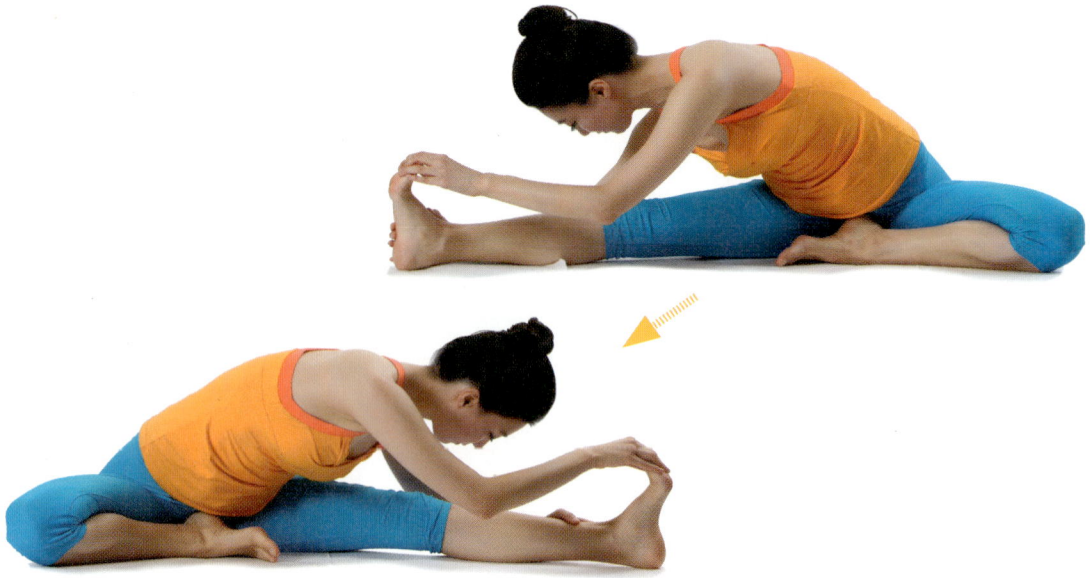

6
▶ 이어서 옆으로 뻗어진 다리 쪽 손은 발끝을 잡는다.
▶ 반대 손은 몸 앞쪽 바닥을 짚어 내쉬는 호흡에 상체를 정면으로 숙인다.
▶ 10~20초 유지하고 3회 반복한다.

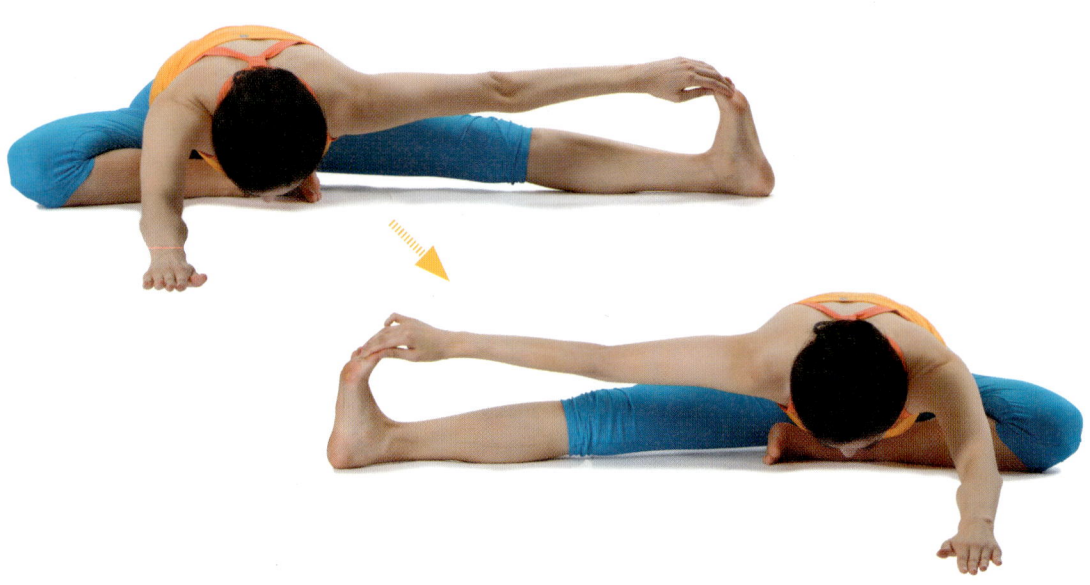

7
- 배를 대고 누워, 손등에 턱을 올린다.
- 마시는 호흡에 오른 다리를 들고 내쉬는 호흡에 다리를 왼쪽으로 넘긴다.
- 10~20초 유지하고 돌아오기를 3회 실시한다.
- 반대쪽도 같은 요령으로 실시, 어색한 방향은 한 번 더 한다.

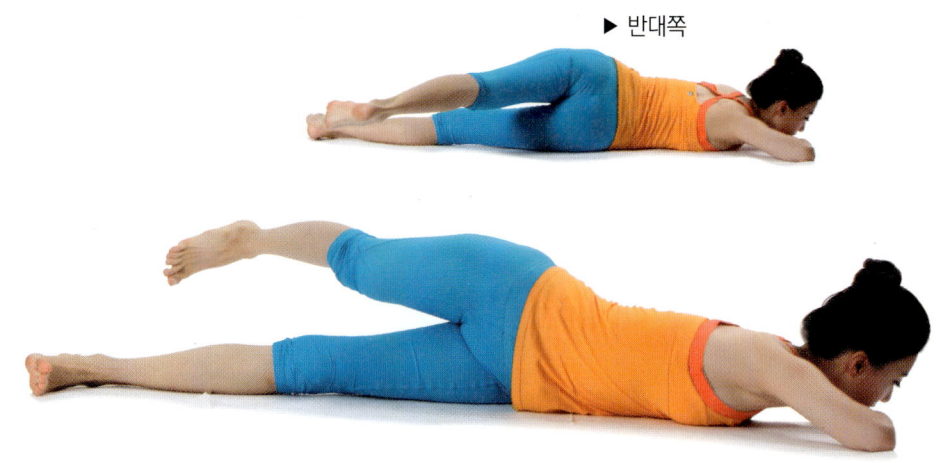

▶ 반대쪽

8
- 배를 바닥에 대고 누워 양손을 등 뒤로 깍지 낀다.
- 마시는 호흡에 상체와 하체를 동시에 들어 올린다.
- 편안하게 호흡하며 10~20초 유지하고 돌아오기를 3회 실시한다.

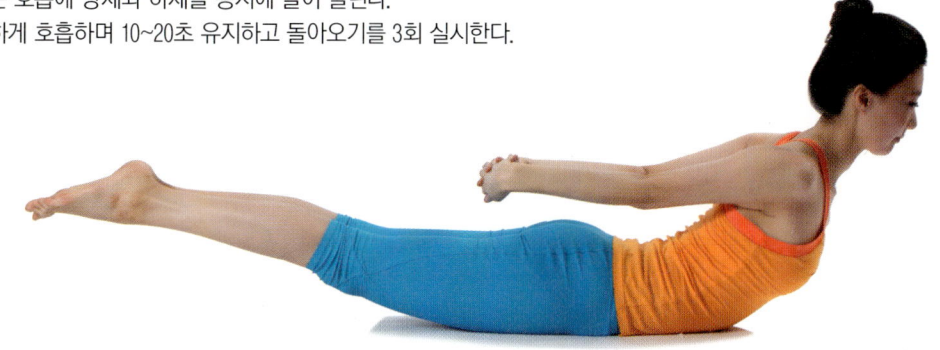

9
- 무릎과 이마를 바닥에 댄 뒤 팔을 앞으로 뻗는다.
- 깊게 호흡하면서 잠시 휴식을 취한다.

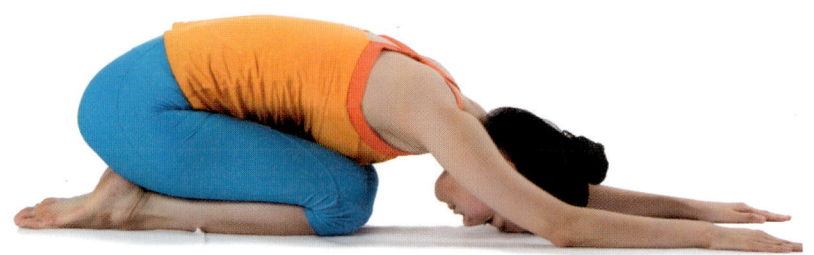

하지관절의 기능장애: 고관절통증(다리교정)
Lower limb dysfunction

하지관절은 골반 아래의 관절들을 통칭한 것으로 고관절(엉덩관절), 무릎관절, 족관절(발관절)과 족골(발뼈)들을 말한다. 전면으로 봤을 때 고관절과 무릎관절은 내측으로 7도 정도 휘어진 각도로 하지를 지지하고 있다. 이러한 불안한 구조적 역학관계를 먼저 이해하면서 하지관절의 통증 양상을 이해해야 한다.

골반근육이 비대칭이거나 골반변위가 있거나 혹은 골반에 대한 특별한 문제가 없이도 노화로 인한 둔부근육 약화, 한쪽에 체중이 실리는 보행습관으로 고관절의 형태가 원래 위치에서 조금 어긋나 있게 되면 그 영향은 체중의 부하를 받기 위해 무릎 안쪽의 부하와 발목의 불안정성을 야기하게 된다. 그래서 하지 기능장애는 다른 조직, 요추부나 골반변위와 통증 양상을 먼저 체크한 후 문제가 발견되면 그 곳부터 교정을 해야 한다.

어떤 경우에 있어서 무릎의 통증이 있는 경우 골반교정이나 허리의 형태를 교정하면 무릎 치료를 할 필요가 없어지게 되는 경우도 있으며, 무릎 치료를 하게 되는 경우에도 그 효과를 크게 볼 수 있다.

앉는 자세로도 하지관절이 안정적인지 체크할 수 있는 방법이 있다. 하지관절이 안정적인지 스스로 체크할 수 있는 자세로 현(弦) 자세가 있다. 현 자세를 양쪽 한 번씩 실시하였을 때 바닥에 엉덩이 하단이나 고관절이 뜨지 않고 나란히 잘 앉을 수 있다면 비교적 하지관절이 안정적이라고 예측할 수 있다.

고관절은 체중을 지지하는 인체의 뼈 중에서 가장 길고, 크며, 강하다. 고관절의 안정성은 요통과 관련이 깊다. 허리와 골반을 지나 고관절을 둘러싸고 있는 장요근이나 천골에 부착해 있는 이상근 등은 골반경사(요천추만곡)의 형태 유지에 관여하며 허리와 골반근이 긴장을 하게 될 때 허리통증이나 아래로 이어지는 방사통과 관여가 될 수 있기 때문이다.

고관절 주변의 근육과 인대가 약해지는 원인은 하이힐을 즐겨 신거나, 하지근육을 과도하게 같은 방향으로 스트레칭하거나, 출산 후 회복운동을 제대로 하지 않은 경우 등이다. 어려서 많이 업혀서 자란 경우도 고관절 변위의 원인이다. 그리고 노화로 인한 하지근육의 약화 등이 고관절의 기능을 부적절하게 한다.

O자 다리나, X자 다리는 고관절과 무릎관절의 맞물리는 형태의 변위와 관련 있다. 고관절 자체의 변위나, 고관절 근육의 과도한 긴장, 근육의 비대칭은 무릎관절과 족관절의 통증으로 이어지게 될 수 있다는 것을 명심해야 한다.

하지관절의 안정을 위한 요가는 안정성을 체크할 수 있는 다양한 포즈를 우선 실시하고, 내반슬(O자 다리)이냐 외반슬(X자 다리)이냐에 따라 내전근(골반과 허벅지, 고관절 안쪽 근육) 혹은 외전근(고관절 외측 근육)을 각각 이완과 단련을 실시한 후 대퇴와 골반근육의 단련을 통해 교정해 나갈 수 있다.

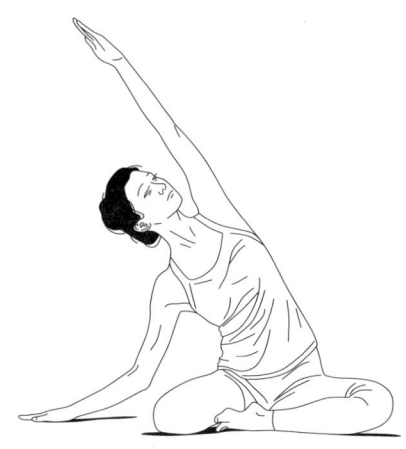

1
- 등을 대고 누워 한쪽 다리를 직각으로 들어 올린다.
- 발끝을 얼굴 방향으로 당겨 아킬레스건이 길어지게 한다.
- 내쉬는 호흡에 반대쪽으로 다리를 내린다.
  이때 어깨는 바닥에서 뜨지 않도록 고정하고 뒤꿈치는 바닥에 대지 않는다.
- 마시는 숨에 다시 다리를 올렸다가 내쉬는 호흡에 바깥쪽으로 내린다.
  이때 반대쪽 엉덩이가 뜨지 않도록 양손으로 골반을 잘 잡는다.
- 각 동작을 10~20초 유지하기를 3회 실시, 반대쪽도 같은 요령으로 한다.
- 어색한 느낌이 드는 방향은 한 번 더 한다.

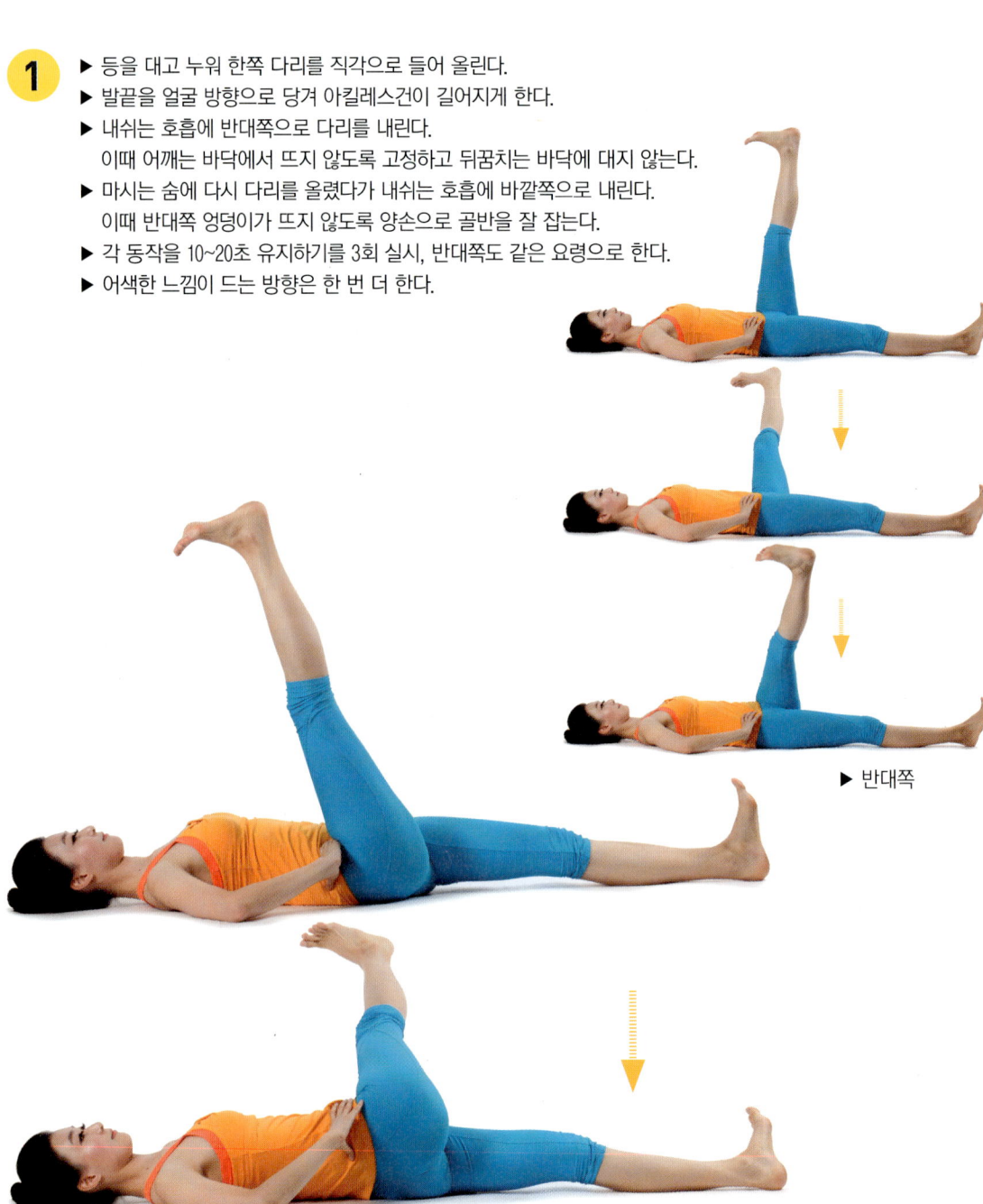

▶ 반대쪽

2
- ▶ 한 팔로 머리를 받치고 옆으로 눕는다.
- ▶ 마시는 호흡에 위쪽 다리를 높게 들었다 내린다.
- ▶ 이어서 다리를 앞, 뒤로 보낸다.
- ▶ 10~15회 정도 실시한다.
- ▶ 이때 몸통은 움직이지 않고, 다리를 앞으로 보낸 각도 만큼 뒤로 보낸다.
- ▶ 반대쪽도 같은 요령으로 실시한다.
- ▶ 다리를 앞뒤로 보낼 때 좀 더 어색한 방향은 한 번 더 한다.

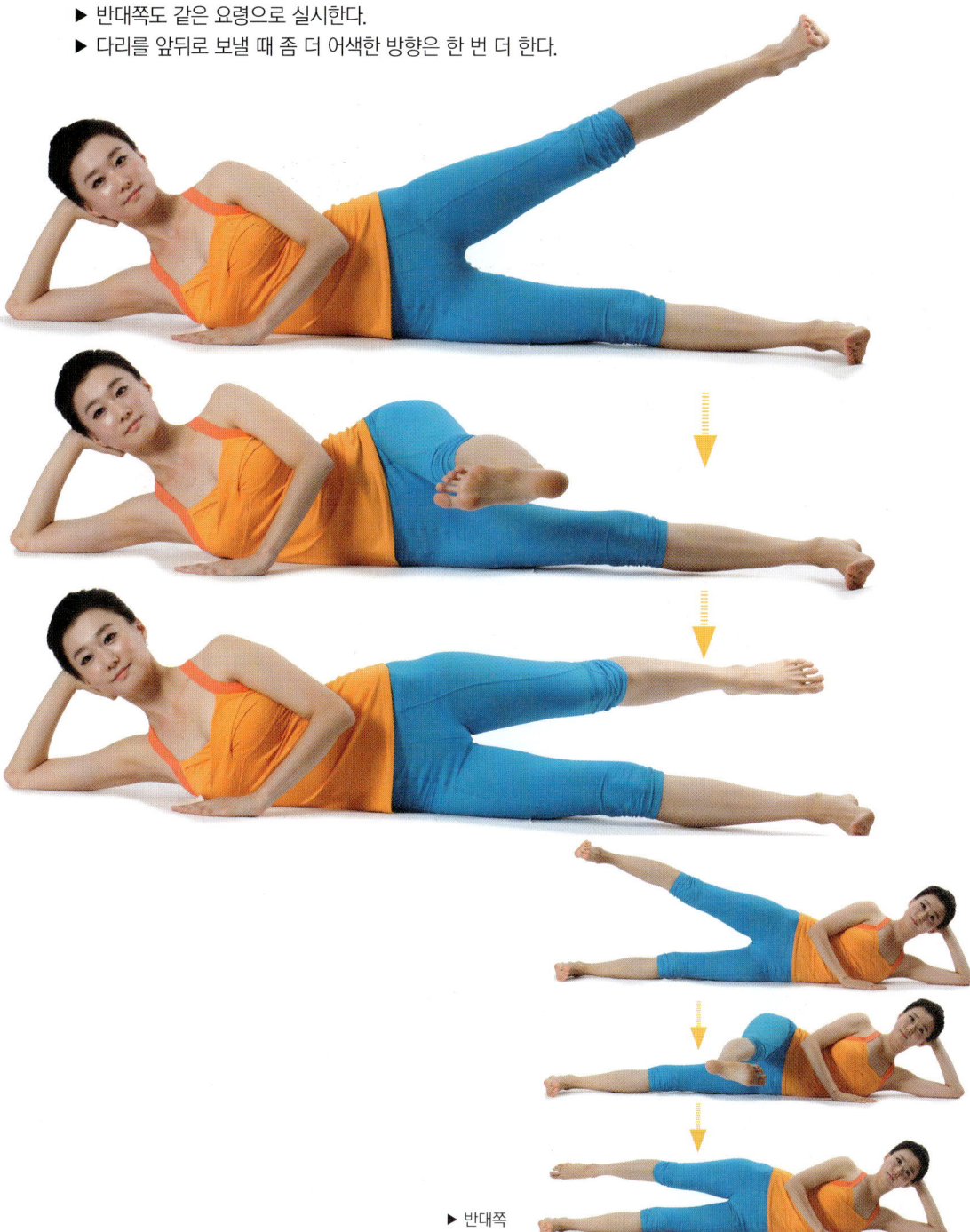

▶ 반대쪽

- ▶ 기는 자세에서 마시는 호흡에 등을 동그랗게 만다.
- ▶ 한쪽 무릎을 이마 가까이 가져온다.
- ▶ 내쉬는 호흡에 접은 무릎을 뒤로 뻗는다. 이때 발끝을 당기며 10~20초 머무른다.
- ▶ 3회 실시한 후 반대쪽도 같은 요령으로 한다.

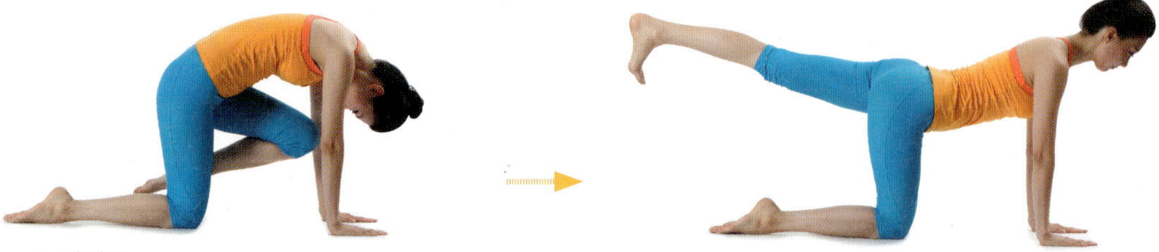

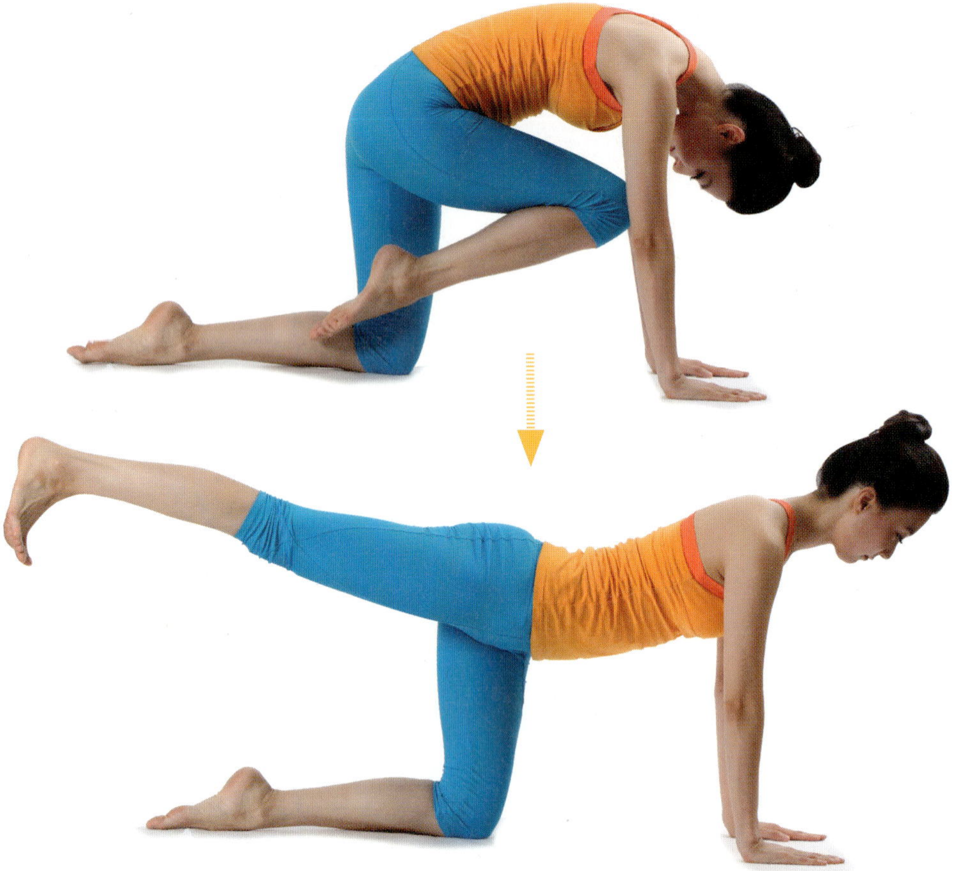

▶ 반대쪽

- ▶ 두 다리를 뻗어 바르게 앉은 후 한쪽 다리를 바깥쪽으로 접는다.
- ▶ 천천히 누운 후 양팔을 위로 뻗어 팔꿈치를 잡는다.
- ▶ 10~20초 유지한다. 익숙해지면 시간을 점점 늘린다.
- ▶ 반대쪽도 같은 요령으로 실시, 어색한 느낌이 드는 방향은 한 번 더 한다.

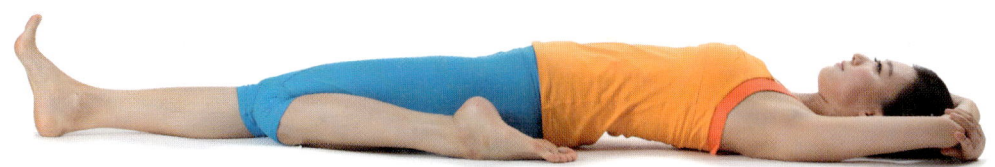

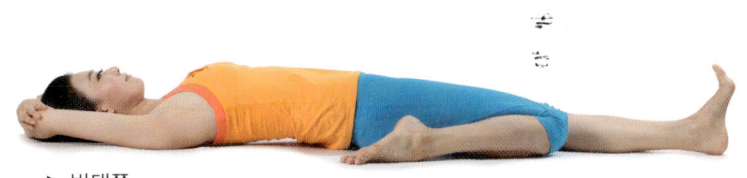

▶ 반대쪽

5
- ▶ 서서 한쪽 다리를 뒤로 뻗어 뒤꿈치를 들고, 나머지 다리는 무릎을 직각으로 하고 양팔은 천장 방향으로 뻗는다.
- ▶ 내쉬는 호흡에 척추를 곧게 펴고 10~20초 정도 유지한다.
- ▶ 반대쪽도 같은 요령으로 실시하고, 어색한 방향을 한 번 더 실시한다.

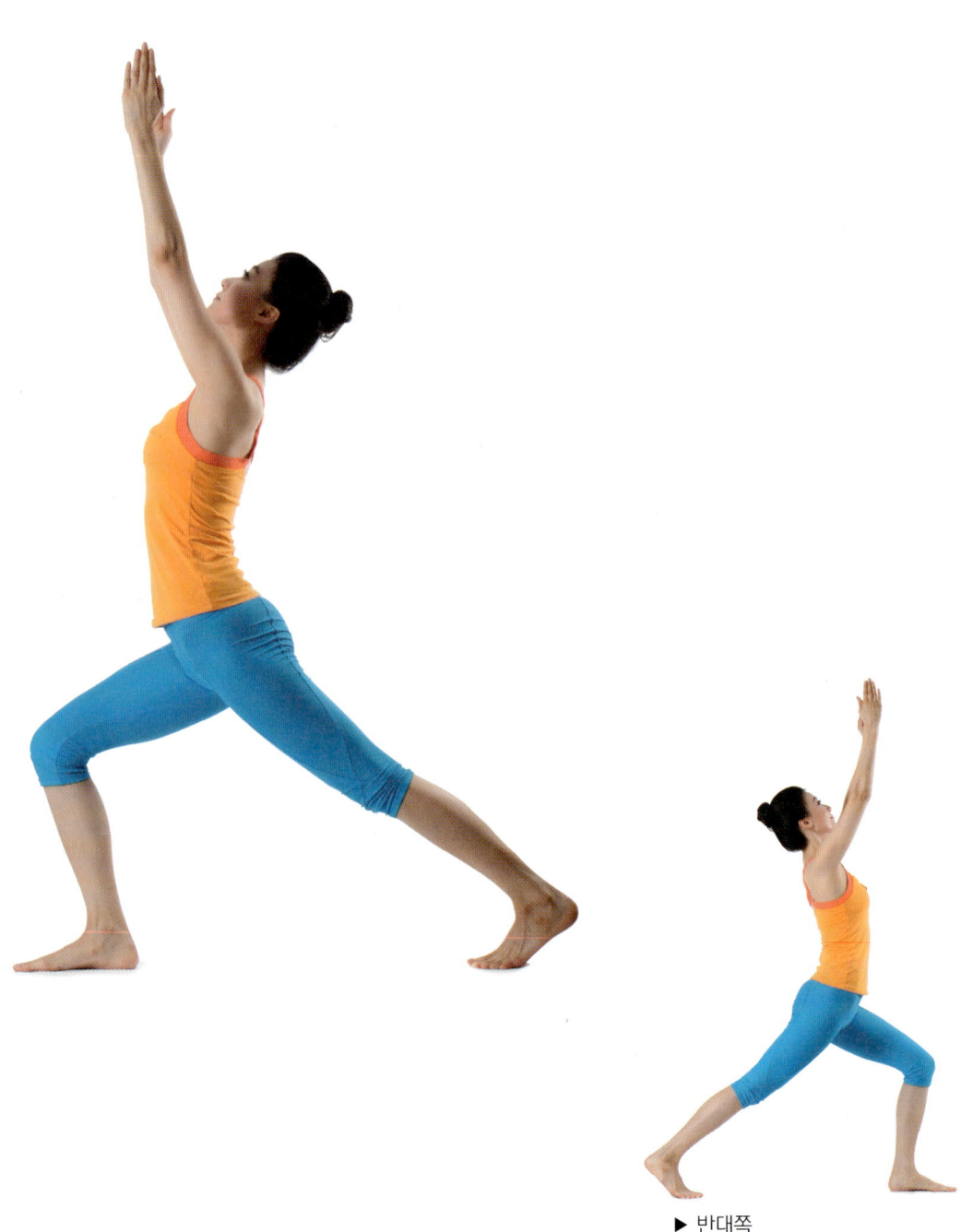

▶ 반대쪽

6
- ▶ 바르게 선 자세에서 양팔을 머리 위로 뻗어 합장한다.
- ▶ 내쉬는 호흡에 엉덩이를 낮춰 의자 자세로 유지한다.
- ▶ 괄약근을 조이며 더 깊게 앉는다.
- ▶ 편안한 호흡을 유지하며 10~20초 머물기를 3회 반복한다.
- ▶ 익숙해지면 점차적으로 시간을 늘려간다.

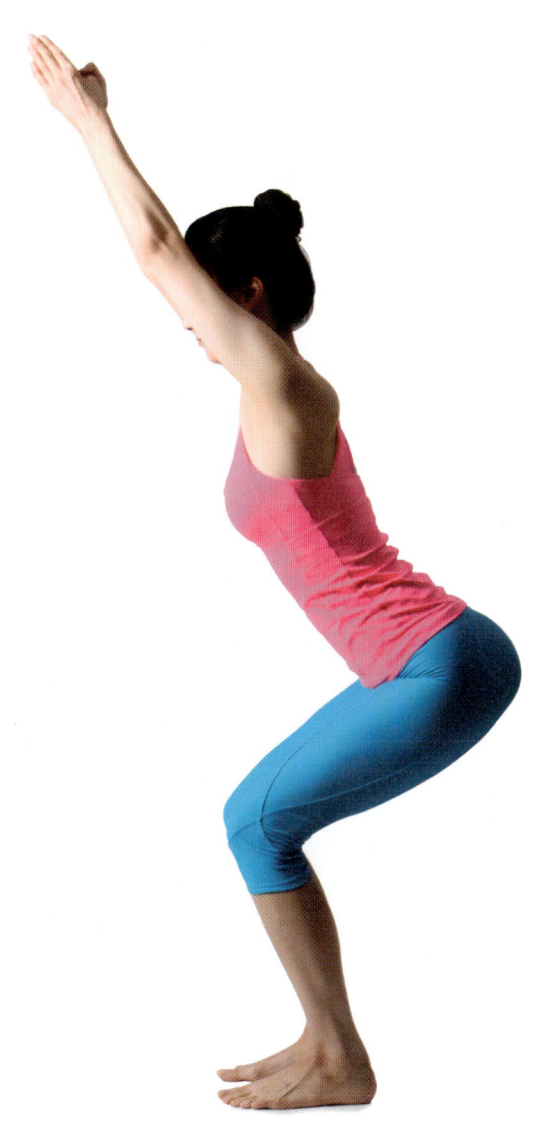

다리교정
Revise leg

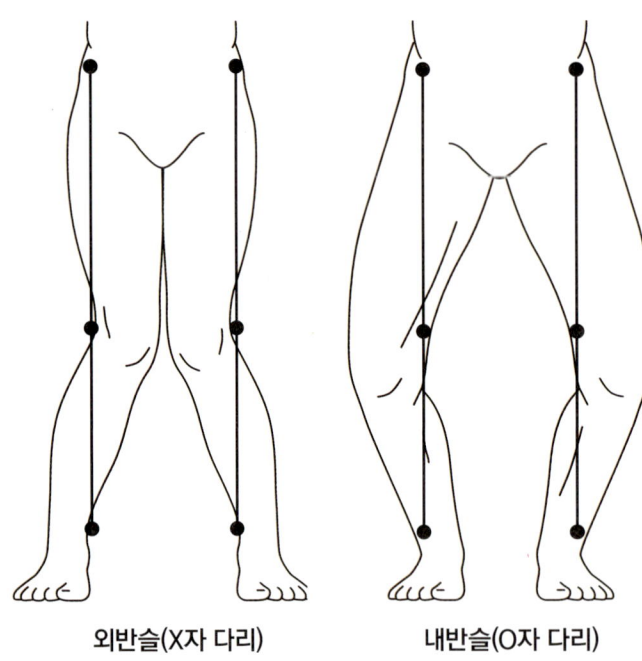

외반슬(X자 다리)   내반슬(O자 다리)

일반적으로 영유아 2세까지는 내반슬(O자 다리)의 형태를 가지고 있다. 내반슬은 구루병, 블런트병, 비대칭적 골단부 같은 질환 등을 심화시킬 수 있는데, 4세 이상까지 내반슬이 유지되면 기타 질환에 대해서도 진단이 필요할 수 있다.

외반슬(X자 다리)은 3세에서 5세 아이들 대부분에서 나타나며 8세 이후 대체로 없어진다. 성장 과정에서 나타나는 외반슬은 성장과 체중이 늘면서 대퇴 외측이 내측보다 무게를 더 많이 지탱하여 무릎 외측 성장판의 자극이 커지면서 자연스럽게 외반슬이 감소하게 된다. 내·외반슬은 하지의 불안정성으로 요천추만곡(허리와 척추만곡)의 이상, 요통이나 디스크, 좌골신경통, 견비통, 어깨결림 등 신체 전반에서 근골격 구조의 불균형을 야기하게 되고, 한쪽으로 체중 전달이 편중되어 관절염, 퇴행성관절변형, 족저부(발바닥)의 통증, 외반무지증 등을 유발한다. 또한 각종 소화기 질환이나 위염,

위하수, 하복부 냉증, 생리통, 생리불순, 불임, 요실금, 심장병, 폐질환, 피부질환, 두통, 뇌졸중 등을 야기하는 다양한 질환으로 발전될 가능성이 있으며 피로와 체력 저하를 보통 호소한다. 몸맵시와 관련한 외형적인 문제가 정신적으로도 영향을 줄 수 있어 우울, 의기소침, 자신감 상실 등의 정서 문제까지도 야기할 수 있다.

두 다리를 모으고 섰을 때, 무릎이 서로 붙지 않고 O자 모양으로 바깥쪽으로 구부러진 다리를 내반슬이라 한다. 무릎에서 벌어지는 거리가 5cm 이하인 경우는 여러 요법으로 교정이 가능하고, 5cm 이상인 경우에는 중증 변형으로 분류한다.

내반슬은 외반슬보다 훨씬 경우가 많고 아이가 너무 조기에 보행을 시작하였거나 구루병이 있어도 발생할 수 있다. 청소년기에 무거운 짐을 많이 날랐거나, 바닥에 양반 자세로 많이 앉았을 경우에도 생길 수 있다.

O다리교정은 골반을 비롯한 하지관절의 안정을 위한 자세로 골격의 형태를 잡아간다. 고관절 대퇴근막장근(허벅지외측근)과 같은 내회전근을 이완(대표 자세로 누운 영웅 자세가 있다)하고, 외회전근 즉 중둔근과 햄스트링을 강화하고, 무릎뼈의 안정화를 위한 대퇴근(넓적다리근육)을 단련해야 한다.

외반슬은 X자 다리라고 하고 무릎관절이 밖으로 굴곡된 상태를 말한다. 무릎끼리 부딪친다 하여 'Knock-Knee'라고도 한다. 그대로 두면 무릎관절에 무리를 주어 무릎 외측 통증이 발생하게 되고, 젊은 나이에도 퇴행성관절염이 발생할 수 있다. 두 발목 사이가 9~10cm의 거리면 중증 변형으로 분류한다. 외반슬의 요인으로 인대의 약화, 대퇴사두근(넓적다리의 네 갈래 근육)의 약화, 비만, 소아마비, 영양실조와 장경인대(허벅지 바깥쪽을 따라 길게 뻗어있는 인대) 주변의 단축 등을 꼽을 수 있다. 걸을 때 무릎이 닿게 되어 의도적으로 한쪽 다리를 벌려 걷게 되고, 벌리게 되는 방향의 대퇴사두근의 비정상적 작용으로 무릎뼈 외측 변위를 야기할 수 있다. 몸의 무게가 중앙으로 오지 못하기 때문에 발목관절이나 발아치(발바닥 중간 부분에 움푹 들어간 부분), 외반무지로의 변형과 통증에 영향을 미칠 수 있고, 후경골근(Tibialis Posterior)의 건(Tendon)이 압박을 받게 된다.

X다리교정은 오금을 곧게 펴주는 후경골근(종아리 뒤쪽 깊숙이 위치한 근육)의 스트레칭, 고관절 외(外)회전근을 이완하고(대표 자세로 나비 자세가 있다) 내(內)회전근과 대퇴근을 강화시켜 무지(엄지발가락)에 힘을 실어주는 동작들로 이어 나간다.

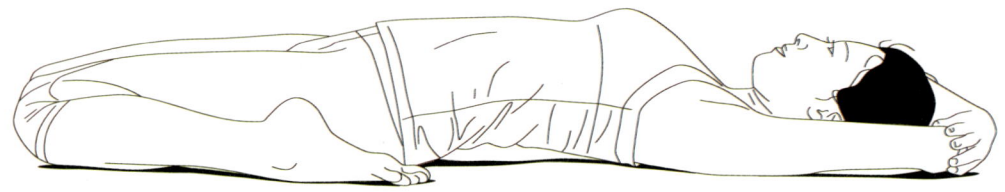

O다리 교정 : 누운 영웅 자세

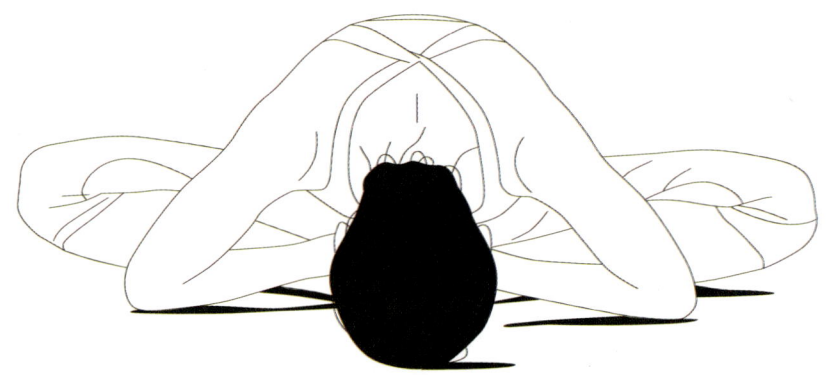

X다리 교정 : 나비 자세

1
- ▶ 왼 다리는 접어 회음부 가까이에 두고 오른 다리는 옆으로 뻗는다.
  이때 왼 무릎과 오른 발뒤꿈치가 일직선이 되게 바르게 앉는다.
- ▶ 왼팔을 뒤로 보내 허리를 감싸고 오른손은 발목을 감싸며 내쉬는 호흡에 상체를 오른쪽으로 기울인다.
- ▶ 시선은 하늘을 보며 10~20초 유지한다.
- ▶ 마시는 호흡에 돌아와 오른 다리를 바깥쪽으로 접는다.
- ▶ 내쉬는 호흡에 오른손을 바닥에 두고 왼손은 하늘로 뻗으며 옆으로 기울인다.
  시선은 하늘을 보며 10~20초 유지한다.
- ▶ 반대쪽도 같은 요령으로 실시, 어색한 방향은 한 번 더 한다.

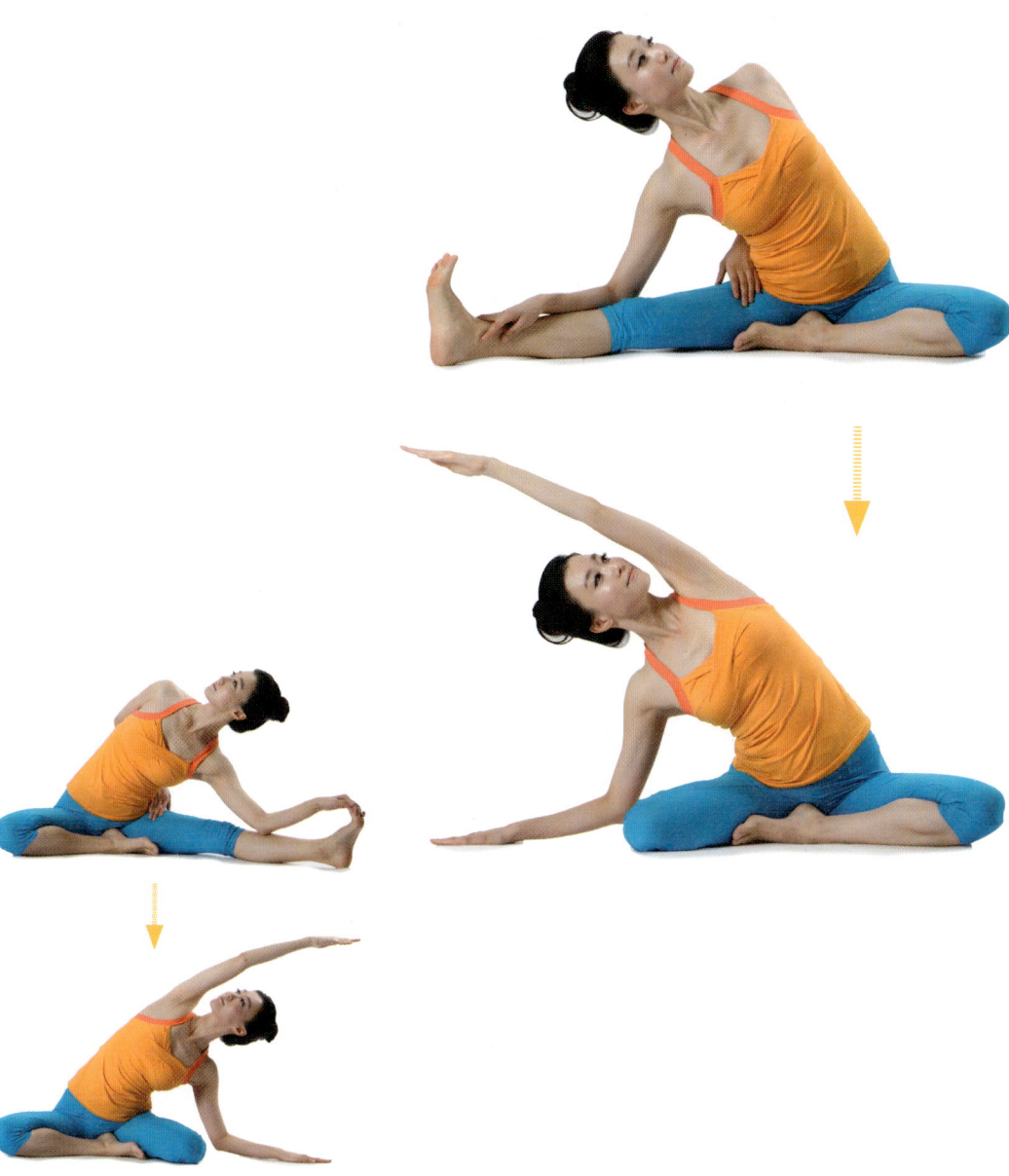

▶ 반대쪽

2
- ▶ 오른 무릎은 세우고 왼 다리를 뒤로 보내 무릎과 발등이 바닥에 닿게 한다.
- ▶ 양손을 오른발 옆에 두고 내쉬는 호흡에 왼쪽 장요근을 늘인다.
- ▶ 10~20초 머물기를 3회 실시한다.
- ▶ 내쉬는 호흡에 오른 무릎을 펴며 상체를 숙인다.
- ▶ 오른 발끝을 당겨 10~20초 머물고, 3회 반복한다.
- ▶ 반대쪽도 같은 방법으로 실시한다.
- ▶ 어색한 방향은 한 번 더 한다.

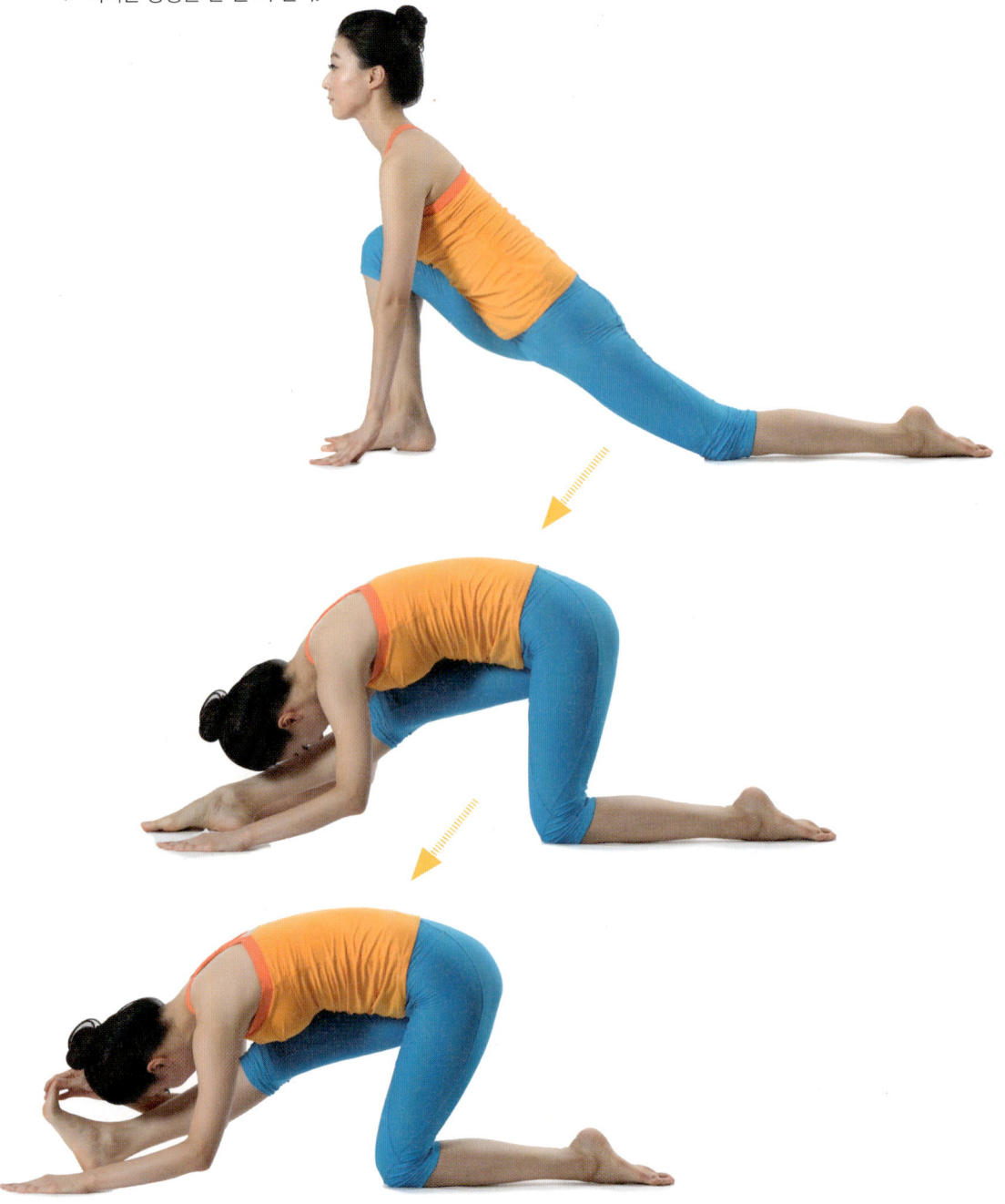

3
- 무릎을 세우고 바르게 앉아 두 팔을 엉덩이 뒤에 둔다.
- 내쉬는 호흡에 두 무릎을 한 방향으로 동시에 내린다.
- 10~20초 유지하고 돌아오기를 3회 실시한다.
- 반대쪽도 같은 요령으로 하고 어색한 방향은 한 번 더 한다.

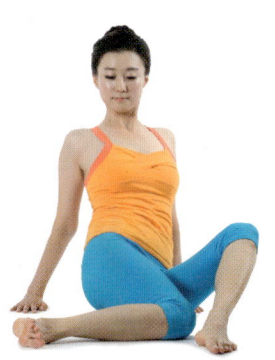

▶ 반대쪽

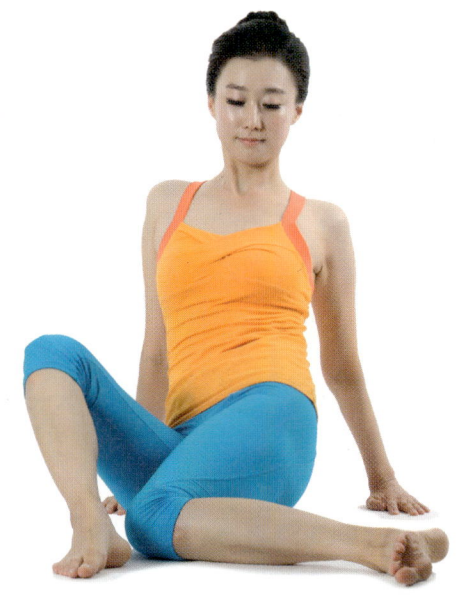

4
- 기는 자세에서 왼발을 양손 사이에 둔다.
- 상체를 일으켜 양손으로 오른발을 잡고 내쉬는 호흡에 뒤꿈치를 엉덩이 가까이 당긴다.
- 10~20초 유지하고 돌아오기를 3회 실시한다.
- 반대쪽도 같은 요령으로 실시, 어색한 방향은 한 번 더 한다.

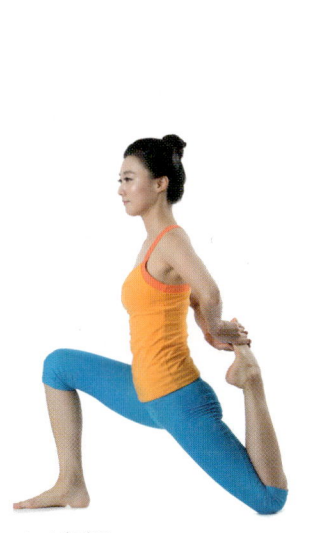

▶ 반대쪽

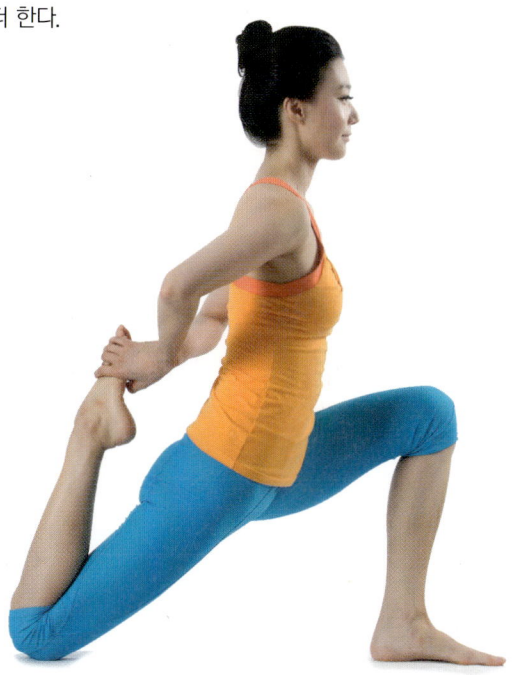

5
- ▶ 바르게 서서 다리를 앞뒤로 벌린다. 뒤로 보낸 다리는 무릎을 구부리고 뒤꿈치를 든다.
- ▶ 양손은 허리에 두고 내쉬는 호흡에 앞쪽 무릎을 구부리고, 뒤쪽 무릎은 바닥에 닿을 듯 내리며 몸을 낮춘다.
- ▶ 10~20초 유지하고 돌아오기를 3회 반복한다.
- ▶ 반대쪽도 같은 요령으로 실시, 어색한 방향은 한 번 더 한다.

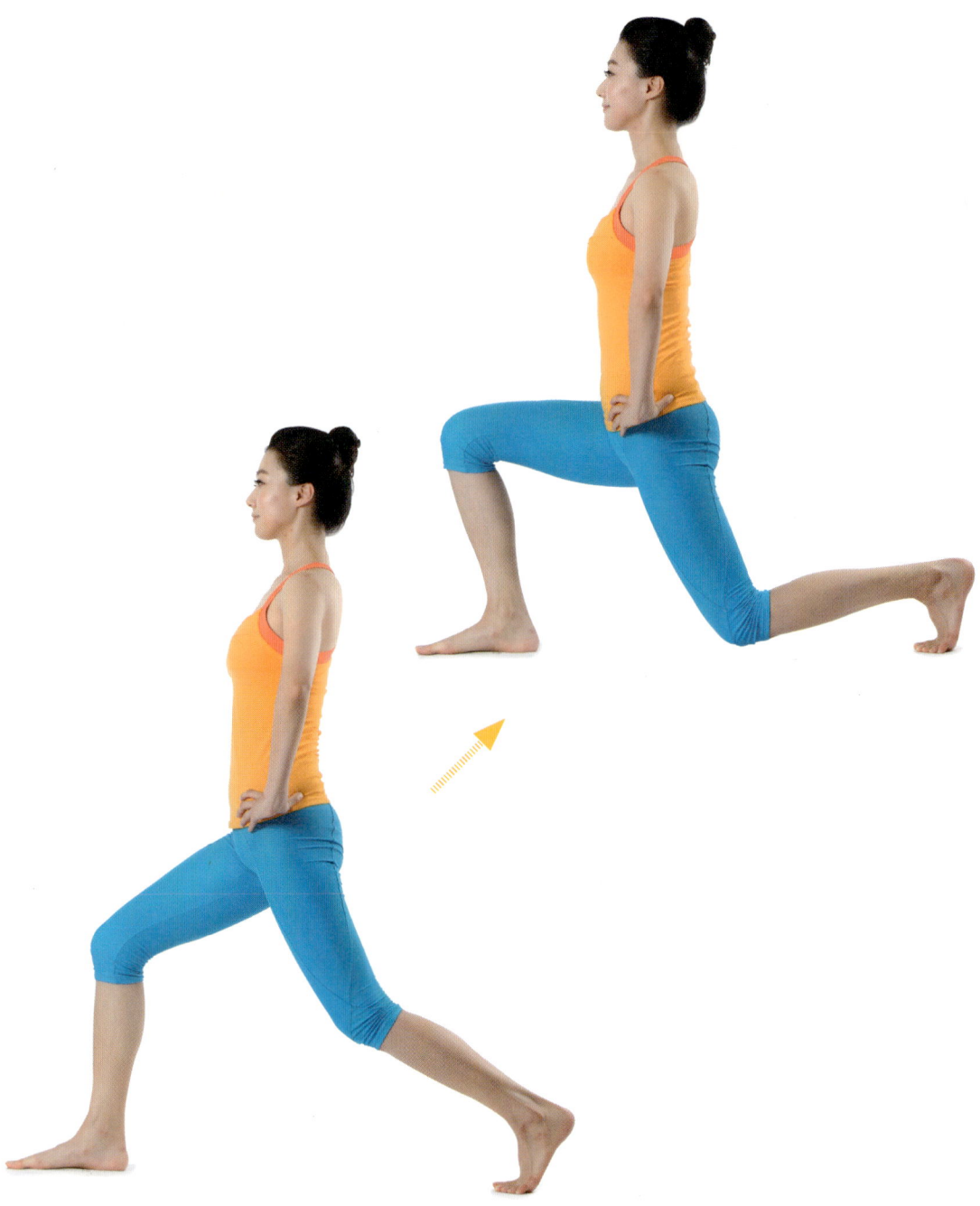

6
- ▶ 다리를 뻗어 바르게 앉은 후 두 팔꿈치를 바닥에 둔다.
- ▶ 다리 사이에 서클을 끼운 상태에서 동시에 다리를 45도로 든다.
- ▶ 다리 안쪽을 더 조이며 다리를 90도로 들었다가 다시 45도로 내리기를 10~15회씩 3세트 진행한다.

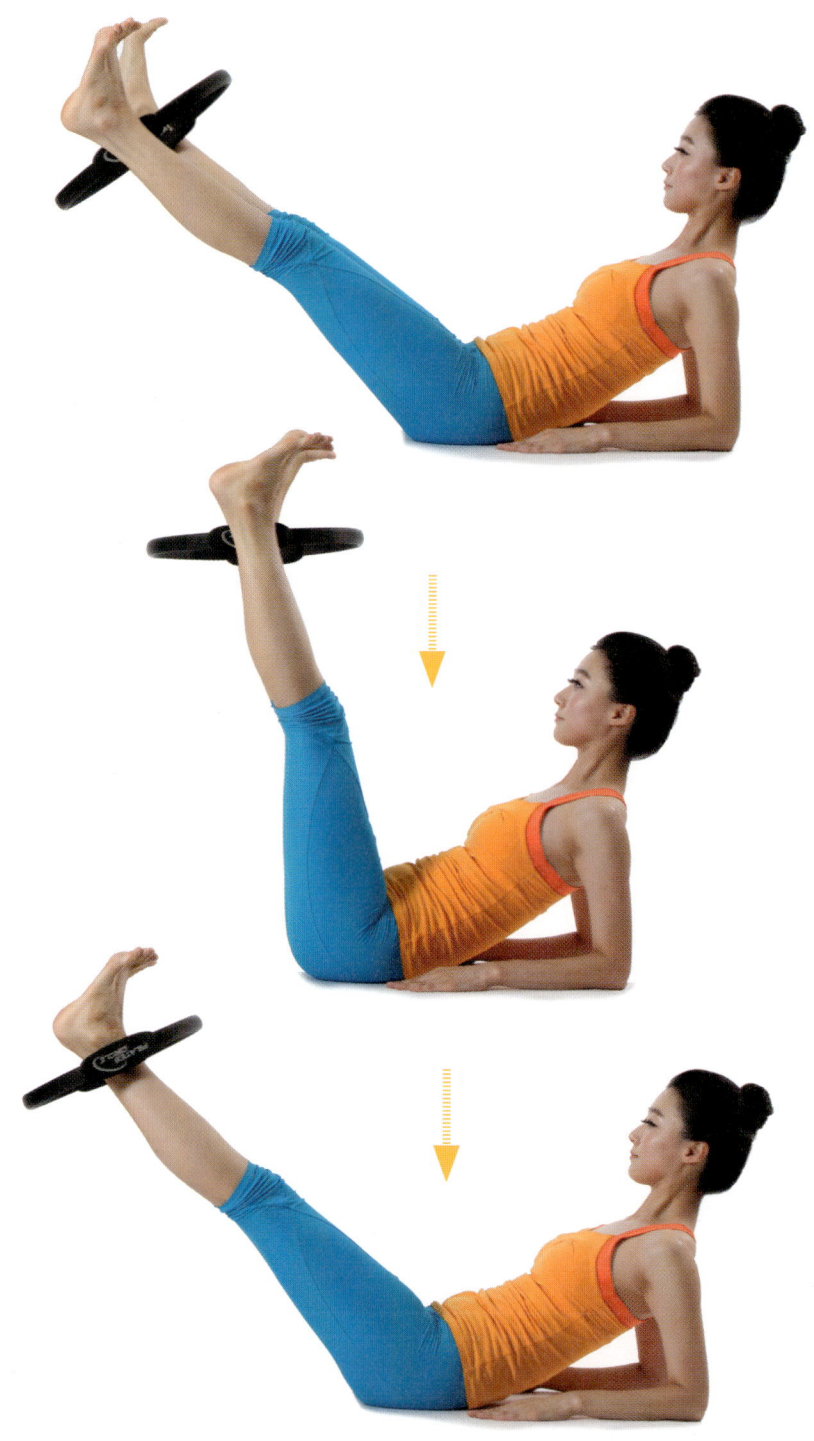

- ▶ 팔을 베고 옆으로 눕는다. 남은 손은 가슴 앞에 둔다.
- ▶ 위에 있는 다리를 앞쪽에 세우고 내쉬는 호흡에 아래 다리를 들었다 내리기를 10회씩 3세트 실시한다.
- ▶ 이때 발끝은 당기고 내전근의 힘으로 다리를 들어 올린다.
- ▶ 10~15회씩 3세트 진행하고 반대쪽도 같은 요령으로 실시한다.

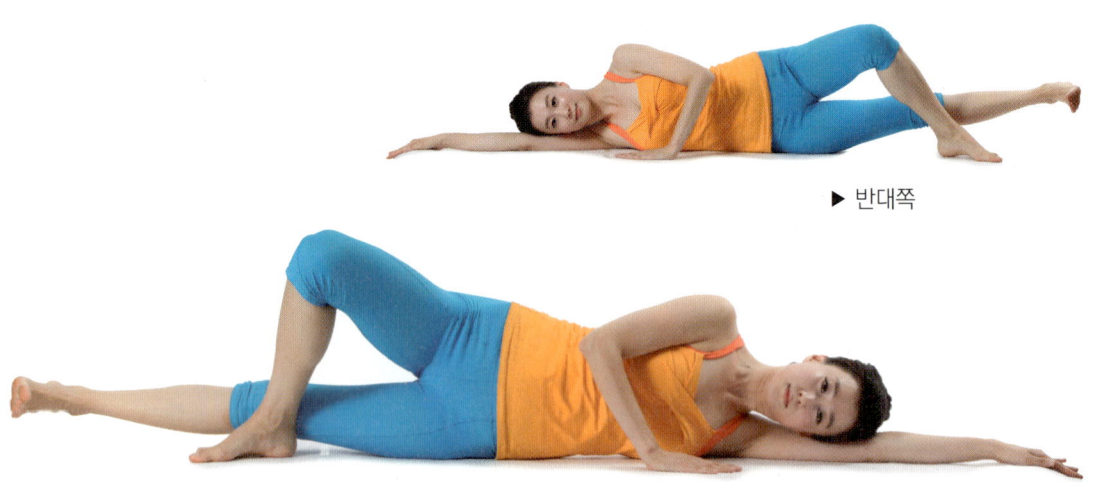
▶ 반대쪽

- ▶ 팔을 베고 옆으로 눕는다. 남은 손은 가슴 앞에 둔다.
- ▶ 위쪽 무릎을 접어 발바닥을 반대쪽 무릎 안쪽에 둔다.
- ▶ 복부에 힘을 주어 몸이 흔들리지 않게 한 후 무릎을 뒤로 보내면서 엉덩이에 힘을 주며 유지한다.
- ▶ 10~20초 유지하고 돌아오기를 3회 반복한다.
- ▶ 반대쪽도 같은 요령으로 실시한다.

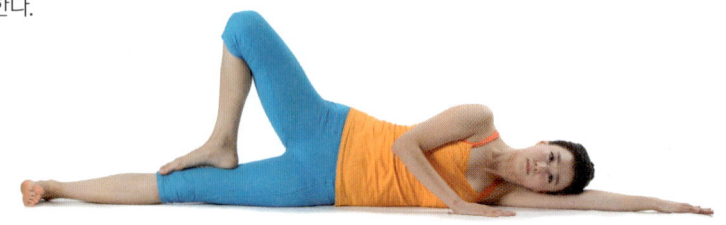
▶ 반대쪽

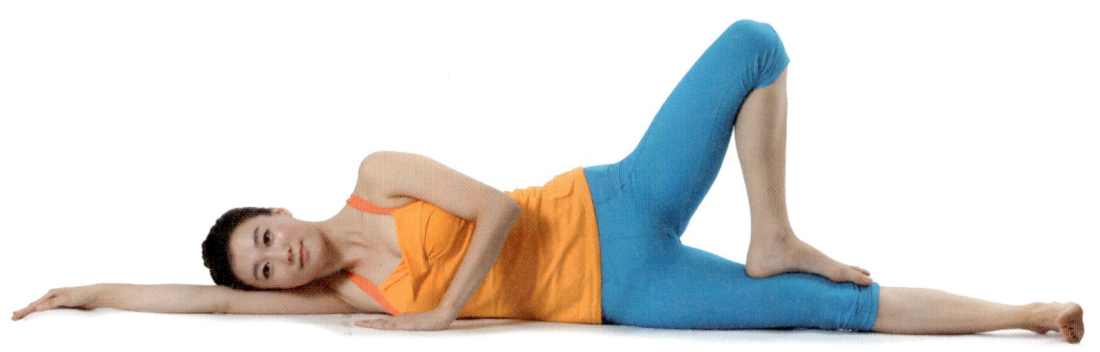

9 ▶ 바르게 서서 양손은 허리에 두고 다리는 어깨너비로 벌린다.
   1. 발끝을 바깥으로 열어 내쉬는 호흡에 무릎을 발끝 방향으로 내린다.
   2. 발끝을 서로 마주보고 서서 내쉬는 호흡에 무릎을 발끝 방향으로 내린다.
   3. 발끝을 11자로 유지하고 내쉬는 호흡에 무릎을 낮춘다.
▶ 시선은 정면을 바라보고 상체는 바르게 선다.
▶ 각 자세를 10~20초씩 3회 반복한다.

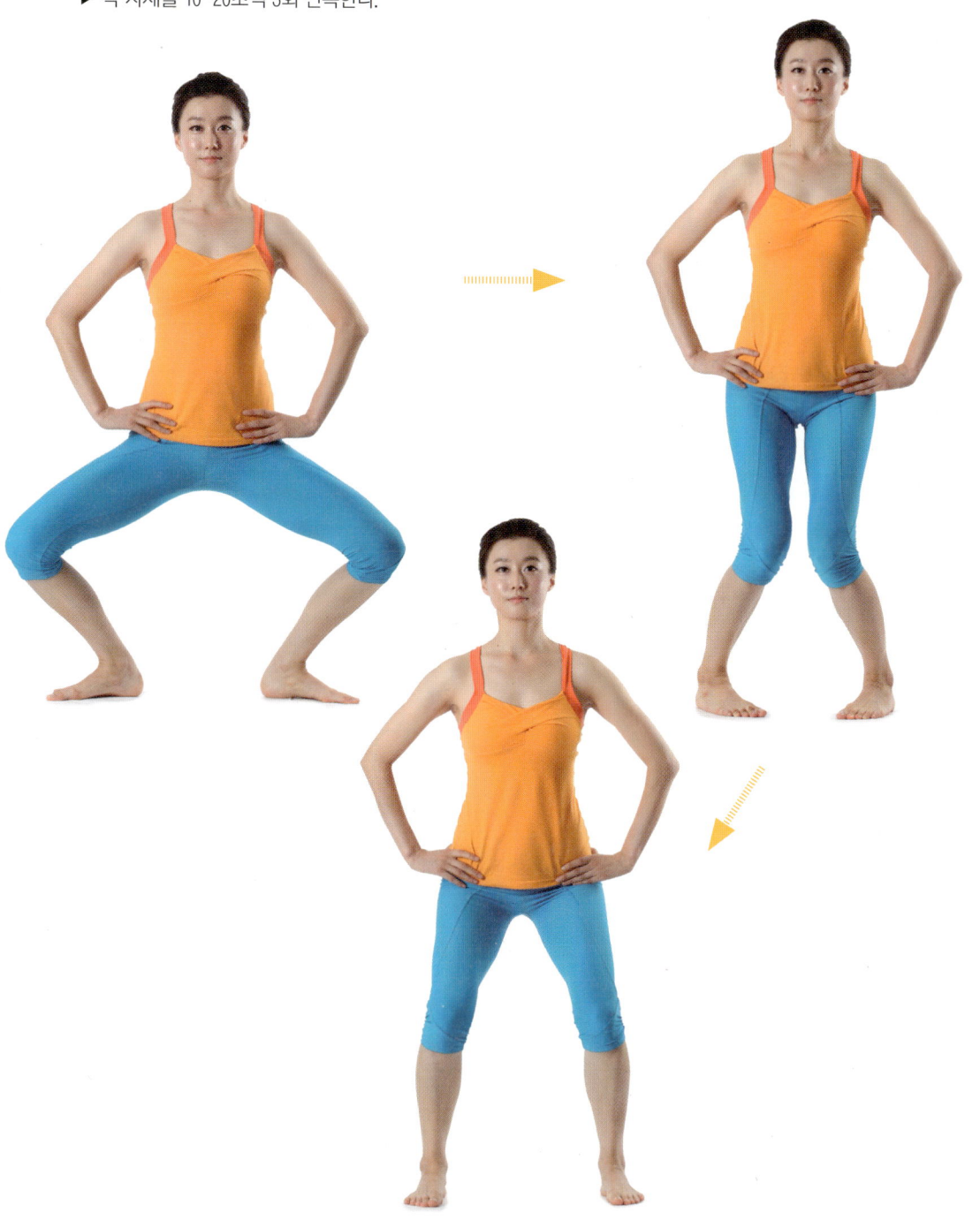

발목통증
Tarsalgia

발과 발목은 서 있거나 보행 시 체중의 이동을 위한 안정성이 확보되어 있어야 하고, 인체의 적절한 충격을 흡수할 수 있는 적절한 족궁(발아치, Foot Arch)의 높이 즉 적절한 아치가 확보되어 있어야 한다. 이러한 요소는 발목의 손상과 예방에 있어 필수적인 요소이다.

발목의 안정성에 중요한 요소는 무릎관절과의 관계, 엉덩관절과 무릎관절과의 적절한 역학적 힘 간의 조율 상태를 체크해야 한다. 먼저 언급했던 하지관절의 기능장애로 인한 발목통증 혹은 그 외적인 요인으로 생기는 다양한 발목통증은 족궁의 형태를 먼저 체크해야 한다. 발 아치는 발목관절의 유연성이나 인체의 체중분산, 걷거나 뛸 때의 충격흡수를 위해 중요하며, 발아치의 상태에 따라서 편평족과 요족으로 나누어진다.

평족(pes planus), 평발(flat foot)은 내측종아치(발바닥 안쪽으로 오목하게 들어간 부분으로 종골, 거골, 주상골, 설상골로 구성)가 만성적으로 하강되어 있거나, 낮아진 것을 말한다. 거골(발목뼈 가운데 가장 뒤의 위쪽에 있는 뼈) 하관절에서 회내(내측으로 휘어진 모양)가 이루어지기 때문에 저측근막의 긴장과 후경골근과 비골근(종아리뼈 근육)의 약화를 특징으로 한다. 후족부(뒷발)의 외번(발목이 새끼 발가락 방향으로 휘어지는 모양)으로 뒤에서 새끼발가락이 살짝 보이게 되는 형태가 된다. 이로 인한 역학적 문제는 체중분산의 실패로 인한 무지외반증, 각 발가락 사이마다 느끼는 긴장성, 발바닥 내재근들과 족저근막에 무리한 부하를 주어 족저근막염(발바닥통증) 등이 생길 가능성과 다리와 무릎, 고관절, 허리통증 등의 원인이 될 수도 있다.

내측 종아치(high medial longitudinal arch)의 형태를 정상적으로 확보하는 방법은 엄지발가락으로 물건을 들어 올리는 연습을 자주 하는 것이다. 이런 움직임은 내번(inversion, 내전과 저측굴곡이 복합적으로 발생하는 움직임, 발목을 엄지발가락 쪽으로 편 자세)을 유도하는 과정이고, 후경골근을 단련하는 방법으로 개선해 나갈 수 있다.

요족은 걸을 때 발바닥 외측에 체중을 실어서 걷는 형태의 발목을 말한다. 요족(pes cavus, 오목발)은 후경골근, 비골근, 장지굴근, 족저굴근의 긴장 상태나 배측굴곡(dorsiflexion, 발등을 당기는 자세), 저측굴곡(plantar flexion, 발등을 펴는 자세), 외회전(abduction, 발목을 밖으로 돌리는 자세), 내회전(adduction, 발목을 안쪽으로 돌리는 자세), 내번(inversion, 발목을 엄지발가락 쪽으로 편 자세), 외번(eversion, 발목을 새끼발가락 쪽으로 편 자세)의 움직임 중 한 방향성의 근육군(群)이 약하거나 과(過) 긴장 상태로 인해 평형이 깨지면서 변형이 초래되어 내측 종아치가 과도하게 상승된 발의 형태를 말한다. 발이 요족의 형태가 되면 회내가 어려워지고, 체중 분산이 되지 않아 발가락이 모이면서 위축이 된다. 또한 외측 발목 인대가 불안정하여 통증을 가져올 수 있고, 발목관절의 배측굴곡이 어려워진다. 발은 경직되며 인체의 중심이 흐트러지고, 충격을 제대로 흡수하지 못한다.

발의 회내 시 무릎관절의 경골 또한 내회전 상태가 되어 특히 무릎의 전(前)십자(十字)인대의 부하와 이로 인한 통증으로 이어질 수 있다. 이러한 역학적 관계는 고관절과의 부정렬(不整列)과 하지관절의 다양한 기능부전으로 인한 손상 등으로 이어질 수 있다. 비복근(장딴지근)과 가자미근(정강이 뒤에 있는 장딴지 세 갈래근을 구성하고 있는 가자미 모양의 근육)의 과긴장 상태를 특징으로 한다. 고관절, 무릎관절의 부정렬은 다양한 하지 손상과 연결되어 있다.

배측굴곡(dorsiflexion), 저측굴곡(plantar flexion), 내번(inversion), 외번(eversion) 등의 다양한 움직임을 통해서 경직이 느껴지는 방향을 찾아 심도 깊게 한 방향으로 머문 후에 가자미근과 비복근의 스트레칭을 충분히 해준다. 그 후에 하지관절의 전반적 안정을 위한 동작들을 실시한 후 양 발바닥을 나란히 펴고 서서 두 발로 가볍게 뛰면서 발목과 하지관절 전체에 근력을 키워본다.

- ▶ 바르게 앉아 두 손은 엉덩이 옆에 두고 두 다리는 골반 넓이로 벌린다.
- ▶ 발등을 밀며 발끝을 앞으로 찌른다.
- ▶ 허벅지와 무릎에 힘을 주며 발끝을 몸쪽으로 당긴다.
- ▶ 발끝을 찔렀다 당겼다를 3회씩 반복한다.

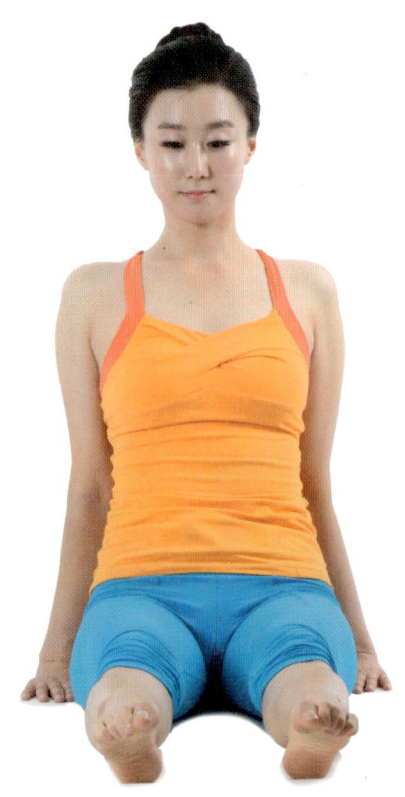

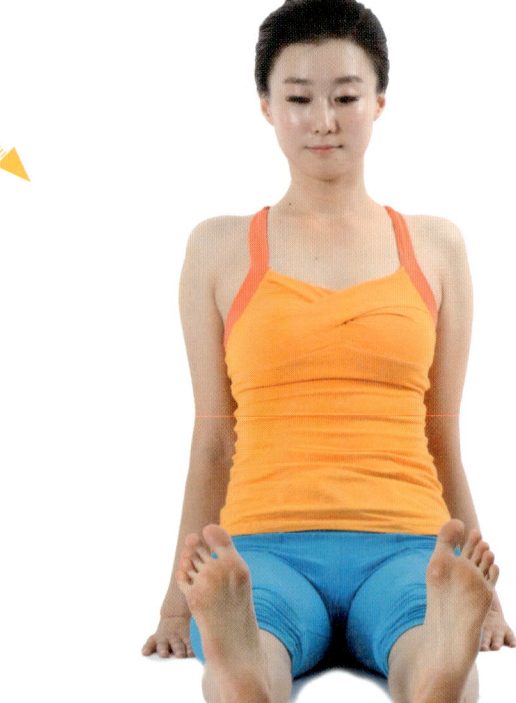

2
- ▶ 바르게 앉은 자세에서 두 다리를 골반 넓이보다 좀 더 넓게 벌린다.
- ▶ 엄지발가락이 바닥에 닿도록 안쪽으로 보내 머문다.
- ▶ 새끼발가락이 바닥에 닿도록 바깥쪽으로 보내 머문다.
- ▶ 어색한 방향을 찾아 10초간 더 머문다.

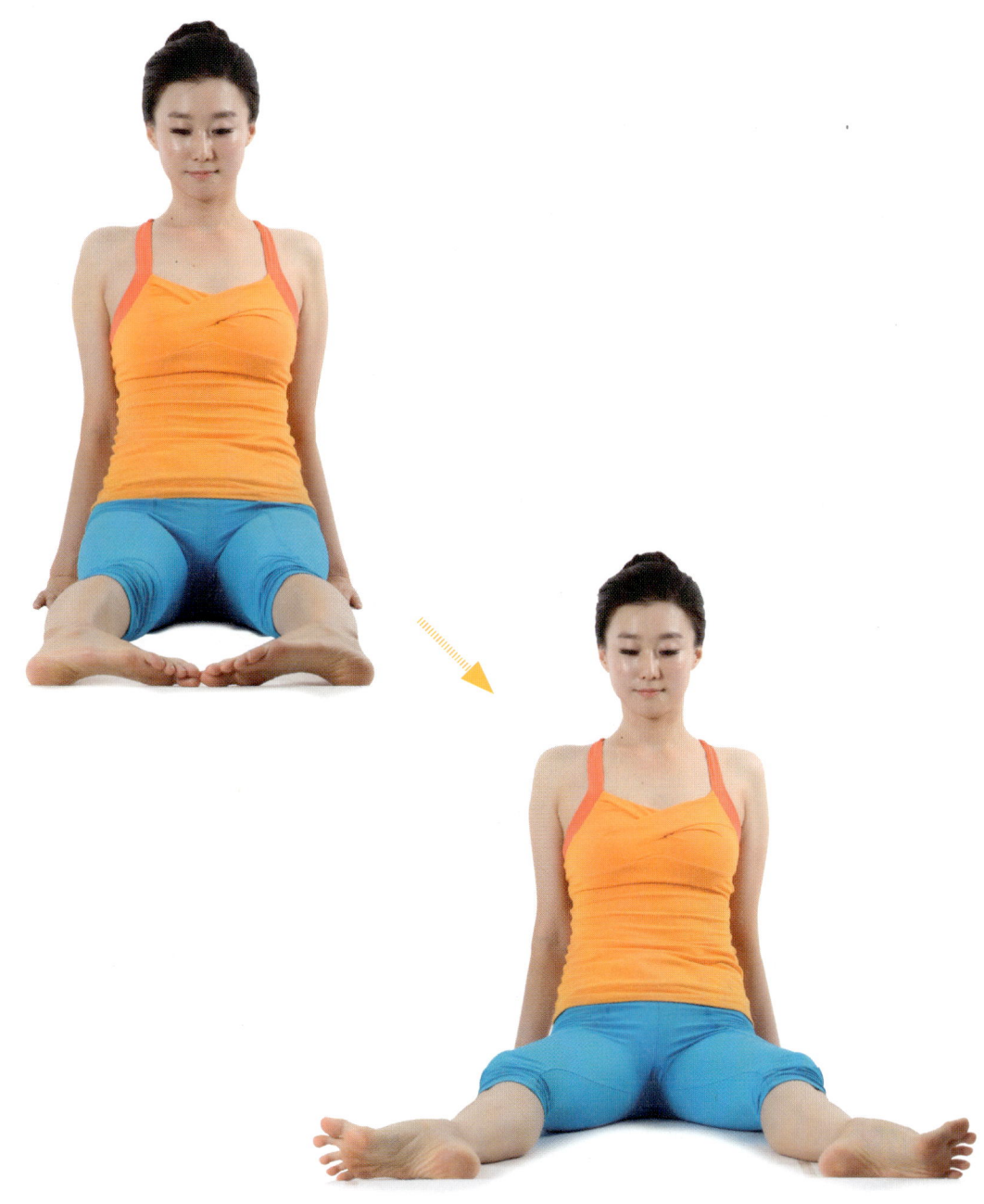

3
- ▶ 다리를 어깨너비로 벌리고 밴드를 접어 발에 묶는다.
- ▶ 양손으로 한쪽 허벅지를 잡아 들어 올린다. 이때 두 발끝은 밀고, 반대쪽 다리가 뜨지 않도록 한다.
- ▶ 반대쪽도 같은 방법으로 실시, 힘이 덜 받는 쪽은 한 번 더 한다.

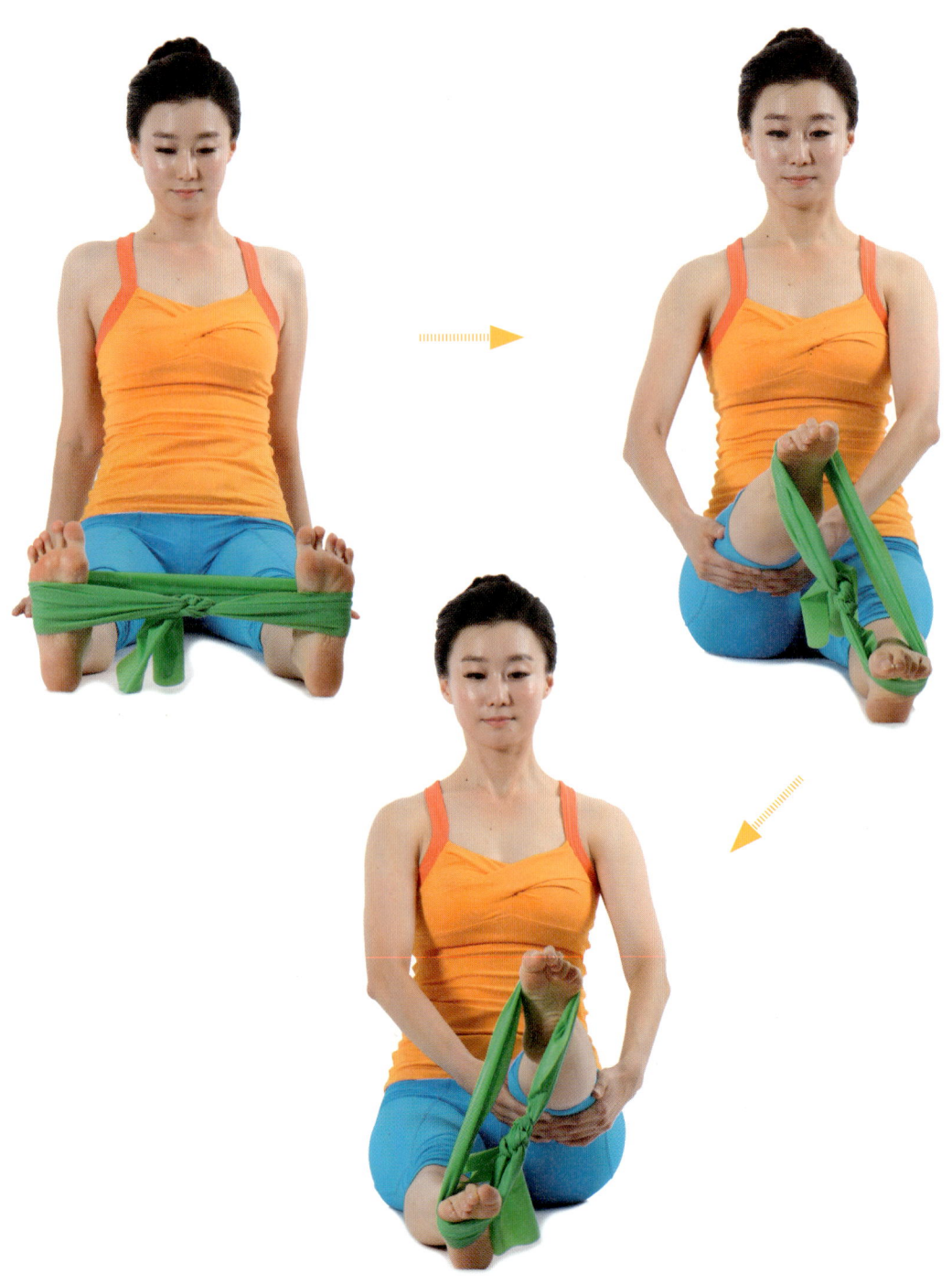

▶ 다리를 뻗어 바르게 앉는다.
▶ 밴드는 양끝을 묶어 발바닥에 건 후 손으로 밴드를 잡아 당긴다.
▶ 발끝을 당겨 무릎을 펴 10~20초 머물고 돌아오기를 3회 반복한다.

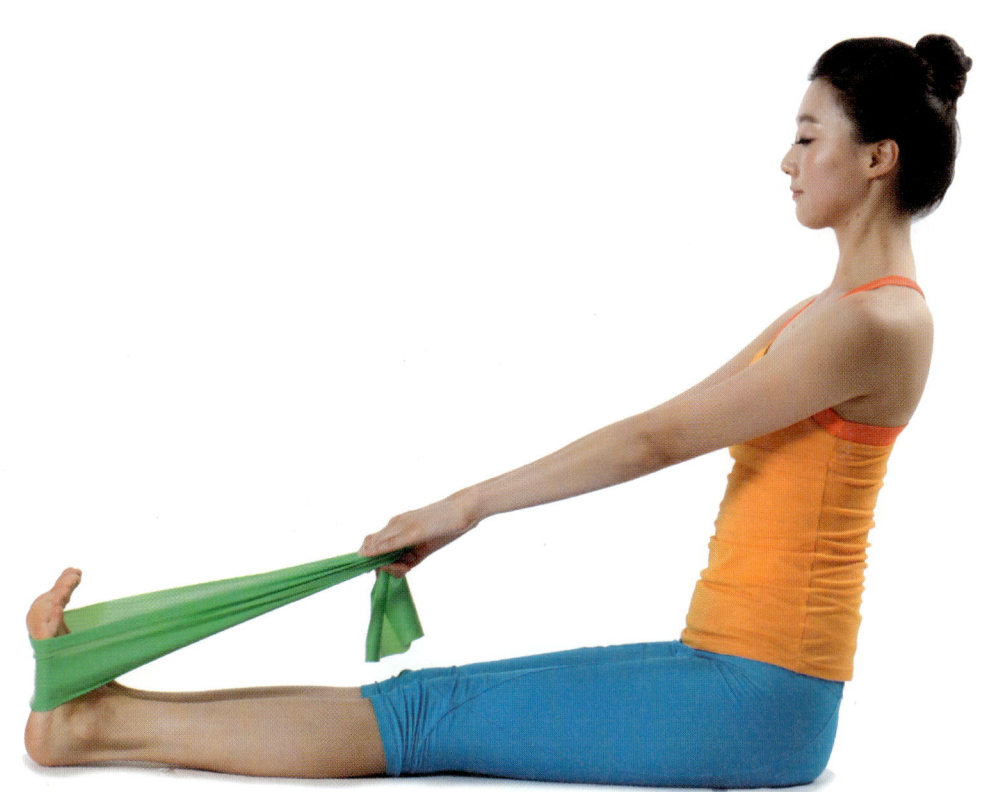

5
- ▶ 밴드를 한쪽 발바닥 아치 아래 둔다.
- ▶ 발바닥을 오므려 밴드를 들어 올린다.
- ▶ 10~20초 유지하고 돌아오기를 10~15회 반복한다.
- ▶ 반대쪽도 같은 요령으로 실시, 잘 되지 않는 쪽은 한 번 더 한다.

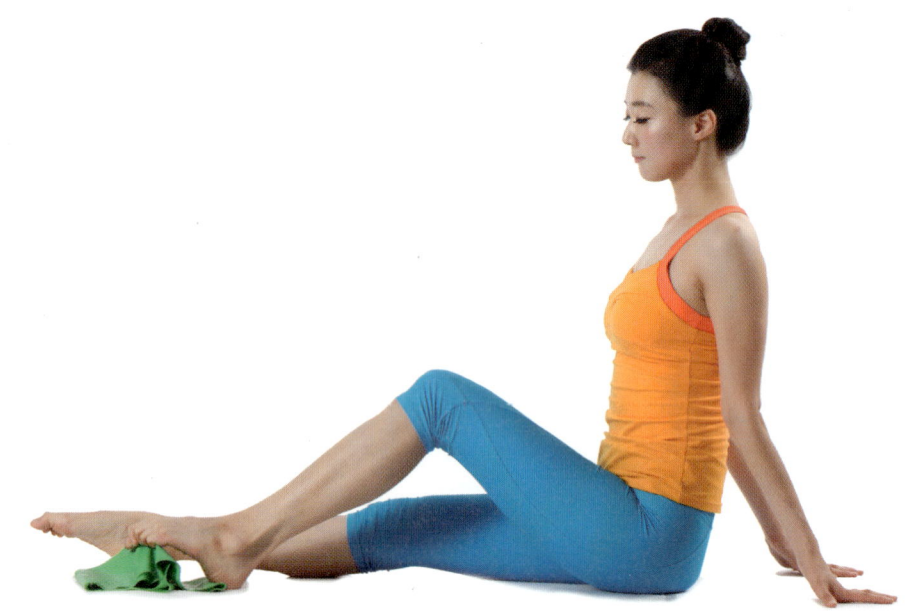

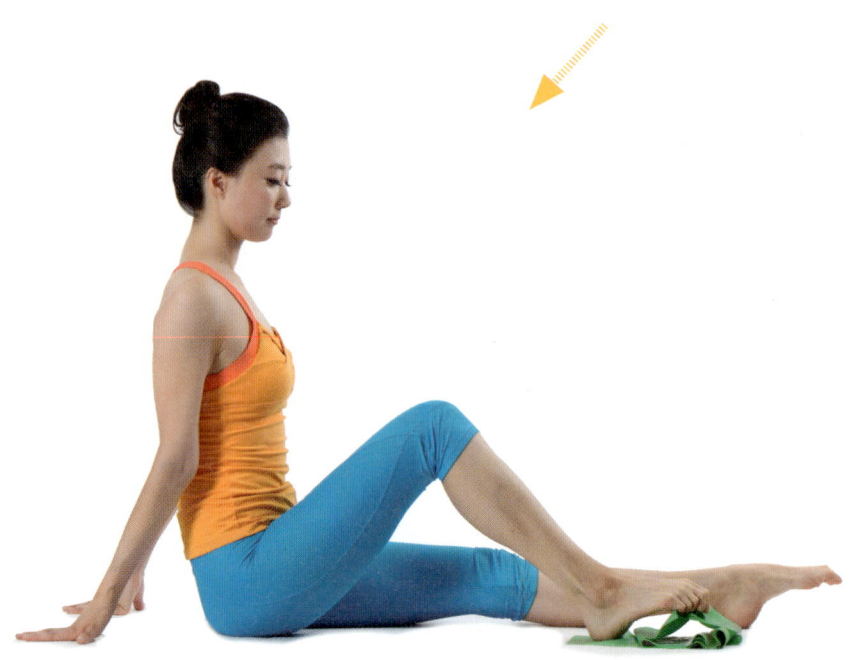

6
- ▶ 바르게 서서 한쪽 발바닥을 반대쪽 허벅지에 붙인다.
- ▶ 시선은 정면, 양손으로 골반을 잡고 괄약근을 조이며 중심을 잡는다.
- ▶ 내쉬는 호흡에 양팔을 옆으로 벌리고 접은 다리도 뒤로 뻗는다.
- ▶ 뒤로 뻗은 다리를 뒤로 멀리 내려놓고 상체를 세워 양팔을 하늘 위로 뻗는다.
- ▶ 균형을 잘 잡으며 각 자세별로 10~20초 유지한다.
- ▶ 반대쪽도 같은 요령으로 실시, 흔들리는 쪽은 한 번 더 한다.

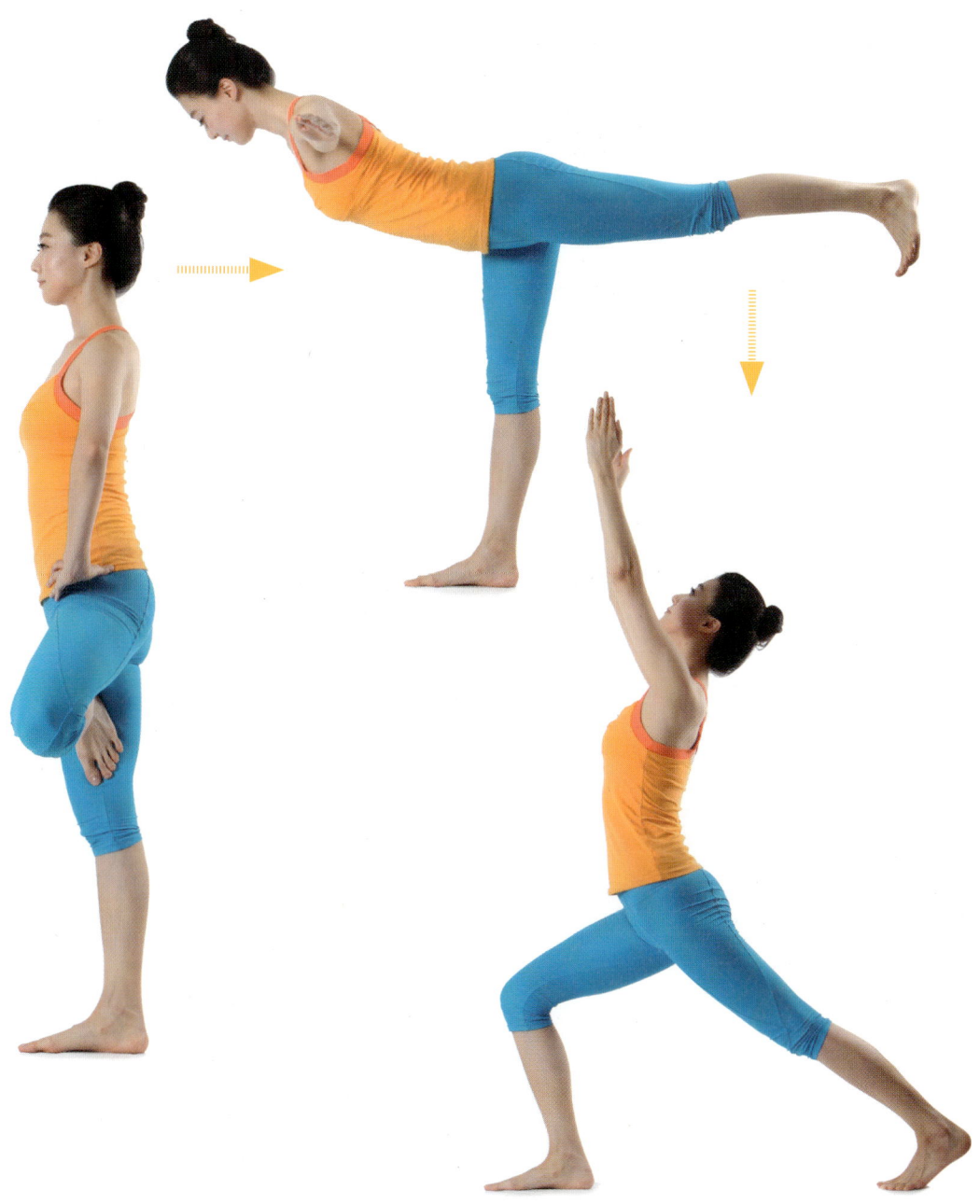

03 성인질환과 자연치유요가

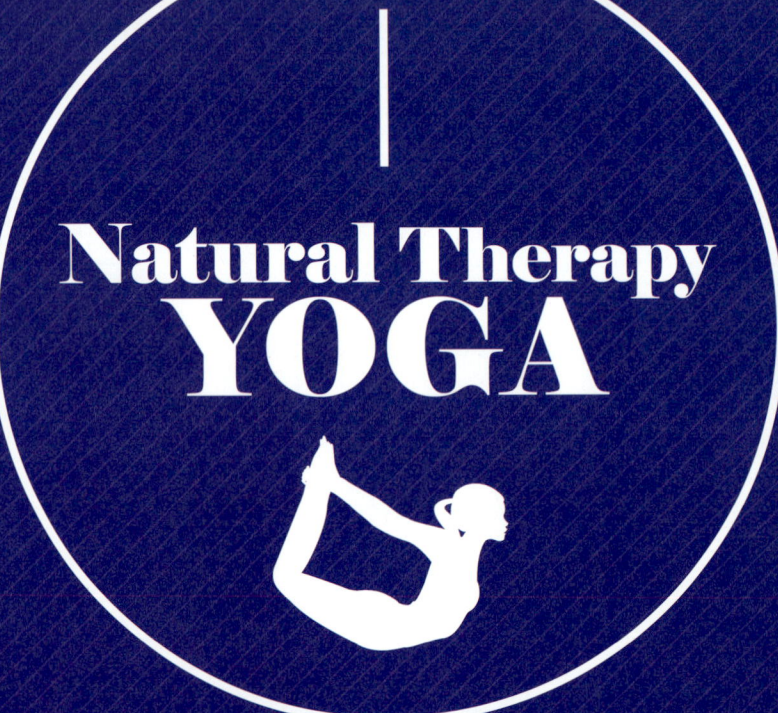

심장, 폐, 호흡기 질환(호흡훈련)
알레르기 질환: 기관지 천식, 비염, 아토피 피부염
악관절(턱관절) 장애
유방절제술 환자의 회복
요실금과 성기능 장애
골다공증
퇴행성 관절염
갱년기 장애
변비
소화불량, 등결림
거북목증후군
손목터널증후군
눈의 피로, 안구 건조증
생리통
만성 피로, 우울
오십견 / 유착성 관절낭염

심장, 폐, 호흡기 질환 (호흡훈련)
Cardiopulmonany diseases

호흡은 들숨과 날숨으로 구성되어 있다. 호흡질환이 있는 분들은 내쉬는 호흡이 얕고 가파른 것이 특징이다. 호흡은 폐 주변의 공기와 혈액 사이의 환기-관류교환과 호흡근의 신경학적 조절에 의해 이루어진다.

호흡운동은 심폐기능 질환의 관리를 위해 필수적이다. 그 외에도 가슴이나 복부 수술을 했거나, 장기간 동안 침대에서 지내야만 하는 환자들에게도 중요하다. 신경질환이 있는 질환자들의 불충분한 호흡은 근육, 폐기능, 근강도, 근지구력의 약화와 근피로 등으로 이어질 수 있다.

호흡운동의 목적은 날숨의 증대, 폐기능 향상, 호흡곤란 감소, 운동능력의 향상, 호흡에 관여되는 근육의 근력과 신체기능을 조절하는 협응성 증대, 기침의 효율성 증대, 비효율적인 호흡의 교정, 이완상태의 증진을 통해 일상생활의 향상을 목표로 삼고 있다.

호흡근육들은 횡격막과 외측 늑간근이 관여하며 보조근으로는 흉쇄유돌근, 사각근, 승모근, 대흉근, 소흉근, 전거근, 광배근이 있고 부수적 근육으로는 복직근, 복횡근, 내·외측 복사근, 내측 늑간근이 있다. 호흡에 관여하는 근육의 이완과 흉곽의 가동범위를 위한 동작이 수행되어야 하며, 호흡법 훈련과 동시에 흉곽의 변형을 교정하는 안정화 단계의 프로그램도 매우 중요하다.

호흡방법에는 크게 복식호흡과 흉식호흡으로 구분된다. 복식호흡은 숨을 마실 때 횡격막이 수축되면서 밑으로 내려가 편평해지고 숨을 내쉬면 다시 횡격막이 원상태로 돌아오는 횡격막호흡이라고도 한다. 복식호흡은 가장 효과적으로 산소와 탄산가스를 교환하는 방법이며, 이완을 증진시키는 호흡법이고 호기량(好氣量)을 늘리는 방법이다. 이완상태에서 실시해야 하고 너무 강한 호기를 하지 않도록 한다.

처음에는 과호흡이 되지 않도록 한 번에 3회, 4회 정도 나눠서 연습하다가 점차 늘려 나간다. 효율적으로 기침을 유도하여 호흡기 내 이물질을 잘 배출하여 폐의 청결을 유지해야 한다. 촛불 끄기나, 빨대 불기 등이 도움이 된다.

또한 긍정적 마음가짐이 매우 중요하다.

듀크 대학 정신의학, 심리학과 교수인 윌리엄스가 1980년 발표한 보고서에 따르면 관상 심장질환이 의심되는 424명의 환자들의 설문 조사에서 적개심 정도가 높은 사람은 관상동맥 경색의 위험성이 보다 높은 것으로 나왔고, 1995년 미국 정신신체의학회의 한 보고서에서는 단순히 긍정적인 사고를 하는 것만으로도 심장 보호의 기능을 가진 부교감 신경계가 활성화될 수 있고, 기쁜 마음으로 장미 냄새를 맡거나 취미 삼아 선인장을 기르는 등의 가벼운 활동이 심장에는 매우 유익하다고 하였다.

1
- ▶ 허리를 곧게 세워 바르게 앉는다.
- ▶ 한 손으로 주먹을 가볍게 쥔 후 가슴을 두드린다.

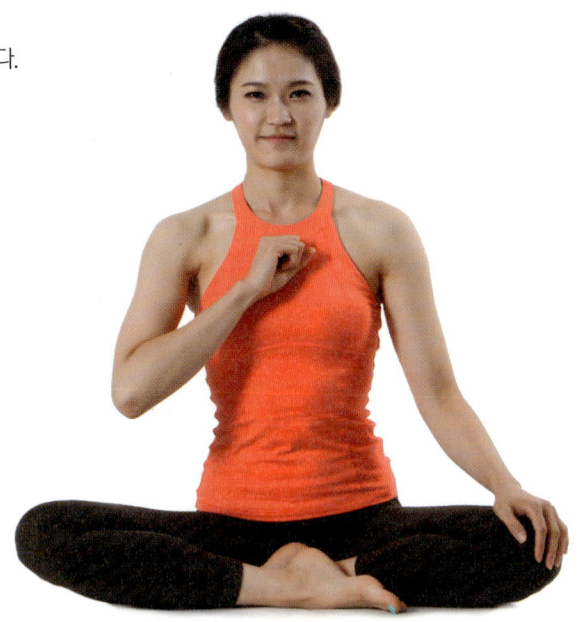

2
- ▶ 바르게 앉은 자세에서 양손을 넓게 펼쳐 흉곽을 감싼다.
- ▶ 마시는 호흡에 흉곽이 확장된다.
- ▶ 내쉬는 호흡에 흉곽을 좁히며 복부와 괄약근을 지그시 조인다.
- ▶ 모든 동작에 가슴과 어깨의 움직임은 최소화한다.

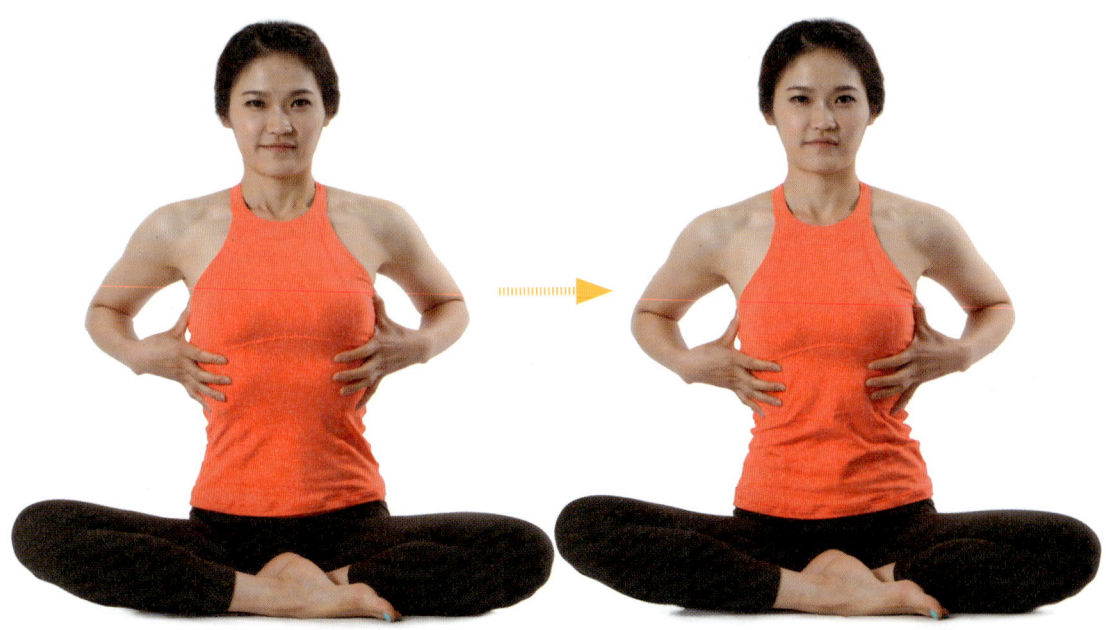

3
- ▶ 한 손을 반대쪽 어깨 위에 올려 지그시 잡는다.
- ▶ 위로 든 팔은 손등이 뒷벽을 쓸어낸다 상상하며 팔을 대각선 아래로 낮춘다.
- ▶ 3회 반복하고 반대쪽도 같은 방법으로 실시한다.
- ▶ 어색한 방향은 한 번 더 한다.

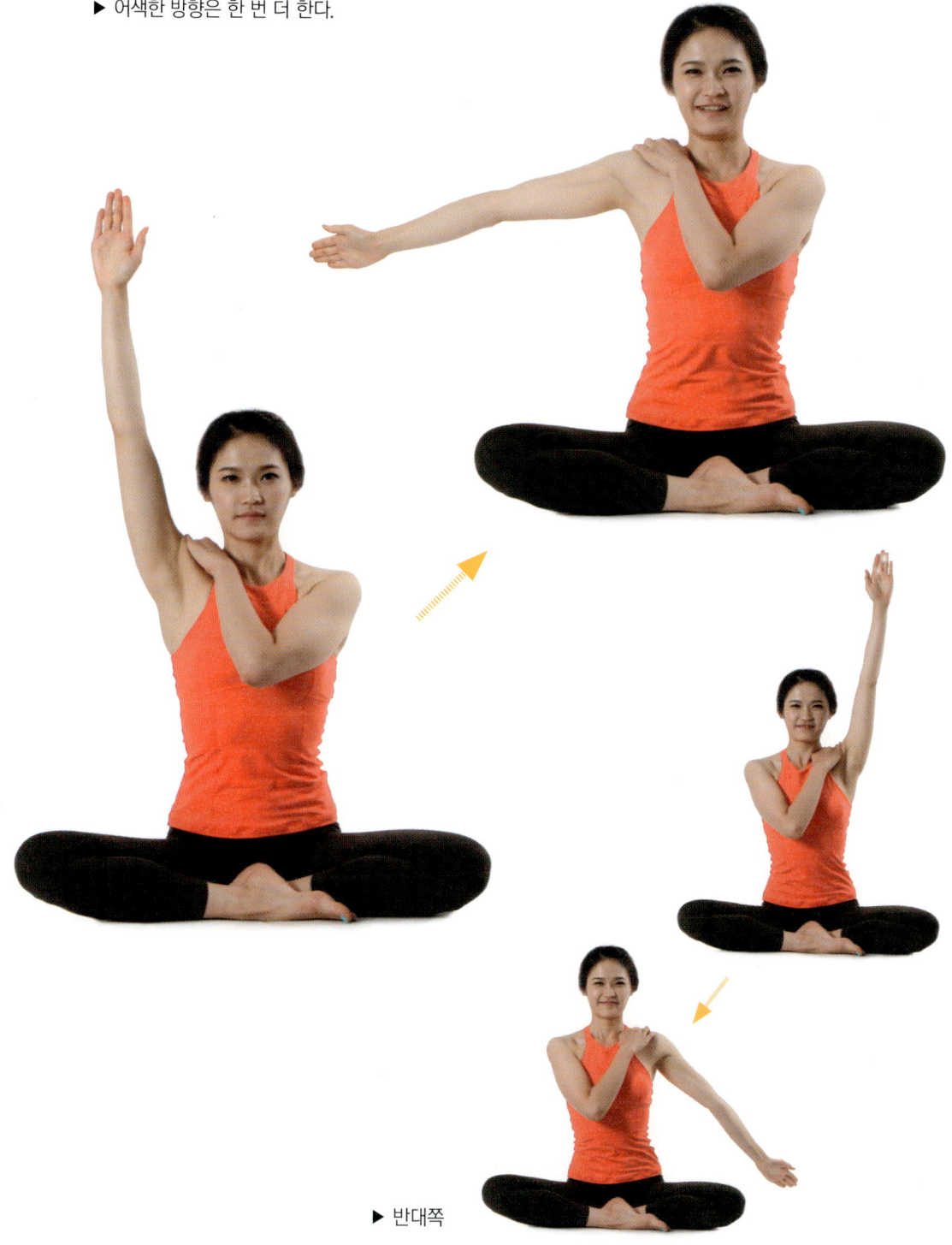

▶ 반대쪽

- 한 손은 반대쪽 무릎을 감싸고 다른 한 팔은 가슴과 어깨 뒤로 보내 대각선 하늘을 향하도록 뻗는다.
- 시선 역시 뒤로 위치한 팔을 향해서 뒷목까지 자극이 가도록 한다.
- 반대쪽도 같은 요령으로 실시한다.
- 10~20초 유지하고 돌아오기를 3회 반복한다.
- 어색한 방향은 한 번 더 실시한다.

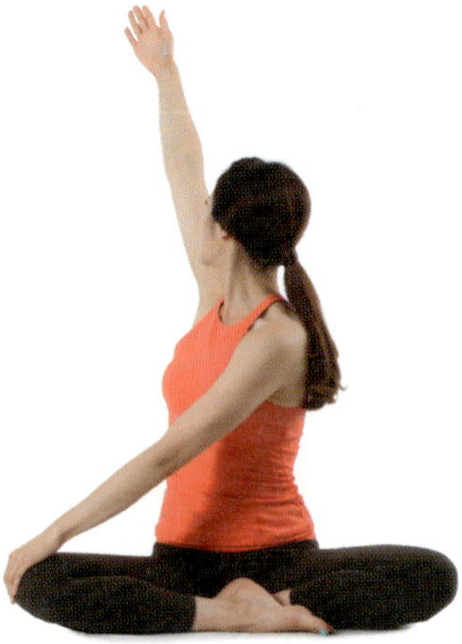

▶ 반대쪽

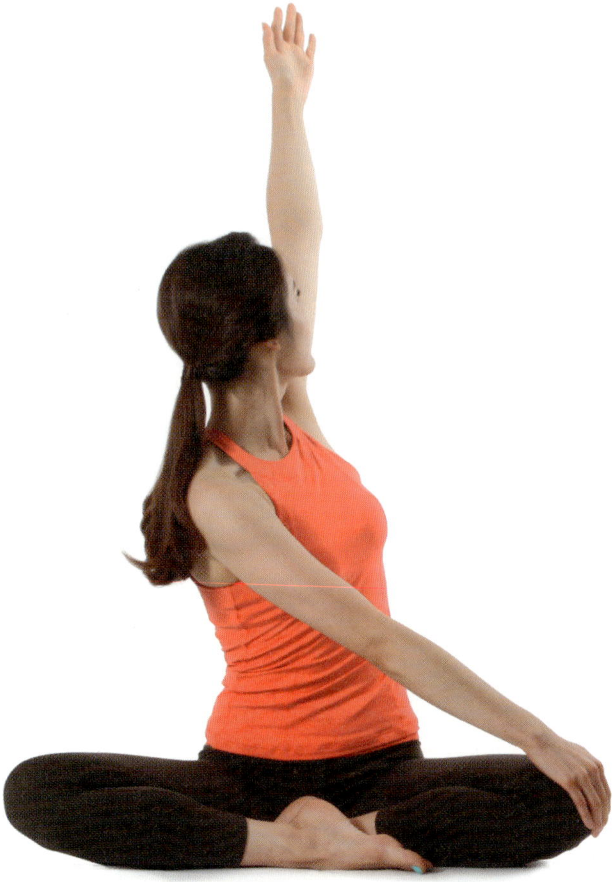

- ▶ 바르게 앉아 깍지 낀 손을 천장 방향으로 들어올린다.
- ▶ 손바닥을 바깥쪽으로 더 밀어내면서 한 쪽 방향으로 내려간다. 이때 가슴은 숙여지지 않도록 정면을 향한다.
- ▶ 10~20초 유지하고 돌아오기를 3회 반복한다.
- ▶ 반대쪽도 같은 요령으로 실시한다.

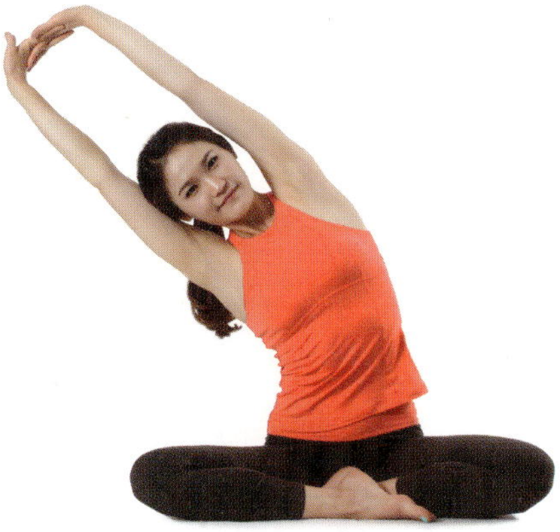

▶ 반대쪽

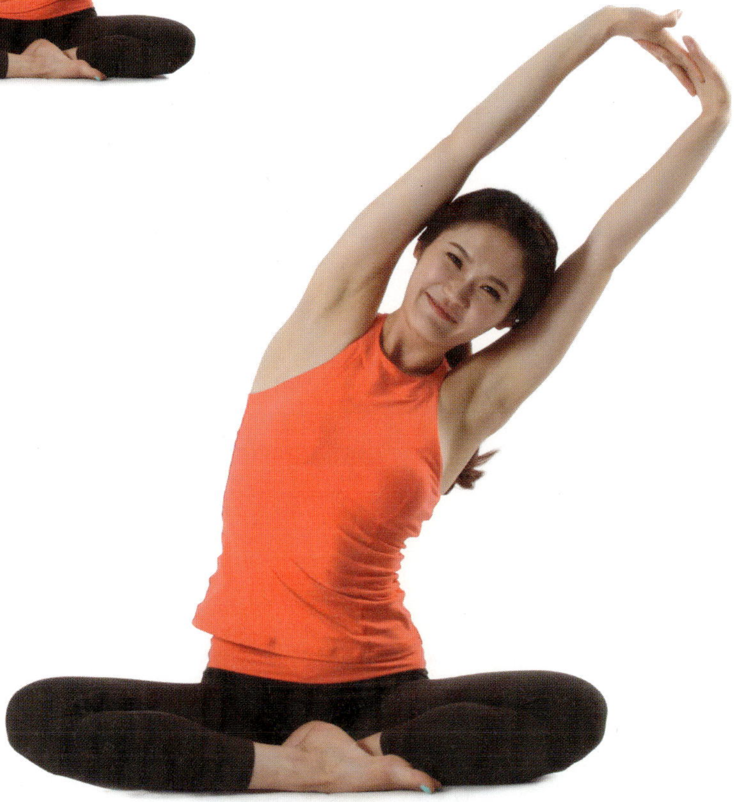

- 가슴을 펴고 바르게 앉는다.
- 양손 깍지를 끼고 내쉬는 호흡에 하늘로 길게 뻗는다. 이때 시선도 함께 따라가며 손등을 본다.
- 양손을 풀어 등 뒤로 크게 원을 그리며 양팔을 내린다.
- 가슴과 어깨를 열며 양손 깍지를 낀다.

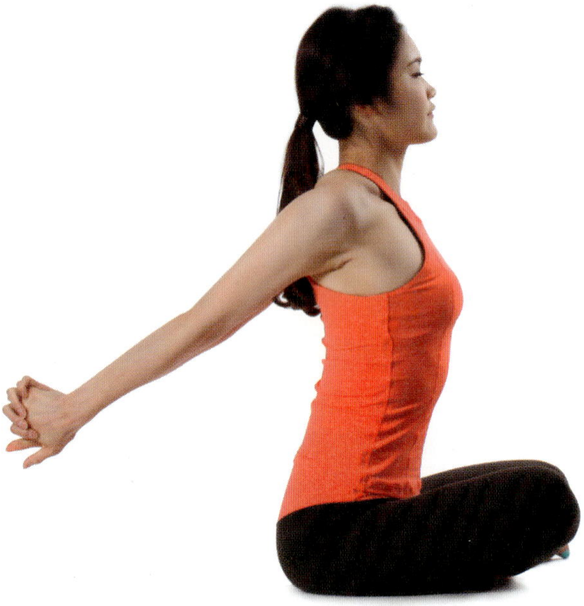

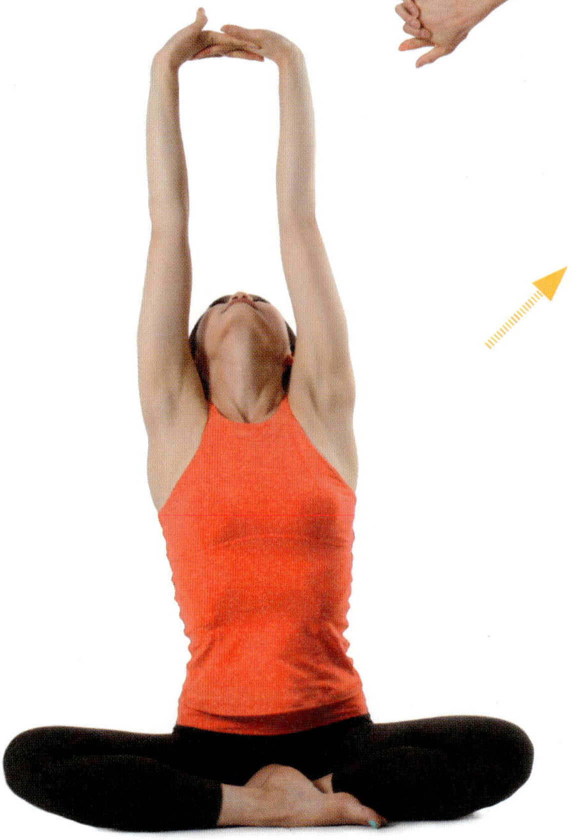

- ▶ 다리를 뻗어 바르게 앉는다.
- ▶ 한쪽 무릎을 세워 반대쪽 무릎 바깥쪽에 둔다.
- ▶ 세운 무릎 반대 팔로 무릎을 밀며 내쉬는 호흡에 상체를 비튼다. 시선 역시 따라간다.
- ▶ 10~20초 유지하고 돌아오기를 3회 실시한다.
- ▶ 어색한 방향은 한 번 더 한다.

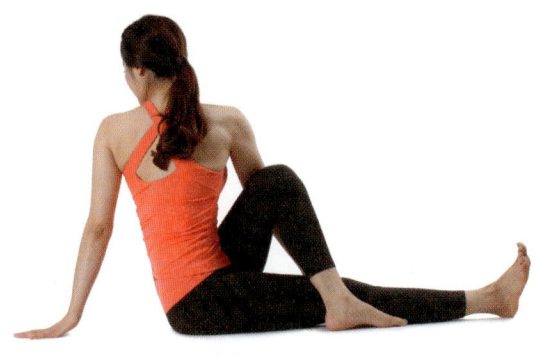

▶ 반대쪽

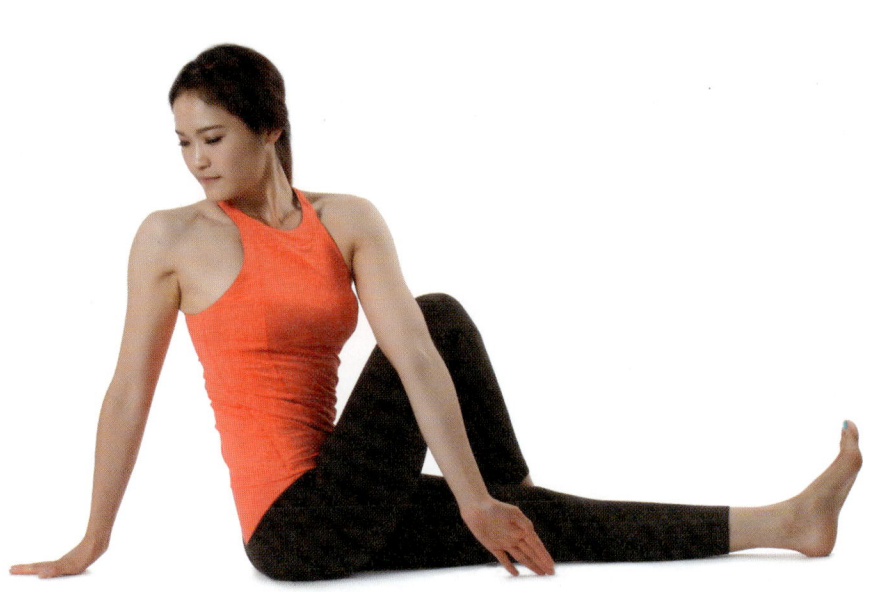

8
- ▶ 기는 자세에서 한쪽 팔을 반대편으로 뻗어 어깨를 바닥에 닿게 한 뒤 두 손을 합장한다.
- ▶ 내쉬는 숨에 위쪽에 위치한 팔을 하늘 쪽으로 들며 시선은 손 끝을 바라본다.
- ▶ 10~20초 유지하고 돌아오기를 3회 반복한다.
- ▶ 반대쪽도 똑같은 요령으로 실시한다.
- ▶ 어색한 방향을 찾아 한 번 더 실시한다.

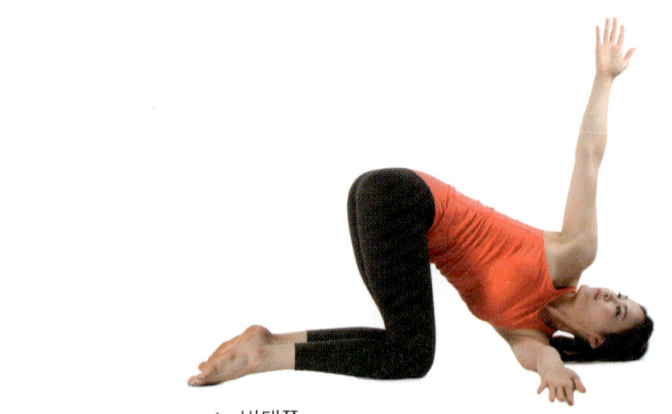

▶ 반대쪽

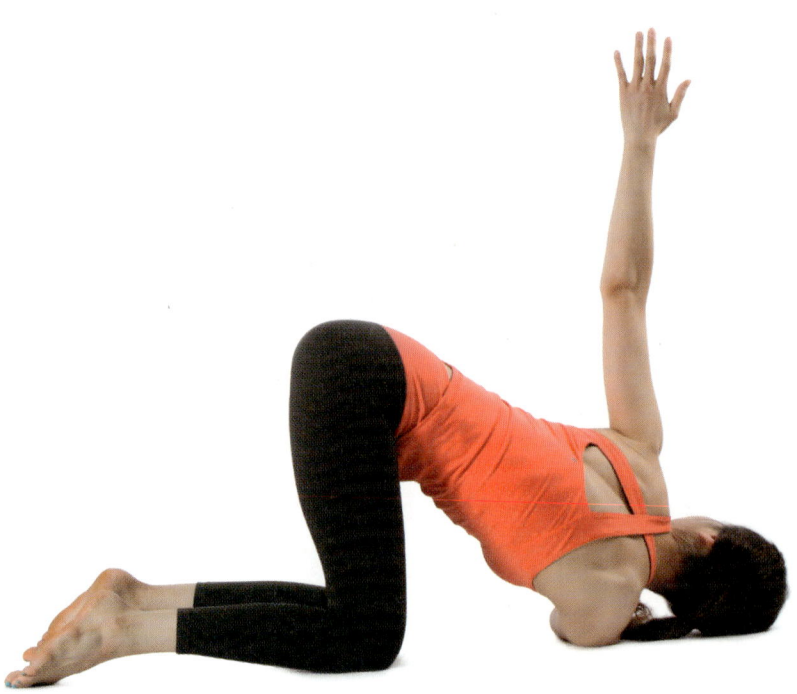

9
- ▶ 어깨 밑에 손이 오도록 하고 두 다리는 쭉 뻗어 널빤지 자세에서 시작한다.
- ▶ 내쉬는 호흡에 팔을 굽혀 가슴을 바닥 가까이 내려 10~20초 유지하고 돌아오기를 3회 반복한다.
- ▶ 기는 자세로 잠시 쉬었다가 두 팔을 앞으로 뻗어 내쉬는 호흡에 턱, 어깨, 겨드랑이 가슴을 바닥에 댄다.
- ▶ 호흡을 편안하게 유지하며 10~20초 머무른다. 익숙해지면 점차적으로 시간을 늘린다.

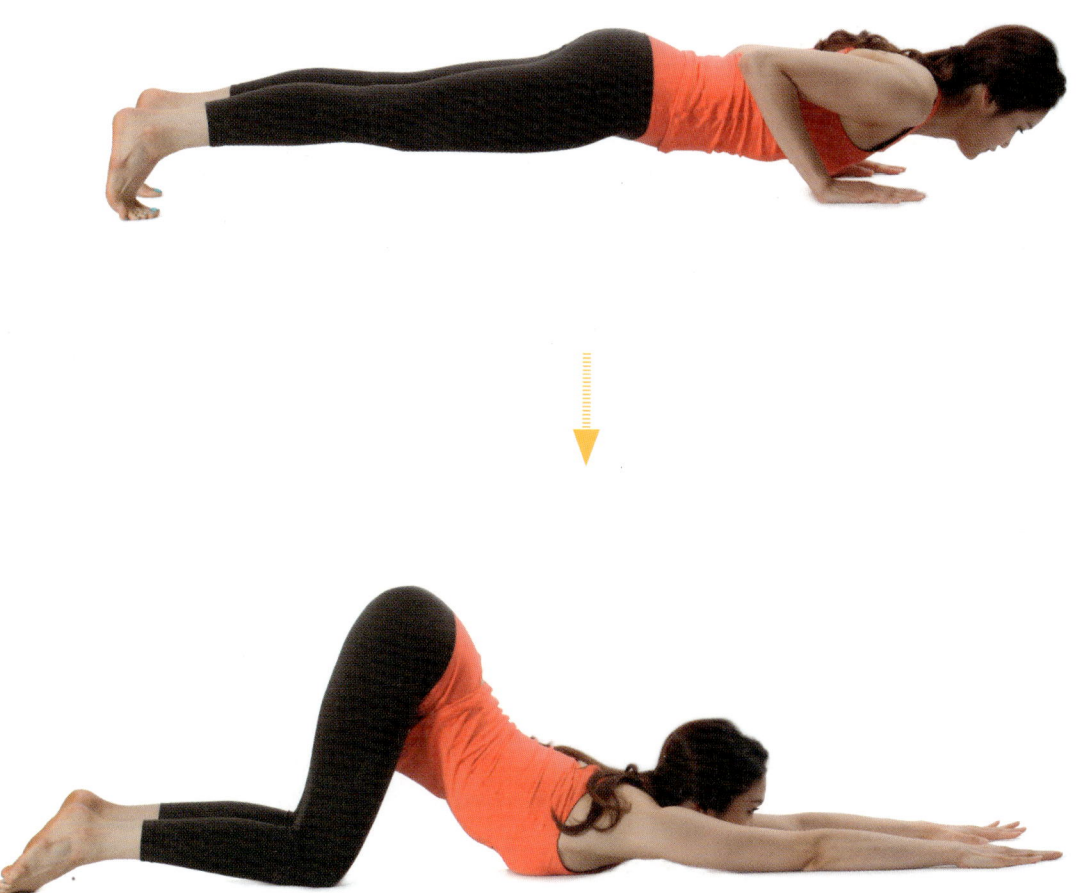

알레르기 질환: 기관지 천식, 비염, 아토피 피부염
Bronchial Asthma, allergic rhinitis, atopic dermatitis

천식, 비염, 아토피 모두 면역기능이 약해 생기는 대표적 질환이다. 천식이란 폐 속에 있는 기관지가 예민해지거나, 좁아져서 숨이 차고 거친 숨소리를 내면서 기침을 심하게 하는 기관지의 알레르기 염증반응 때문에 발생하는 질환이다. 염증으로 기관지 점막이 붓고 기관지 근육이 경련을 일으키면서 기관지가 막혀 숨이 차게 된다.

비염은 비강(鼻腔) 내의 염증을 말한다. 만성 비염의 원인은 비강의 구조적인 문제나 영양 불균형, 면역기능 저하 등이 있다. 주로 알레르기성 비염이 반복적으로 재발하거나 오랫동안 진행되면 만성 두통, 답답함, 잦은 코피, 만성 피로, 집중력 저하 등이 나타난다.

아토피는 피부 보호막 이상이 주요 원인이 된 질환으로 기관지 천식, 알레르기 비염과 더불어 카펫, 침대, 소파의 사용 증가, 실내 온도 상승으로 인한 집먼지진드기 등의 환경적인 요인과 유전적인 요인, 면역학적 요인 등이 원인이다.

소아인 경우에는 알레르기 행진이라고 하여 아토피 피부염, 천식, 알레르기 비염이 동시에 발생되거나 시간 차이를 두고 발병하기도 한다.

세계보건기구(World Health Organization, WHO)발표에 의하면 세계 인구의 20%가 알레르기 질환을 앓은 경험이 있고, 우리나라에서도 2000년도에 초등, 중등학생을 조사한 결과 아토피 피부염 20.2%, 알레르기 비염 17.7%, 천식 7.6%의 높은 수치를 보였다. 원인 면에서는 식품첨가물의 사용량 증가, 환경오염, 스트레스에 대한 반응의 양상과 내성적 우울성향과 그에 따른 신체활동

부족이 요인으로 알려져 있다. 아이, 어른 모두에서 신체활동은 면역시스템에 미치는 영향이 크고, 심리적 부분도 면역체계에 관여하고 있다.

스트레스는 면역체계의 항상성을 깨트리는 것으로 알려져 있다. 사회적 생활 속에서 느끼는 평안함과 사랑은 면역력을 증진시킨다. 이렇듯 인간의 면역체계는 신체와 정신의 유기적 상호작용 속에서 영향을 주고받으며 기능을 유지하고 있다. 적절한 운동과 주변인들과의 심리적 유대관계를 깊게 하고, 명상을 통한 심리적 안정을 통해 알레르기 질환을 치유해 나가야 한다. 생리적·심리정서적인 면을 동시에 고려한 효율적 도구로서 요가는 아주 적절한 운동일 수 있다.

요가 수련 자체가 면역력 향상에 매우 도움이 된다. 특히 2번 경추의 주변 근육 긴장 해소와 교정은 이비인후과 관련 질환 해소와 관련 신경계통에 영향을 주고, 경추 중 맨 아래에 볼록하게 나와 있는 7번 경추 주변의 긴장을 해소하면 역시 면역기능과 관련한 내분비계통의 활성화에 도움을 줄 수 있다.

1 ▶ 한 손은 머리를 지그시 눌러 뒷목을 길게 늘이고
반대 손은 주먹을 쥔 상태에서 뒷목을 가볍게 두드린다.

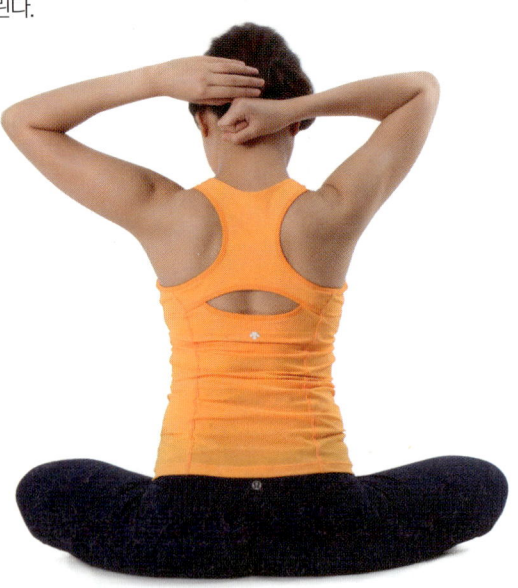

2 ▶ 양 손가락으로 목덜미의 오목하게 들어간 부분을 누른다.
▶ 내쉬는 숨에 턱을 하늘로 들어 올린다.
▶ 10~20초 유지하고 돌아오기를 3회 반복한다.

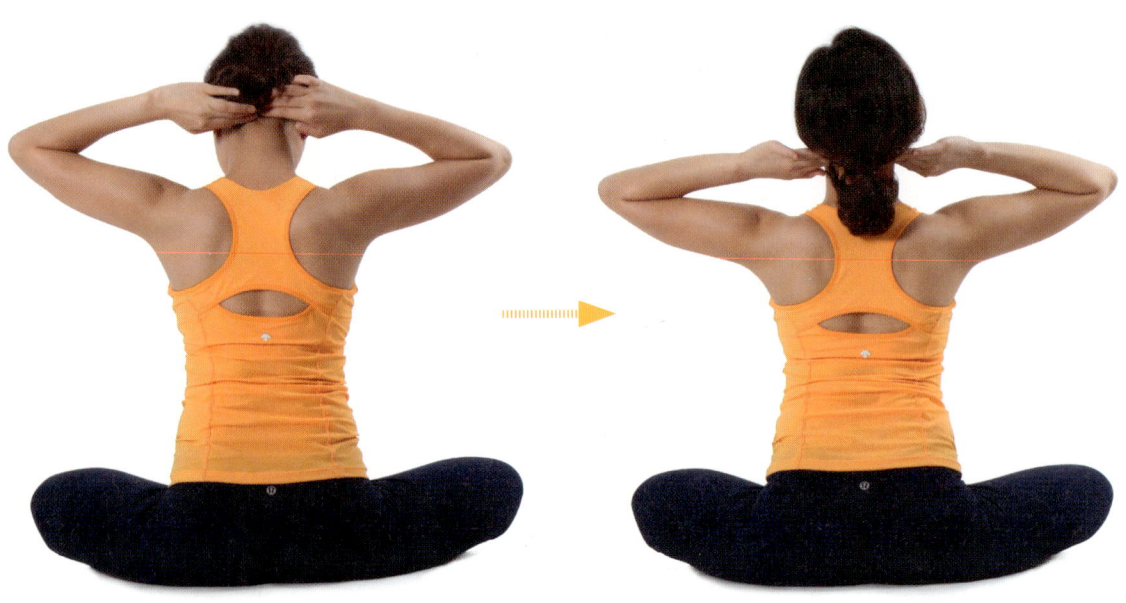

3
- ▶ 양손은 편안하게 무릎 위에 두고, 고개를 측면으로 돌려 턱과 어깨가 같은 선상에 위치하도록 한다.
- ▶ 이때 반대편 가슴과 어깨는 따라오지 않도록 한다.
- ▶ 10~20초 유지하고 돌아오기를 3회 반복한다.
- ▶ 반대쪽도 같은 요령으로 실시한다.
- ▶ 위축이 느껴지는 쪽은 한 번 더 실시한다.

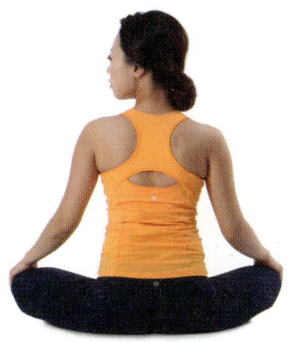

▶ 반대쪽

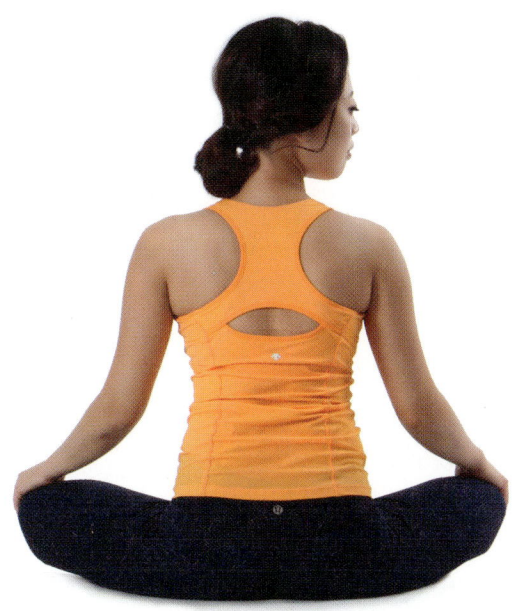

4
- ▶ 바르게 선 자세에서 양손을 하늘로 뻗는다.
- ▶ 내쉬는 호흡에 가슴을 뒤로 젖힌다. 이때 괄약근과 복부를 조여 허리가 많이 꺾이지 않도록 한다.
- ▶ 손끝은 뒷벽을 향하고 가슴과 이마는 하늘을 향한다.
- ▶ 10~20초 유지하고 돌아오기를 3회 반복한다.

5
- 두 팔을 등 뒤에 놓고 누운 상태에서 마시는 호흡에 가슴을 들어 올린다.
- 팔꿈치로 몸을 지지하고 정수리를 바닥에 살짝 내려놓는다.
- 10~20초 유지하고 돌아오기를 3회 반복한다.

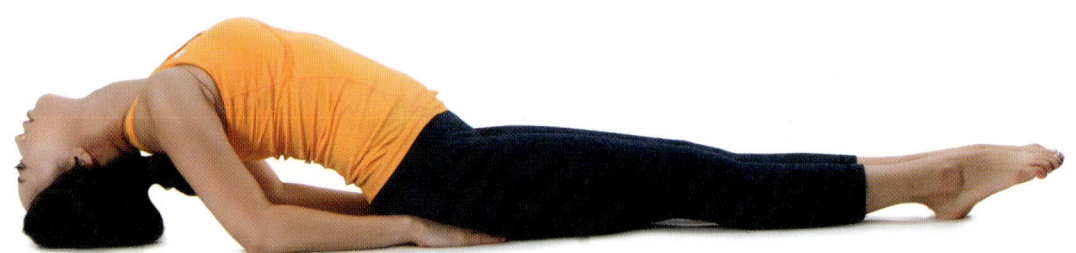

6
- 등을 대고 누워 다리를 90도로 세운다.
- 복부의 힘으로 등을 말아 다리를 머리 위로 넘겨 쟁기자세로 10~20초 머문다. 이때 어깨만 바닥에 닿도록 한다.
- 양손으로 허리를 잡고, 팔꿈치로 몸을 같이 지탱하며 10~20초 머문다.
- 3회 정도 실시한다.

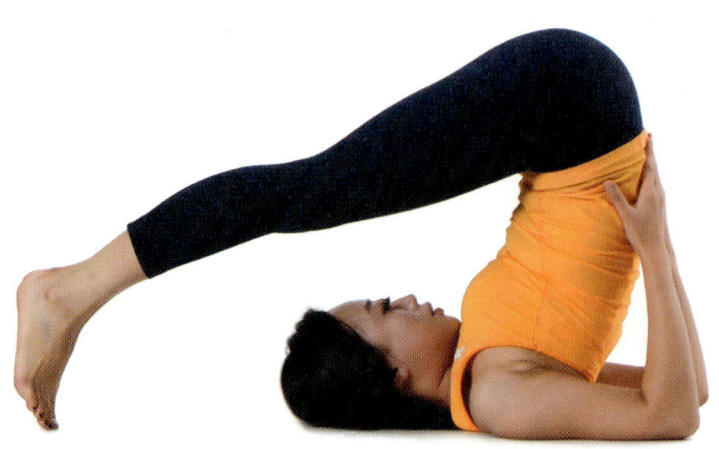

7
- ▶ 무릎으로 서되 발가락은 세운다.
- ▶ 허리를 뒤로 젖히며 두 손으로 발목을 잡는다.
- ▶ 내쉬는 숨에 고개를 젖힌 상태로 10~20초 유지하고 돌아오기를 3회 반복한다.

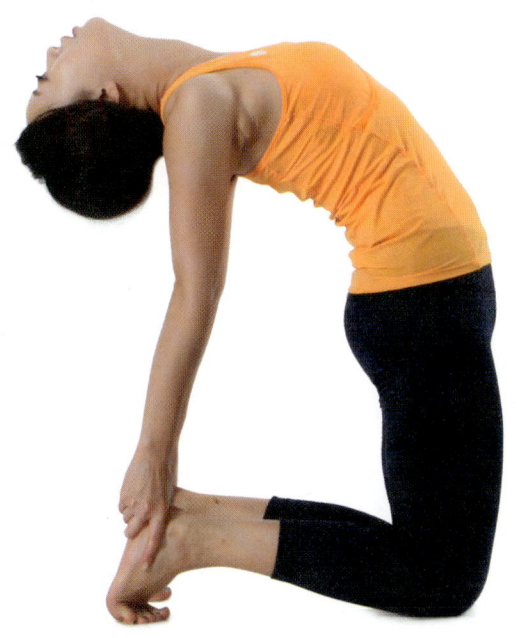

8
- ▶ 무릎과 이마를 바닥에 댄 뒤 팔을 머리 위로 뻗는다.
- ▶ 깊게 호흡하며 휴식을 취한다.

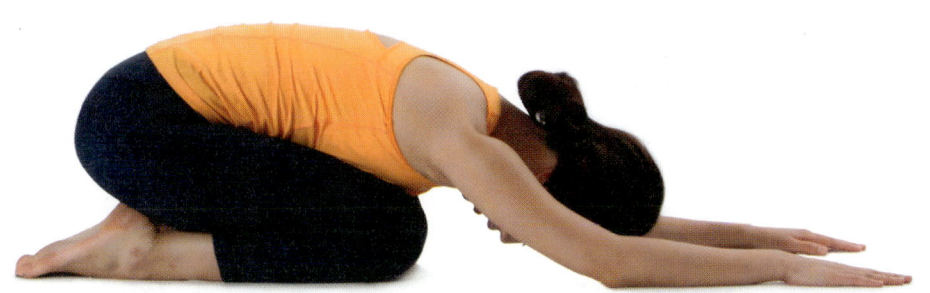

악관절(턱관절) 장애
Temporomandibular disorder

악관절(턱관절) 장애는 입을 벌리고 다물 때 턱의 한쪽에서 소리가 나고, 심해지면 입을 벌리고 다물기조차 힘들어지고 음식을 씹을 수 없거나 말하기조차 힘들어지는 턱의 통증과 증상을 말한다.

관절원판 장애가 원인이 되는 경우에는 턱관절 속의 디스크가 제 위치를 벗어난 경우이고, 입을 벌리거나 다물 때 별다른 증상은 없이 턱관절에서 달그락거리는 소리가 나다가, 턱이 걸리는 느낌이 들고 심해지면 입이 벌어지지 않으면서 턱관절에서 심한 통증을 느끼게 된다. 여기에 염증까지 있는 경우는 아프고 음식을 씹거나 턱을 움직이는 것이 불편하며, 턱관절의 강직이 생겨 입이 잘 벌어지지 않고, 음식물의 섭취가 어려워진다.

스트레스로 인한 이상 질환으로 이를 악무는 습관, 외상, 교합 부조화, 심리적 요인 등이 악관절 장애의 주된 원이이다. 턱에 무리를 주는 나쁜 습관으로는 단단하고 질긴 음식을 즐겨 먹는 식습관, 앞니로 손톱이나 다른 물체를 물어뜯는 행위, 평소 이를 갈며 자는 잠버릇, 음식을 먹을 때 한쪽으로만 씹는다거나, 입을 너무 자주 크게 벌리는 행위 등이 있다. 턱 괴기, 옆으로 누워 자는 수면 자세 등도 턱관절 장애를 가져오는 나쁜 습관으로 꼽힌다.

관절의 비정상적인 형태가 턱 근육병으로 이어지는데 근긴장, 근막통, 근염, 근경련, 근경축 등으로 발전한다. 이 중 근긴장이나 근막통은 근육의 피로가 누적되었을 때, 근염은 외상이나 감염을 원인으로 두며, 근경련은 중추성 원인이나 전해질 대사에 장애가 있을 때 잘 발생하며, 이 경우는 내분비계 기능 이상이나 심리적 요인에 의해서도 영향을 받을 수 있다.

악관절 장애는 전신에 걸친 비정상적 체형의 원인이 되기도 하고, 경우에 따라서는 천장관절의 변위와 악관절의 부정교합과 관련이 있기도 하다. 특히 목과 어깨주변 근육과 밀접한 관계가 있고 두통을 일으킬 수도 있으며 척추, 팔, 다리까지의 연관통으로 이어질 수도 있다.

전신 교정 프로그램을 적용하는 것이 원론적인 치유방법이다. 그중에서도 척추와 어깨와 경부 주변의 근 긴장 상태를 체크하여 심층 스트레칭으로 교정하고, 정면에서의 턱의 위치를 보고 턱의 중심선을 체크하여 스스로 손을 이용하여 교정할 수도 있다. 관절원판이라는 연골의 탄성을 이용하면 생각보다 어렵지 않다.

반복적 수련을 통해 경견완 부위(목 어깨 부위)의 균형과 악관절 주변근의 적절한 근력유지로 안정화를 유지해나가야 한다.

1
- ▶ 양손으로 목덜미에 오목하게 들어간 부분을 짚는다.
- ▶ 내쉬는 호흡에 고개를 뒤로 넘긴다. 이마는 하늘을 향하고 윗니와 아랫니를 맞닿아 목 앞면이 충분히 자극되도록 한다.
- ▶ 10~20초 유지하고 돌아오기를 3회 반복한다.

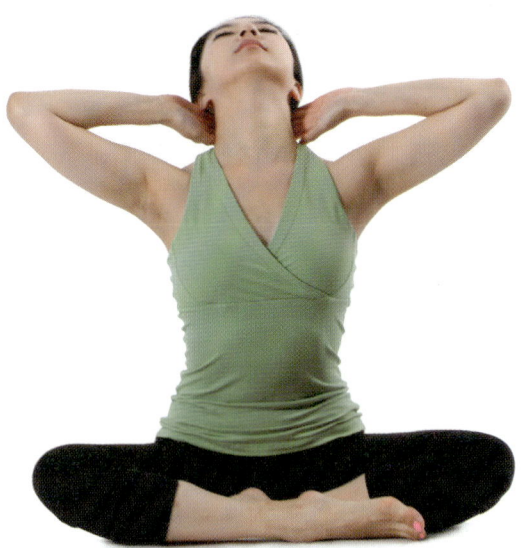

2
- ▶ 한 손은 뒷목을 받치고 다른 한 손은 반대쪽 귀를 감싸서 측면으로 지그시 당긴다.
- ▶ 10~20초 유지하고 돌아오기를 3회 반복한다.
- ▶ 반대쪽도 같은 요령으로 실시한다.
- ▶ 위축이 느껴지는 방향은 한 번 더 한다.

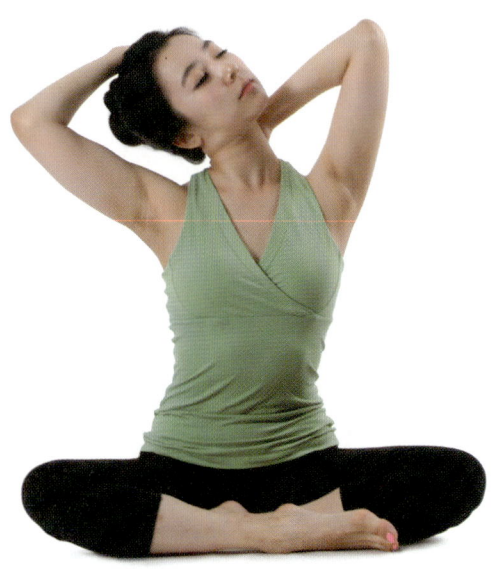

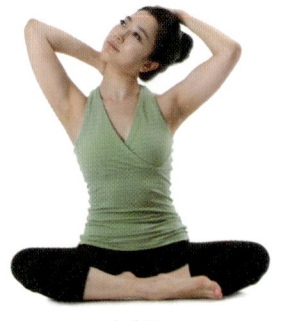

▲ 반대쪽

3
- ▶ 얼굴을 대각선 하늘 방향으로 들어 올린다.
- ▶ 귀 아래쪽으로 연결되는 근육(흉쇄유돌근)을 따라 손가락으로 꼬집듯 지그시 누른다.
- ▶ 반대쪽도 같은 요령으로 실시한다.
- ▶ 위축이 느껴지는 방향은 한 번 더 한다.

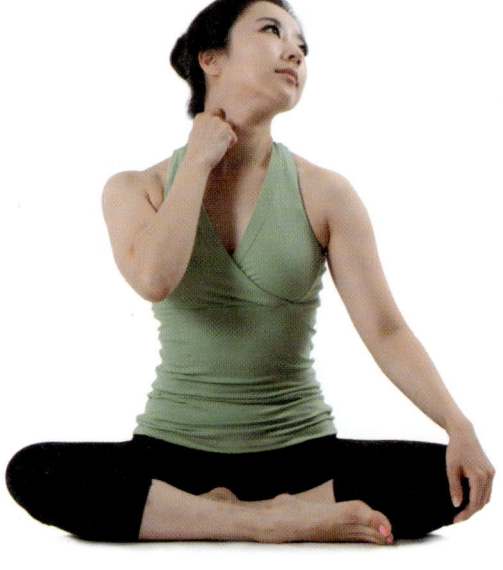

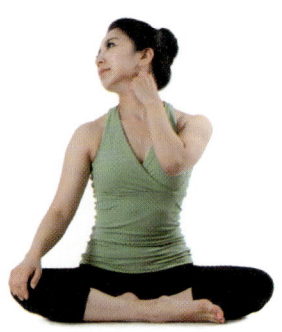
▶ 반대쪽

4
- ▶ 한 손은 반대쪽 귀를 감싸고 다른 한 손은 턱을 받친다.
- ▶ 마시고 내쉬는 숨에 머리를 측면으로 당겨 턱을 하늘로 밀어준다.
- ▶ 10~20초 유지하고 돌아오기를 3회 반복한다.
- ▶ 반대쪽도 같은 요령으로 실시한다.
- ▶ 어색한 방향은 한 번 더 한다.

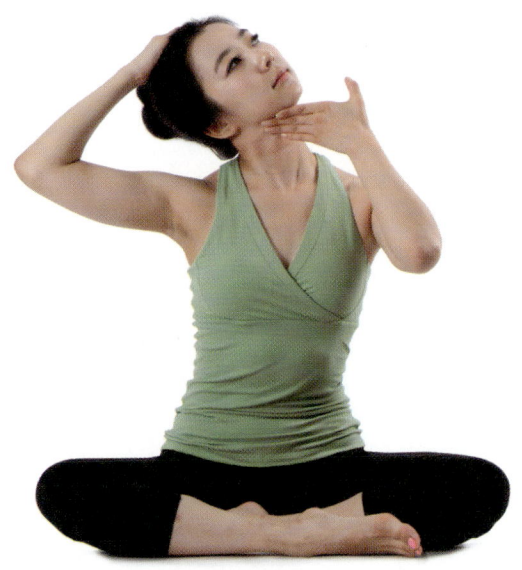

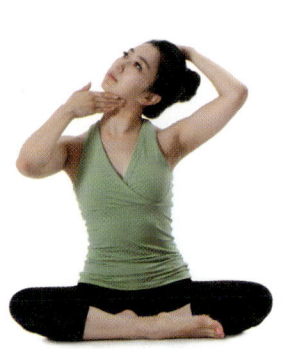
▶ 반대쪽

5
▶ 입을 '아' 하고 벌리고, 손가락으로 턱과 귀 사이를 지그시 누른다.
▶ 10~20초 유지했다가 입을 계속 벌린 상태에서 턱을 한쪽으로 밀어 다시 10~20초 유지한다.
▶ 반대쪽도 같은 요령으로 실시한다.
▶ 어색한 방향은 한 번 더 한다.

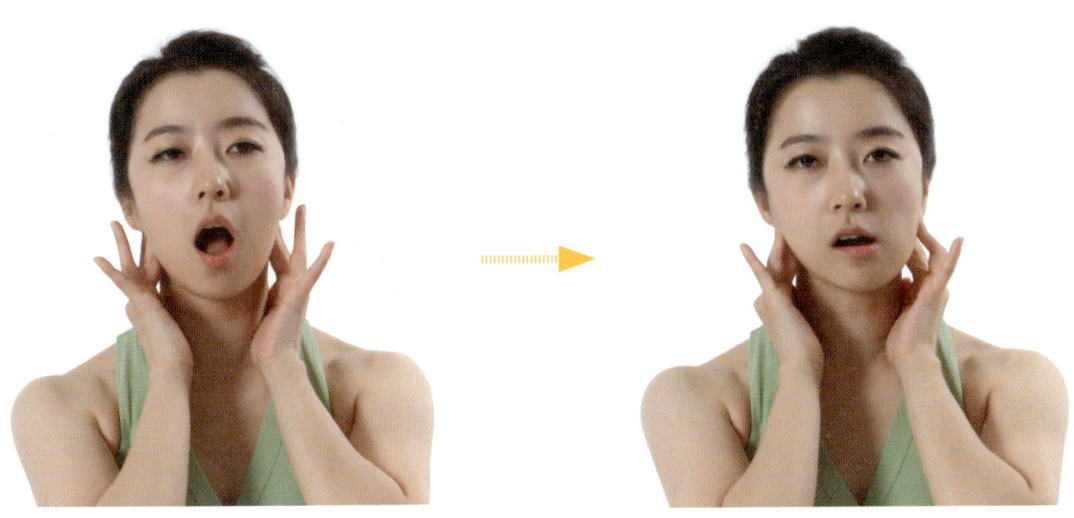

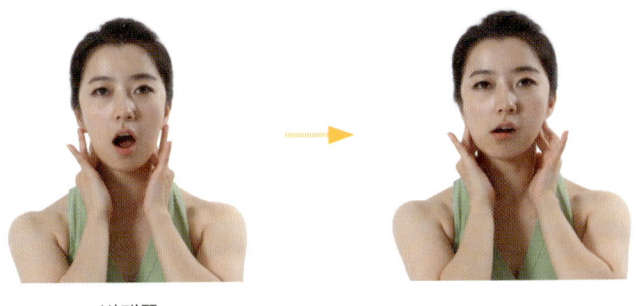

▶ 반대쪽

6
- ▶ 입을 벌린 상태에서 손바닥을 넓게 펼쳐 얼굴 측면을 지그시 누른다.
- ▶ 얼굴과 손을 서로 밀어 버틴다.
- ▶ 10~20초 유지하고 돌아오기를 3회 반복한다.
- ▶ 반대쪽도 같은 요령으로 실시한다.
- ▶ 힘이 받지 않는 쪽은 한 번 더 한다.

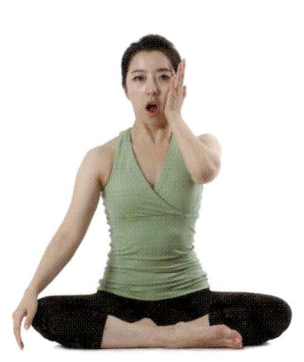
▶ 반대쪽

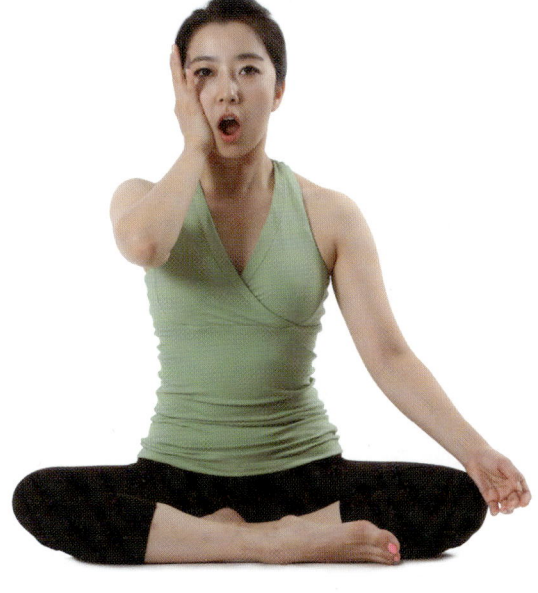

7
- ▶ 기는 자세에서 두 손을 나란히 앞으로 뻗는다.
- ▶ 무릎과 엉덩이는 일자로 세운 후, 내쉬는 숨에 가슴을 바닥 가까이 내려놓는다.
- ▶ 10~20초 유지하고 돌아오기를 3회 반복한다.
- ▶ 점차적으로 시간을 늘려간다.

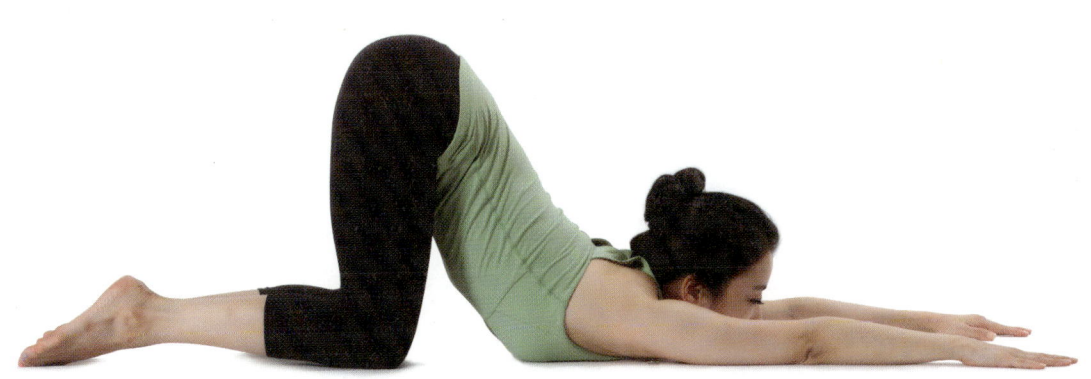

유방절제술 환자의 회복
Mastectomy

 유방암 환자는 외과적 수술을 필연적으로 하기 때문에 유방절제술 후 유방조직, 근육 및 림프절의 제거와 신경의 손상으로 인하여 수술 부위의 변형, 팔의 부종, 통증, 감각 변화, 어깨관절의 가동범위에 제한이 되며, 보존적 방사선 치료에 의해 더욱 악화되어 장기적인 후유증을 남긴다.

 보고에 의하면 유방절제술 후 21%가 수술 6개월 후에 어깨관절의 기능 저하가 있었으며, 22%가 근력 약화와 어깨관절의 기능 장애가 나타났다. 수술 후 통증, 수술한 상지근력(팔근육)과 악력의 약화, 팔의 종창(swelling), 팔 내측 저림 등을 경험하게 된다. 합병증으로는 림프부종, 조직의 섬유화(fibrosis), 흉벽의 유착(adhesion), 자세 결함과 정서 장애 등이 있다.

 유방암 환자에게 발생되는 이런 어깨관절 가동범위의 제한과 팔 또는 손의 근력 약화 등은 일상생활의 활동을 감소시키고 일상생활로의 복귀를 어렵게 만든다. 수술 후 시작되는 근골격 질환으로 근육통을 호소하게 된다. 특히 수술 부위의 위축현상으로 흉곽의 변형이 특징적으로 나타난다. 어깨의 높낮이가 달라져 측만증상과 비슷한 체형의 변화를 보이게 된다.

 수술 후의 보완적인 요법을 적용한 사례들을 살펴보면 저항훈련과 스트레칭이 도움이 되었고, 국내에서도 복식호흡과 요가, 걷기운동 등을 통해 어깨관절 가동범위가 좋아지고, 악력이 증가하였으며, 체력이 향상되어 피로도가 낮아지고, 정서 상태가 안정되어 삶의 질이 높아졌다는 결과가 보고됐다.

 회복을 위해서는 신체 전반적 기능 향상을 목적으로 해야 하며, 수술한 쪽의 상지(팔) 가동범위와 기능 회복, 몸통의 안정화를 위한 교정 동작을 실시하여야 한다. 그리고 심리적 안정과 회복에 대한 확신을 심어주는 명상법도 병행하여야 한다. 특히 환부에 치료 이미지를 만들어 심상화하는 컬러테라피(color therapy)가 적당하다.

컬러테라피 사례

상처 부위에 치유의 이미지에 맞는 색을 적용하여 색이 점차 변화하는 과정을 이미지화한다. 수술 부위에 빨간색의 이미지를 그려놓고, 햇볕이라는 치유의 빛이 상처 부위를 투사한다고 상상으로 느껴본다. 호흡은 길고 가늘게 유지하면서 붉은 상처 부위가 치유의 빛을 통해 호흡을 내쉴 때마다 점차 선홍색에서 오렌지색, 노란색, 우윳빛으로 색이 변화되는 과정을 상상하고 느껴본다. 마지막에는 상처 부위에 색은 남아 있지 않고, 나 자신이 치유의 빛과 하나가 되어 자체로 빛나고 있다고 상상하고 느껴본다.

1
- ▶ 척추를 바르게 세워 앉는다.
- ▶ 한 손은 몸통이 돌아가기 쉽게 반대쪽 무릎을 잡고, 나머지 팔은 뒤쪽으로 크게 반원을 그리며 뻗는다.
- ▶ 시선은 손끝을 바라보며 10~20초 유지하고 돌아오기를 3회 반복한다.
- ▶ 반대쪽도 같은 요령으로 실시, 어색한 방향은 한 번 더 한다.

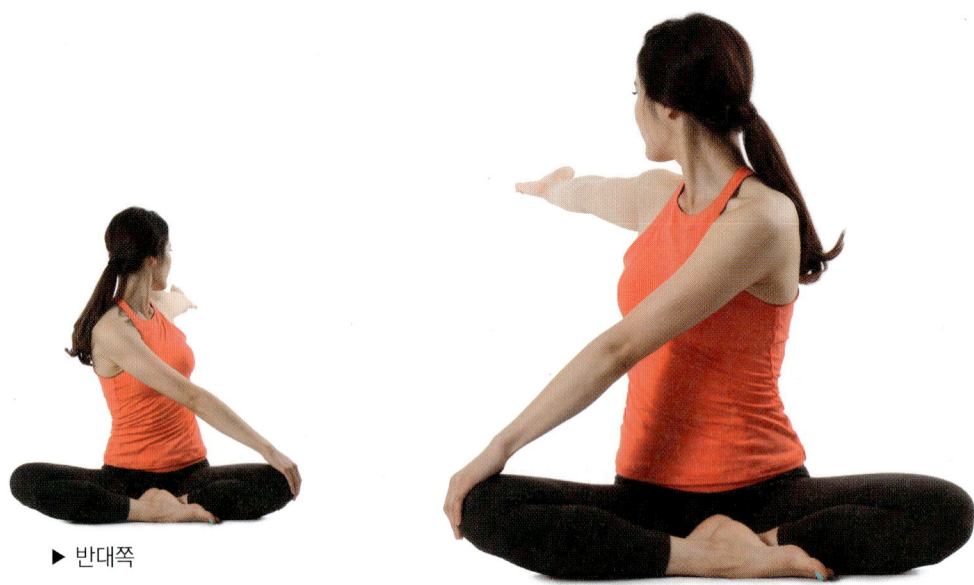

▶ 반대쪽

2
- ▶ 허리를 바르게 세우고 앉아 두 팔을 앞으로 뻗는다. 이때 손바닥이 하늘을 향하도록 한다.
- ▶ 양손 주먹을 움켜쥔다.

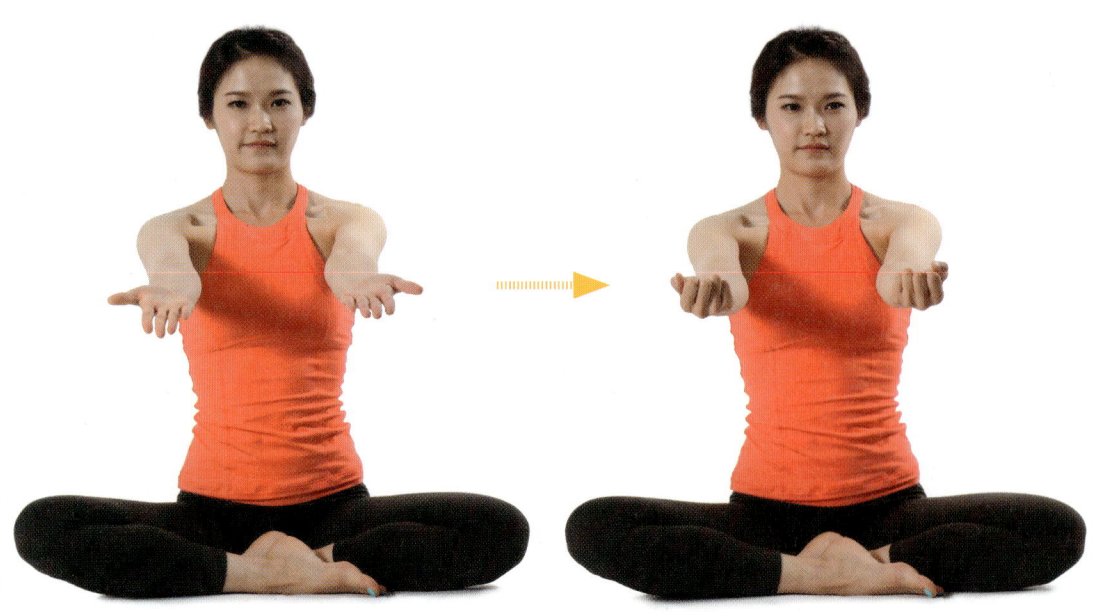

3
▶ 주먹을 움켜쥔 상태에서 팔을 몸쪽으로 접는다.
▶ 10~15회 정도 실시한다.
▶ 두 팔을 앞으로 뻗어 손등이 하늘을 향하도록 한다.

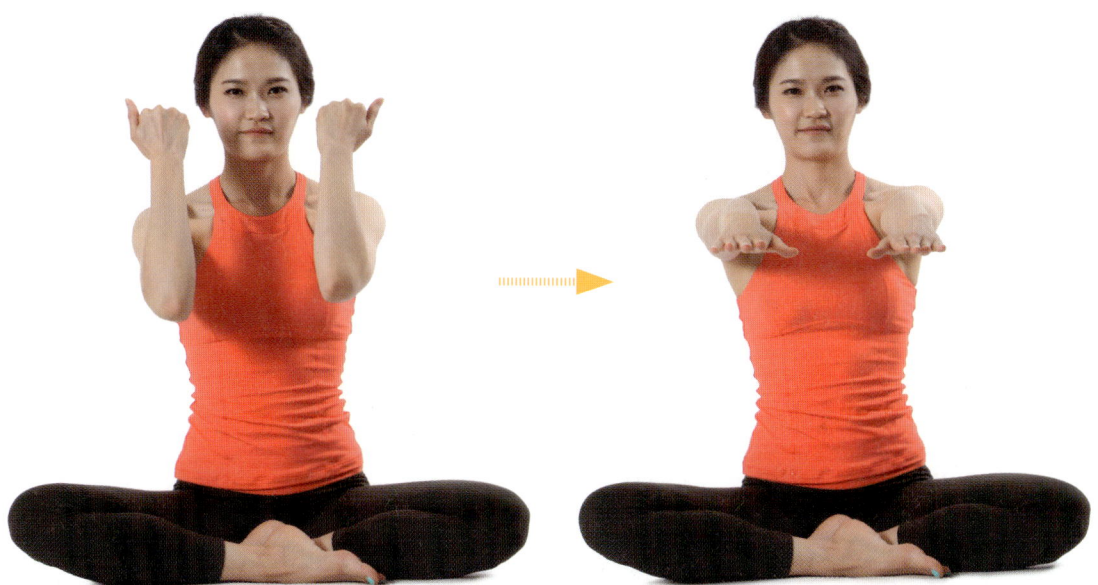

4
▶ 양손 주먹을 움켜쥔다.
▶ 움켜쥔 주먹의 손등이 앞에서 보이도록 손목을 아래쪽으로 민다.
▶ 10~15회 정도 실시한다.

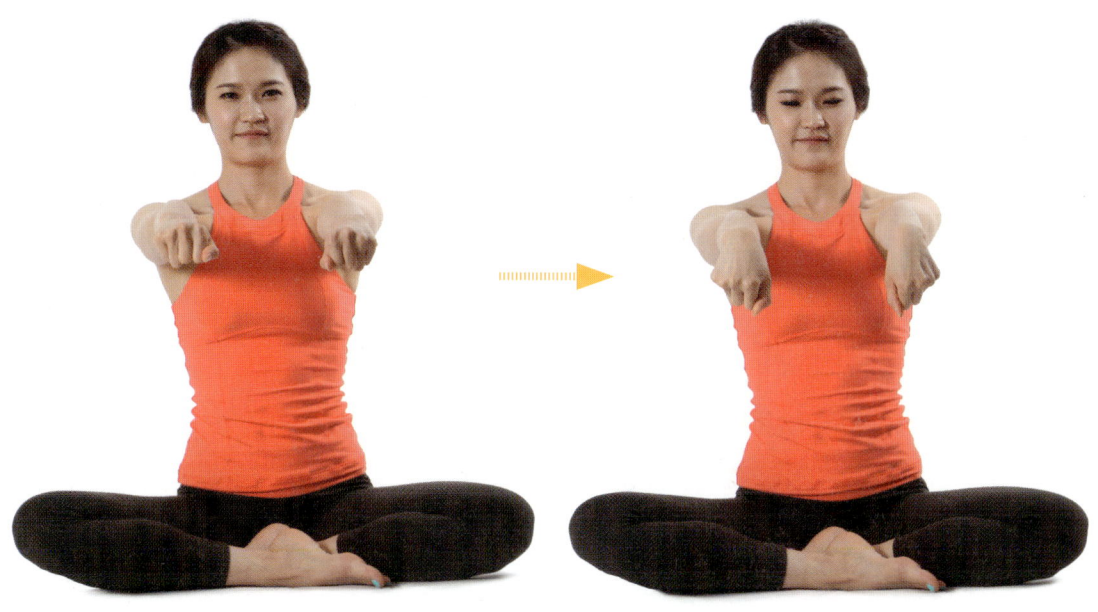

- ▶ 기는 자세에서 한쪽 팔을 반대편으로 뻗어 어깨를 바닥에 닿게 한 뒤 두 손을 합장한다.
- ▶ 내쉬는 숨에 위쪽에 위치한 팔을 하늘 쪽으로 들며 시선은 손끝을 바라본다.
- ▶ 10~20초 유지하고 돌아오기를 3회 반복한다.
- ▶ 반대쪽도 똑같은 요령으로 실시한다.
- ▶ 어색한 방향을 찾아 한 번 더 실시한다.

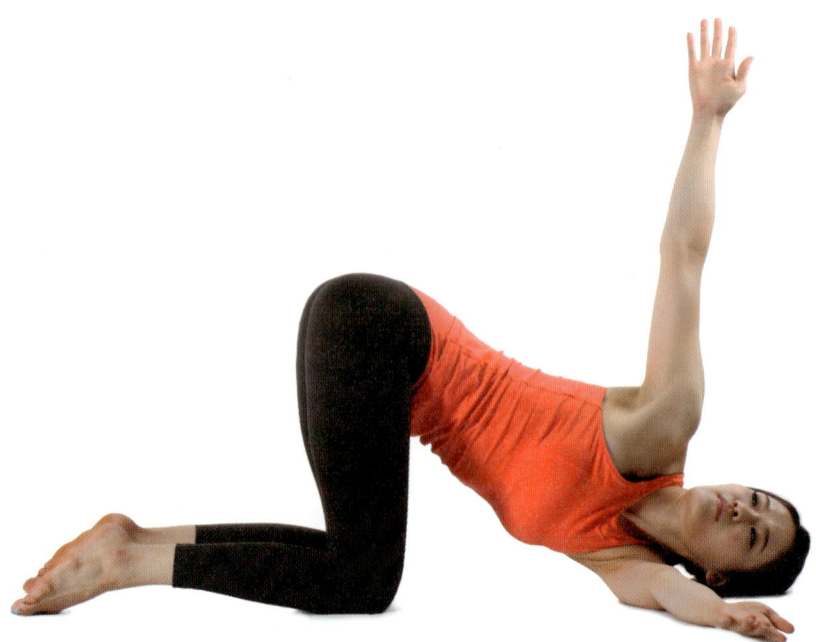

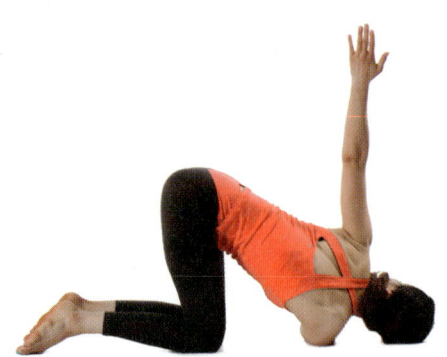

▶ 반대쪽

- 기는 자세에서 발끝만 세운다.
- 팔꿈치를 구부려 몸을 바닥으로 낮춘다.
- 팔꿈치가 바깥쪽으로 열리지 않도록 몸쪽으로 당긴다.
- 10~20초 유지하고 팔을 펴서 돌아오기를 10~15회 실시한다.
- 기는 자세로 돌아와 잠시 쉬었다가 두 손을 나란히 앞으로 뻗는다.
- 무릎과 엉덩이는 일자로 세운 후, 내쉬는 숨에 가슴을 바닥 가까이 내려놓는다.
- 10~20초 유지하고 돌아오기를 3회 반복한다.
- 점차적으로 시간을 늘려간다.

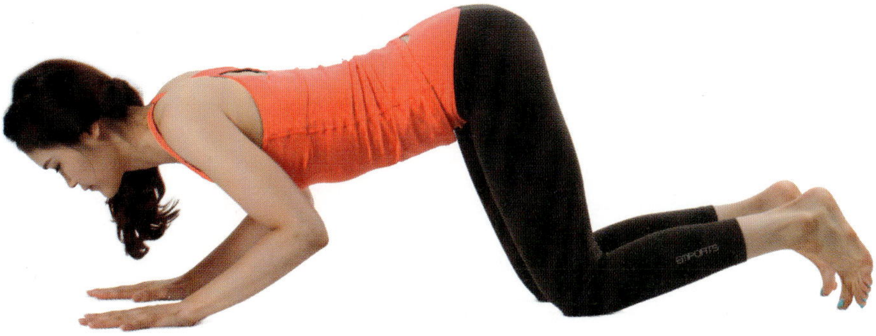

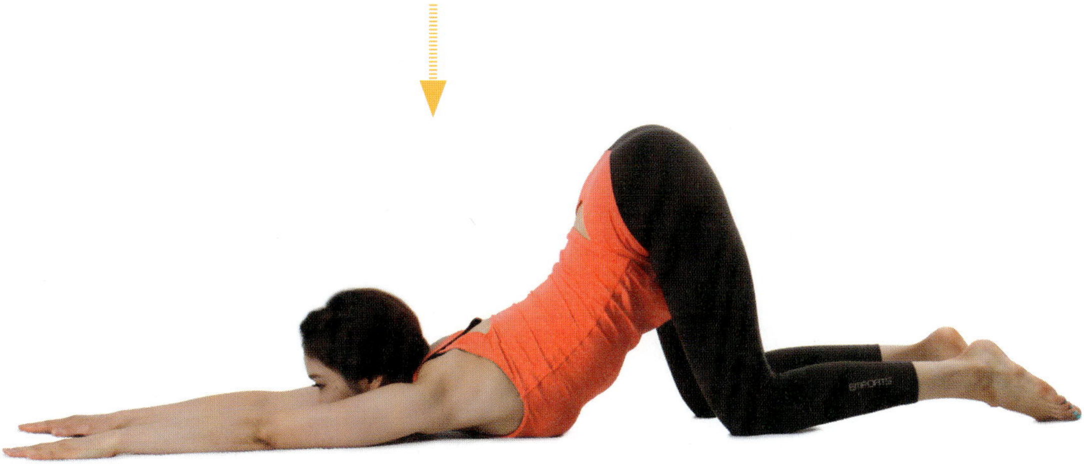

- ▶ 기는 자세에서 두 손을 나란히 앞으로 뻗어 가슴을 내려놓는다.
- ▶ 뻗은 손을 얼굴 가까이 가져와 대흉근을 더 확장한다.
- ▶ 가슴이 바닥에 닿는 것을 확인한 후 고개를 한쪽으로 돌려 10~20초 유지한다.
- ▶ 반대쪽도 같은 요령으로 실시, 어색한 방향은 한 번 더 한다.

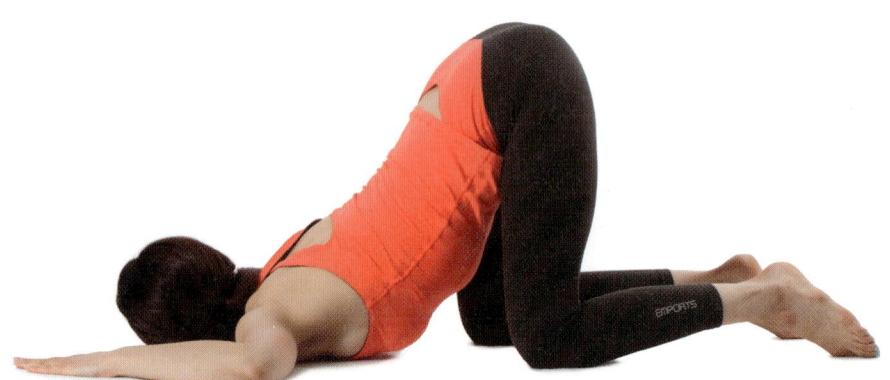

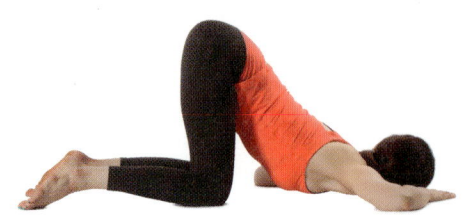

▶ 반대쪽

8
- ▶ 바닥에 배를 대고 엎드려 한 팔은 옆으로 뻗고 다른 한 손은 발목을 잡는다.
- ▶ 마시는 숨에 다리를 들어 올리고 내쉬는 숨에 반대 방향으로 몸을 들어 넘긴다.
- ▶ 10~20초 유지하고 돌아오기를 3회 반복한다.
- ▶ 반대쪽도 같은 요령으로 실시, 어색한 방향은 한 번 더 한다.

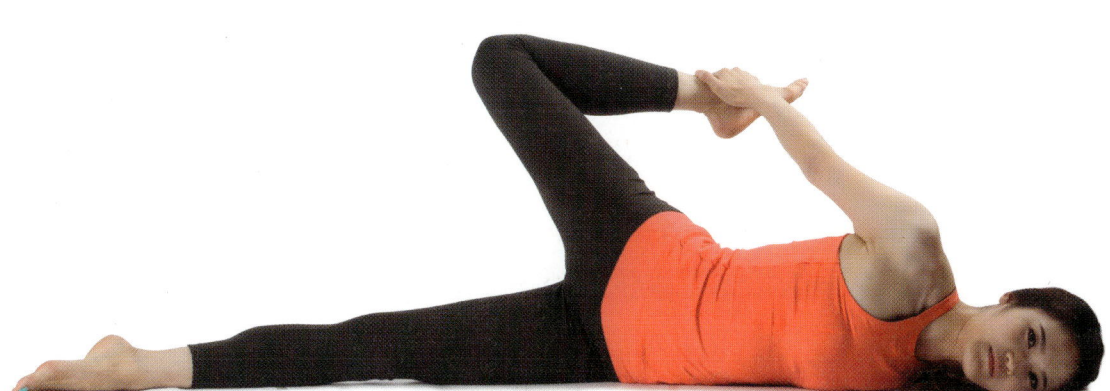

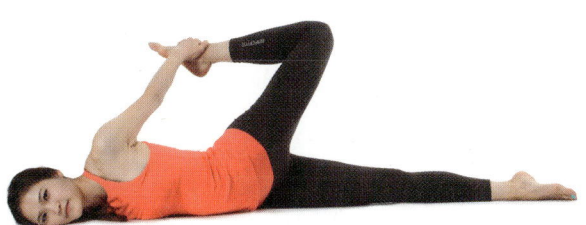

▶ 반대쪽

요실금과 성기능 장애
Urinary incontinence

요실금은 방광의 요도 괄약근 조절을 스스로 하지 못하여 자신의 의지와 무관하게 소변이 새어나오는 질병이다. 여러 원인으로 인한 방광의 조절기능 저하, 출산 후 생식기관의 기능 복구 지연이나 골반 내 손상으로 인하여 발생한다고 알려져 있다. 소변의 기능은 방광과 카메라 조리개 역할의 괄약근이 있는 요도에 의해 조절된다. 그러나 여성은 나이가 들어감에 따라 방광근육과 방광벽이 두꺼워져서 방광 내 탄력이 감소하게 되어, 이러한 질환이 발생하게 된다.

요실금 운동으로 많이 알려진 케겔운동은 1948년 케겔(Kegel)에 의해 처음 시행되었고 골반저근육 운동으로 가장 큰 효과가 있는 것으로 알려져 있다. 이 운동은 신체 부위로는 복근(abdominal muscle), 둔근(gluteal muscle), 내전근(adductor muscle)의 근육단련을 포함하고 있고, 더 구체적으로 골반저근육을 살펴보면 상황단회음근, 구해면체근, 항문거근 및 항문괄약근으로 구성되어 있으며, 방광, 자궁, 질이 정상적으로 제 위치를 유지하도록 유도하며, 질개구부의 안정성을 확보한다. 이중 항문거근은 치골미골근, 장미골근으로 구성이 되며, 이중 치골미골근은 방광조절과 분만 시 회음의 이완 및 태아 만출의 조절, 성적 감각기능 등 여성에게 있어서 중요한 기능을 한다. 운동의 효과는 배뇨, 배변, 성활동이 정상적으로 이루어지게 될 수 있다.

자각하면서 단련하는 케겔운동 방법은 소변을 잠시 중단하고 회음이 바닥에서 위로 올라가는 상상을 하면서 끌어올렸다가, 조금 내렸다가 다시 올리는 방법으로 5, 6회 정도 실시하는 방법이다. 이 방법으로 중심 근육을 단련하는 것이다. 뒤쪽에서 방귀를 참듯이 엉덩이에 같이 힘을 주어 요가 동작을 하게 되면 복부 심근인 복횡근이 공동 수축하여 골반과 복부근육의 안정성을 다 같이 확보하면서 할 수 있는 요실금 예방, 성기능 단련 운동, 체형유지의 코어 운동이 동시에 이루어질 수 있다. 강한 동작을 실시할 때 물라나라 차크라인 신체 내부의 에너지에 집중하면 강한 힘과 활력을 느낄수 있게 된다.

요실금의 분류

1) 긴장성 요실금(복압성 요실금): 노화와 폐경, 임신과 출산, 비만, 골반기저 근육의 약화, 요도괄약근의 약화가 원인이 되어 기침, 재채기, 웃음 등의 복압 상승 시에 소량의 소변이 나오는 것을 말한다.
2) 절박성 요실금: 방광이 비정상적으로 수축하여 소변이 새는 증상으로 이뇨제.사용이나 수분섭취 증가, 배뇨횟수 감소 등으로 인한 방광의 과도한 팽만, 요로감염으로 인한 방광의 자극, 알코올이나 카페인 등에 의한 방광 과민성의 증가 등이 발생 원인이다 .
3) 혼합성 요실금: 절박성 요실금과 복압성 요실금의 증상이 복합적으로 나타나는 경우이며, 배요근(背腰筋)의 긴장력 감소를 원인으로 들 수 있다.

1
- ▶ 척추를 바르게 세워 편안하게 앉는다.
- ▶ 목과 어깨는 힘을 풀고 괄약근은 방귀를 참는 듯한 느낌으로 지그시 조인다.
- ▶ 10~20초 유지하고 돌아오기를 3회 반복한다.

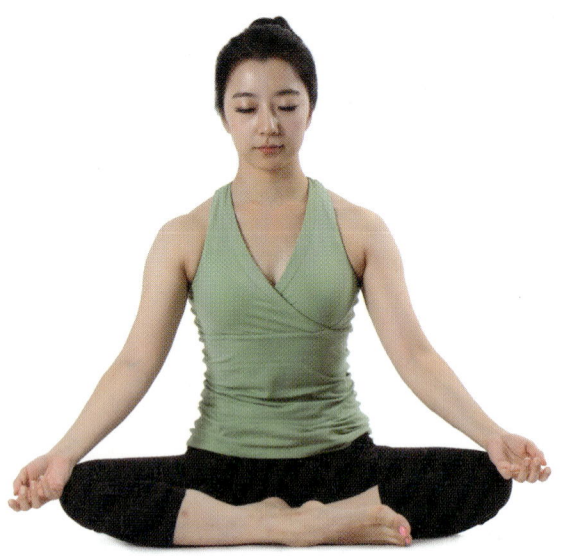

2
- ▶ 기는 자세에서 양쪽 무릎이 바깥을 향하도록 벌린다.
- ▶ 발끝은 세우고 뒤꿈치는 서로 맞댄다.
- ▶ 엉덩이를 뒤꿈치 쪽으로 민다.
- ▶ 10~20초 유지하고 돌아오기를 3회 반복한다.

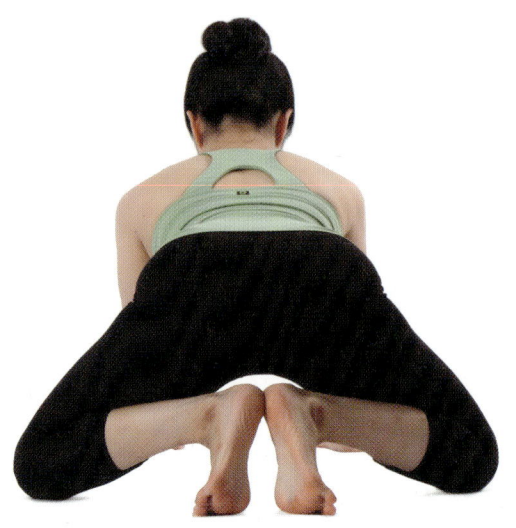

3
- ▶ 등을 바닥에 대고 누워 무릎을 골반 넓이로 벌려 세운다.
- ▶ 양손은 뒤꿈치 가까이 뻗는다.
- ▶ 내쉬는 호흡에 괄약근을 지그시 조이며 엉덩이를 천천히 들어 올린다.

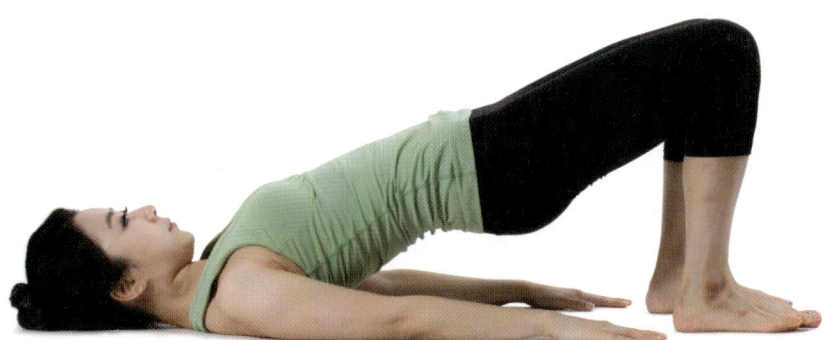

4
- ▶ 바르게 서서 양손으로 골반을 잡는다.
- ▶ 무릎을 살짝 구부린 상태에서 한쪽 다리를 바닥에서 떼어 반대쪽 다리 위로 꼰다.
- ▶ 양 무릎이 만나는 지점이 내 몸의 중앙으로 오도록 한다.
- ▶ 발목을 한 번 더 꼬아 종아리 뒷면까지 감는다.
- ▶ 내쉬는 호흡에 좀 더 깊게 앉으며 10~20초 머무른다.
- ▶ 3회 반복하고 반대쪽도 같은 방법으로 시행한다.

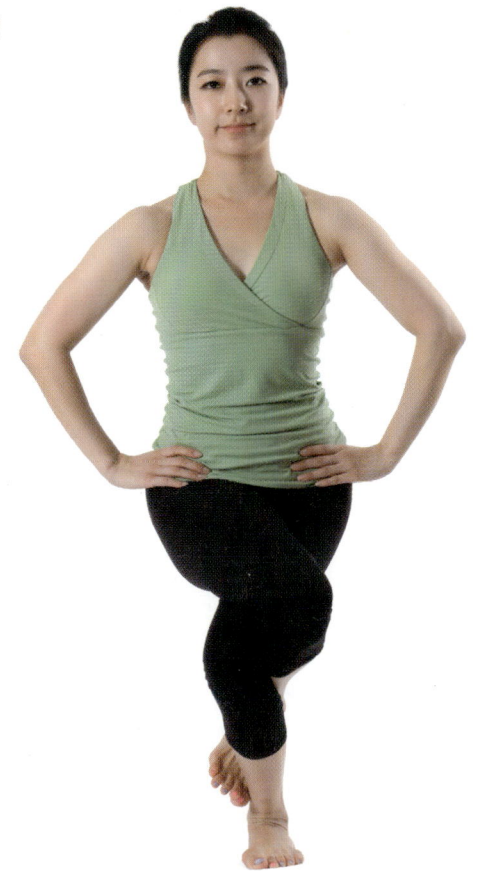

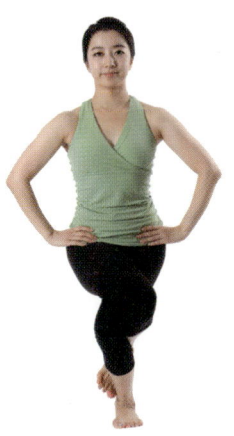

▶ 반대쪽

5
- ▶ 바르게 선 자세에서 한쪽 무릎을 굽혀 허벅지와 종아리를 직각으로 만든다.
- ▶ 상체를 숙여 양손으로 발바닥을 감싸거나 발목을 감싸고, 내쉬는 호흡에 천천히 무릎을 편다.
- ▶ 지탱하고 있는 다리도 펴고 10~20초 유지한다.
- ▶ 3회 반복하고 반대쪽도 같은 요령으로 실시한다.

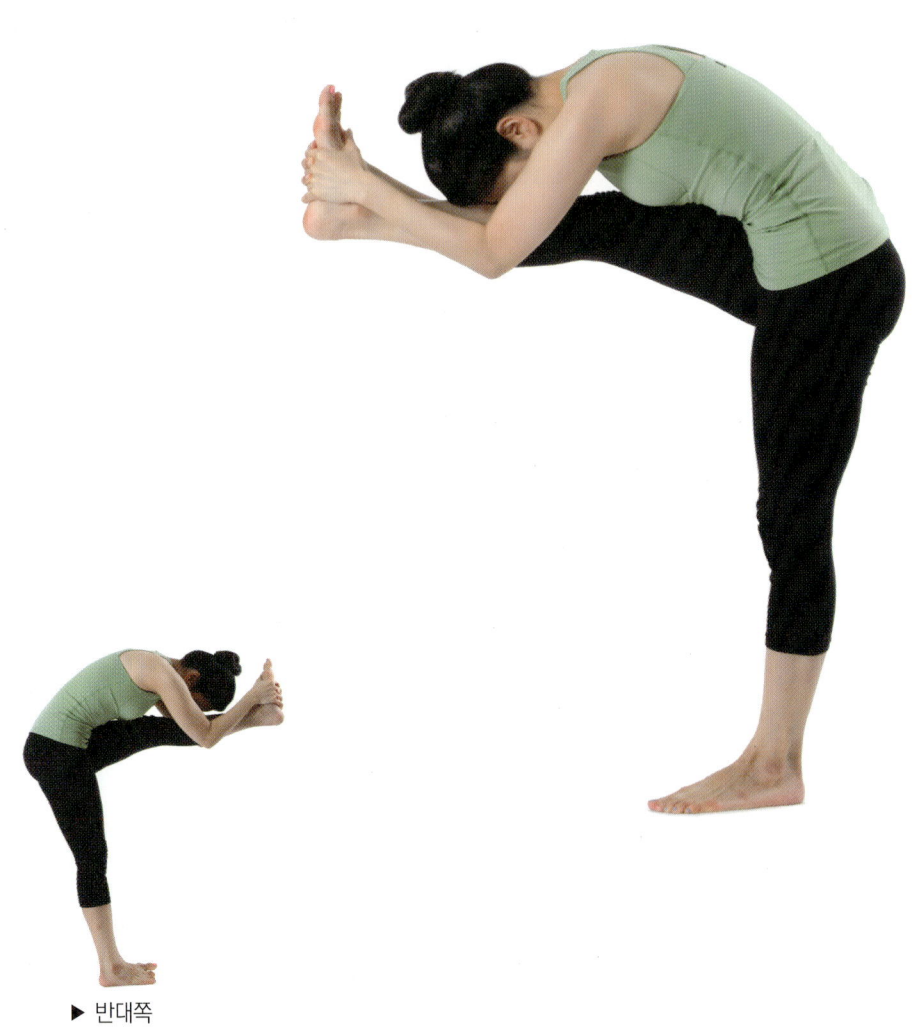

▶ 반대쪽

6
- ▶ 배를 바닥에 대고 엎드린 자세에서 두 손을 겹쳐 이마 아래에 둔다.
- ▶ 내쉬는 호흡에 두 다리를 위로 들어 올린다.
- ▶ 10~20초 유지하고 돌아오기를 3회 반복한다.
- ▶ 점차적으로 횟수를 늘려간다.

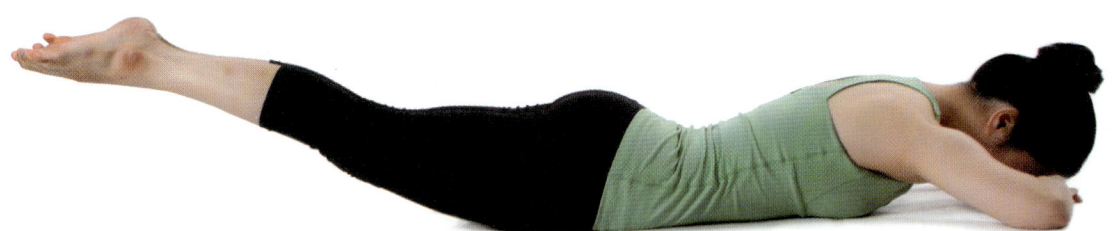

7
- ▶ 무릎과 이마를 바닥에 댄 뒤 팔을 앞으로 뻗는다.
- ▶ 깊게 호흡하며 잠시 휴식을 취한다.

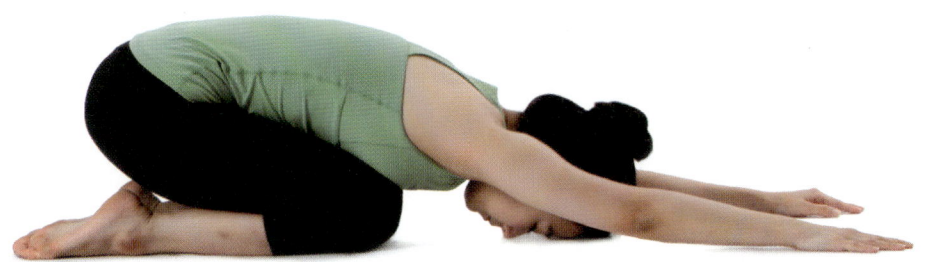

골다공증
Osteoporosis

골다공증은 칼슘 섭취 부족과, 몸이 많이 말랐거나, 운동 부족이 원인이다. 여성에게서 더 많이 나타나는데 이유는 뼈 무게가 남자보다 가볍고, 폐경기 이후 에스트로겐 호르몬이 줄어들면서 골의 밀도가 감소하게 된다.

나이가 들면서 여성이 남성에 비해 상체의 근력은 40~50% 수준이며, 하체의 근력은 20~30% 수준에 해당한다. 이러한 근력의 차이와 더불어 폐경기 이후 급격히 겪게 되는 근량과 근력의 급격한 감소로 골다공증이 촉진되는 것으로 알려져 있다. 골다공증이 있는 여성의 경우 가벼운 충격에 의해서도 손목, 척추뼈, 대퇴골, 경골 순으로 골절이 생기기 쉽고 골절로 인한 통증 외에도 여러 가지 합병증이 발생할 수 있다. 척추 골절 이후 허리가 휜다거나, 흉추 골절 후 폐활량이 감소할 수 있다거나 고관절 같은 경우는 골절 후 입원하여 수술을 받아야 한다. 오랫동안 누워있으면 심부정맥혈전증이나 폐색전증 등의 위험이 발생할 수 있다. 절주와 저염식으로 칼슘이 소실되는 것을 방지하여야 하며 1주일에 2회씩은 약 15분 정도 햇볕을 쬐어 비타민 D 합성을 충분히 해야 한다.

골밀도를 높이는 방법은 건전한 식이와 근육의 양을 증가시키는 것인데, 뼈에 장력을 붙여 버티는 자세들은 골밀도 향상에 도움이 된다. 체중을 이용하여 과부하를 유지함으로써 예방과 치유가 가능하다.

연구에 의하면 운동의 강도가 높고 기간이 길며, 근육에 과부하(힘을 많이 실은 상태)가 되는 운동일수록 뼈에 주는 스트레스 강도가 높아져, 골 형성 촉진과 골밀도 증가의 효과가 있다고 알려져 있다. 그러나 골다공증이 있거나, 골감소증인 경우에는 매우 높은 강도는 역효과가 나니 강도가 낮더라도 장시간 지구성 운동을 실시하여 골밀도 유지에 긍정적인 효과를 기대해야 한다.

　이러한 점을 감안하여 프로그램 구성 시 연령과 성별, 골다공 증세에 따라 시간과 강도를 잘 조절하여 체중을 이용한 과부하 원리로 요가동작을 구성하여야 한다.

울프의 법칙

운동이 뼈의 대사에 미치는 기전은 크게 울프의 법칙, 물리적인 자극으로 인한 부하 스트레스로 설명할 수 있다. 울프는 뼈에 기계적인 힘을 가하여 휘게 하면 골의 재형성이 일어나면서 뼈가 들어간 쪽에 새로운 뼈가 형성되고 나온 쪽으로는 흡수가 증가되어 뼈의 구조가 변화한다고 주장하였다. 울프의 연구에 의하면 운동을 할 때에는 뼈에 붙어 있는 근육이 긴장되어 뼈에 압력을 주고 그 결과로 뼈에 주어지는 기계적인 스트레스와 긴장(strain)이 골소실을 방지한다고 하였다. 물리적 하중(mechanical loading)이 골밀도를 결정하는 중요한 요인이 되는 것이다.

골흡수는 면역 매개 물질 수용체에 의해 자극이 되는데, 규칙적인 운동은 파골세포의 활동을 증가시키는 물질인 싸이토카인의 생성을 억제시킴으로써 파골세포의 생성이나 기능을 더 둔화시켜 뼈의 소실을 감소시킨다.

- 기는 자세에서 다리는 골반 넓이, 팔은 어깨너비로 벌린다.
- 손가락 끝이 몸 방향으로 오게 한다.
- 마시는 호흡에 허리를 잘록하게 하고 고개를 뒤로 가볍게 젖힌다.
- 내쉬는 호흡에 등을 동그랗게 말아 시선은 배꼽을 바라본다.
- 10~20초 유지하고 돌아오기를 3회 반복한다.

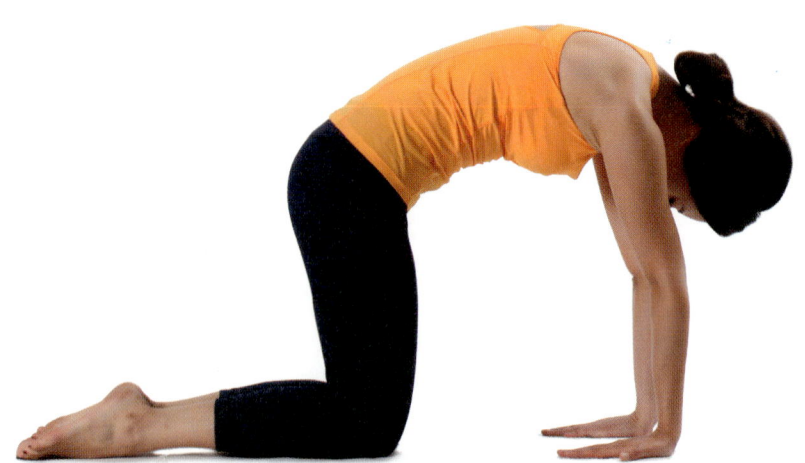

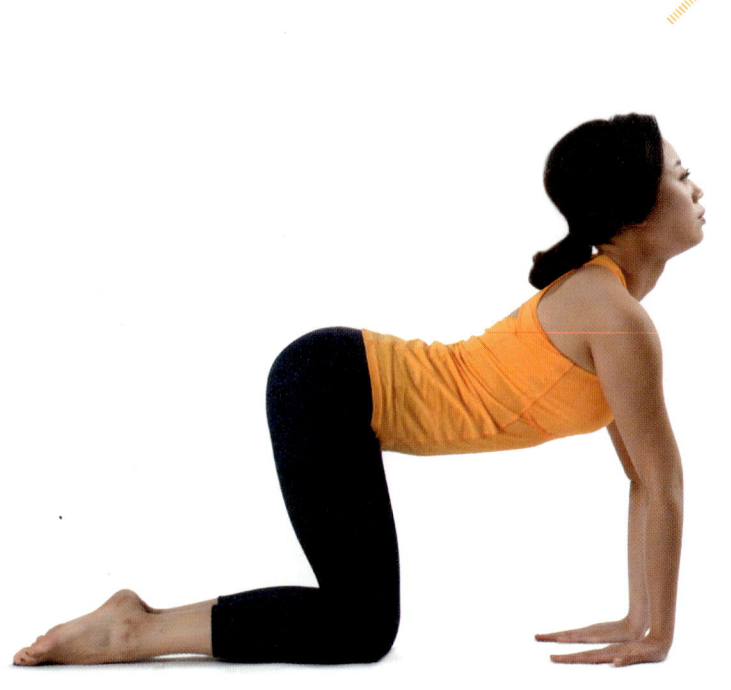

2
▶ 기는 자세에서 다리는 골반 넓이, 팔은 어깨너비로 벌린다.
▶ 손가락 끝이 서로 마주보게 한다.
▶ 마시는 호흡에 허리를 잘록하게 하고 고개를 뒤로 가볍게 젖힌다.
▶ 내쉬는 호흡에 등을 동그랗게 말아 시선은 배꼽을 바라본다.
▶ 10~20초 유지하고 돌아오기를 3회 반복한다.

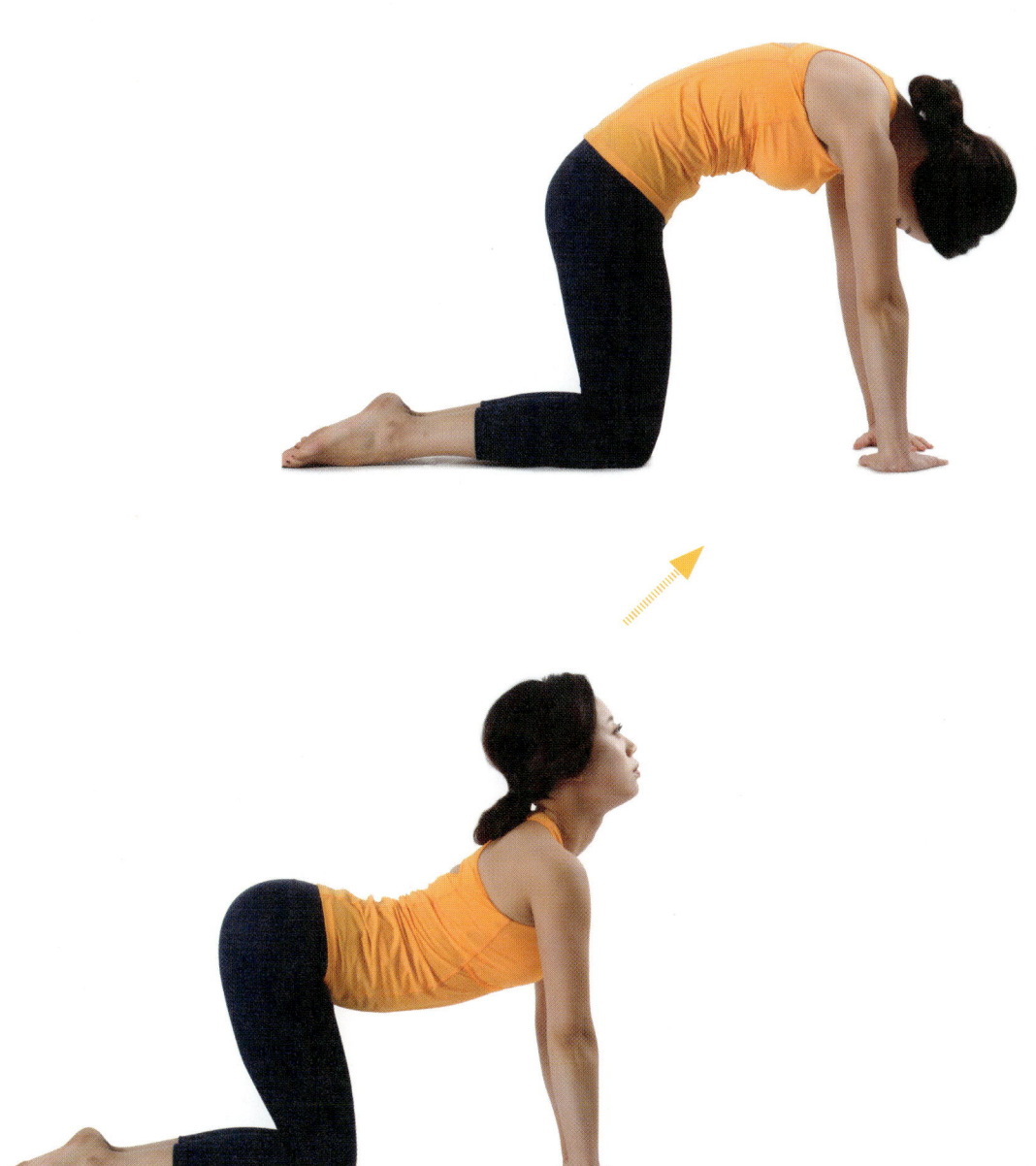

3
- ▶ 무릎을 한 방향으로 접어 앉은 상태에서 양손을 깍지 껴 하늘로 뻗는다.
- ▶ 내쉬는 숨에 다리를 보낸 쪽으로 상체를 기울인다.
- ▶ 10~20초 유지하고 돌아오기를 3회 반복한다.
- ▶ 반대쪽도 같은 요령으로 실시한다.

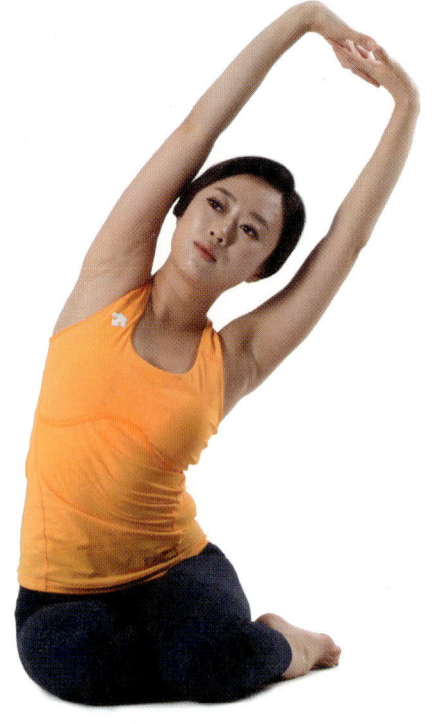

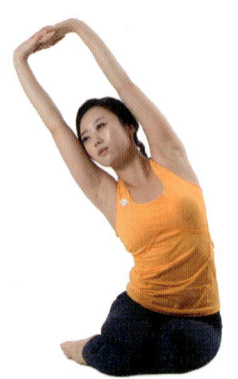

▶ 반대쪽

4
- ▶ 두 다리를 앞으로 뻗어 바르게 앉는다.
- ▶ 한쪽 무릎을 접어 발끝을 반대쪽 서혜부 가까이 가져온다.
- ▶ 한 손은 무릎 위, 다른 한 손은 발을 감싼다.
- ▶ 내쉬는 호흡에 무릎을 바닥으로 지그시 누른다.
- ▶ 10~20초 유지하고 돌아오기를 3회 반복한다.

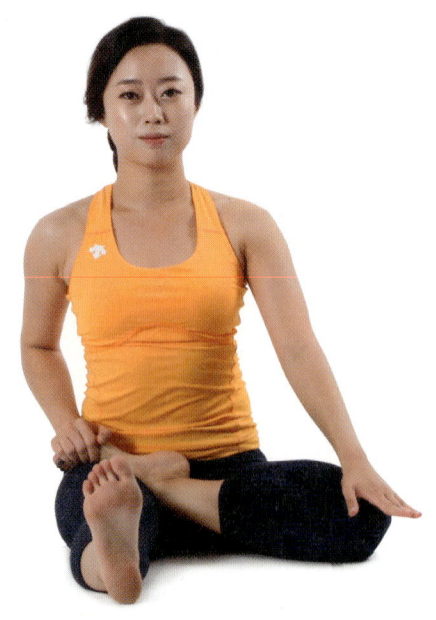

5
- ▶ 두 다리를 뻗어 바르게 앉는다.
- ▶ 양손은 엉덩이 뒤로 짚는다. 이때 손끝이 엉덩이를 향하도록 한다.
- ▶ 한쪽 다리를 들어올린다.
- ▶ 발등을 늘려 유지했다가 발끝을 얼굴 쪽으로 당겨 유지하기를 3회 반복한다.
- ▶ 반대쪽도 같은 요령으로 실시한다.

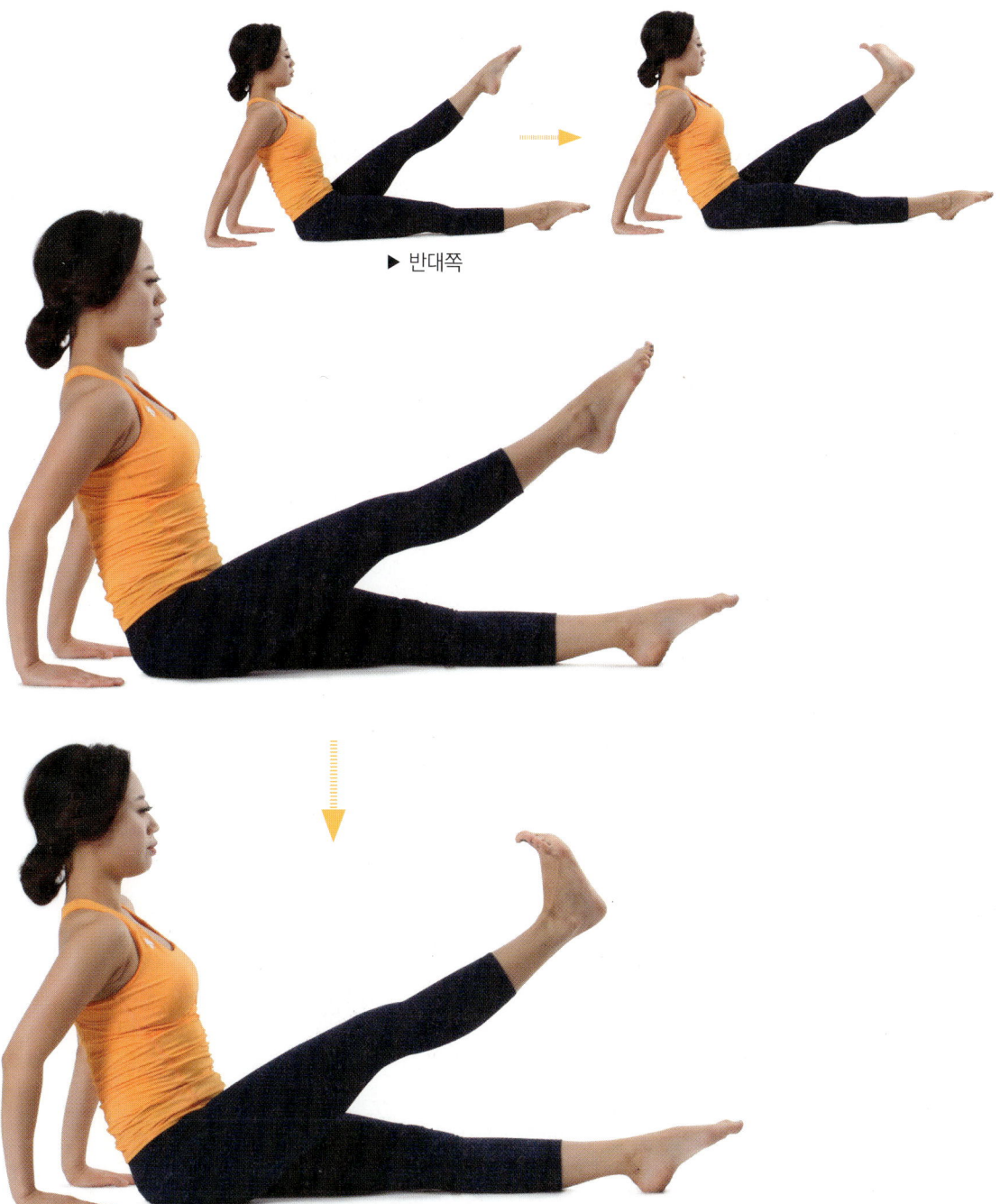

▶ 반대쪽

6
- ▶ 기는 자세에서 한 팔을 앞으로 뻗어 상체를 낮춘다.
- ▶ 내쉬는 호흡에 어깨, 가슴이 바닥에 닿도록 힘을 뺀다. 이때 반대쪽 어깨도 같이 낮춘다.
- ▶ 10~20초 유지하고 반대쪽도 같은 요령으로 실시한다.
- ▶ 어색한 방향은 한 번 더 한다.

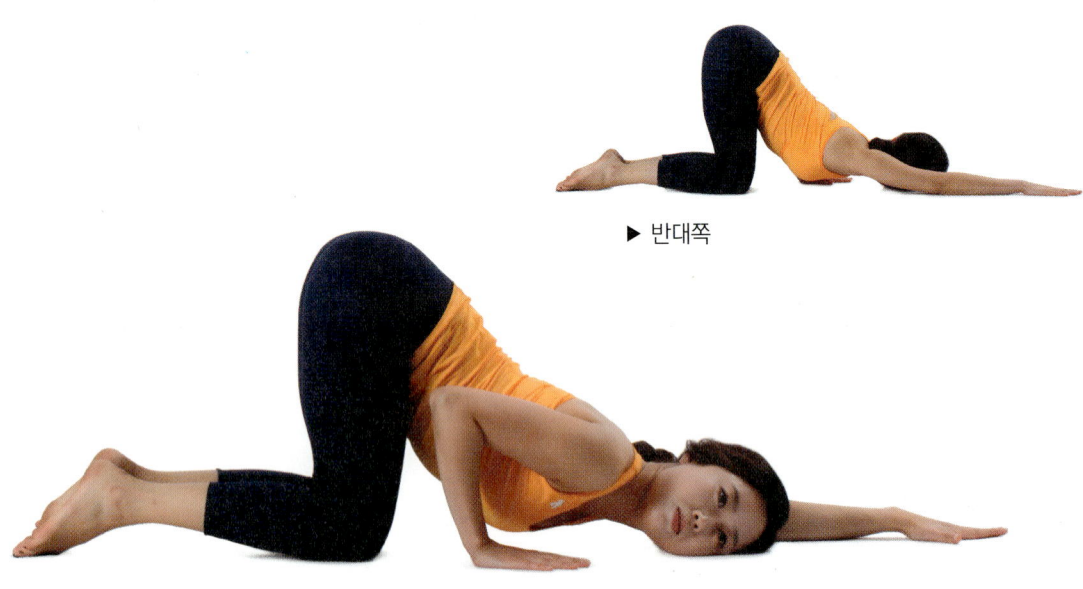

▶ 반대쪽

7
- ▶ 배를 대고 누워 두 손을 가슴 옆에 두고 두 다리는 골반 넓이로 벌린다.
- ▶ 마시는 호흡에 천천히 상체를 일으켜 세우고 시선은 정면을 바라본다.
- ▶ 이때 엉덩이와 허리에 힘을 동시에 주어 허리에 무리를 주지 않는다.
- ▶ 10~20초 유지하고 돌아오기를 3회 반복한다.

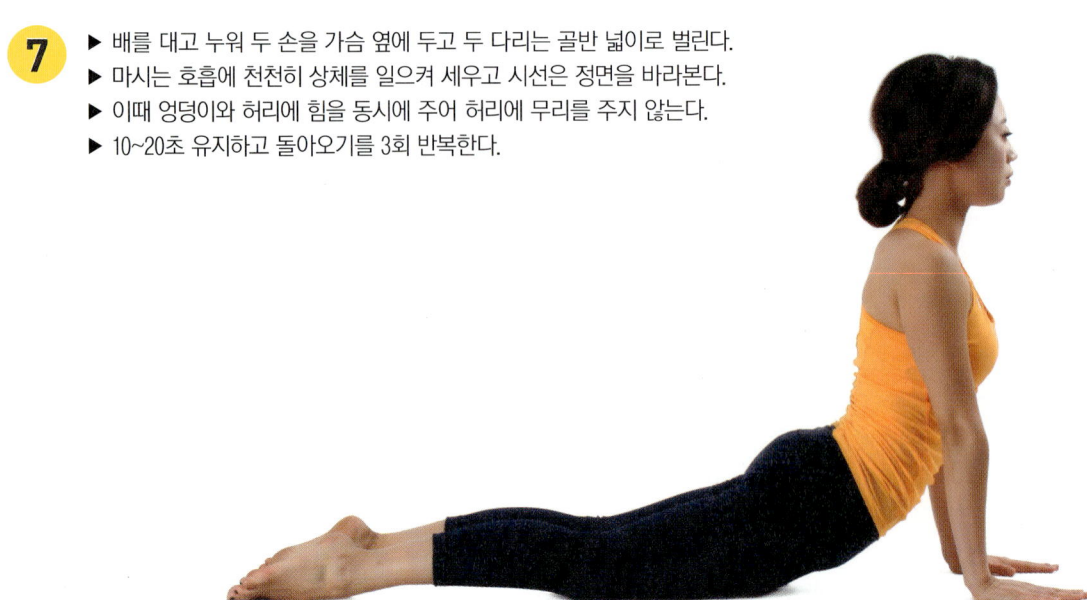

8
- ▶ 바르게 선 자세에서 양손은 머리 위로 합장한다.
- ▶ 복부와 괄약근을 조이며 내쉬는 호흡에 한쪽 발을 바닥에서 떼어 뒤로 보내고 상체는 앞으로 숙인다.
- ▶ 가능하면 상체와 다리가 바닥과 평행이 되도록 한다.
- ▶ 10~20초 유지하고 돌아오기를 3회 반복한다.
- ▶ 반대쪽도 같은 방법으로 실시한다.

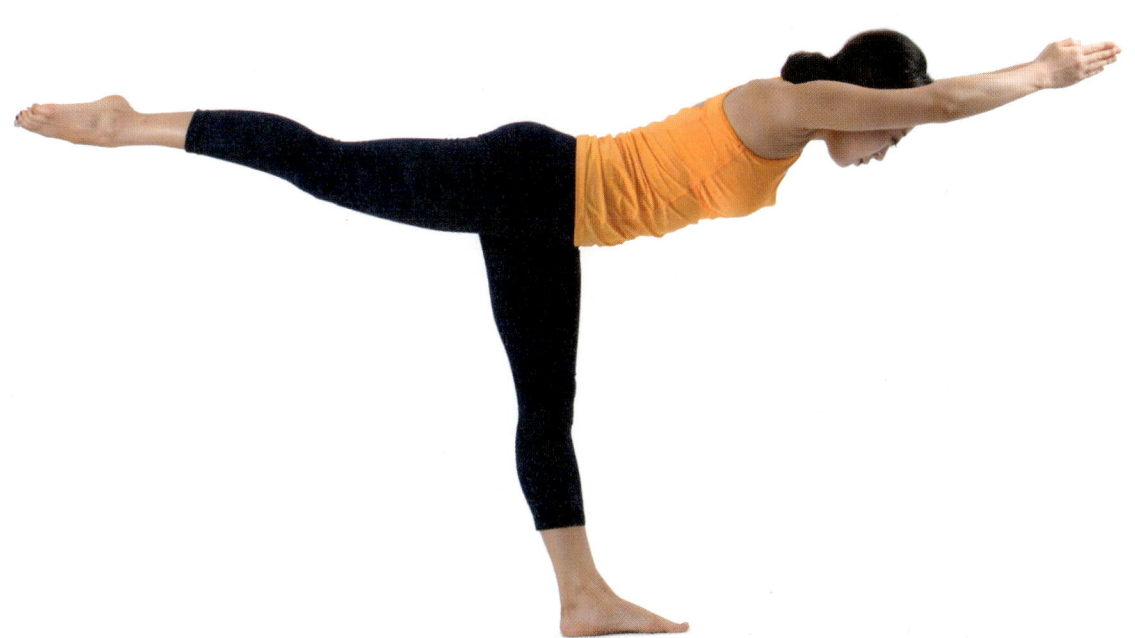

9
- ▶ 매트에 바르게 선 자세에서 한쪽 다리를 뒤로 접어 같은 쪽 손으로 발등을 잡고 다른 한 팔은 앞으로 뻗는다.
- ▶ 마시는 숨에 뒤쪽 다리를 위로 들어 올린다.
- ▶ 10~20초 유지하고 돌아오기를 3회 반복한다.
- ▶ 반대쪽도 같은 방법으로 실시한다.

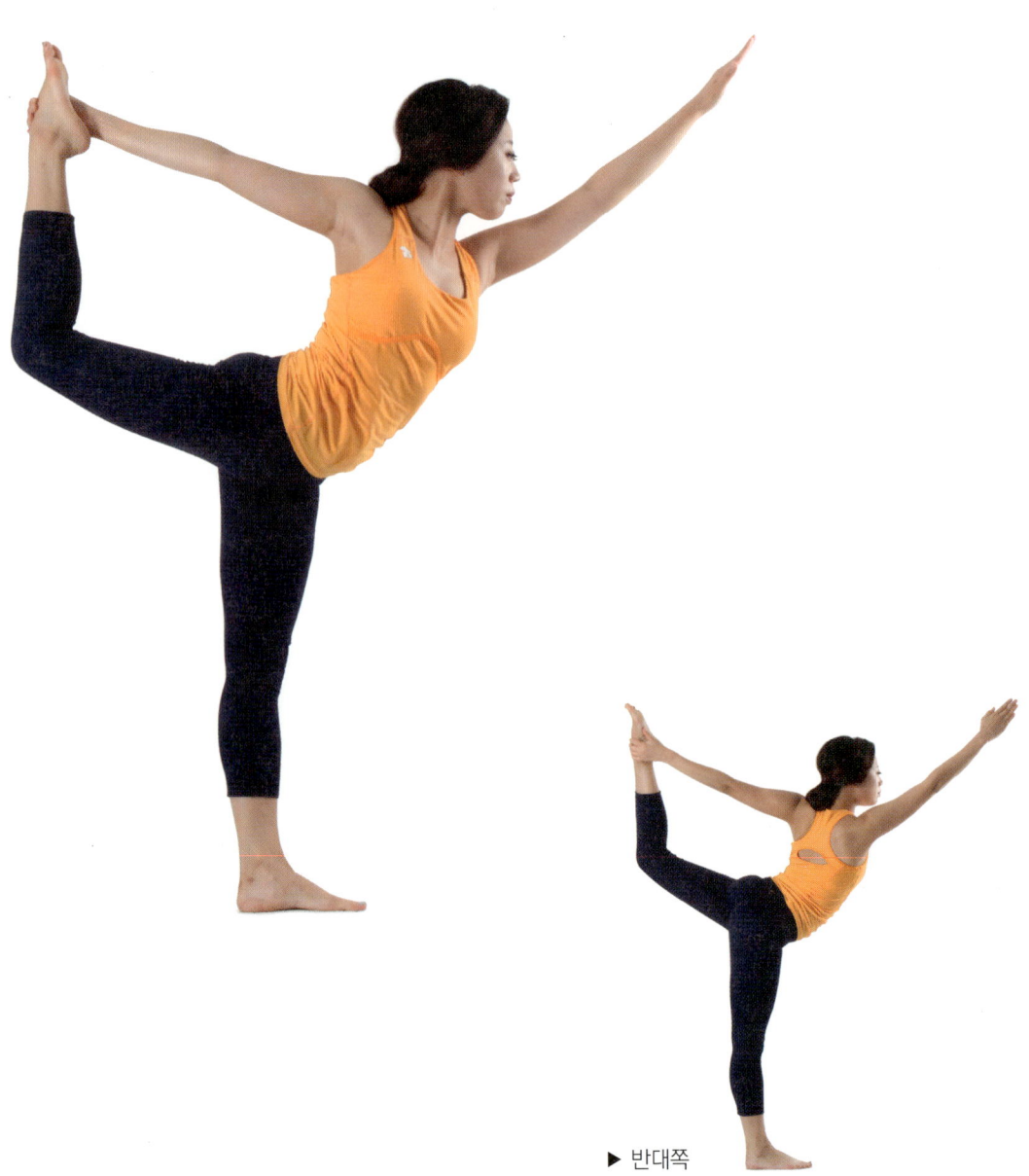

▶ 반대쪽

10
- ▶ 바르게 선 자세에서 한쪽 무릎을 굽혀 허벅지와 종아리를 직각으로 만든다.
- ▶ 상체를 숙여 양손으로 발바닥을 감싸거나 발목을 감싸고, 내쉬는 호흡에 천천히 무릎을 편다.
- ▶ 지탱하고 있는 다리도 펴고 10~20초 유지한다.
- ▶ 3회 반복하고 반대쪽도 같은 요령으로 실시한다.

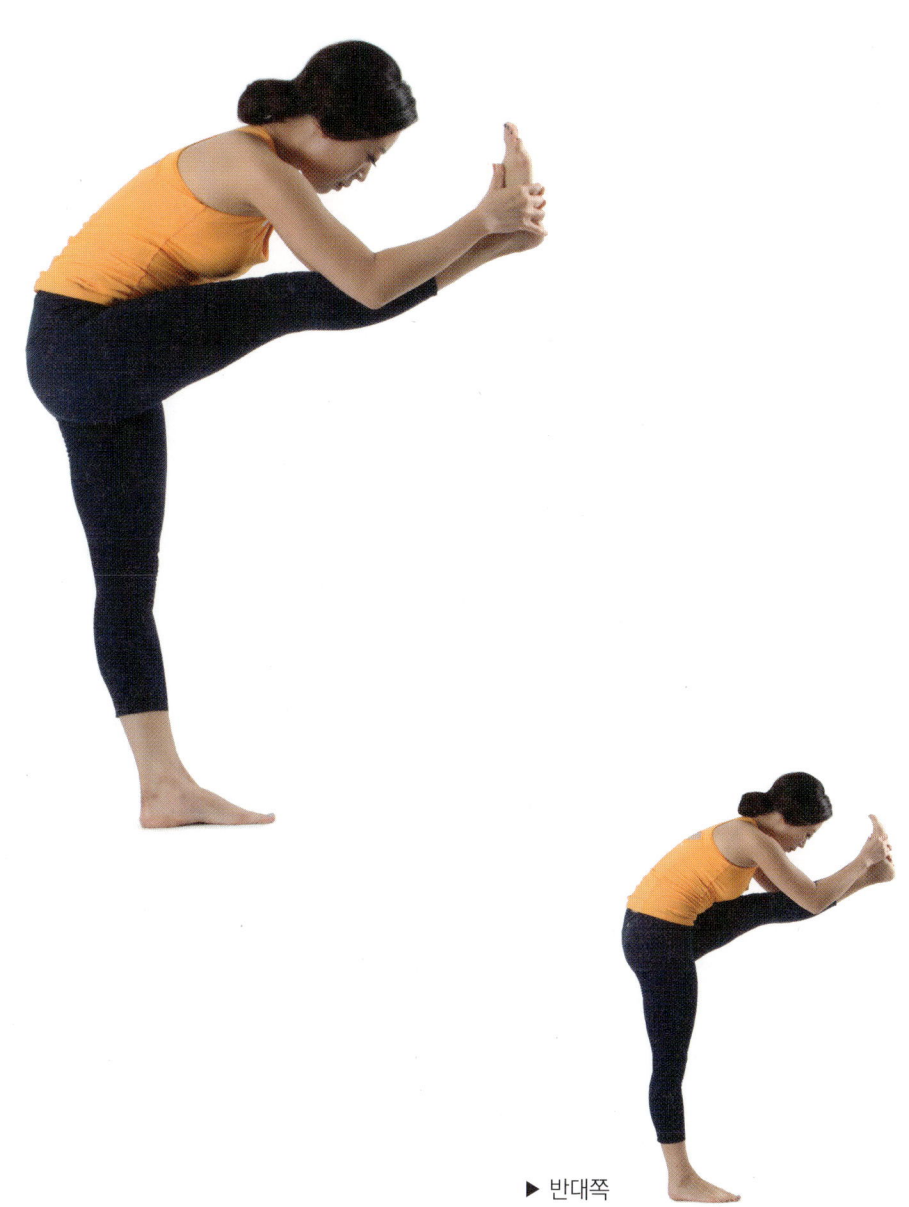

▶ 반대쪽

11
- ▶ 양쪽 다리를 가지런히 모으고 무릎을 조인 상태에서 양손을 머리 위로 합장한다.
- ▶ 마시고 내쉬는 숨에 엉덩이를 뒤로 살짝 밀어내며 의자에 앉듯 무릎을 구부린다.
- ▶ 무릎이 발목보다 너무 앞쪽으로 나가지 않도록 하고 꼬리뼈부터 손끝까지 대각선 기울기를 곧게 유지한다.
- ▶ 괄약근을 지그시 조이며 10~20초간 유지했다 돌아오기를 3회 정도 실시한다.

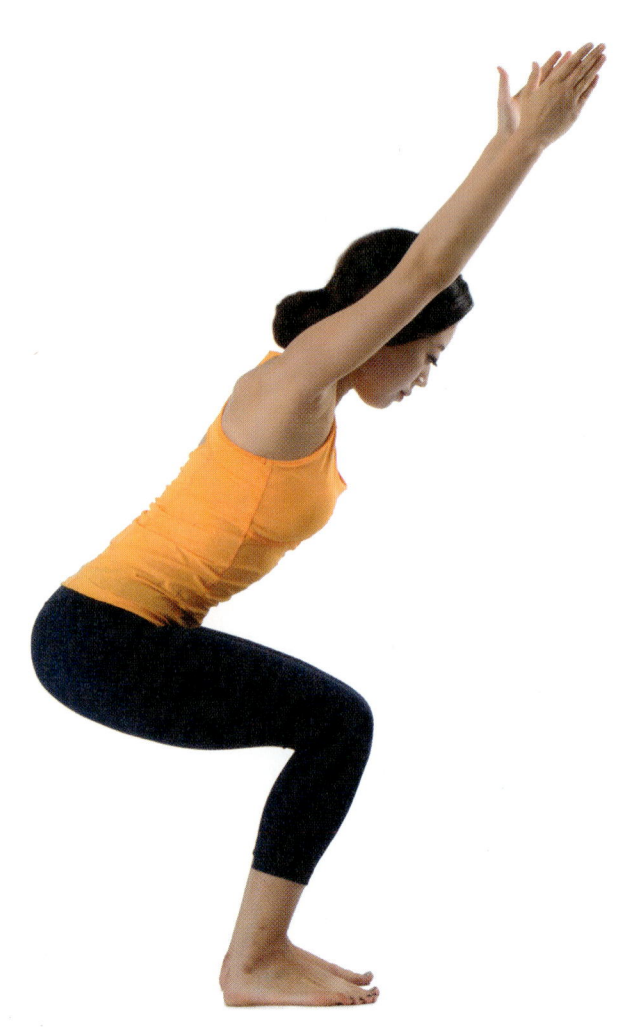

12
- ▶ 널빤지 자세에서 시작한다.
- ▶ 양손은 어깨 밑에 두고 발끝은 세워 뒤통수부터 뒤꿈치까지 일직선을 만든다.
- ▶ 오른손을 천장으로 뻗고 오른발을 왼발 뒤로 넘긴다.
- ▶ 엉덩이가 아래로 떨어지지 않게 올려주면서 갈비뼈 사이사이를 조이는 느낌으로 머무른다.
- ▶ 10~20초 머무르고, 반대쪽도 같은 요령으로 실시한다.
- ▶ 힘이 받지 않는 쪽은 한 번 더 실시한다.

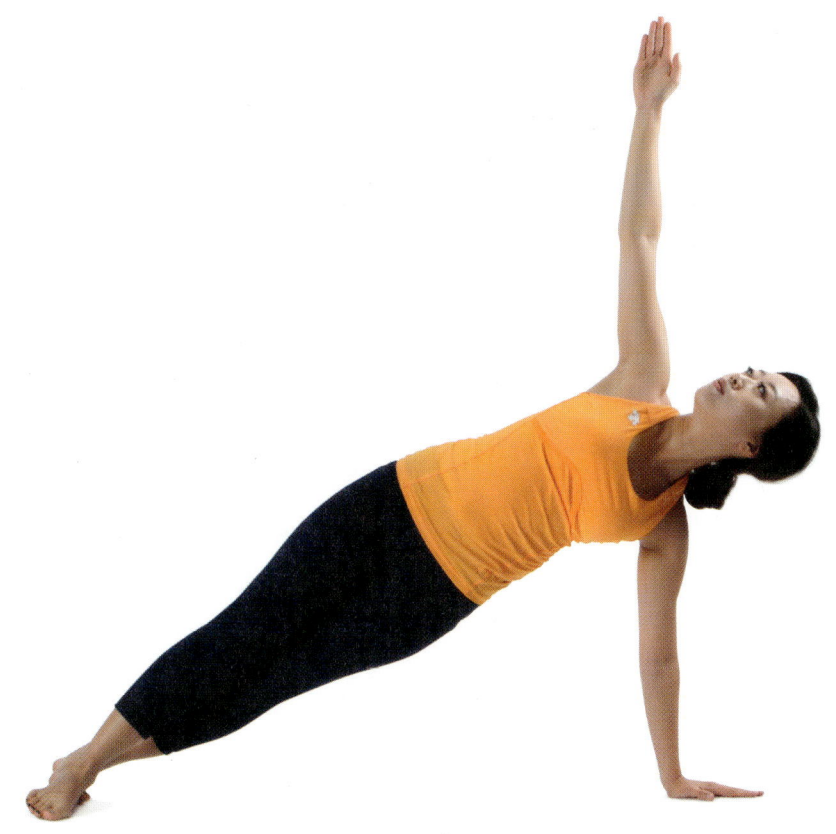

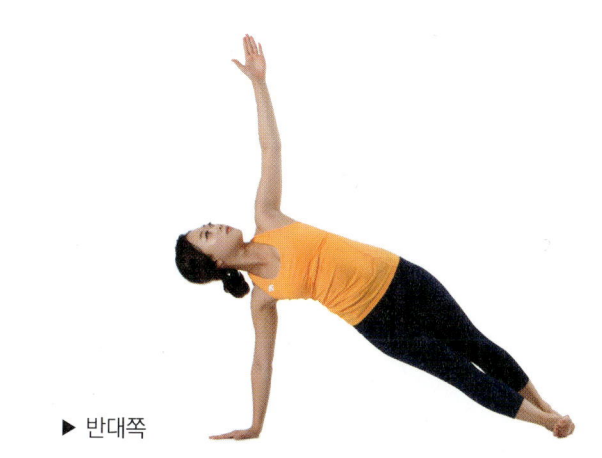

▶ 반대쪽

13
- ▶ 양손을 어깨너비로 벌려 바닥을 힘껏 누르고, 발끝을 바닥에서 서서히 뗀다.
- ▶ 양 무릎을 팔 바깥쪽에서 안쪽으로 조이면서 중심을 앞으로 이동한다.
- ▶ 손가락 끝까지 힘을 주어 집중한다.
- ▶ 10~20초 유지한다.

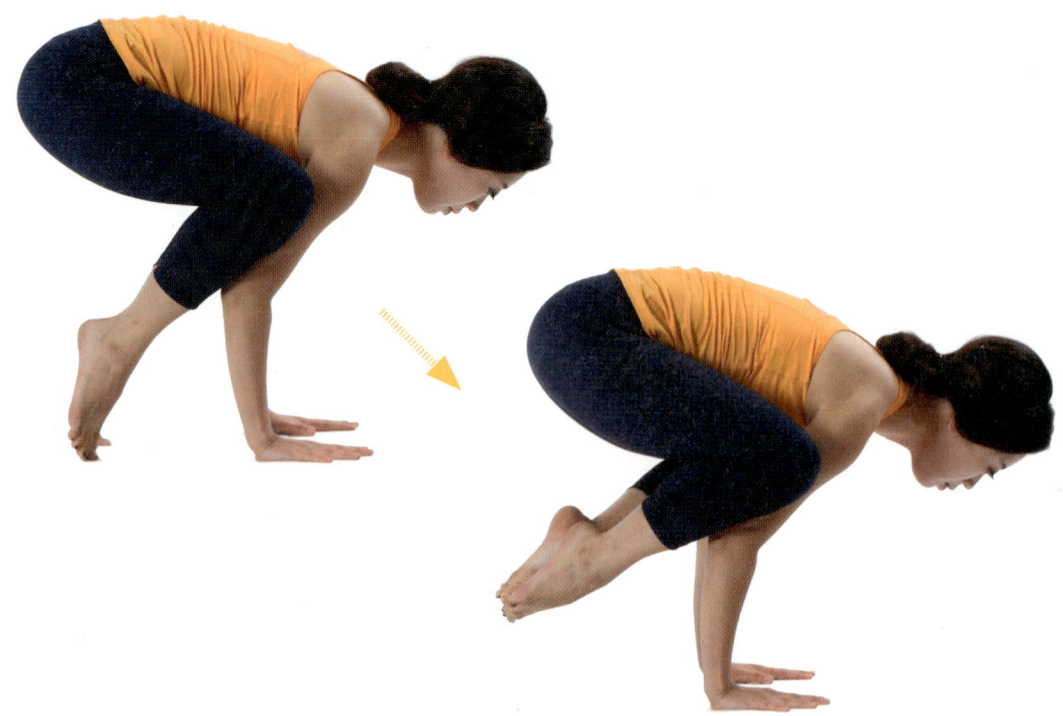

14
- ▶ 기는 자세에서 두 팔을 앞으로 쭉 뻗고 내쉬는 호흡에 가슴, 겨드랑이, 턱이 바닥에 닿게 한다.
- ▶ 호흡을 편안하게 유지하며 10~20초 머무른다.
- ▶ 익숙해지면 시간을 점차 늘려간다.

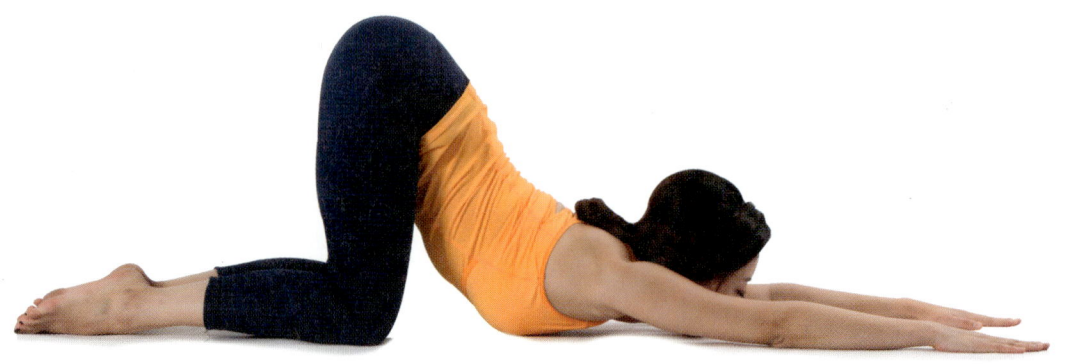

퇴행성 관절염
Degenerative arthritis

관절을 보호하고 있는 연골의 점진적인 손상이나 퇴행으로 관절 주변의 뼈와 인대 등의 손상과 염증, 통증이 생기는 질환이다. 노화로 인한 원인이 대부분이지만 직업적으로 반복되는 동작이나 생활습관 등으로 척추 부위나 고관절, 무릎에서 많이 나타난다.

무릎관절에 생기는 경우엔 보행에 영향을 끼치고, 손가락 관절염인 경우엔 골극(가시 같은 모양으로 덧자라난 뼈)이 형성되어 그로 인해 손가락을 움직일 수조차 없는 통증이 나타난다.

처음에는 해당 관절을 움직일 때만 통증이 나타나다가, 진행이 되면서 지속적으로 통증이 나타나게 된다. 관절을 크게 움직이기 어렵고, 관절 주변이 부어 누르기만 해도 통증이 느껴진다. 해당 관절의 연골 소실과 변형이 오면서 관절을 움직일 때 마찰음이 느껴지기도 한다.

예전에는 퇴행성 관절염 환자들은 운동을 권장하지 않았으나, 주요 원인이 활동을 하지 않는 것이라는 사실이 밝혀지면서 급성기를 제외한 대부분의 경우에 약물 치료와 더불어 운동이 효과적이라는 인식이 있어 운동을 권장하고 있다. 각 관절의 심층 유연성 증진과 관절의 가동범위 안정화를 위한 적절한 근육단련으로 구성한다.

퇴행성 관절염의 원인

- 특발성(병의 원인을 정확히 알 수 없이 저절로 생김)의 경우는 노화, 성별, 유전적 요소, 비만, 특정 관절 부위 등이 있다.
- 속발성(병의 원인을 알 수 있음)의 경우는 관절의 연골에 손상을 줄 수 있는 외상, 질병 및 기형이 원인이 되는 것으로, 세균성 관절염이나 결핵성 관절염 후 관절 연골의 파괴, 심한 충격, 반복적인 가벼운 외상 후에 발생되는 경우 등이다.

▶ 바르게 앉아 한 팔이 위로 올라가도록 팔을 겹치고 양손은 깍지를 낀다.
▶ 팔꿈치를 구부려 깍지 낀 손을 몸 안쪽에서 바깥쪽으로 회전해 두 팔을 길게 뻗는다.
▶ 10~20초간 유지하기를 3회 정도 실시한다.
▶ 반대쪽도 같은 요령으로 실시한다.
▶ 어색한 방향은 한 번 더 실시한다.

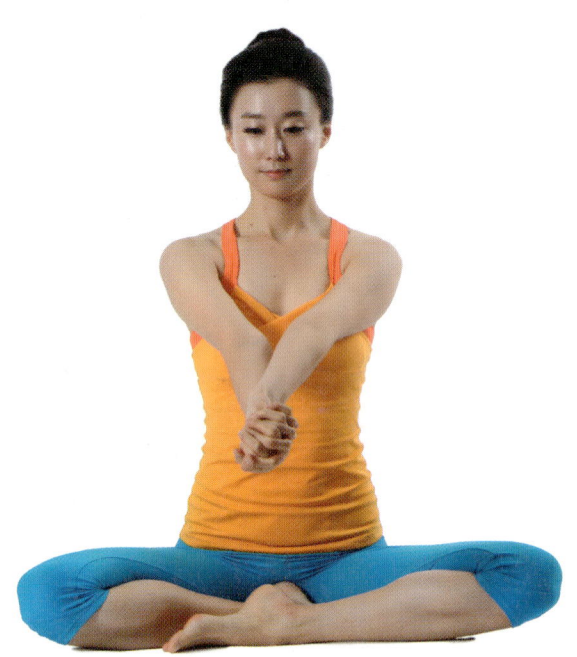

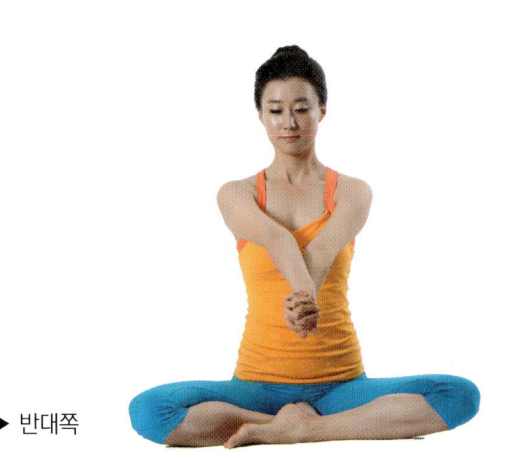

▶ 반대쪽

2
- ▶ 바르게 앉아 한 손은 위에서 아래로 반대 손은 아래에서 위로 뻗어 등 뒤에서 깍지를 낀다.
- ▶ 10~20초간 유지하기를 3회 정도 실시한다.
- ▶ 반대쪽도 같은 요령으로 실시한다.
- ▶ 어색한 방향은 한 번 더 실시해 좌우 균형을 맞춘다.

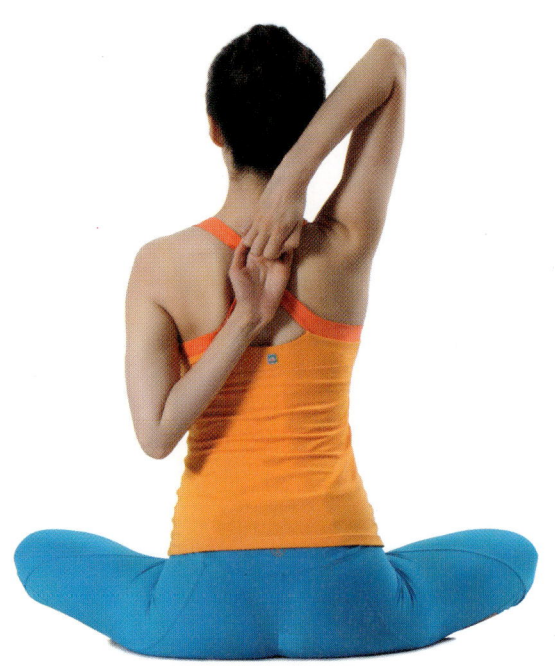

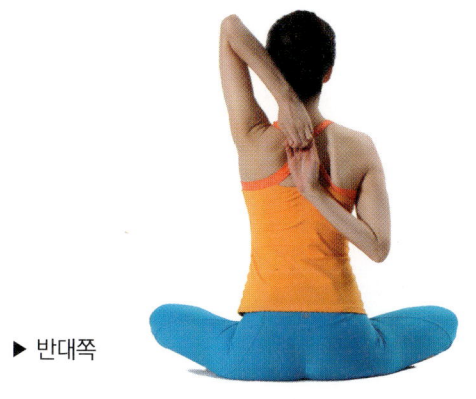

▶ 반대쪽

3
- ▶ 다리를 앞으로 뻗어 바르게 앉는다.
- ▶ 한쪽 무릎을 세워 한 손은 무릎 뒤, 반대 손은 정강이를 잡아 지그시 가슴으로 당겨, 10~20초간 유지한다.
- ▶ 내쉬는 숨에 무릎을 편다.
- ▶ 10~20초간 유지하기를 3회 실시한다.
- ▶ 반대쪽도 같은 요령으로 실시, 어색한 방향은 한 번 더 한다.

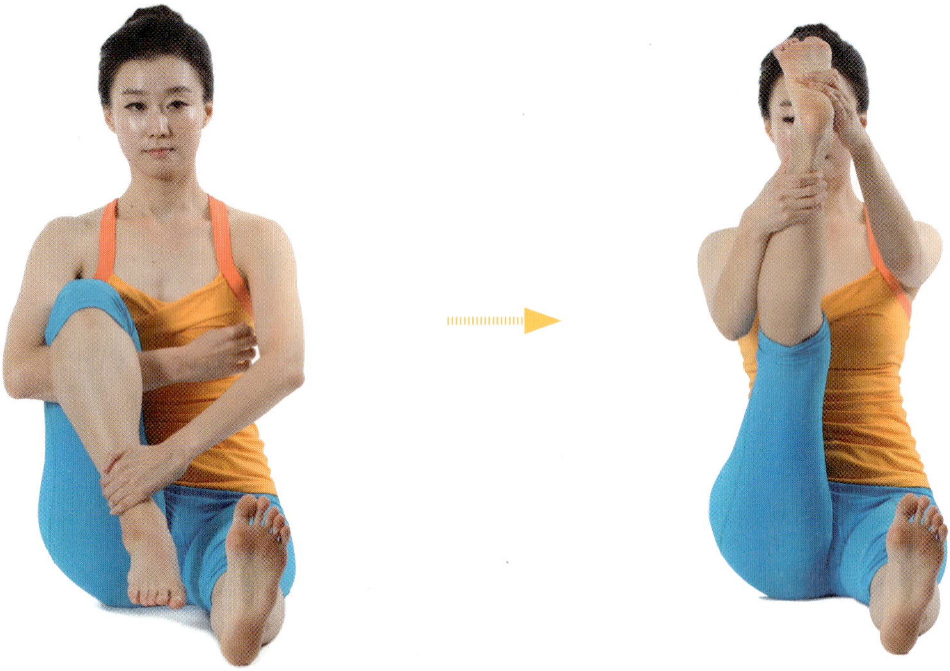

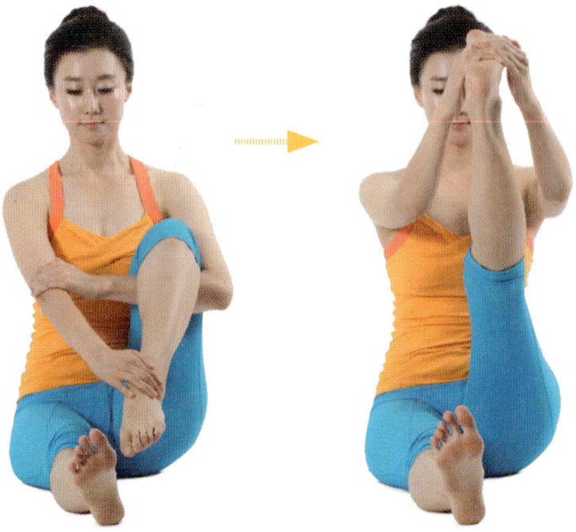

▶ 반대쪽

- ▶ 다리를 골반의 약 세 배 너비로 벌려 선다.
- ▶ 양쪽 발 날이 11자가 되도록 서고, 뒤꿈치도 같은 선상에 둬 골반의 정렬에 신경 쓴다.
- ▶ 시선은 정면을 바라보며 양팔을 옆으로 길게 뻗는다.
  마시고 내쉬는 숨에 몸통을 틀어 상체를 앞으로 기울인다.
- ▶ 한 손은 반대쪽 발목을 감싸고, 반대 손은 하늘로 뻗는다. 시선도 손끝을 따라간다.
- ▶ 반대쪽도 같은 요령으로 실시하고, 10~20초간 유지하기를 3회 실시한다.
- ▶ 어색한 방향은 한 번 더 한다.

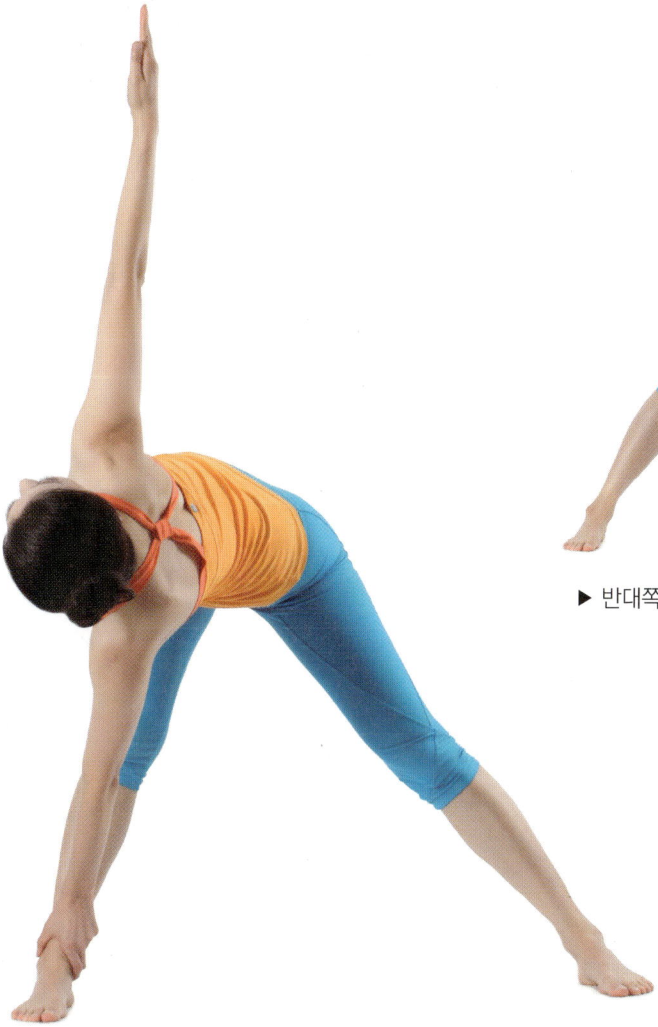

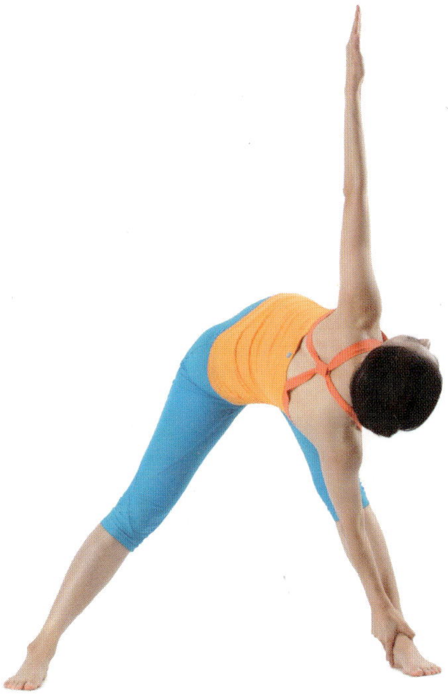

▶ 반대쪽

▶ 기는 자세를 취한다.
▶ 마시고 내쉬는 숨에 등을 둥글게 말고, 한쪽 무릎을 접어 이마 가까이 가져온다.
▶ 마시는 숨에 다리를 뒤로 길게 뻗는다.
이때 발끝을 몸쪽으로 당기고 시선은 바닥을 멀리 바라본다.
▶ 10~20초 정도 유지하기를 3회 실시한다.
▶ 반대쪽도 같은 요령으로 실시한다.

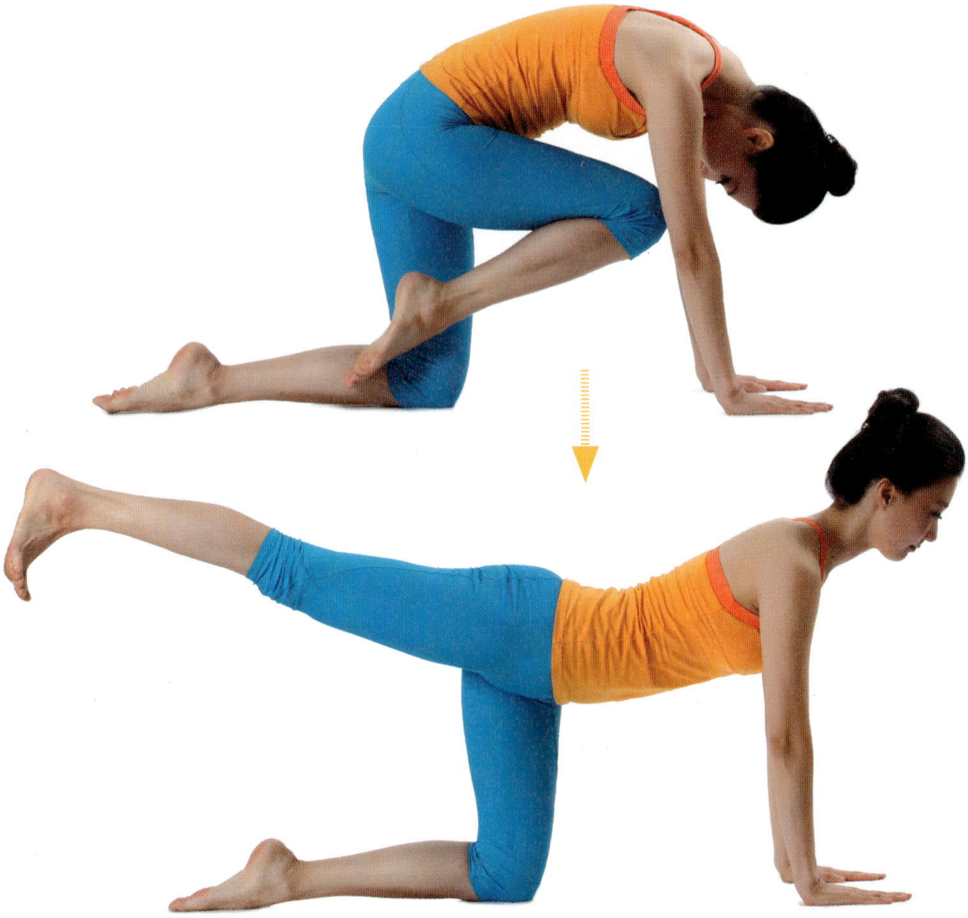

▶ 반대쪽

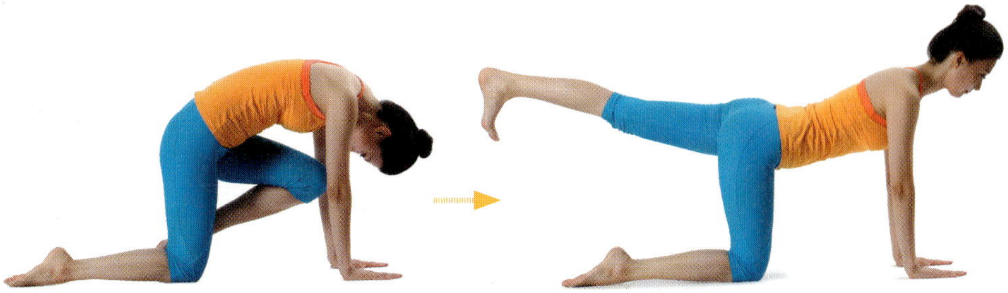

- 한쪽 손바닥을 편다.
- 엄지와 검지 사이 움푹 파인 곳을 반대 손으로 지그시 눌러주며 마사지한다.
- 반대쪽도 같은 요령으로 실시, 뭉친 곳은 한 번 더 한다.

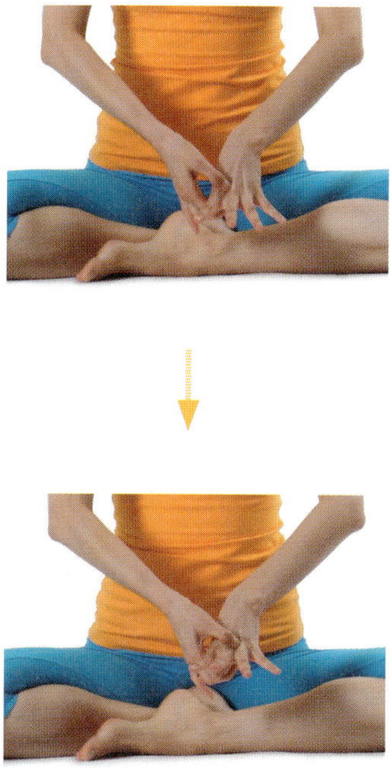

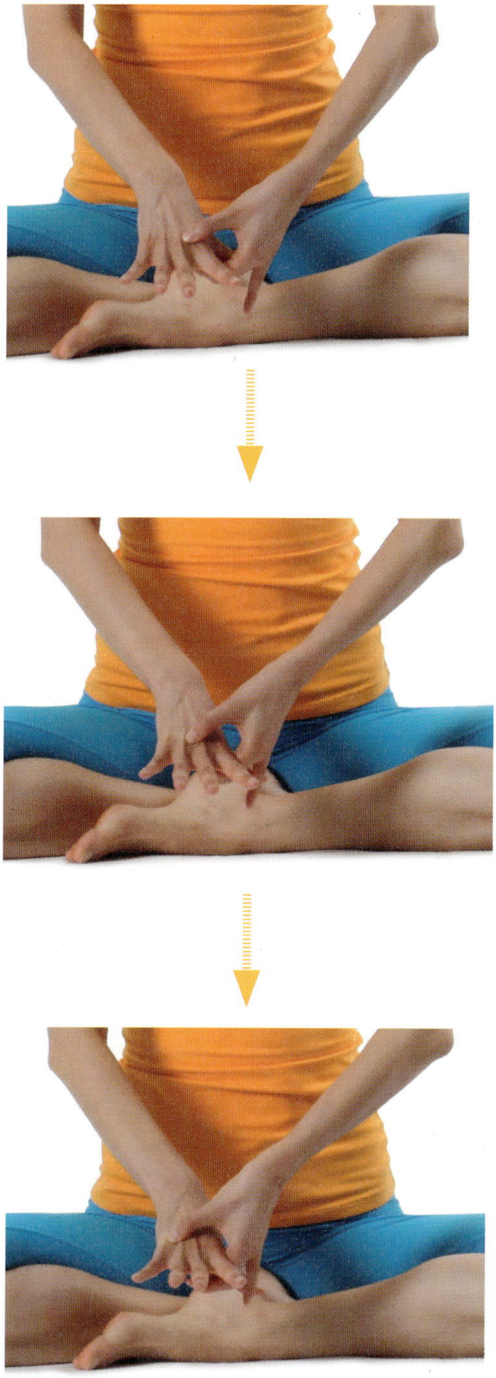

▶ 반대쪽

7
- 엄지손가락을 안으로 접어 두 주먹을 쥔다.
- 10~20초 유지하고 돌아오기를 3회 반복한다.

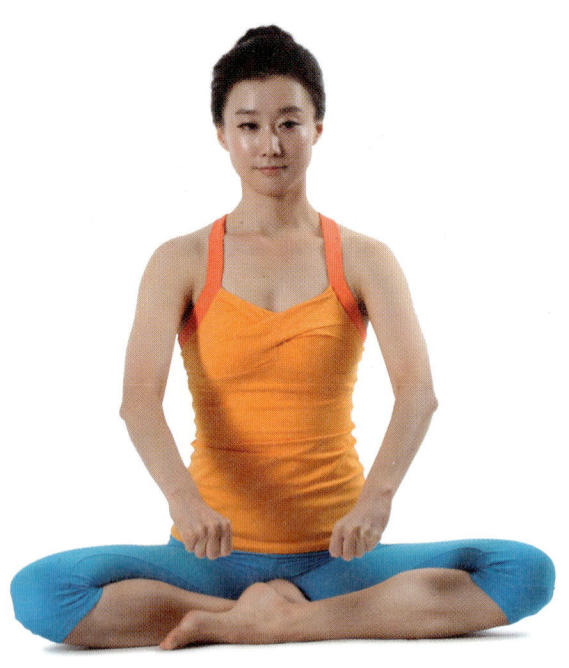

8
- 손바닥을 바닥에 대고 손가락이 몸을 향하도록 손목을 바깥쪽으로 돌린다.
- 내쉬는 숨에 손바닥으로 바닥을 지그시 누른다.
- 10~20초 유지하고 돌아오기를 3회 반복한다.

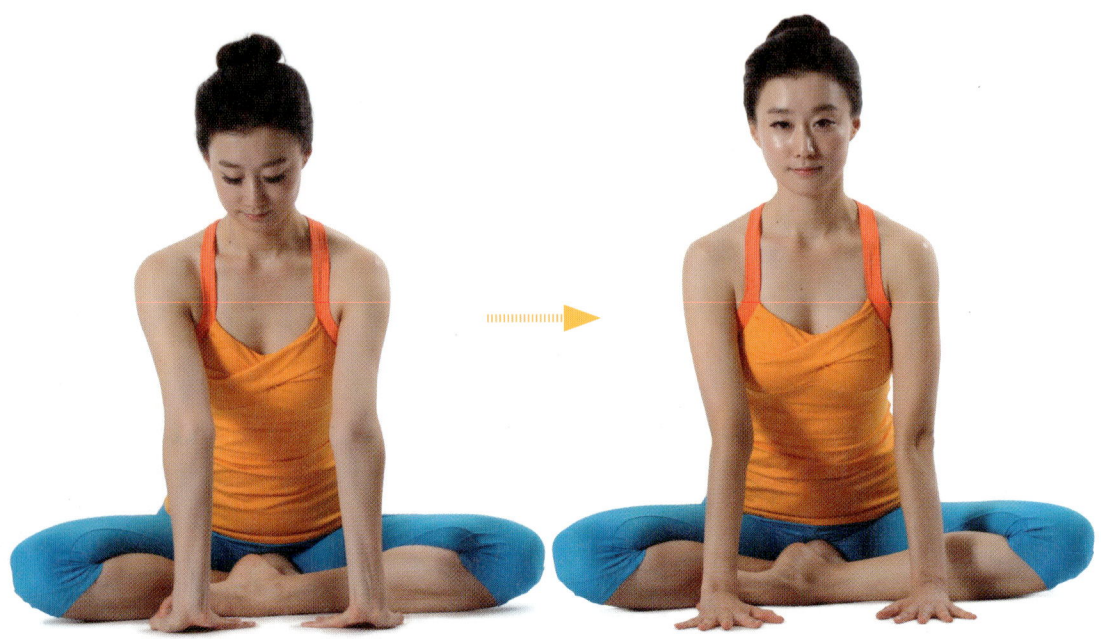

갱년기 장애
Menopausal disorder

갱년기는 남녀 모두 나이가 들면서 성호르몬이 감소되어 나타나는 현상으로 여성의 난소기능 저하로 인한 에스트로겐 분비 감소와, 남성의 경우엔 테스토스테론 농도의 저하로 인한 변화의 과정이다.

여성갱년기의 증상은 보통 폐경기에 시작되며 불안, 불면, 우울증, 관절통, 피부건조증, 안면홍조, 성욕감퇴의 현상으로 나타나고, 신체 기관의 기능쇠퇴와 노화를 경험하게 된다. 남성갱년기의 증상은 성욕 감소, 발기부전, 근력의 감소, 체력감소, 복부지방량 증가, 골밀도 감소와 같은 신체적 증상과 기억력감퇴, 피로감, 우울감과 같은 정신적 증상으로 나타난다. 표출방식에 차이가 있으나 남성갱년기도 여성갱년기와 유사한 증상이다.

호르몬의 변화는 자연적인 현상이지만 테스토스테론 농도의 저하는 노화로 인한 원인 외에도 불규칙한 식사, 수면, 과도한 음주와 흡연, 운동부족 같은 생활습관이 원인이 되기도 한다. 갱년기가 오면 신체적, 심리적인 문제가 동시에 드러난다.

성호르몬 변화에 대한 논문을 살펴보면 규칙적인 운동은 호르몬의 활성화를 유도하여 테스토스테론의 농도를 자연적으로 상승시킬 수 있다고 하였다. 과거에는 남성호르몬의 결핍만이 남성갱년기 원인인 것으로 생각했으나, 상당 부분 성장호르몬이나 스트레스 호르몬으로 알려진 코르티솔(cortisol)의 농도와 관련 있다는 것이 최근의 보고다. 성장호르몬의 감소는 근육의 양을 감소시키고, 복부지방량을 증가

테스토스테론결핍증후군 (TestosteroneDificiency Syndrom:TDS)

2006년 Morales, Schulmans는 남성 갱년기가 노화 외에 젊은 나이에도 발생할 수 있기 때문에 테스토스테론 결핍 증후군으로 부르는 것이 옳다는 이론을 제기하기도 하였다.

시키는 원인이다. 또한 높은 코르티솔의 농도는 스트레스에 대한 반응으로 근육에서 단백질 합성을 억제하고 면역능력을 상실하게 된다. 남성갱년기의 증상은 성장 호르몬 및 코르티솔의 변화와도 관여가 된다는 것이 지견이다.

갱년기 증상이 느껴진다면 스트레스 저항력을 높이기 위한 긍정적 마음가짐의 심상법 수련과 긴장을 풀어가는 이완의 방법, 근육운동을 늘리면서 음악과 같이 하는 빈야사요가 수련으로 활기를 찾아보는 것이 좋다.

▶ 검지 손가락으로 눈썹 사이 미간을 지그시 누른다.
▶ 손가락을 안쪽에서 바깥쪽으로 이동하며 눈 주변을 꾹 누른다.

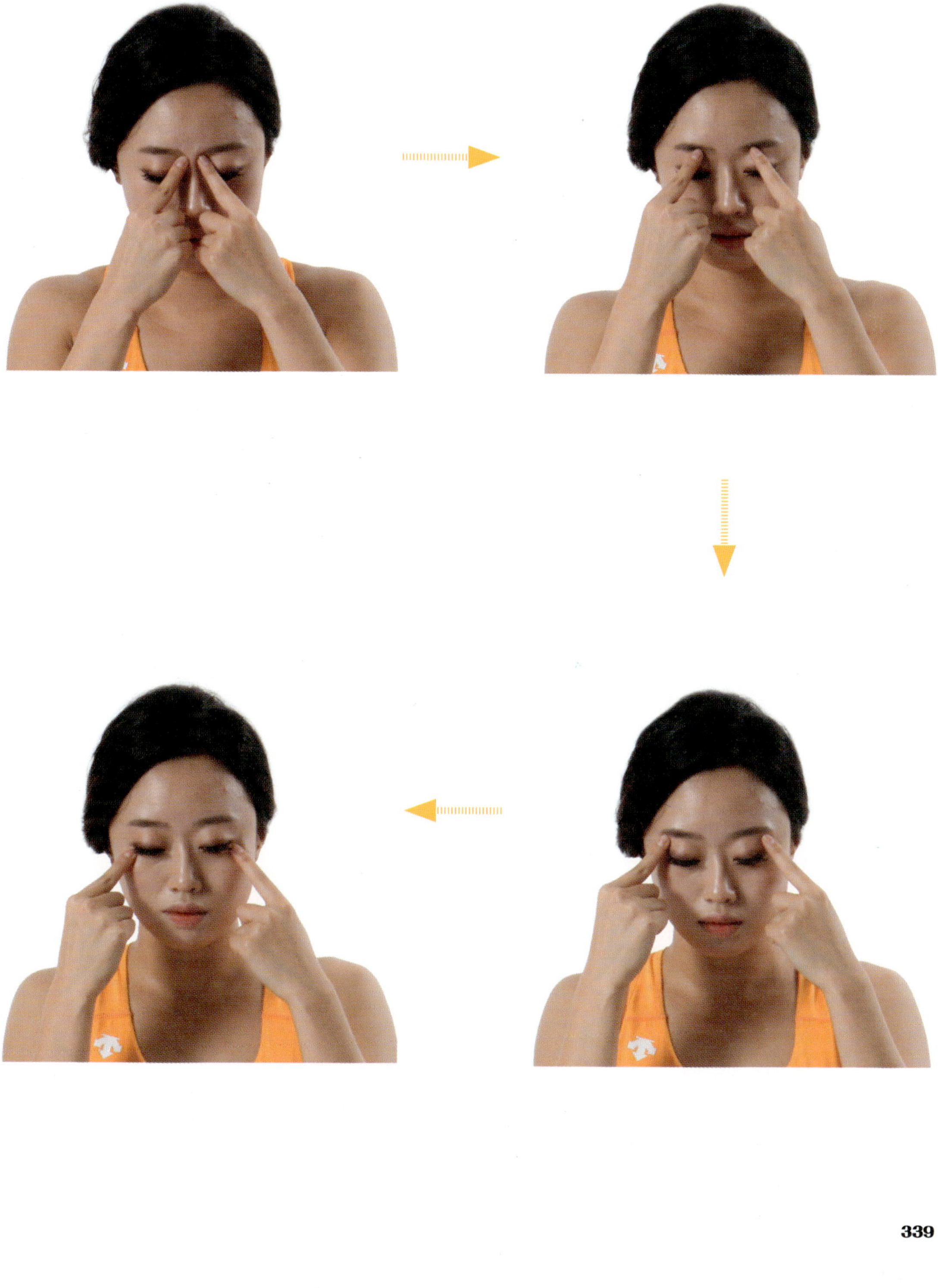

▶ 검지 손가락으로 눈 사이를 지그시 누르고, 눈 아래에서 눈 꼬리 쪽으로 이동하며 눈 주변을 꾹 누른다.

 ▶ 검지 손가락으로 콧대 양쪽을 지그시 누르고, 아래쪽으로 이동해가며 콧방울 옆을 꾹 누른다.

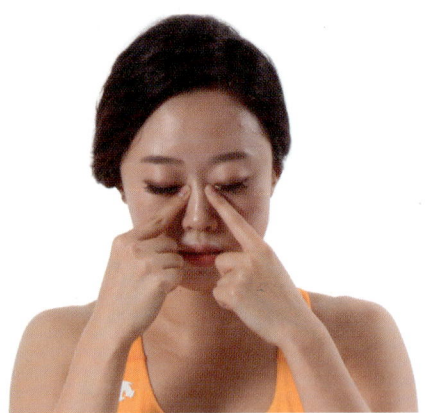
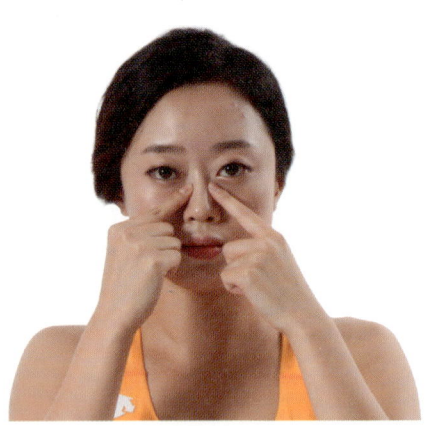

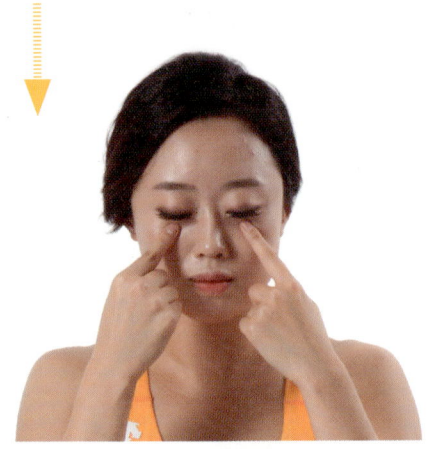
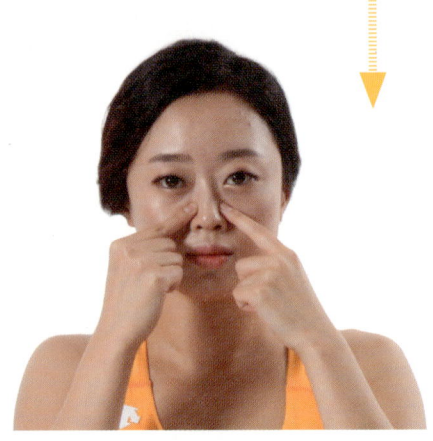
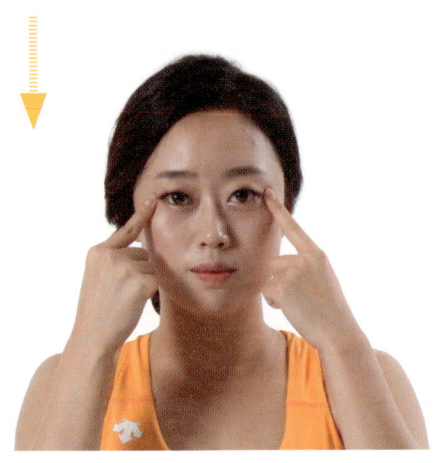
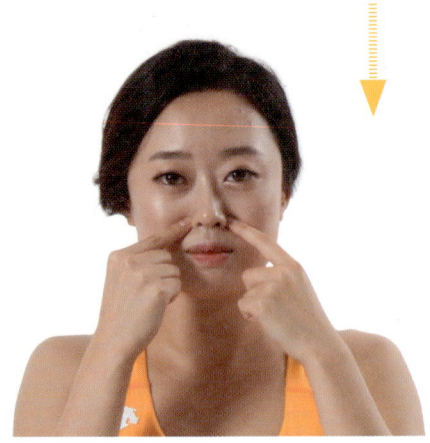

- ▶ 바르게 앉아 경추 양 옆으로 오목하게 들어간 부분을 찾아 손가락으로 지그시 누른다.
- ▶ 손가락을 아래로 이동하며 목 주변을 꾹 누른다.

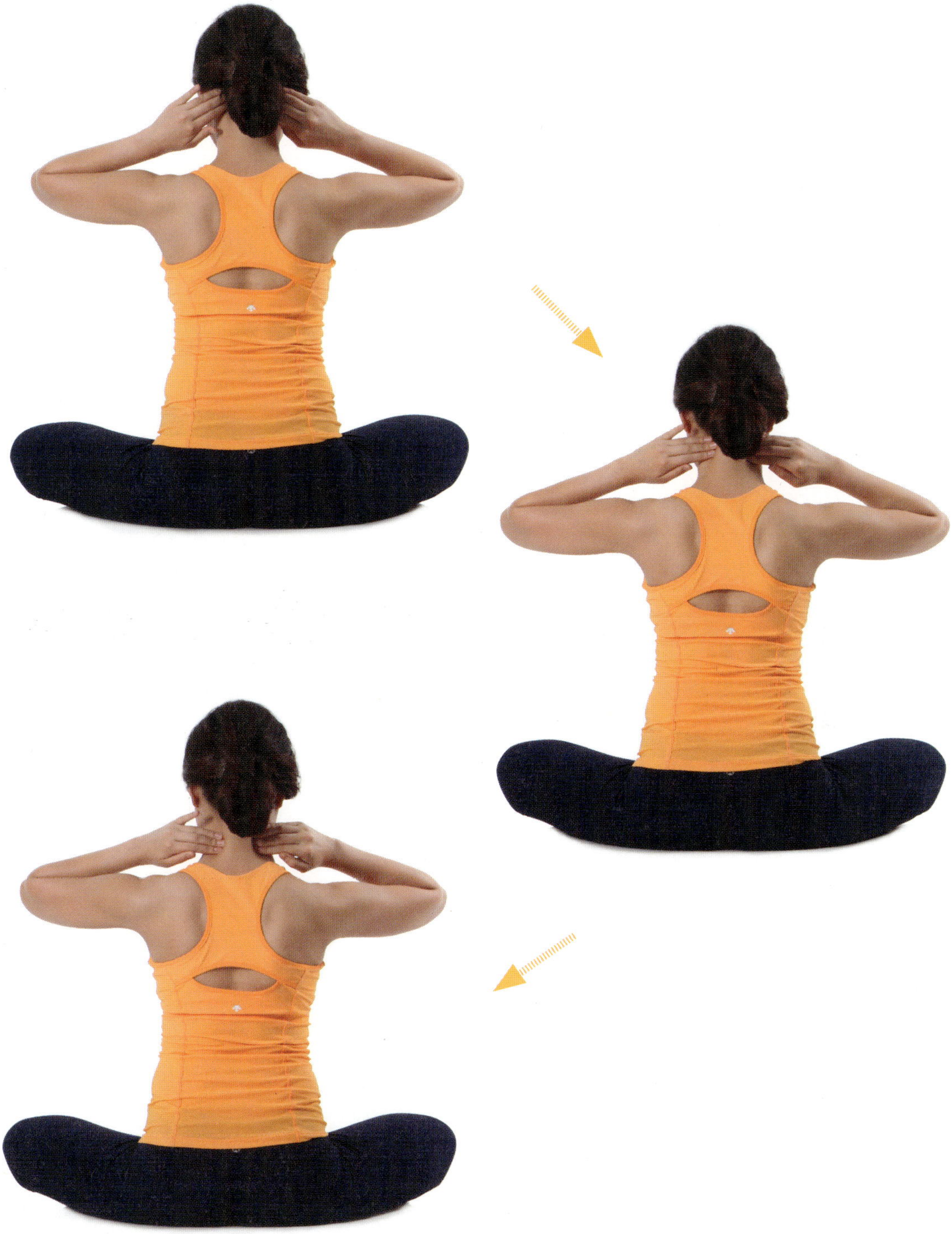

- ▶ 바르게 앉아 얼굴을 한쪽 방향으로 돌리고 턱을 들어올린다.
- ▶ 턱 아래쪽을 손가락 여러 개로 지그시 누른다.
- ▶ 쇄골과 가까워지도록 손을 이동하며 지그시 누른다.
- ▶ 10~20초간 유지하며 3회 실시한다.
- ▶ 반대쪽도 같은 요령으로 실시한다.
- ▶ 어색한 방향은 한 번 더 실시한다.

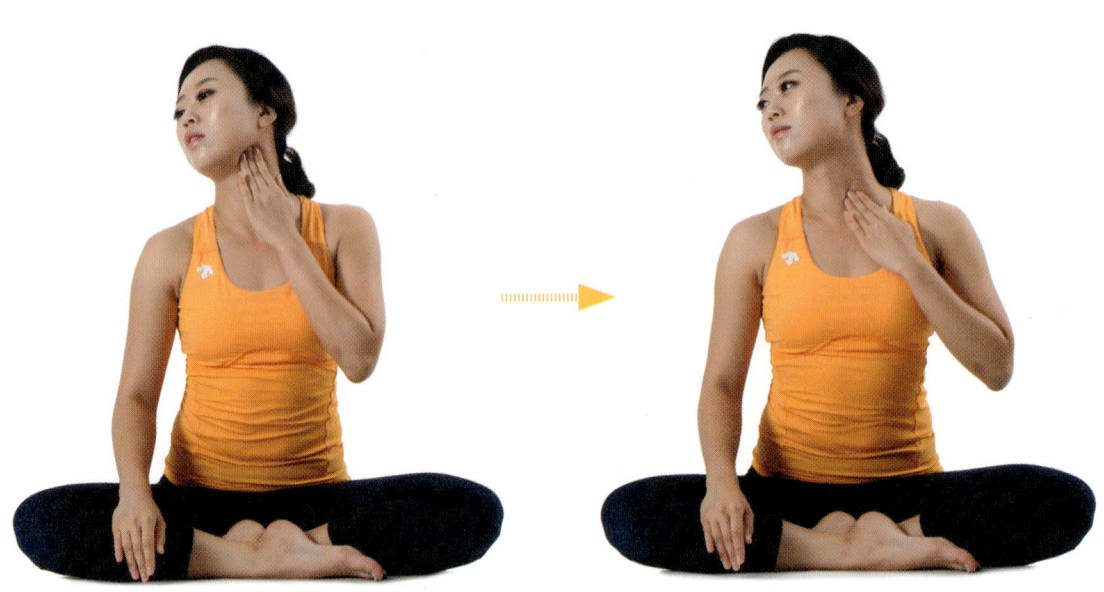

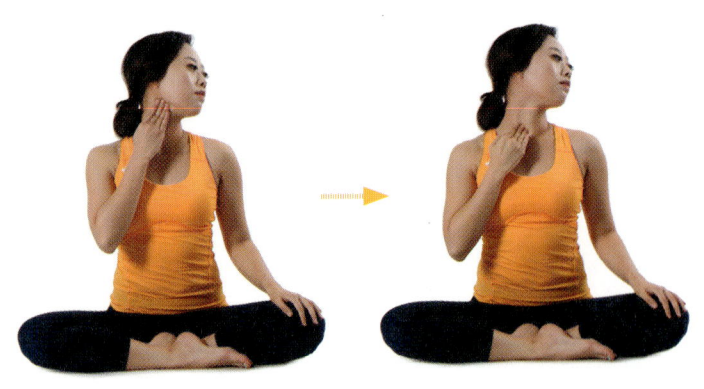

▶ 반대쪽

- ▶ 턱을 들어올려 이마가 하늘을 향하게 한다.
- ▶ 윗니와 아랫니를 맞닿아 목 앞쪽으로 당김이 오도록 한다.
- ▶ 손가락으로 턱 아래쪽을 지그시 누른다.
- ▶ 10~20초간 유지하며 3회 실시한다.
- ▶ 손을 아래쪽으로 이동해 지그시 누르며 역시 10~20초간 유지하며 3회 실시한다.

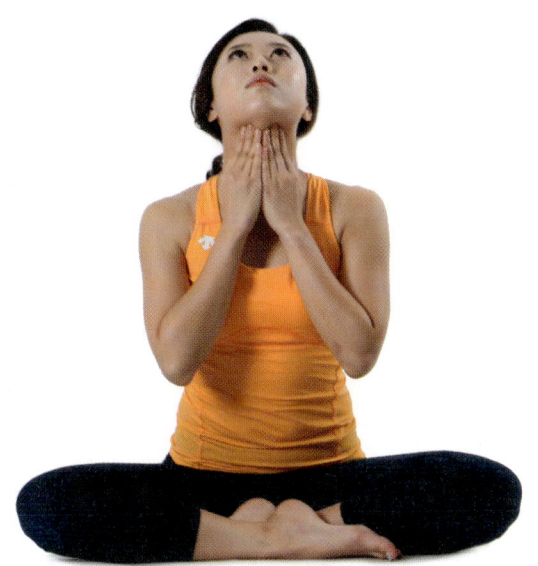

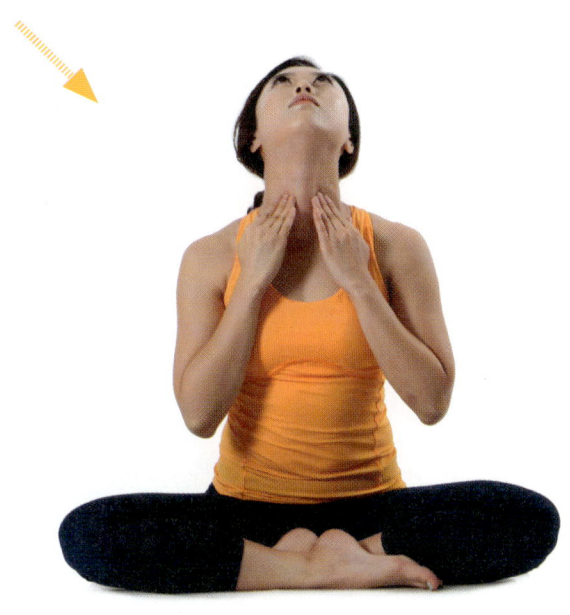

7
- ▶ 두 발을 모아 바르게 선 자세에서 양손을 머리 위로 합장한다.
- ▶ 마시는 숨에 괄약근을 조이며 상체는 뒤로 멀리 보낸다.
- ▶ 호흡을 편안하게 이어가며 가슴과 이마가 하늘을 향하고 손끝은 뒤로 보낸다.
- ▶ 10~20초간 유지하고 돌아오기를 3회 정도 실시한다.

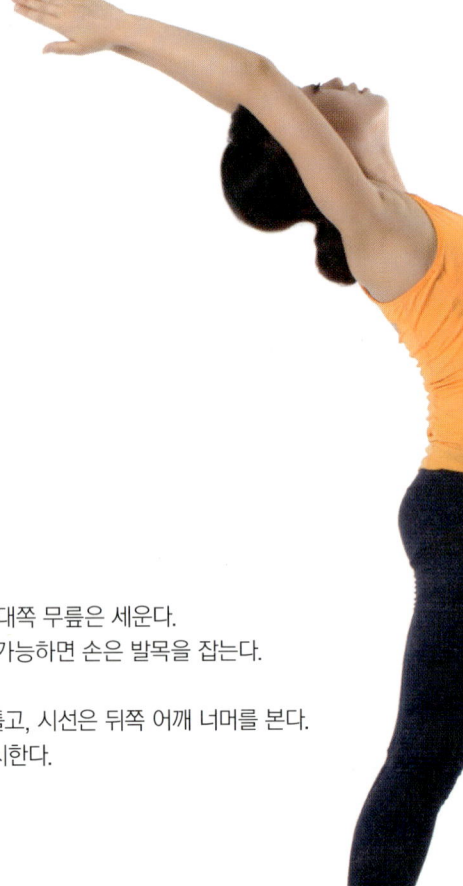

8
- ▶ 바르게 앉아 한쪽 다리는 접어 아래에 두고, 반대쪽 무릎은 세운다.
- ▶ 세운 무릎 측면에 반대쪽 팔꿈치를 둔다. 이때 가능하면 손은 발목을 잡는다.
- ▶ 다른 한 팔은 엉덩이 뒤를 짚는다.
- ▶ 내쉬는 숨에 배꼽이 뒤를 향하도록 몸통을 비틀고, 시선은 뒤쪽 어깨 너머를 본다.
- ▶ 10~20초 유지하고 반대쪽도 같은 요령으로 실시한다.
- ▶ 어색한 방향은 한 번 더 실시한다.

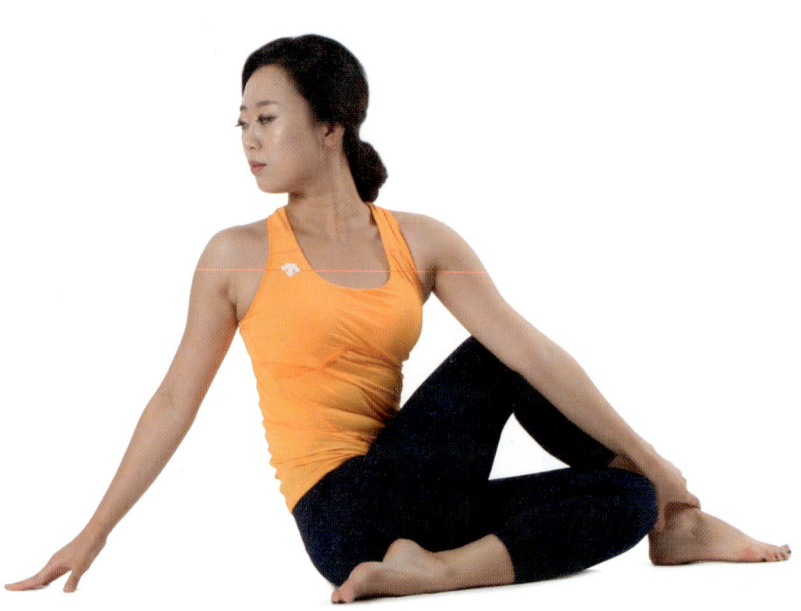

9
- ▶ 바르게 서서 왼 다리는 앞으로 오른 다리는 뒤로 보낸다. 이때 왼발은 정면, 오른발은 45도 각도로 벌린다.
- ▶ 팔을 양 옆으로 벌려 내쉬는 숨에 상체를 비틀어 오른손이 왼 발목 혹은 정강이를 잡고, 왼손은 하늘을 향해 뻗는다. 이때 시선도 따라간다.
- ▶ 10~20초간 유지하고 돌아오기를 3회 실시한다.
- ▶ 반대쪽도 같은 요령으로 실시, 어색한 방향은 한 번 더 한다.

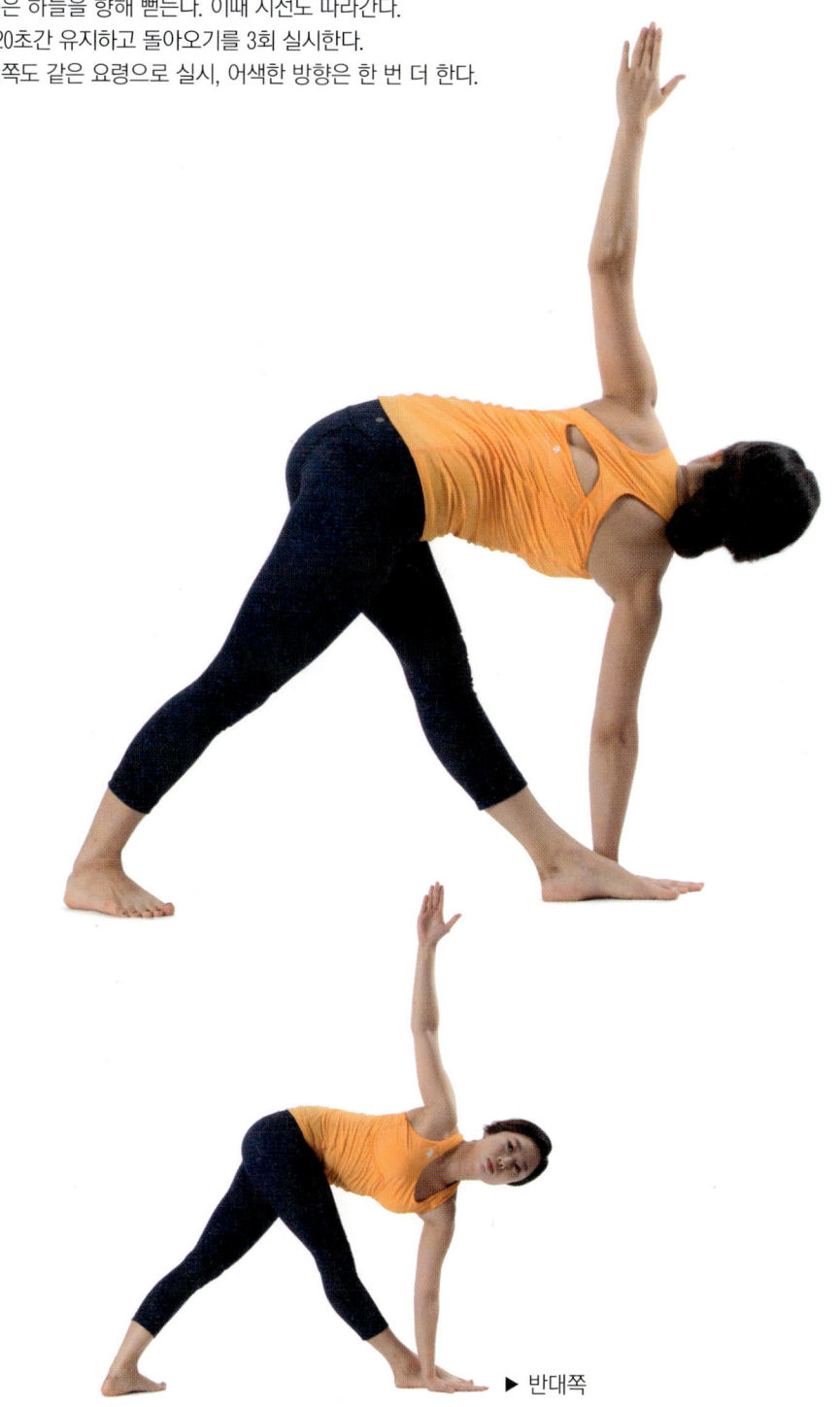

▶ 반대쪽

10
▶ 바르게 서서 한쪽 다리를 뒤로 뻗고 나머지 다리는 무릎을 직각으로 만든다.
▶ 양팔은 하늘로 쭉 뻗고, 내쉬는 호흡에 척추를 곧게 펴고 10~20초 정도 유지한다.
▶ 반대쪽도 같은 요령으로 실시한다.

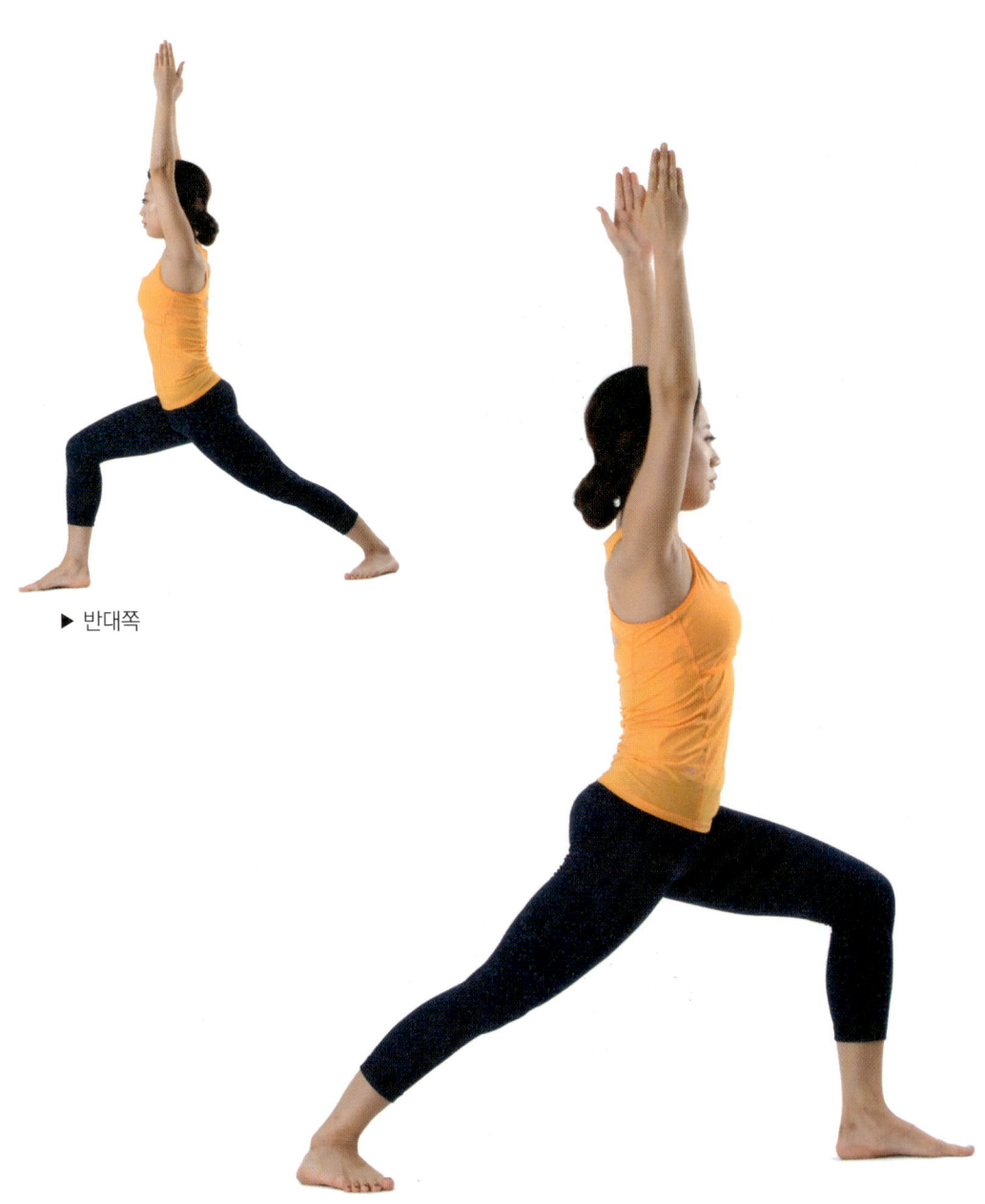

▶ 반대쪽

11
- ▶ 양발을 골반의 세 배 정도 벌려 선다. 이때 발 날은 11자로 만들고, 뒤꿈치는 같은 선상에 위치하여 골반을 바르게 정렬한다.
- ▶ 상체를 앞으로 기울여 바닥에 양손을 짚는다.
- ▶ 무릎에 힘을 주고 내쉬는 호흡에 상체를 더 아래로 끌어 내린다.
- ▶ 10~20초간 유지하고 돌아오기를 3회 정도 실시한다.

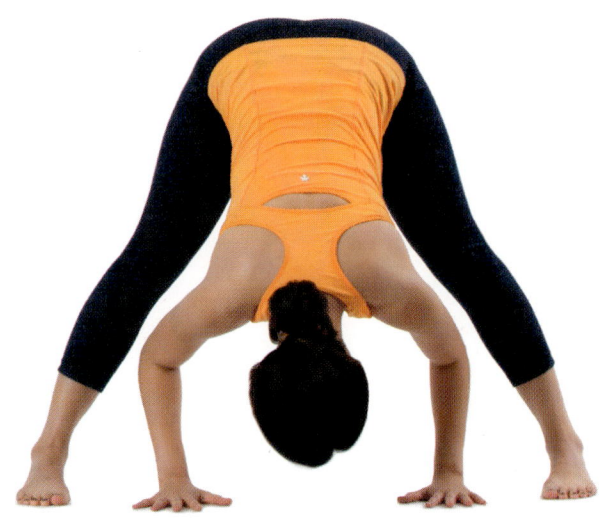

12
- ▶ 상체를 숙여 양손을 어깨너비로 유지하고 바닥을 짚는다.
- ▶ 엉덩이가 살짝 뜨도록 뒤꿈치를 들어올려 발끝으로 지탱한다.
- ▶ 팔꿈치를 몸쪽으로 구부려서 양 무릎에 안정적으로 닿게 한다.
- ▶ 발끝을 매트에서 떼어 엄지발가락을 맞댄다.
- ▶ 10~20초간 유지하고 돌아오기를 3회 정도 실시한다.

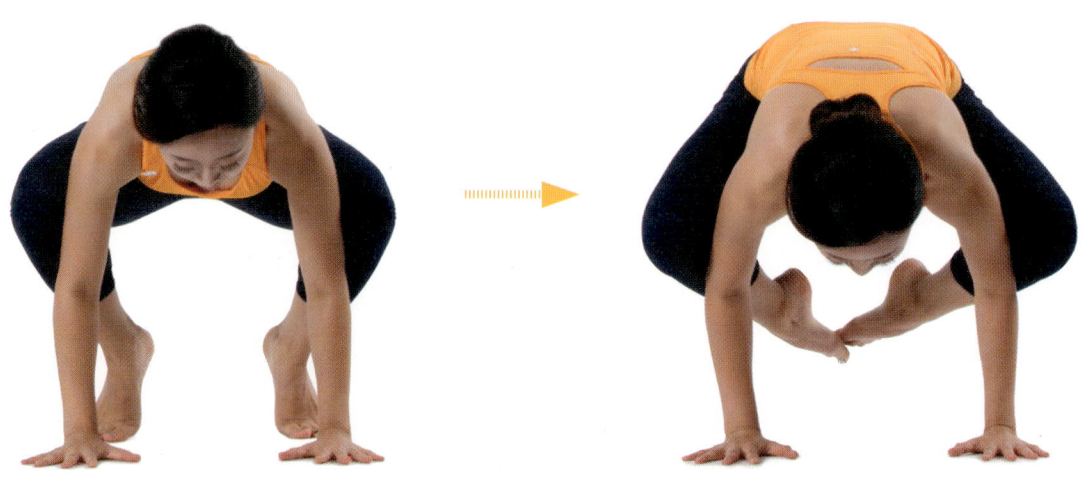

13
- ▶ 무릎으로 바르게 선다.
  이때 무릎 간격은 골반 넓이로 유지하고 발끝은 세운다.
- ▶ 괄약근에 힘을 주고,
  골반을 앞쪽으로 밀며 가슴과 어깨를 활짝 열고 양손으로 뒤꿈치를 잡는다.
- ▶ 이마가 뒤쪽을 향하도록 한다.
- ▶ 10~20초간 유지하고 돌아오기를 3회 정도 실시한다.
- ▶ 초보자는 손으로 허리를 받쳐서 실시한다.

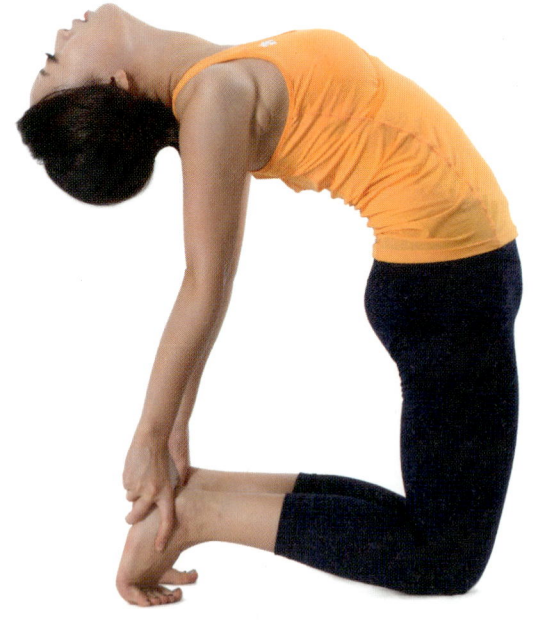

14
- ▶ 무릎을 세워 앉고, 양팔은 앞으로 나란히 뻗는다.
- ▶ 허리를 곧게 펴고 내쉬는 숨에 상체를 뒤로 기울인다.
  이때 두 팔은 대각선으로 뻗는다.
- ▶ 발바닥을 하나씩 바닥에서 떼어 무릎 역시 대각선 방향으로 뻗는다.
- ▶ 내 몸이 ㄷ자를 이루도록 한다.
- ▶ 복부와 괄약근을 조이며
  10~20초간 유지하기를
  5~10회 실시한다.

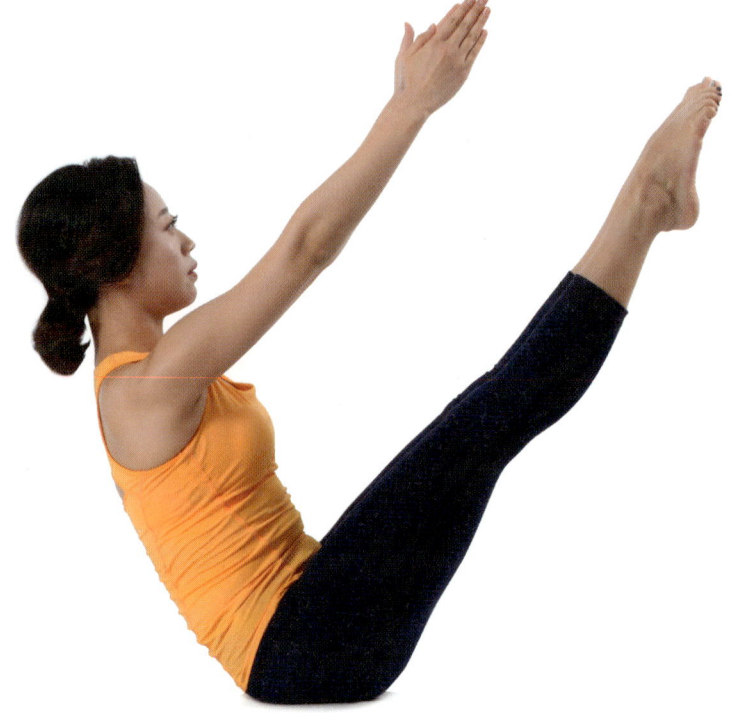

- 등을 대고 누워 다리를 90도로 세운다.
- 복부의 힘으로 등을 말아 다리를 머리 위로 넘겨 쟁기 자세로 10~20초 머문다. 이때 어깨만 바닥에 닿도록 한다.
- 양손으로 허리를 잡고, 팔꿈치로 몸을 같이 지탱하며 10~20초 머문다.
- 역순으로 발끝을 다시 머리 위로 내린다.
- 이 동작이 익숙해지면 점차적으로 시간을 늘려간다.

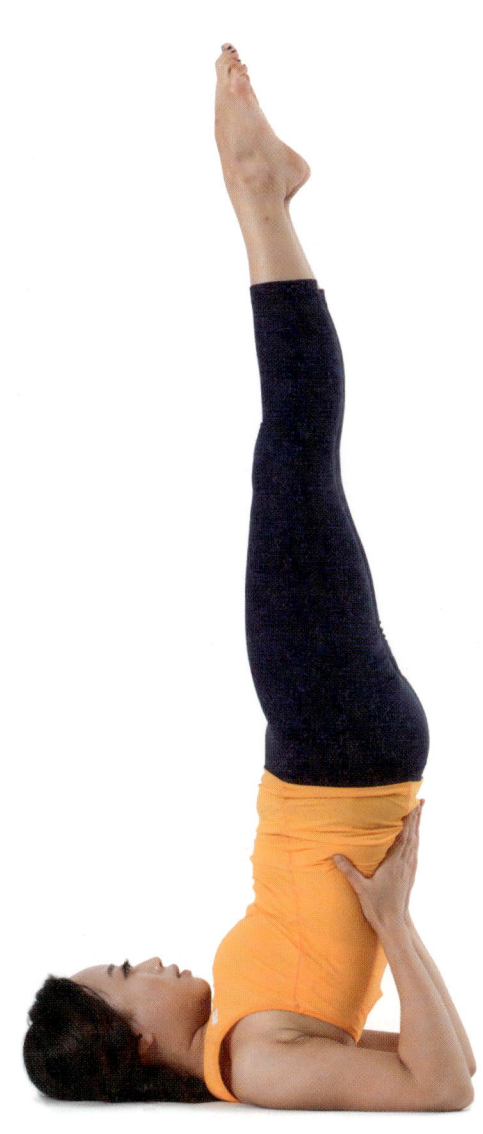

16
▶ 바르게 등을 대고 누워 고개를 한쪽 방향으로 돌려 귀가 정확하게 바닥에 닿도록 한다. 이때 양쪽 어깨는 뜨지 않도록 한다.
▶ 반대쪽도 같은 요령으로 실시하면서 3~5초간 유지했다 돌아오기를 3회 정도 반복한다.
▶ 어색한 방향은 한 번 더 실시한다.

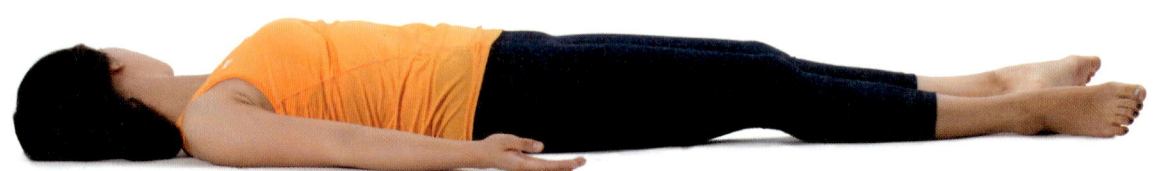

변비
Constipation

변비는 변이 건조하게 굳고, 배변의 횟수와 양이 적으며, 복부의 당김증상이 지속되는 경우이다. 또한 배변 시 고통스럽고 불쾌감이나 생리적 장애를 수반하는 증상이 있는 경우를 말한다. 변비 자체는 병이 아닌 일종의 증상이지만, 변비로 인한 장내 이상 발효로 생긴 유독가스(황화수소, 니트로소아민, 암모니아, 페놀) 등으로 인한 다양한 2차 질환의 원인이 되므로 해결해야 한다.

변비는 소화기 질환이나 연령, 식이, 수분섭취, 활동, 배변 시 자세, 스트레스 또는 우울과 같은 심리적 요인, 개인적 습관, 통증, 약물, 수술과 마취 등이 있으며 지나친 다이어트에 의한 변비가 발생할 수 있다. 방치하면 치질, 치열, 두통, 심장병의 원인이 되기도 하고 직장암이나 대장암으로 발전될 수도 있다.

고구마나 푸른 야채와 과일 같은 섬유질이 많은 음식, 또한 지방이 많은 음식도 도움이 되고, 매일 아침 배변을 보는 습관이 중요하다. 위장이 먼저 활동하면 배변 활동이 자연스럽게 이루어질 수 있어 일어나자마자 마시는 한잔의 냉수로도 효과를 볼 수 있다. 더욱 효과적인 방법은 요가 수련이다. 요가의 호흡법 자체가 복식호흡이기 때문에 대장의 연동운동을 물리적으로 돕는 효능이 있다. 또한 복식호흡의 효용은 긴장되어 있는 신경계를 이완하여 대장기능의 활성화를 도모할 수 있다. 호흡과 더불어 하복부를 주먹으로 작은 원을 그리는 하행결장, 상행결장 마사지, S결장 부위의 왼쪽 하복부 근육을 자극하는 물리적 체위들이 도움이 된다.

변비의 원인
원발성 원인과 이차성 원인으로 구분할 수 있다.
- 원발성: 대장의 운동기능 이상이나 항문과 직장의 기능 이상.
- 이차성: 원인으로는 기질적 국소성 질환, 전신적 질환, 약제사용 등.

1
- ▶ 무릎으로 선다.
- ▶ 양팔은 어깨 높이로 앞으로 뻗는다.
- ▶ 내쉬는 호흡에 상체를 45도 정도 뒤로 기울인다.
- ▶ 10~20초 유지하고 돌아오기를 3회 실시한다.

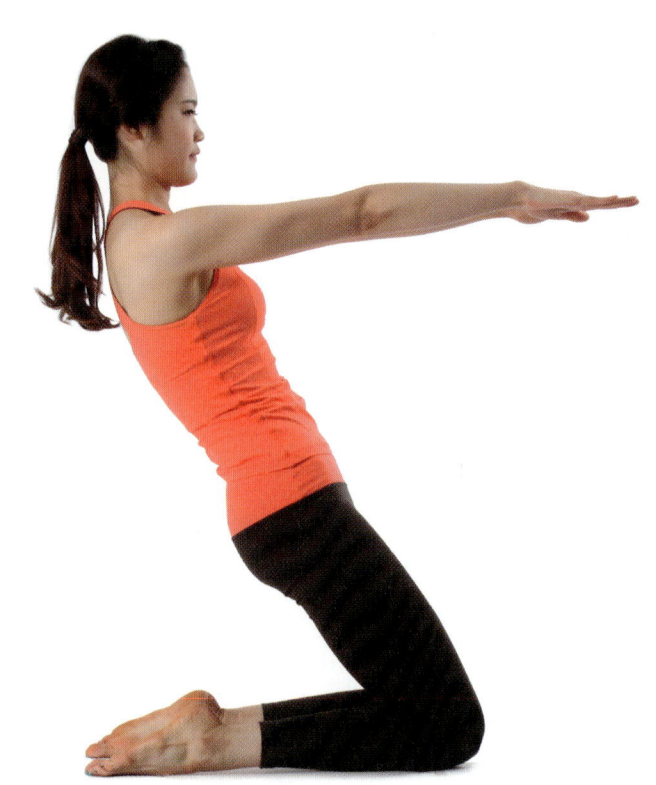

- 다리를 펴고 앉은 자세에서 한쪽 다리를 접어 발등을 반대쪽 허벅지 안쪽 깊이 둔다.
- 내쉬는 호흡에 상체를 숙여 10~20초 머물렀다 돌아온다.
- 등을 둥글게 말아 바닥에 대고 눕는다.
- 내쉬는 호흡에 허리가 뜨지 않게 복부에 힘을 주고, 뻗은 다리를 직각으로 들어올린다.
- 마시고 내쉬는 호흡에 다리를 서서히 아래로 내렸다가 마시는 호흡에 다리를 들어올린다.
- 10회 반복하기를 3회 시행한다.
- 반대쪽도 같은 요령으로 실시, 힘이 받지 않는 쪽은 한 번 더 한다.

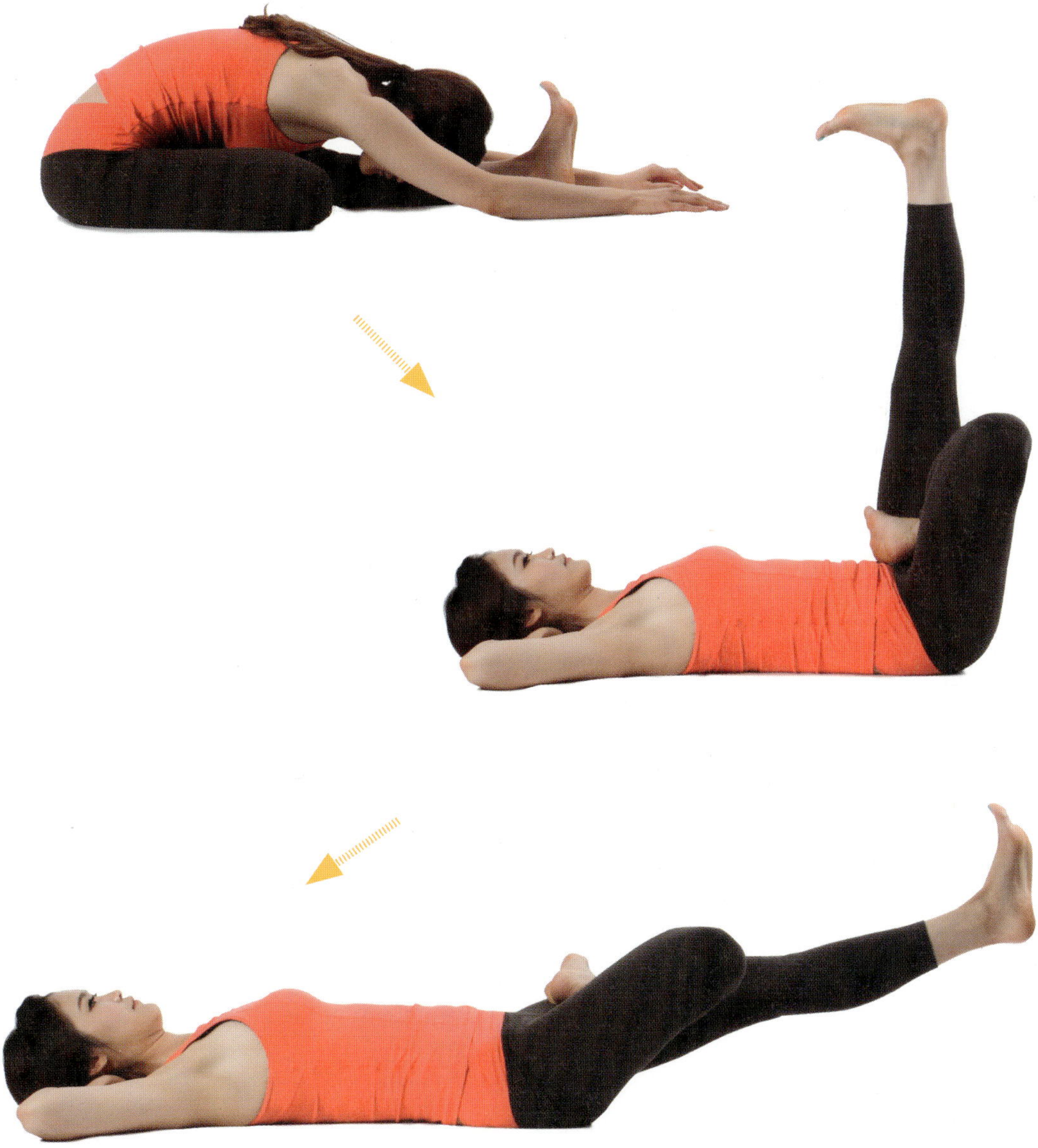

- ▶ 등을 대고 눕는다. 무릎은 세워 골반 넓이로 벌린다.
- ▶ 두 손을 복부에 두고 배꼽 주변을 시계 반대 방향으로 원을 그리며 지그시 누른다.
- ▶ 한 지점에서 10~20초 누르고 머무르길 반복한다.

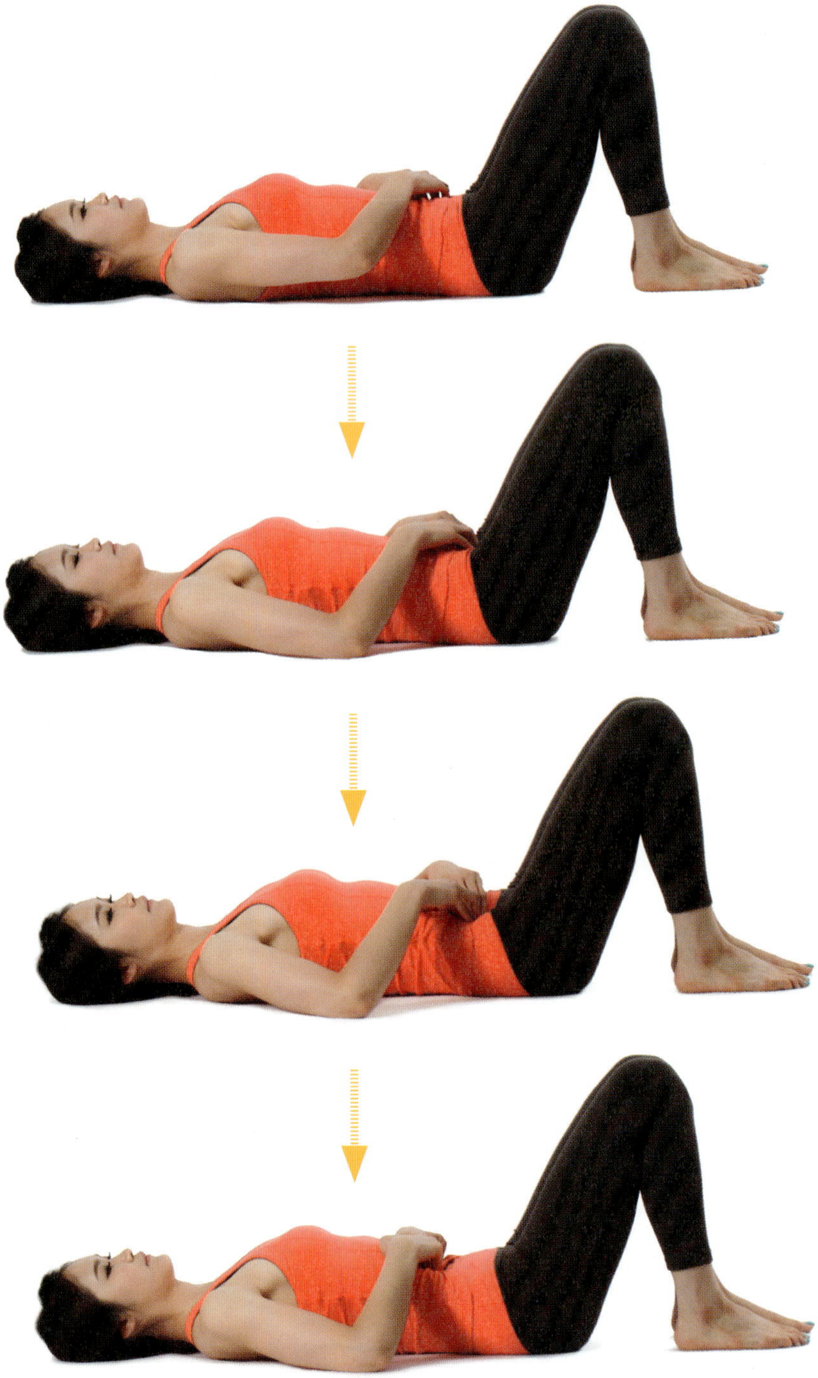

4
- ▶ 등을 대고 눕는다. 무릎은 세워 골반 넓이로 벌린다.
- ▶ 두 손을 복부에 두고 배꼽 주변을 시계 반대방향으로 원을 그리며 지그시 누른다.
- ▶ 한 지점에서 10~20초 누르고 머무르길 반복한다.

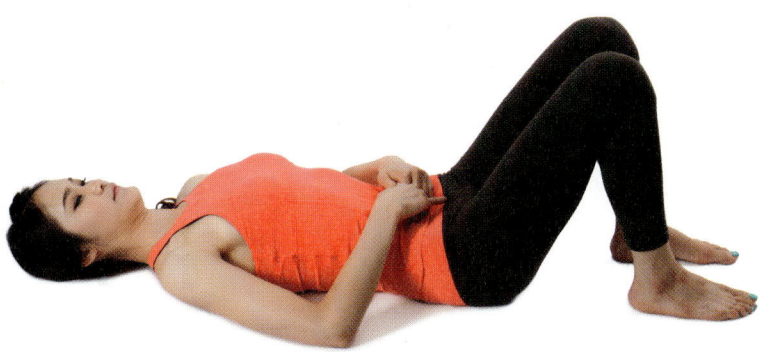

5
- ▶ 배를 바닥에 대고 엎드린다.
- ▶ 양 무릎을 접어 양팔을 뒤로 보내 발목을 잡는다.
- ▶ 마시는 호흡에 상체를 든다.
- ▶ 앞뒤로 몸을 굴리며 복부를 자극한다.
- ▶ 10~20회 반복한다.

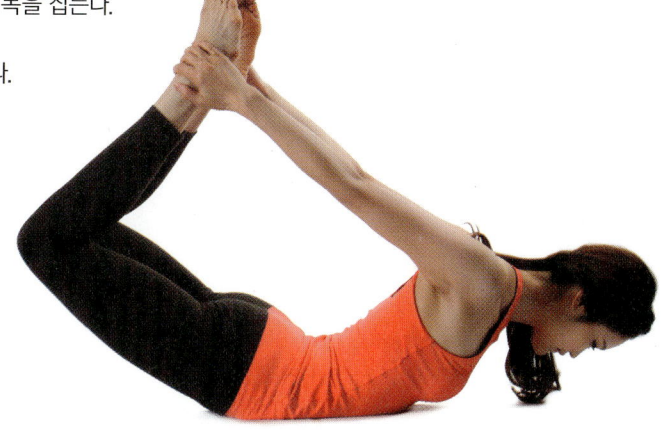

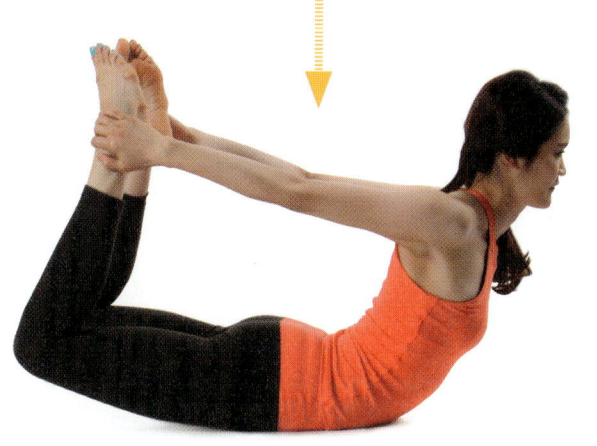

소화불량, 등결림
Indigestion, Back Pain

소화불량은 먹은 음식을 위나 장에서 잘 받아들이지 못하여 영양분을 흡수하지 못하는 증상을 말하며 많은 경우에 가슴과 등이 답답함을 동반하게 된다. 이럴 때 등을 두들겨주면 트림을 하면서 막혔던 속이 뚫리는 경험을 했을 것이다.

이렇듯 척추를 따라 흐르는 척수신경은 각 척추의 신경선과 관련된 장기와 연결되어 있다. 그래서 척추 어느 부위의 근육위축 등의 압박은 신경기능의 저하요인이 되어 해당 내장기능의 저하 요인으로 작용하기도 한다. 내장기능의 장애는 근육통처럼 특정 등 부위의 통증으로 연결되기도 한다. 특히 흉추 6번의 신경선은 위장, 소화기능과 관련되면서 등의 결림증상으로 나타난다.

엑스레이상 S자형 측만 환자들의 경우 위장장애나 잦은 체함 증세를 호소하는 경우를 볼 수 있는데, 그 이유는 척추의 휘어진 곡선이 척추의 중간 부분 즉 흉추 6번과 근접하기 때문일 것이다.

척추를 크게 비틀어 등 하부를 이완하는 동작들은 소화기와 관련한 신경계통을 활성화시키고, 내부적 원인으로 인한 등의 결림 증상도 같이 완화할 수 있다. 또한 내부적 문제가 아닌 자세 이상으로 인한 척추 변형에서 오는 등 결림 증상도 이러한 방법으로 개선해 나갈 수 있다. 척추를 축으로 좌우 한 방향씩 진행하면서 결림이나 이상 증상이 느껴지는 것을 체크하고 심층 스트레칭을 해본다.

1
- 다리를 뻗고 앉는다. 오른쪽 무릎은 세워 왼쪽 무릎 바깥쪽에 둔다.
- 왼 팔꿈치로 세운 무릎을 지그시 누르고 가능하면 발목을 잡는다.
- 내쉬는 호흡에 상체를 비틀어 10~20초간 유지하기를 3회 실시한다.
- 반대쪽도 같은 요령으로 실시한다.

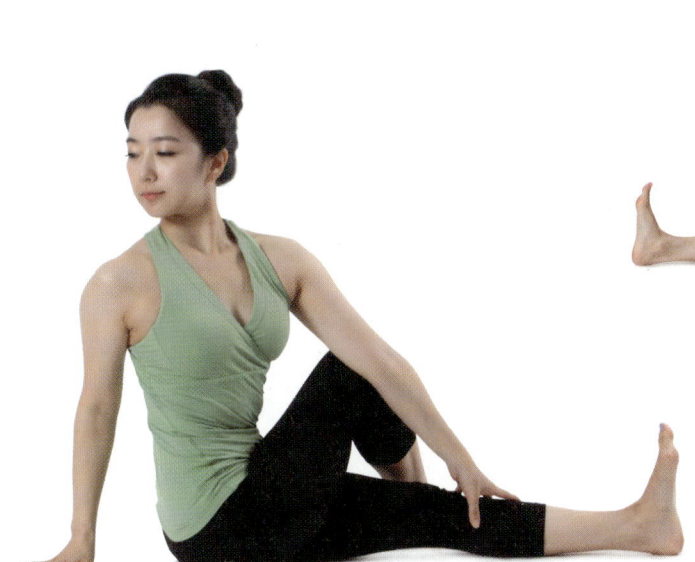

▶ 반대쪽

2
- 기는 자세에서 왼팔을 오른 겨드랑이 안으로 뻗어 왼쪽 어깨가 바닥에 닿게 한다.
- 양손을 포개고 오른 다리는 손 가까이 뻗어 하체를 고정한다.
- 내쉬는 호흡에 오른팔을 뒤로 넘긴다.
- 10~20초 유지하고 돌아온다.
- 반대쪽도 같은 요령으로 실시, 어색한 방향은 한 번 더 한다.

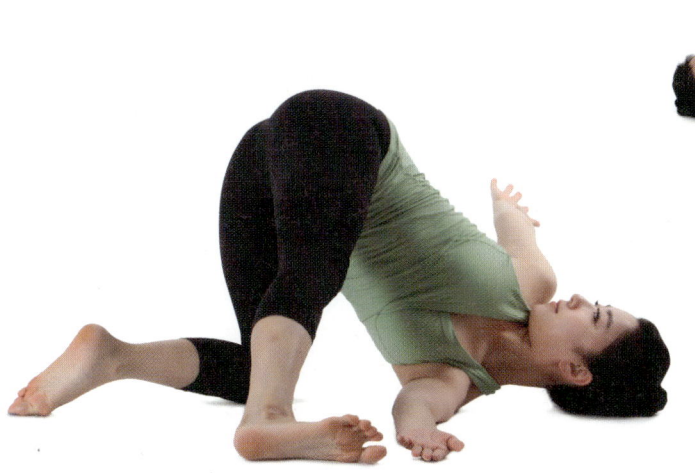

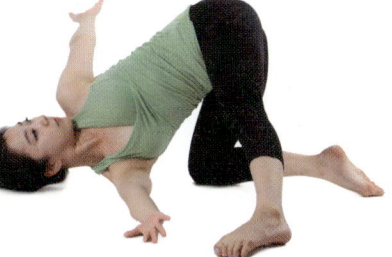

▶ 반대쪽

3
- ▶ 등을 대고 바르게 눕는다.
- ▶ 다리를 직각으로 들어올리고, 복부 힘으로 발끝을 머리 위로 넘긴다.
- ▶ 다리를 어깨너비로 열고 유지한다.
- ▶ 무릎을 구부려 몸을 웅크린다.
- ▶ 각 자세를 10~20초간 유지하며 3회 반복한다.

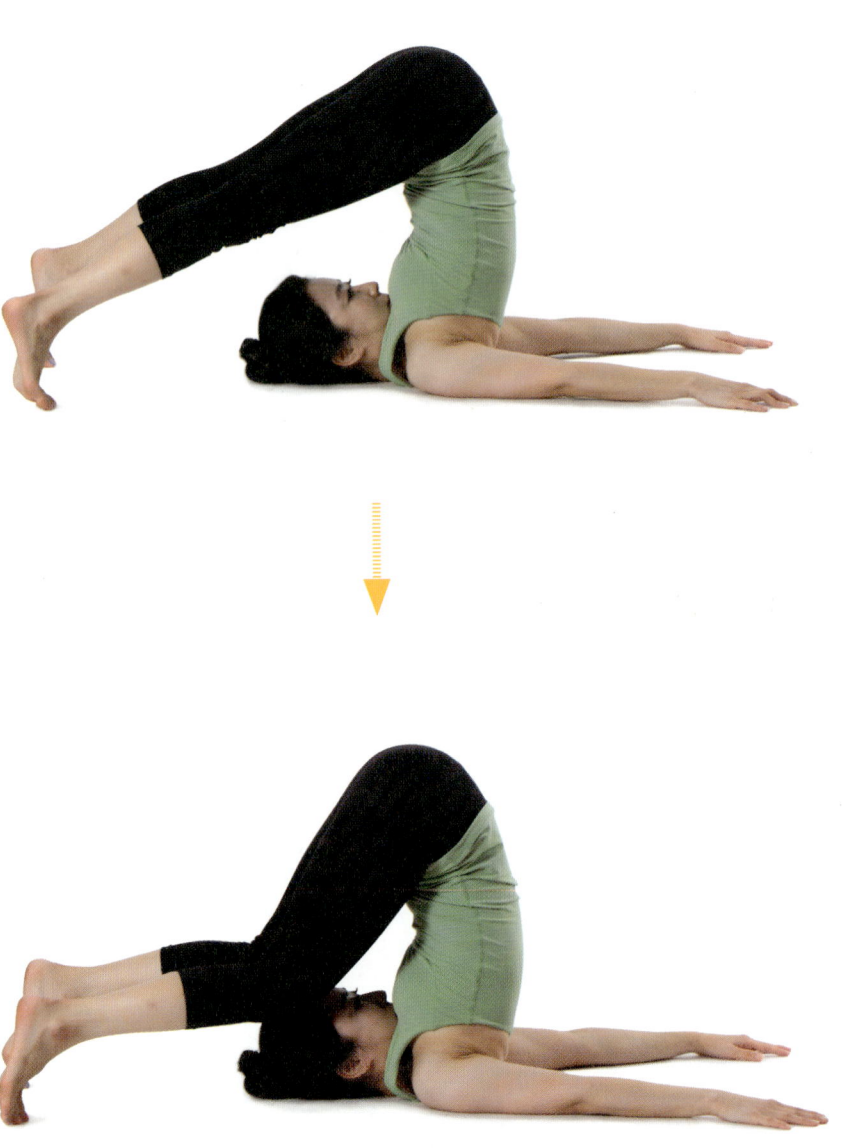

- 다리를 뻗어 바르게 앉는다.
- 손가락이 몸쪽을 향하게 손을 등 뒤로 짚는다.
- 한쪽 무릎은 접어 반대쪽 무릎 위에 발바닥을 올리고, 내쉬는 호흡에 반대쪽으로 넘긴다.
- 10~20초 유지하고 돌아오기를 3회 실시한다.
- 반대쪽도 같은 요령으로 진행, 어색한 방향은 한 번 더 한다.

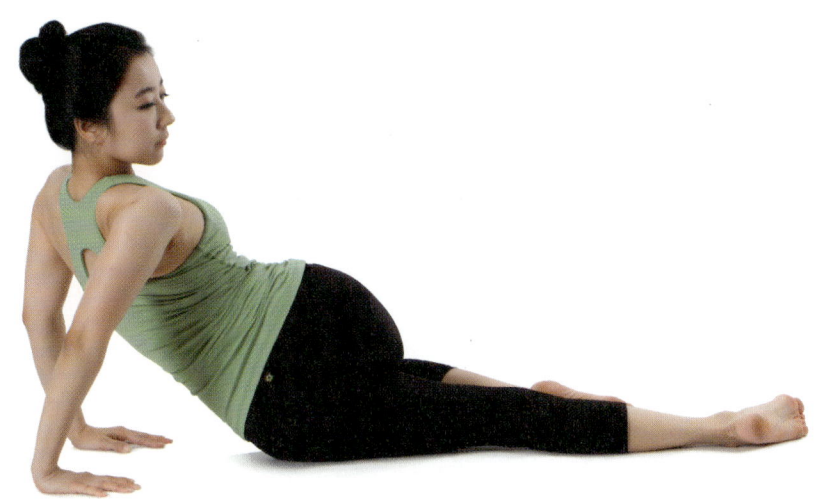

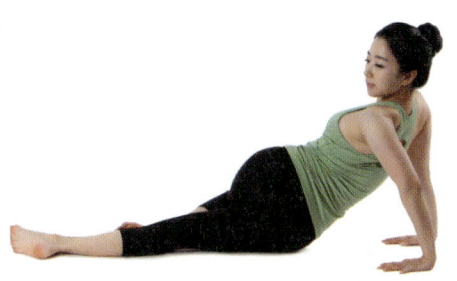

▶ 반대쪽

거북목증후군
Turtle neck syndrome

오랫동안 컴퓨터를 사용하는 사람에게 발생하는 복합적인 건강상의 문제를 총칭해 'VDT(Visual Display Terminal)증후군'이라고 한다. 일체의 영상출력 단말기를 사용하는 과정에서 발생하는 우리 몸의 생체 역학적, 생리적 이상반응인 근골격계 장애, 눈과 관련된 증상, 정신질환, 호흡기 질환 등의 건강장애를 모두 포함한다.

이중 거북목은 옆에서 봤을 때 C자 형태여야 하는 경부의 커브가 긴장성을 띤 형태의 1자를 지나 역(逆) C자의 비정상적인 경견완(목 어깨) 부위의 형태가 된 것을 말한다. 컴퓨터모니터 혹은 스마트폰의 높이가 눈높이보다 낮을 경우, 이를 오랫동안 내려다보는 사람들에게 흔히 일어나는 증상이다.

최근 거북목의 가장 큰 원인은 컴퓨터 모니터를 내려다보는 업무 스타일 때문이다. 머리를 척추 중심선보다 앞으로 내미는(forwardhead posture) 자세를 많이 취하는 이 자세는 근골격계 중 특히 경추부가 스트레스를 받게 되어 경추부의 근육과 인대가 늘어나 통증을 유발하는 등 근골격계 질환의 주원인이다.

이로 인해 상지 근골격계 질환이 점차 증가하고 있고, 피로와 통증이 유발되고 있다. 흉쇄유돌근, 사각근, 견갑거근, 상승모근, 판상근의 경견완 부위의 대칭적 스트레칭 중 가장 중요한 것은 광경근 스트레칭이 안전하게 이루어질 수 있는 방법을 먼저 연구해야 한다. 그 후 안정화를 위한 상부 등근육 단련을 포함한 반복적인 방법으로 약해진 후두 아래 근을 강하게 단련시켜 나가야 한다.

1
- 바르게 앉은 자세에서 손가락으로 목 뒤 오목하게 들어간 부분을 지그시 누른다.
- 내쉬는 호흡에 턱을 하늘로 들어 올려 목 주름을 편다.
- 10~20초간 유지하기를 3회 정도 실시한다.

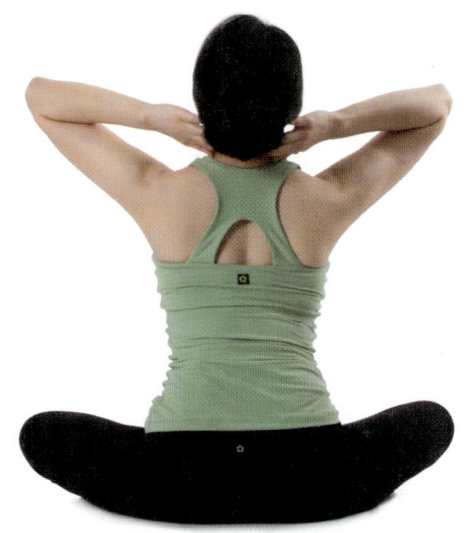

2
- 양반 다리로 앉아 양손은 편하게 둔다.
- 고개를 한쪽으로 한껏 돌려 시선은 뒤쪽을 바라본다. 이때 어깨는 따라가지 않는다.
- 반대쪽도 같은 요령으로 실시, 어색한 방향은 한 번 더 한다.

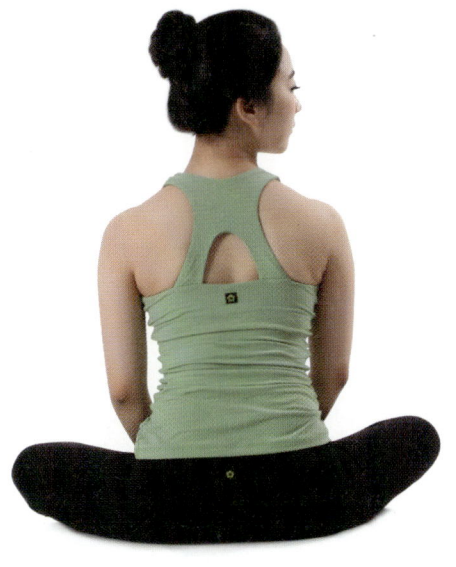
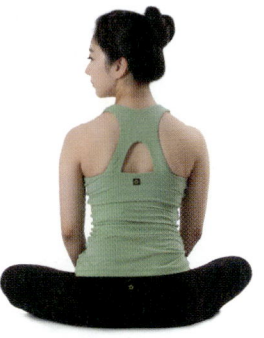

▶반대쪽

③
- ▶ 바르게 앉은 자세에서 한 손으로 관자놀이를 감싼다.
- ▶ 내쉬는 호흡에 턱이 하늘을 향하고, 손으로 관자놀이를 지그시 누르며 목을 늘인다.
- ▶ 10~20초 유지하고 돌아오기를 3회 실시한다.
- ▶ 반대쪽도 같은 요령으로 실시, 어색한 방향은 한 번 더 한다.

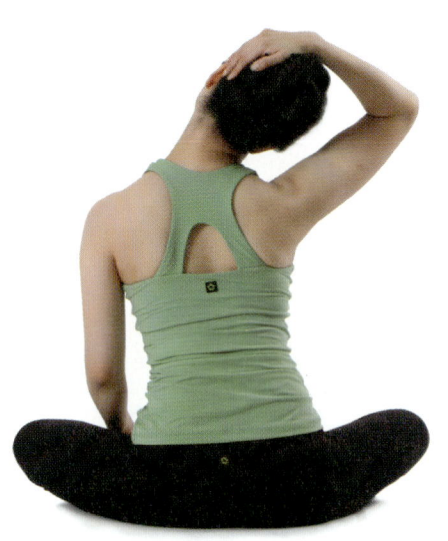
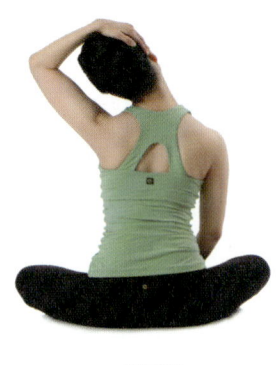

▶반대쪽

④
- ▶ 무릎을 세워 앉은 자세에서 두 손은 엉덩이 뒤에 둔다.
- ▶ 내쉬는 호흡에 둔부를 조이며 몸통을 든다.
- ▶ 둔부와 무릎 안쪽에 계속 힘을 주고, 가슴은 펴며 10~20초 유지하고 돌아오기를 3회 반복한다.

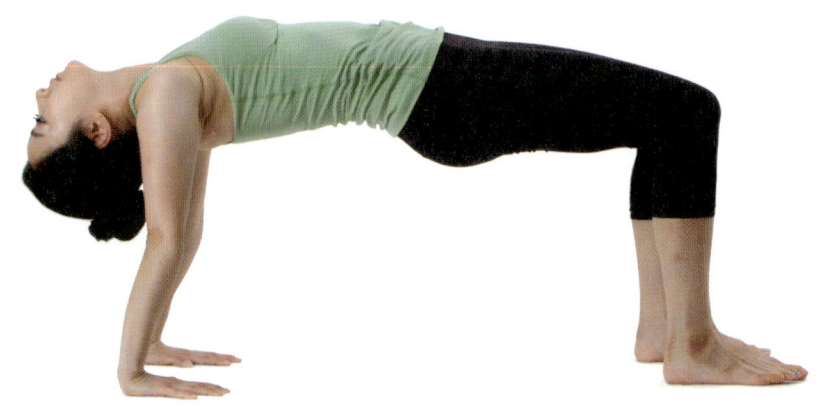

- ▶ 배를 대고 엎드린 자세에서 왼 무릎을 굽힌다.
- ▶ 양손을 어깨 옆에 두고 마시는 호흡에 상체를 일으킨다.
- ▶ 내쉬는 호흡에 시선은 왼쪽 무릎을 본다.
- ▶ 10~20초간 유지하기를 3회 실시한다.
- ▶ 반대쪽도 같은 방법으로 실시, 어색한 방향은 한 번 더 한다.

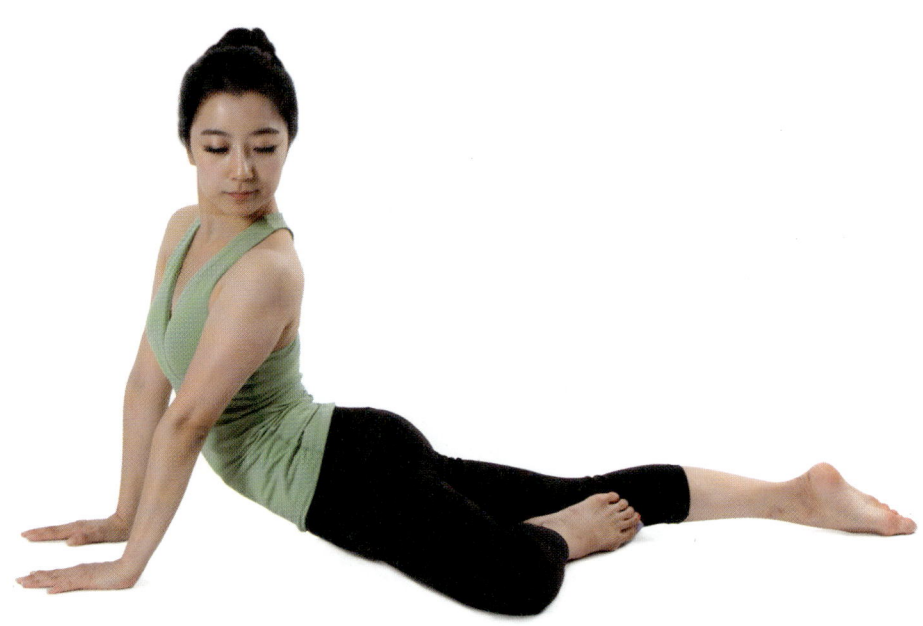

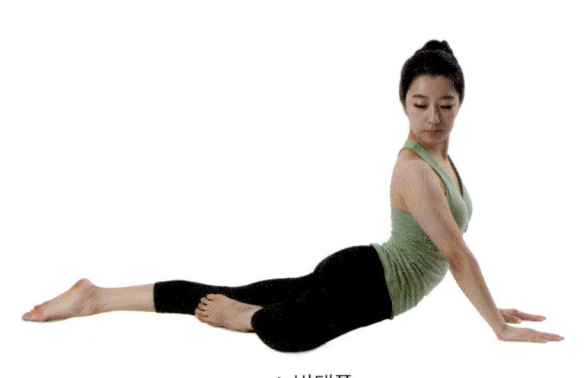

▶반대쪽

- ▶ 배를 대고 엎드려 어깨 옆에 양손을 짚는다.
- ▶ 두 다리는 모으고 엉덩이에는 힘을 준다.
- ▶ 마시는 호흡에 고개를 들어 상체를 뒤로 젖힌다.
- ▶ 10~20초 정도 머무르고 내려온다.
- ▶ 무릎을 접어 엉덩이와 뒤꿈치가 만나고 이마는 바닥에 대 편안하게 이완한다.

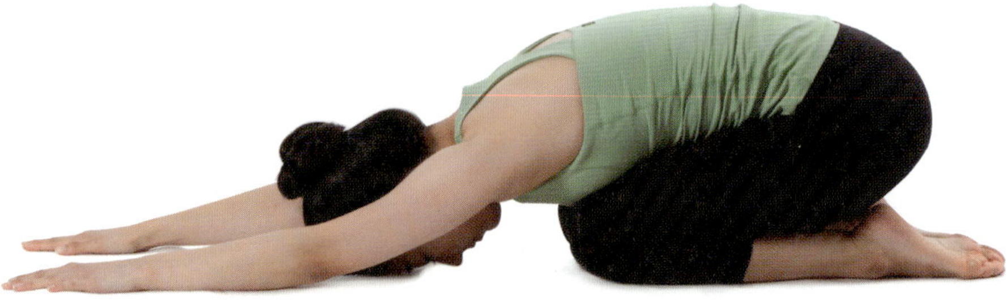

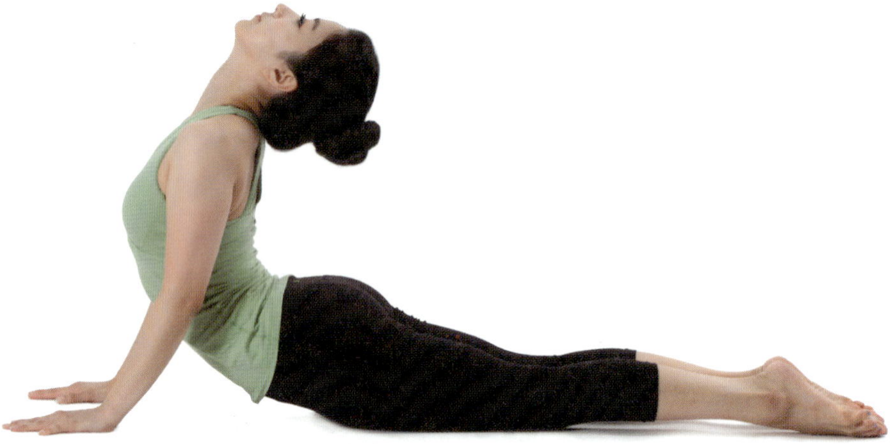

7
▶ 기는 자세에서 양손을 앞으로 뻗는다.
▶ 내쉬는 호흡에 턱과 어깨, 가슴이 바닥에 닿을 수 있게 내려간다.
▶ 팔꿈치를 굽혀 조금 더 유지한다.
▶ 10~20초 유지한다.

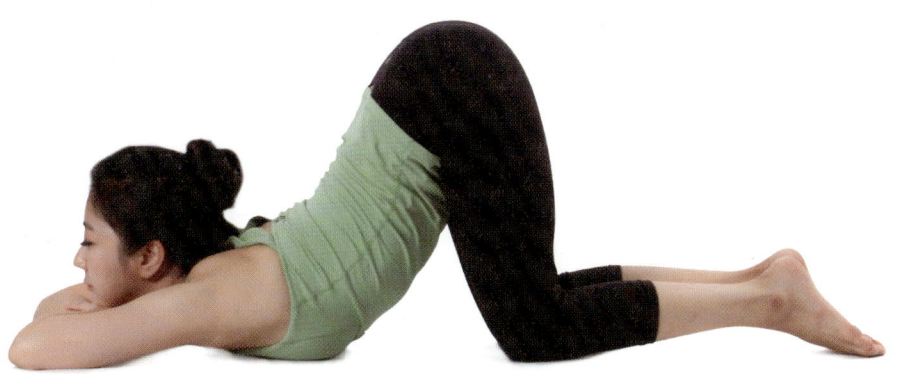

8
▶ 등을 대고 눕는다.
▶ 무릎을 세워 골반 넓이로 벌리고 양손은 뒤꿈치 가까이 뻗는다.
▶ 내쉬는 호흡에 괄약근을 지그시 조이며 엉덩이를 천천히 든다.
▶ 10~20초 유지하고 내려오기를 3회 실시한다.

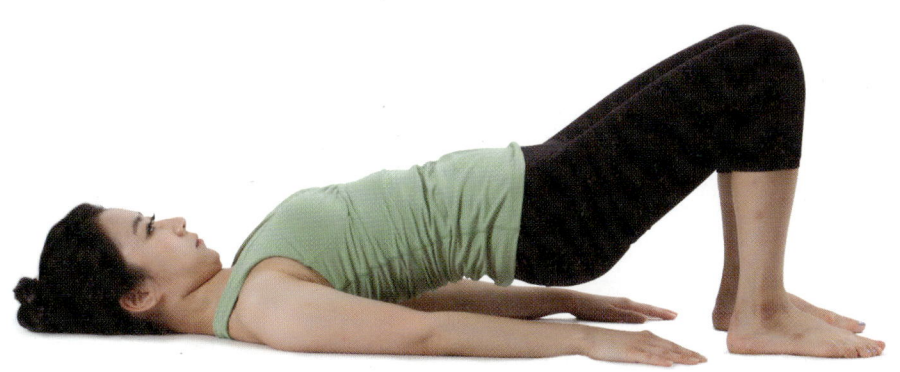

손목터널증후군
Carpal Tunnel Syndrome : CTS

손목터널증후군은 또한 'VDT(VisualDisplayTerminal)증후군'의 하나로 역시 컴퓨터 작업량이 많아지면서 생겨난 작업 질환이다.

손목터널증후군은 정중신경염이나 수근관증후군이라고도 불리며 반복적으로 키보드나 마우스를 사용하는 등 손의 과도한 사용으로 인해 발생하는 반복성, 긴장성 혹은 반복적인 긴장성 손상의 대표적 질환이다. 손목터널이란 여러 개의 힘줄과 손바닥으로 지나가는 신경이 있는 곳으로 손목 앞쪽 피부조직 밑에 손목을 이루는 뼈와 인대들에 의해 형성되어 있는 작은 통로인데, 여러 개의 힘줄과 손바닥으로 지나가는 신경이 있는 곳이다. 이 통로가 어떠한 원인으로 좁아지면서 신경이 압박되어 손바닥에 이상증상이 나타나는 것이다.

예전에는 걸레를 짜거나 하는 집안일을 많이 하는 주부들에게 간혹 나타났다. 컴퓨터 사용 시 부적절한 자세, 반복적인 동작과 비틀어진 손목에 가해지는 힘 등으로 젊은 남녀 모두에서도 나타난다.

증상은 손목통증과 함께, 정중신경의 지배 부위인 엄지, 검지, 중지 및 손바닥 부위의 저림 증상이 나타나며 밤에 더욱 심해지는 경향이 있다. 심한 경우에는 저림 및 감각이 무뎌지고 엄지 근육의 쇠약과 위축이 나타나게 된다.

통증이나 증상이 나타나기 전에 예방이 중요하다. 특히 쓰임이 많은 엄지손목 위주로 손목 이완법과 요측수

손목터널증후군

장기간에 걸쳐 의학적, 생리학적, 직업적 요인들에 기인하여 발생하는 CTDs(Cumulative Trauma Disorders syndrome: 누적외상성질환)의 대표적인 한 형태이다. 이 증후군은 1960년대에 국제노동기구(ILO)에 의해 직업병으로 인정되었으며, 미국을 비롯한 세계 각국에서는 산업체에서 발생하는 작업손실시간 및 산업재해보상으로 인한 경비손실에 중요한 요인의 하나로 규정되어 있다.

근신근, 척측수근신근의 위축 현상을 체크하여 유연성이 부족한 방향으로 심층 스트레칭한 후 총지신근 스트레칭으로 손목관절을 보호해야 한다. 손목의 이완법은 다른 손으로 손목을 지그시 잡고 있는 것만으로도 관절의 이완이 가능하다. 수근관절의 안정성을 위하여 요골근과 척골근의 단련을 같이 해가면서 손목을 보호해 나가야 한다.

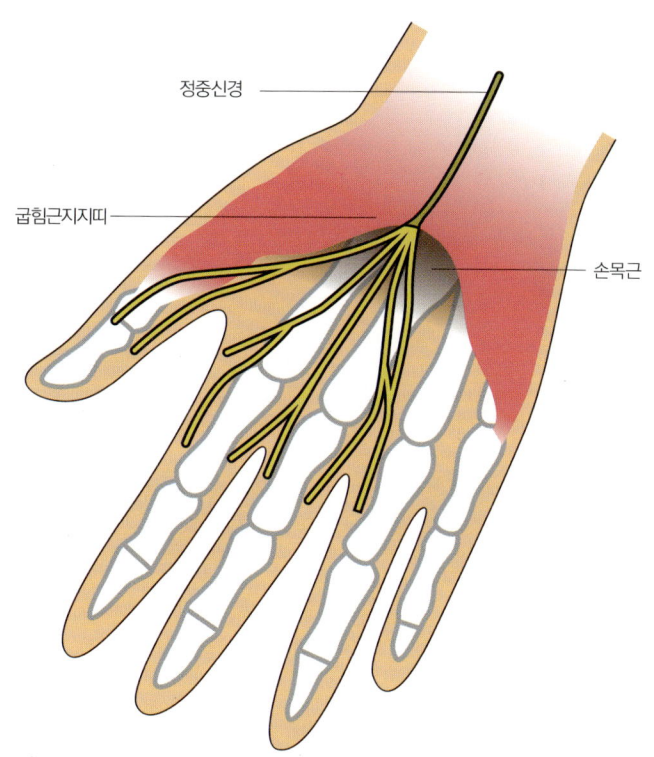

손목터널증후군의 해부도면 및 통증 양상

1
- 허리를 세우고 바르게 앉는다.
- 한 손으로 반대 손목을 잡고 손등을 지그시 아래로 누른다.
- 10~20초간 유지하기를 3회 정도 실시한다.
- 반대쪽도 같은 요령으로 실시, 어색한 쪽은 한 번 더 한다.

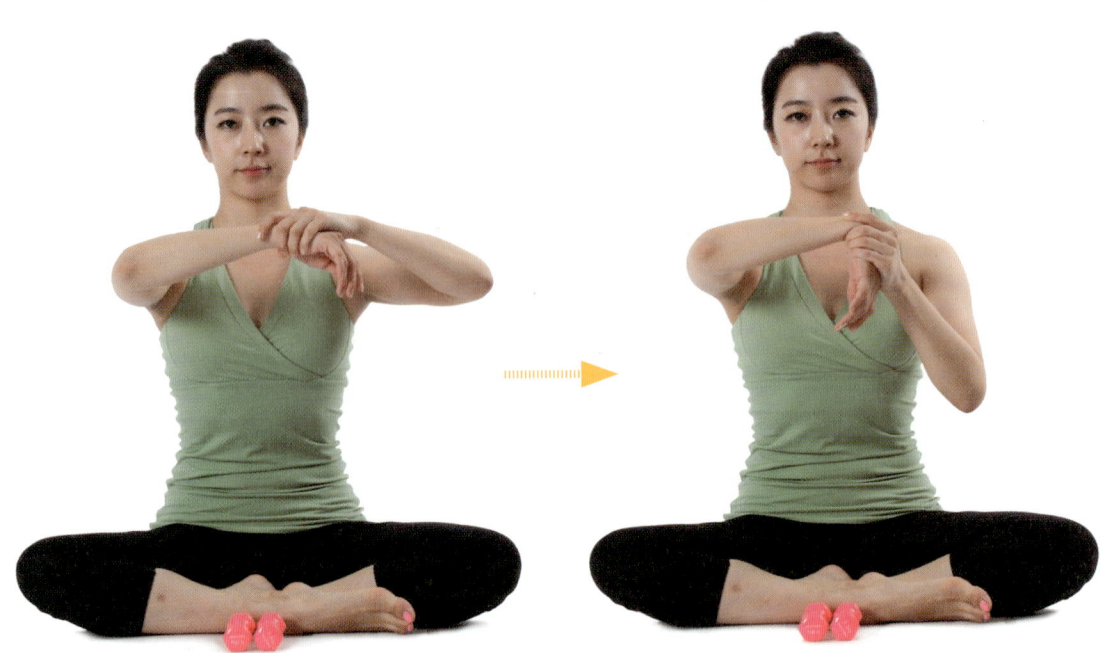

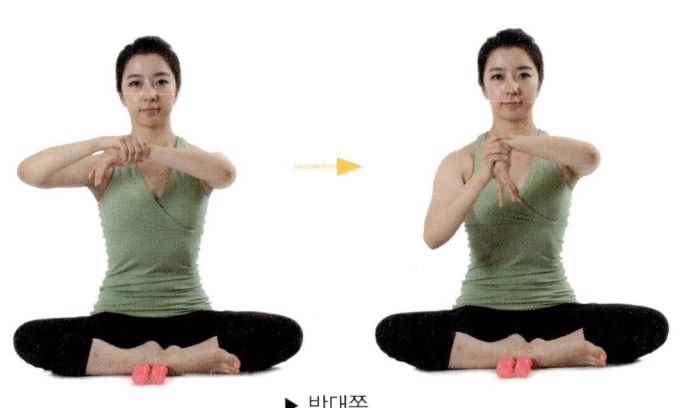

▶ 반대쪽

2
▶ 허리를 세우고 바르게 앉아 손등을 바닥에 두고, 손끝이 몸을 향하게 한다.
▶ 내쉬는 호흡에 손등을 더 지그시 누른다.
▶ 10~20초 머무르고 돌아와 손바닥을 바닥에 두고 손끝이 몸을 향하게 한다.
▶ 내쉬는 호흡에 손등을 더 지그시 누른다.
▶ 10~20초 머무르고 돌아오기를 3회 반복한다.

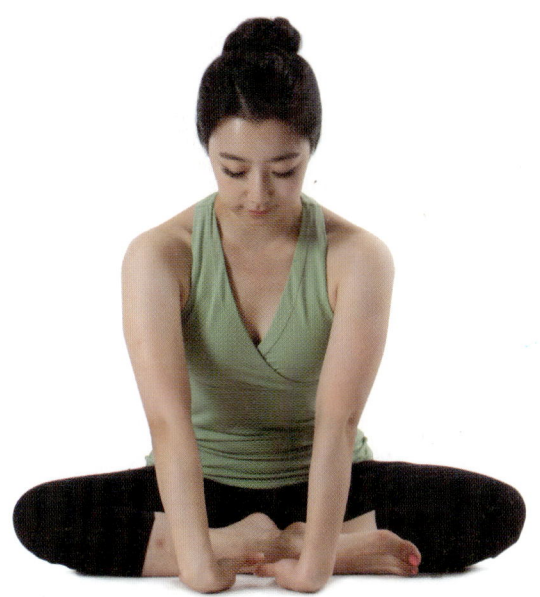

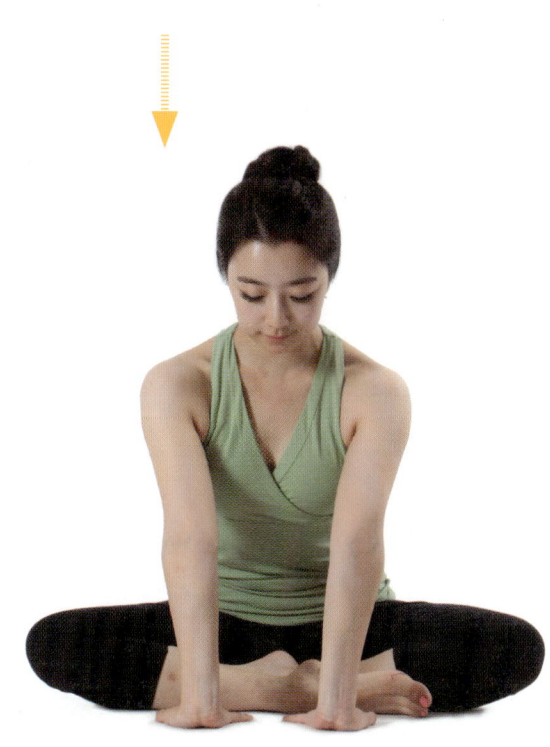

3
▶ 허리를 세우고 바르게 앉아 손끝을 안쪽과 바깥쪽으로 번갈아가며 누른다.
▶ 10~20초간 유지하며 돌아오기를 3회 정도 실시한다.

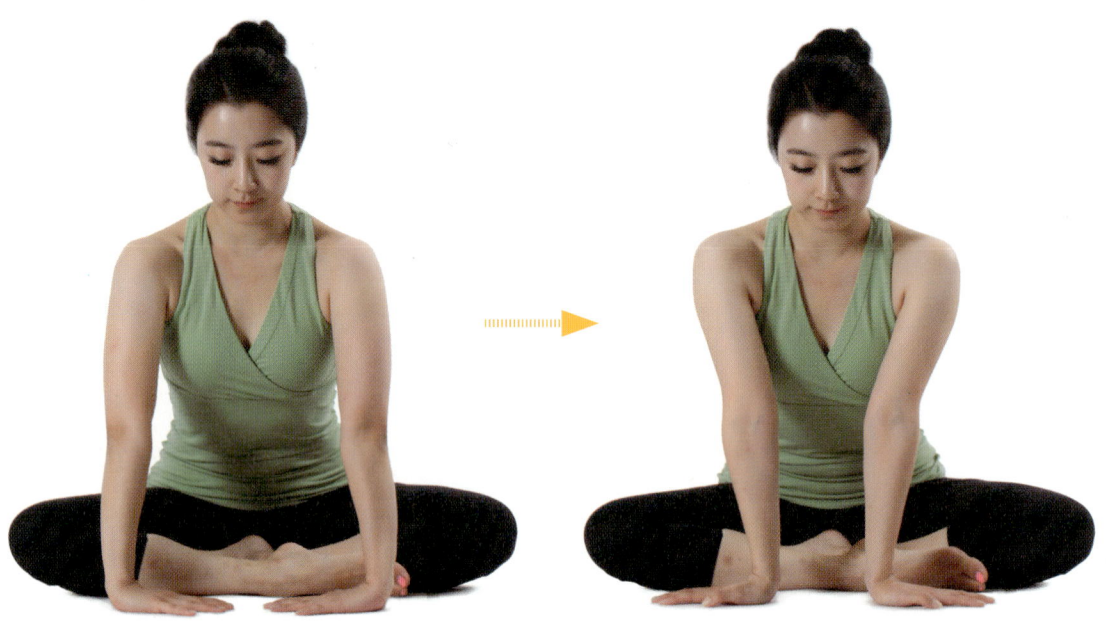

4
▶ 허리를 세우고 바르게 앉아 덤벨이 아래로 향하도록 팔을 앞으로 뻗는다.
▶ 손목을 꺾어 덤벨이 몸을 향해 머물렀다가 반대로 들어 올려 손등이 얼굴을 향하게 한다.
▶ 10~20회 반복한다.

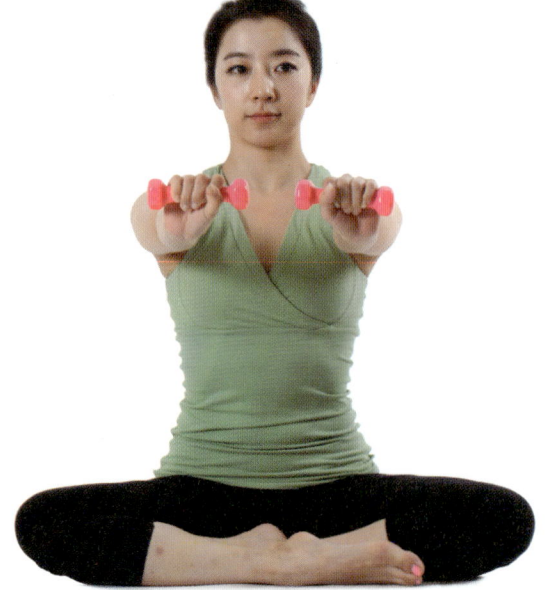

5
▶ 허리를 세우고 바르게 앉아 덤벨이 위로 향하도록 팔을 뻗는다.
▶ 내쉬는 호흡에 손목을 얼굴 쪽으로 당긴다.
▶ 10~20회 반복한다.

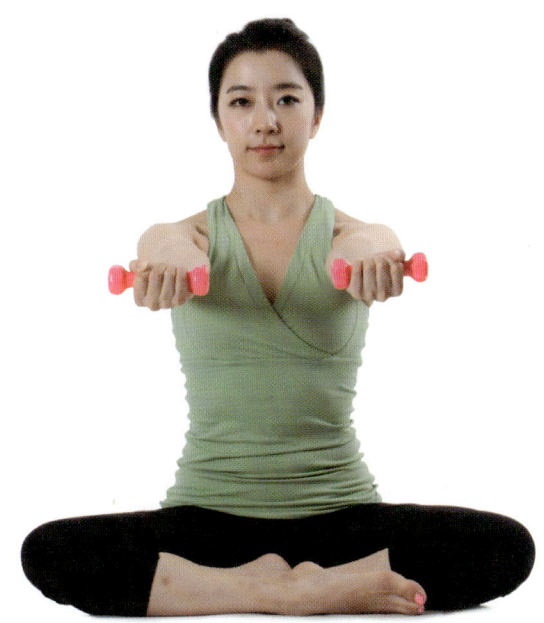

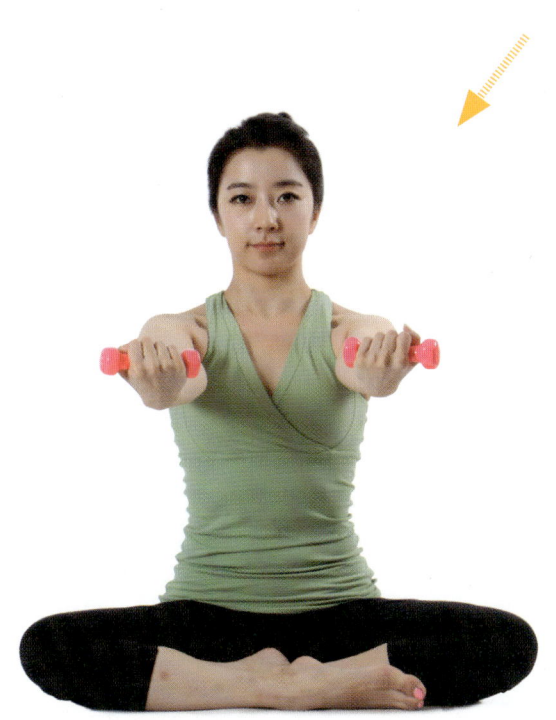

6
▶ 허리를 세우고 바르게 앉아 덤벨이 위로 향하도록 팔을 뻗는다.
▶ 팔꿈치를 접어 덤벨이 어깨에 닿게 했다가 다시 팔을 앞으로 뻗는다.
▶ 10~20회 반복한다.

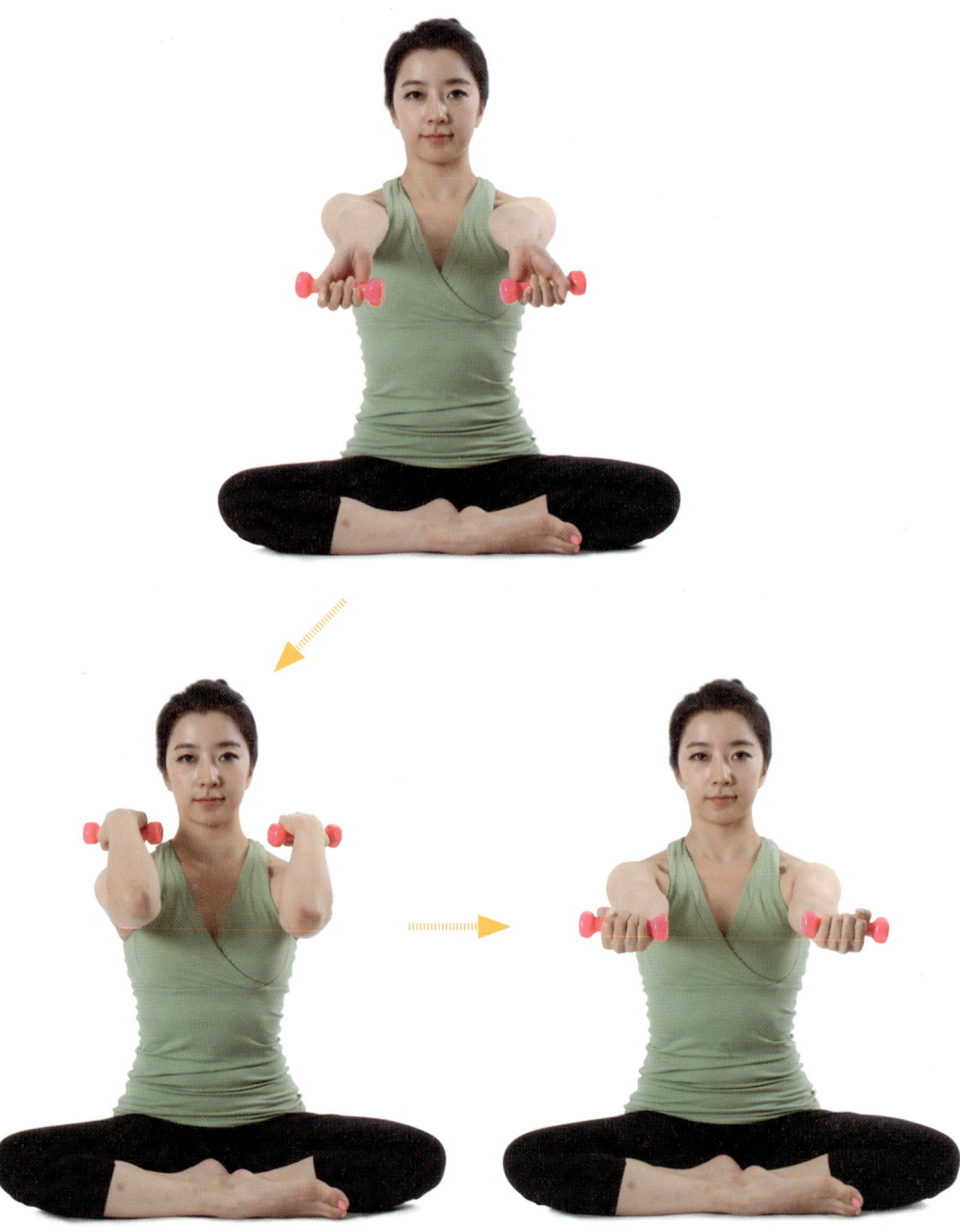

▶ 허리를 세우고 바르게 앉아 손등이 하늘을 향하도록 팔을 옆으로 뻗는다.
▶ 내쉬는 호흡에 손목을 아래로 꺾는다.
▶ 10~20회 반복한다.

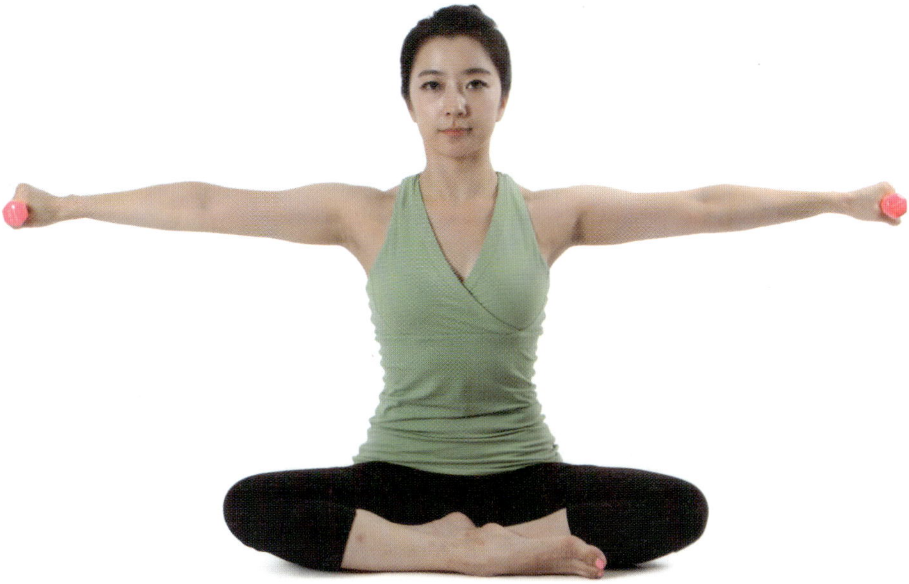

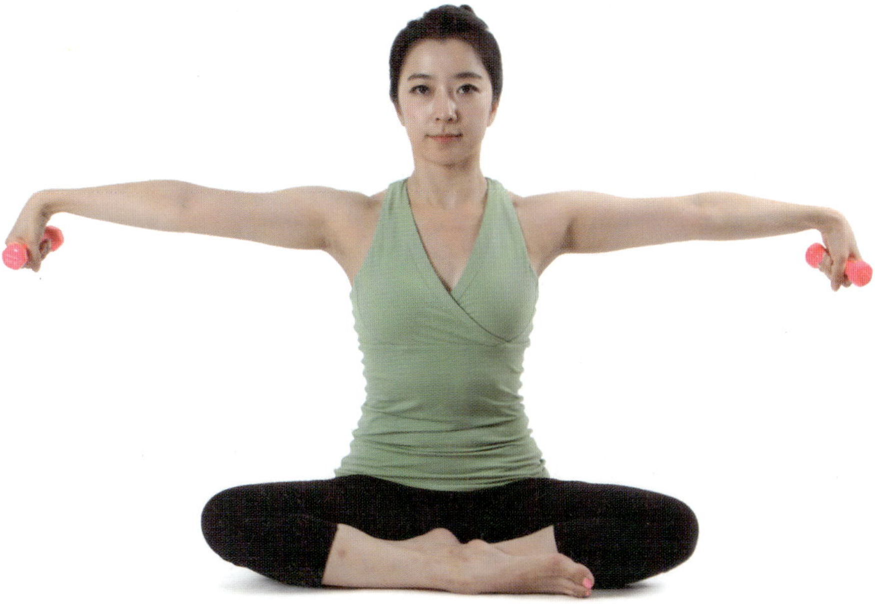

눈의 피로, 안구 건조증
Ophthalmocopia, Ophthalmoxerosis

눈의 피로, 안구건조증도 또한 'VDT(Visual Display Terminal)증후군'의 일종이다. 스마트폰, 노트북 등과 같은 편리한 영상기기의 사용에 따른 눈 건강과 관련된 대표적 질환이 눈의 피로와 안구건조 현상이다. 안구 표면에는 건조함을 느끼는 감각기가 없다. 그래서 눈물이 원활히 눈동자에 공급이 되지 않으면 작열감, 콕콕 찌르는 아픔, 가려움, 뻑뻑함, 쓰라림, 눈꺼풀이 무거운 느낌, 눈부심과 안정피로 증상 등이 나타난다.

시력 저하의 원인이 될 수 있기 때문에 눈이 건조해지지 않도록 중간중간 눈을 감아주어 피로감을 예방하고, 건조한 계절에는 인공눈물 등 윤활작용을 할 수 있는 약물을 지속적으로 투여해서 안구 표면에 수분을 공급해야 한다.

눈의 피로를 일으키는 원인은 눈의 특이성 질병 외에 안 좋은 작업 환경이나 작업조건 등이다. 눈의 피로를 관리하기 위해서는 눈에 피로를 주는 환경의 노출을 최소화하는 방법과 눈을 감고 휴식을 한다거나 안구운동과 안구와 관자놀이 주변의 지압법, 특히 시신경과 유관한 경추 2번 주위의 지압과 스트레칭으로 건강한 경추상태를 유지하는 것이 눈의 피로 회복에 많은 도움을 줄 수 있다.

눈의 피로
시력이 필요로 하는 섬세한 작업을 계속할 때 근신경 연접에서의 피로(신경말단에서 아세틴콜린의 감소로 신경자극이 근섬유에 미치지 못함)에 의한 시각기의 이상이나 전두통(前頭痛)이 일시적으로 나타내는 것이다.

안구건조
눈물이 부족하거나 눈물막의 과도한 증발로 인해 노출된 눈꺼풀 틈새의 안구 표면이 손상되어 눈의 불쾌감 및 자극증상을 일으키는 눈물막 이상이다.

안정피로
눈을 쓰는 일을 할 때 건강한 사람에게는 피로하지 않은 정도의 일에서도 쉽게 피로하고 국소적으로 눈의 아픔, 침침함, 눈부심, 충혈, 눈물 흘림 등을 일으키고 전신적으로 두통이나 어깨 결림, 메스꺼움을 일으키는 상태를 말한다.

1
▶ 허리를 바르게 세우고 앉는다.
▶ 양쪽 검지손가락으로 눈, 코 사이와 관자놀이 주변을 원을 그리며 지그시 10초 이상 눌러주기를 여러 번 반복한다.

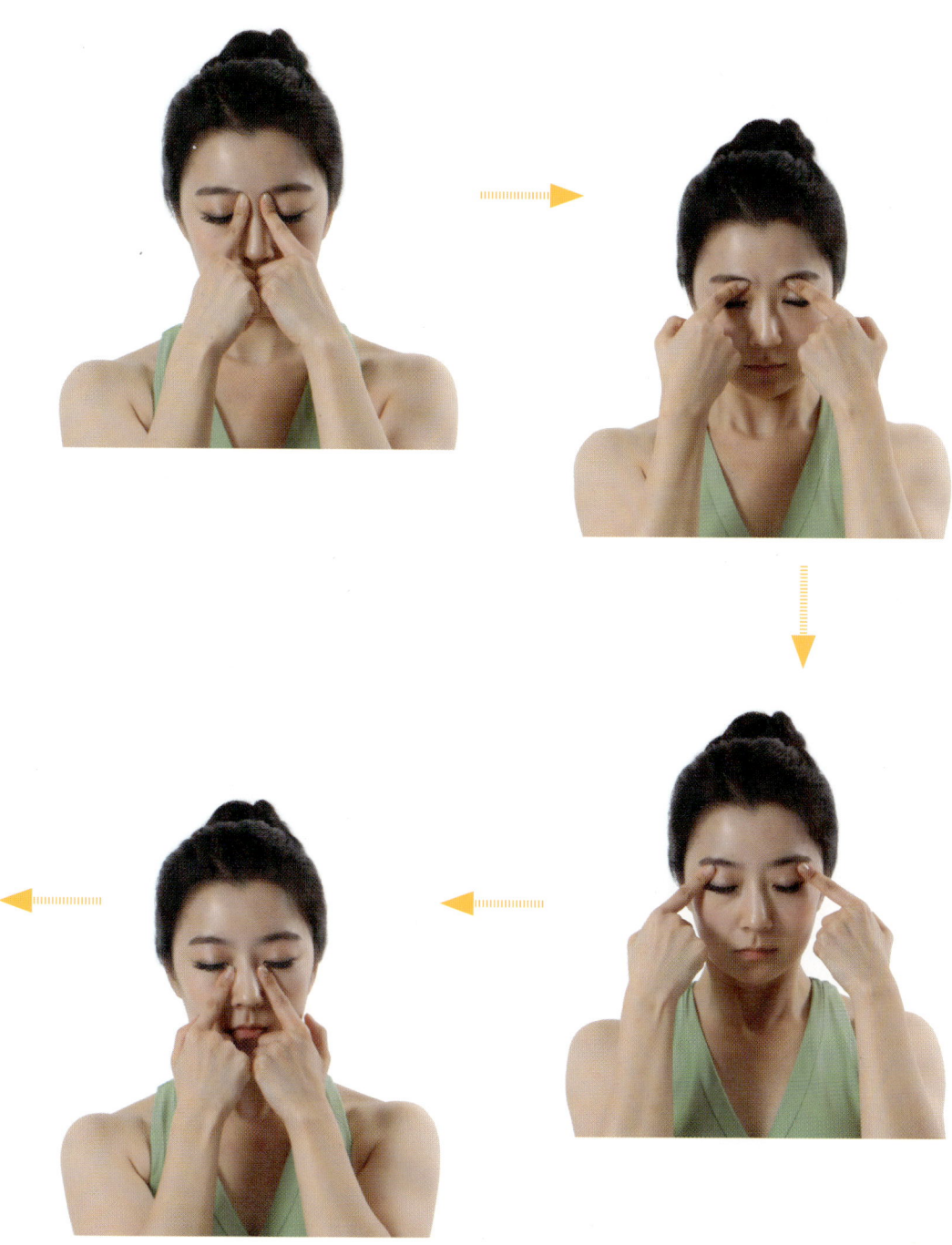

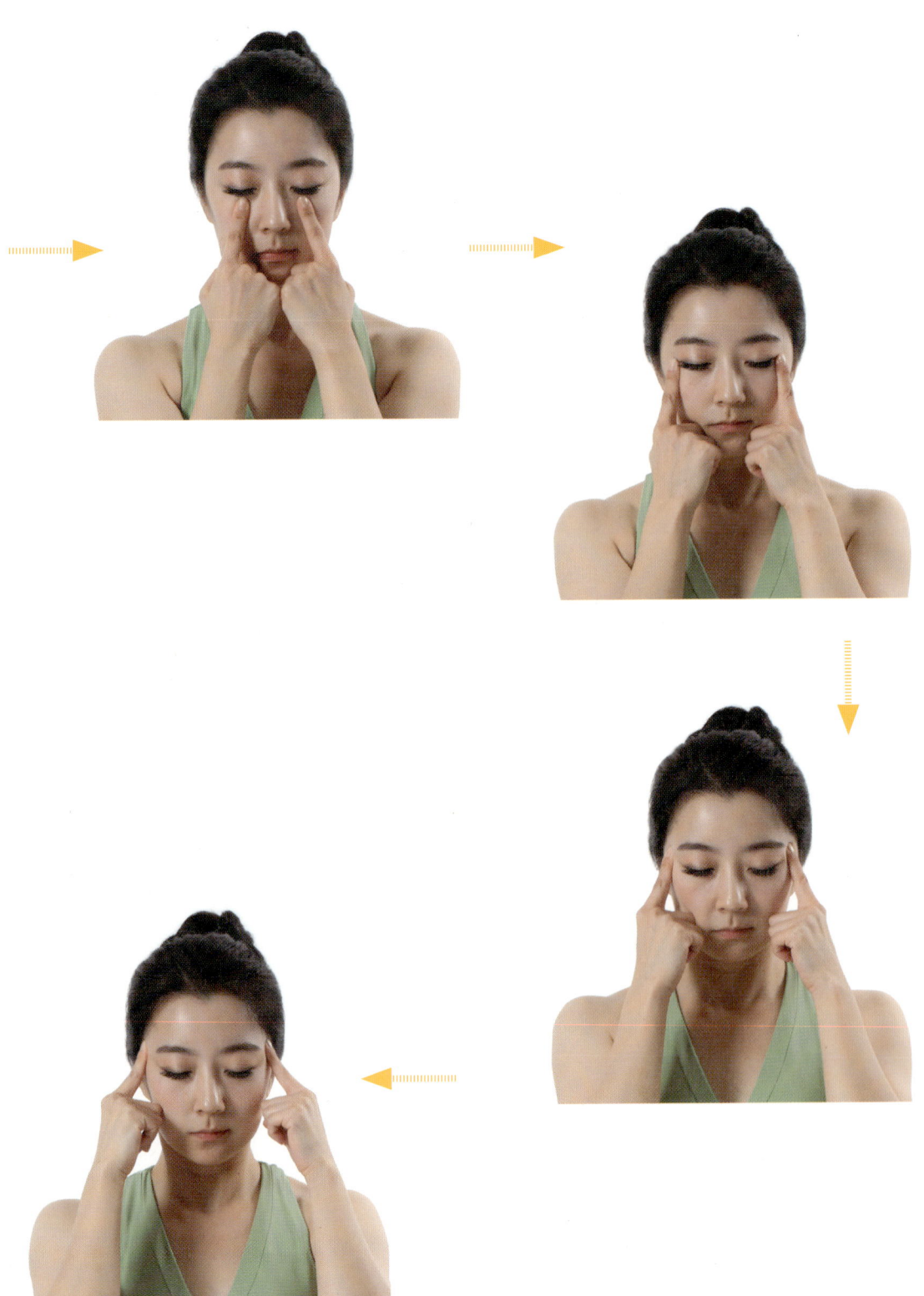

② ▶ 눈의 안쪽, 콧대 중앙, 콧방울 옆을 순서대로 지그시 10초 이상 눌러주기를 여러 번 반복한다.

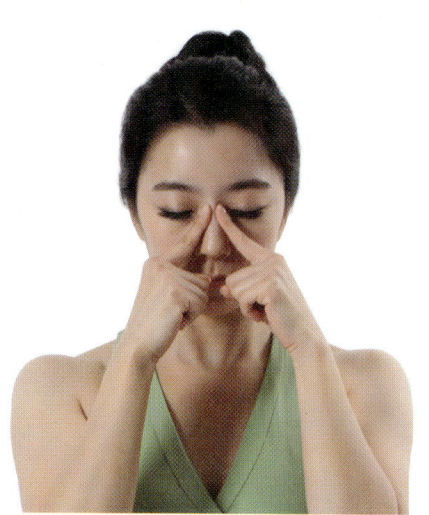

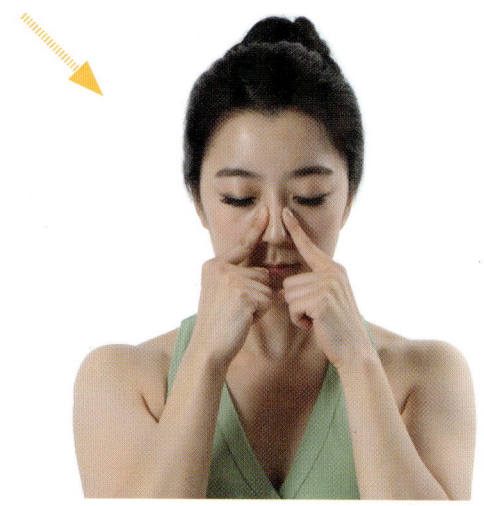

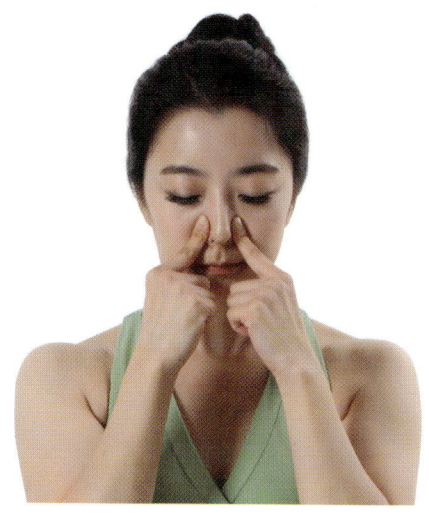

3
- ▶ 허리를 세우고 바르게 앉는다.
- ▶ 양 손가락으로 목의 오목하게 들어간 부분을 지그시 누른다.
- ▶ 마시는 호흡에 천천히 고개를 뒤로 젖혀 10초간 유지하고 돌아오기를 3회 실시한다.

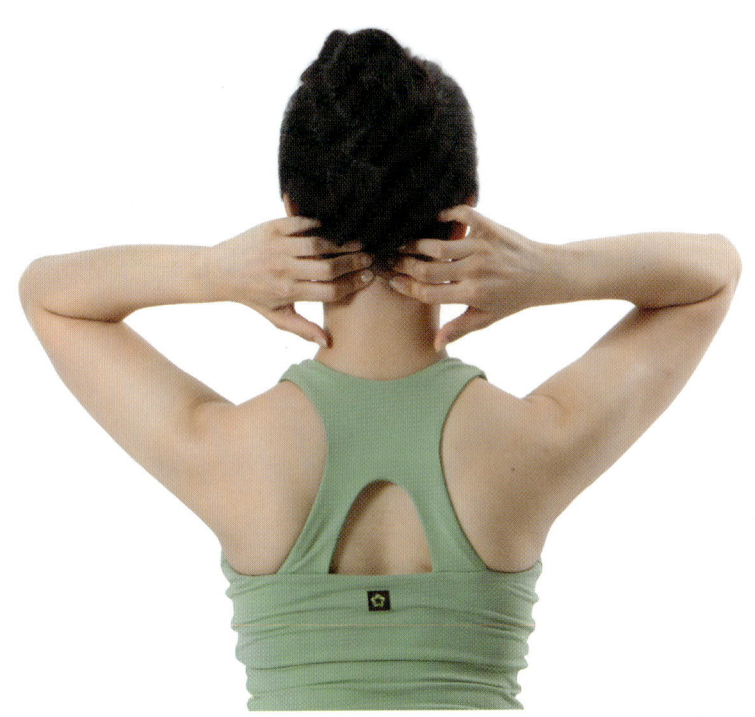

- ▶ 허리를 바르게 세우고 앉는다.
- ▶ 눈을 크게 뜨고 천천히 눈동자를 오른쪽, 왼쪽, 위쪽, 아래쪽 방향으로 돌리기를 3회 정도 실시한다.

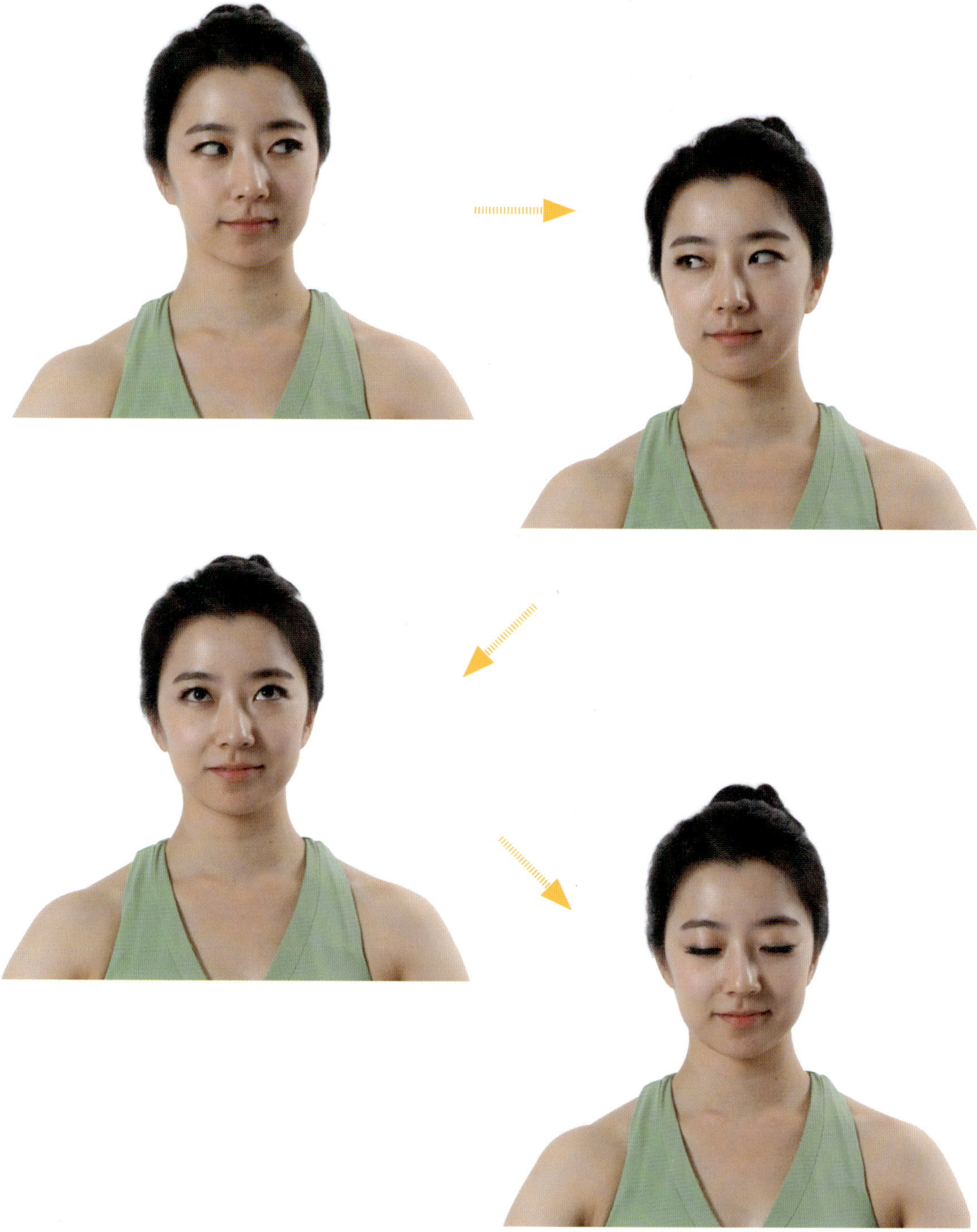

생리통
Menstrual Pain

생리는 여성에게 사춘기 이후 35~45년간 지속되며, 가임여성의 10% 정도는 매달 1~3일 정도 생리통으로 시달린다고 알려져 있다.

생리통은 생리가 시작되려 할 때 자궁내막 근육이 강하게 수축하면서, 자궁조직의 혈류가 차단되어 허혈, 국소 빈혈 상태로 산소 공급의 부족으로 인해 신경말단 조직의 자극으로 느끼게 된다. 자궁내막을 강하게 수축하는 프로스타글란딘의 작용인데, 자궁근육 수축으로 인해 느끼는 통증의 정도는 분만통증과 유사하다고 하였다.

생리통은 속발성과 원발성으로 구분되는데 속발성은 골반 장기의 기질적 병, 예를 들면 자궁근종, 자궁내막종이나 난관염, 골반 울혈 등이 원인이 되어 생기는 것이고, 원발성 생리통은 기질적 병변이나 골반 장기의 이상 소견 없이 자궁 자체의 내재 요인에 의한 생리통을 말한다. 생리가 끝난 후에도 며칠 통증이 지속된다면 속발성 생리통을 의심할 수 있다.

요가로 치유 효과를 크게 기대할 수 있는 경우는 보통 원발성인 경우를 말한다. 생리통은 보통 출산과 나이를 먹으면서 호전된다고 알려져 있으나 가족력이나 카페인 복용, 스트레스가 영향을 주기도 한다.

생리불편감과 관련된 증상은 신체적 증상과 정신적 증상으로 나눌 수 있다. 신체적 증상은 손발이 붓거나, 두통이 있고, 배에 가스가 차고 유방에 통증이 있다. 생리전증후군의 정신적 증상으로는 신경이 날카롭고 우울해지며 이유 없이 불편함이 느껴지기도 한다.

요가를 통한 치유는 복부의 혈액순환을 증진시키며 골반의 형태를 교정하여 자궁 내 원활한 근수축 활동에 대응하고, 치골, 좌골부 등의 골반부 근의 긴장을 이완을 통해 생리통증에서 벗어날 수 있다. 또한 심리적인 변화에 너무 민감하게 반응하지 않고, 명상을 통한 통찰로 신체와 정신, 마음의 변화를 주시하며 감정의 조절 능력을 키워 나가면 상태가 호전된다.

- ▶ 무릎으로 서서 발등을 내려놓는다.
- ▶ 양손으로 엉덩이를 받치고 머리부터 무릎까지 몸이 직선이 되게 한다.
- ▶ 몸을 직선을 유지하면서 내쉬는 호흡에 뒤로 조금 내려간다.
- ▶ 자세 완성 후 10~20초 유지하고 돌아오기를 3회 실시한다.

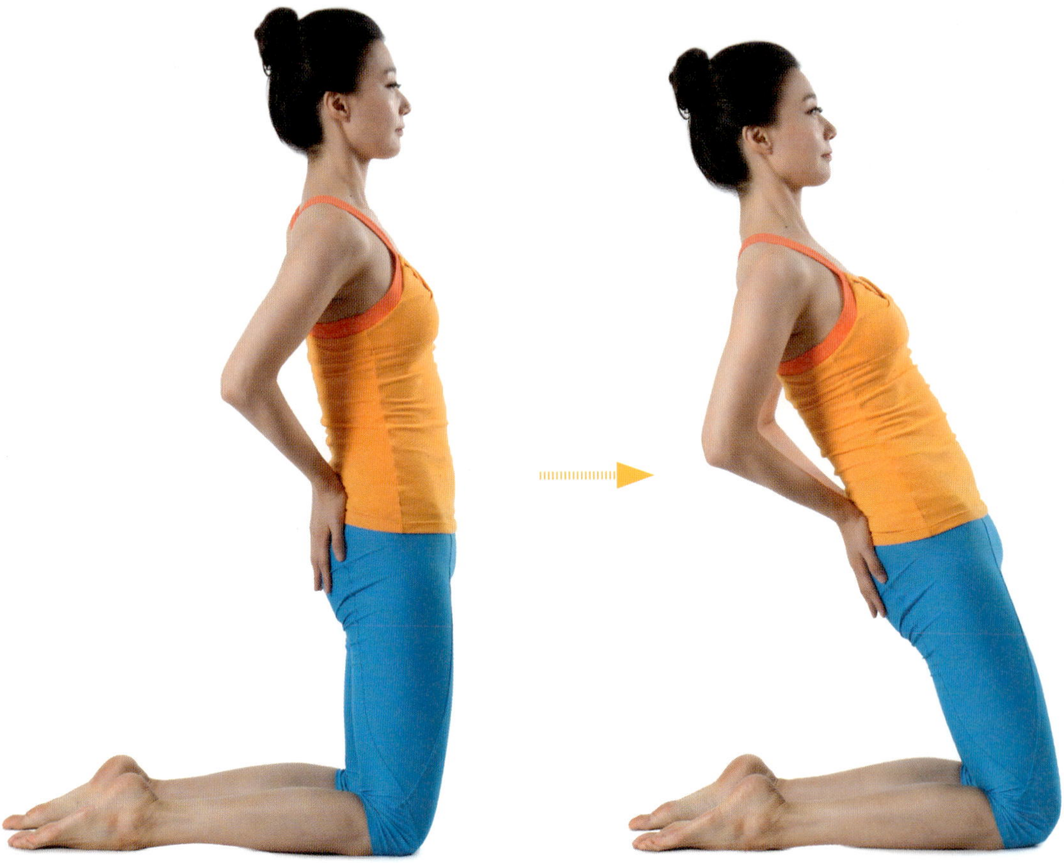

2
- ▶ 두 무릎을 포개 앉는다.
- ▶ 손으로 양발을 잡고 내쉬는 호흡에 상체를 숙인다.
- ▶ 10~20초간 유지하고 돌아온다.
- ▶ 반대쪽도 같은 요령으로 실시한다.
- ▶ 어색한 방향으로 무릎을 포개 한 번 더 실시한다.

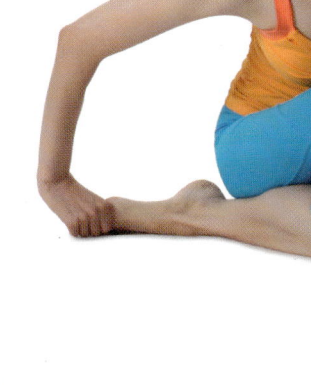

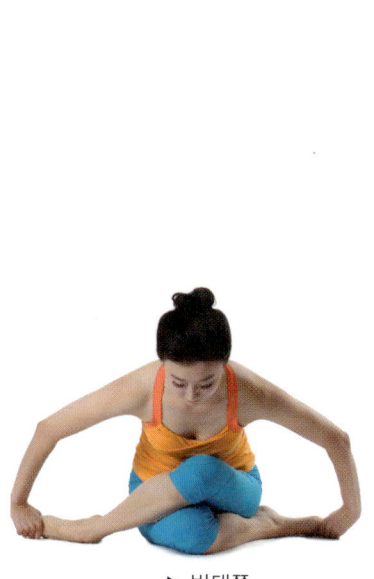

▶ 반대쪽

3
- ▶ 발바닥을 붙여 앉는다.
- ▶ 손으로 발을 잡고, 내쉬는 호흡에 상체를 숙인다.
- ▶ 허리와 어깨가 굽지 않게 신경쓰고, 고관절에 힘을 푼다.
- ▶ 10~20초 유지하고 돌아오기를 3회 실시한다.

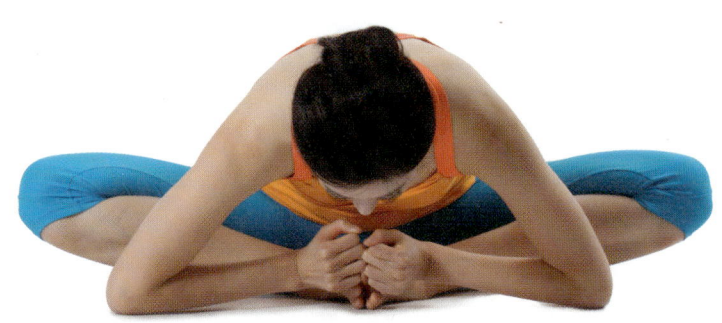

- 등을 대고 누워 양팔을 옆으로 벌린다.
- 한쪽 다리를 직각으로 들어올리고 마시는 호흡에 발끝을 몸쪽으로 당긴다.
- 내쉬는 호흡에 다리를 반대 방향으로 내린다.
- 발이 바닥에 닿지 않게 유지한다. 이때 양 어깨가 바닥에서 뜨지 않게 주의한다.
- 10~20초 유지하고 돌아오기를 3회 실시, 반대쪽도 같은 방법으로 한다.
- 어색한 방향은 한 번 더 실시한다.

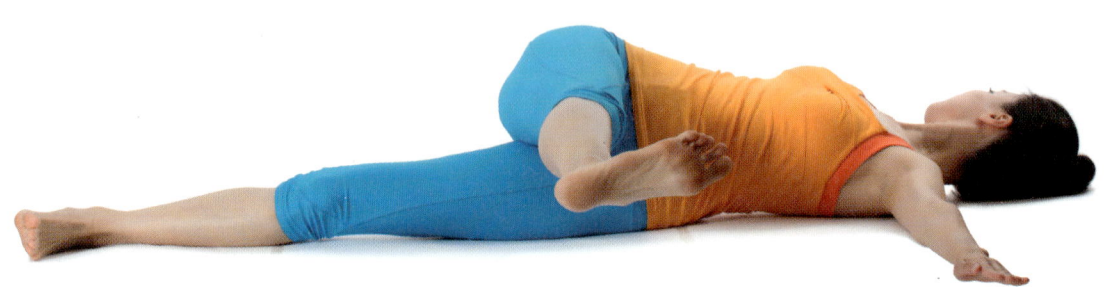

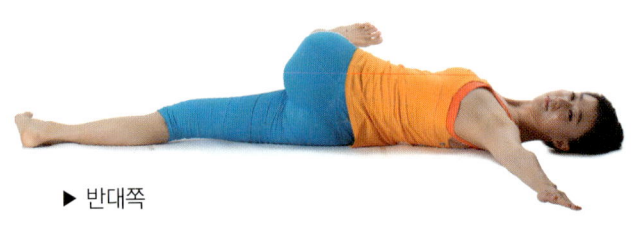

▶ 반대쪽

▶ 등을 대고 누워 무릎을 세운다. 이때 무릎은 붙인다.
▶ 양손은 엉덩이 옆에 두고 내쉬는 호흡에 엉덩이를 들어올린다.
▶ 무릎을 꽉 조이고 엉덩이에도 힘을 주어 유지한다.
▶ 10~20초 유지하고 돌아오기를 3회 실시한다.
▶ 무릎을 양 옆으로 열고 이완하며 마무리한다.

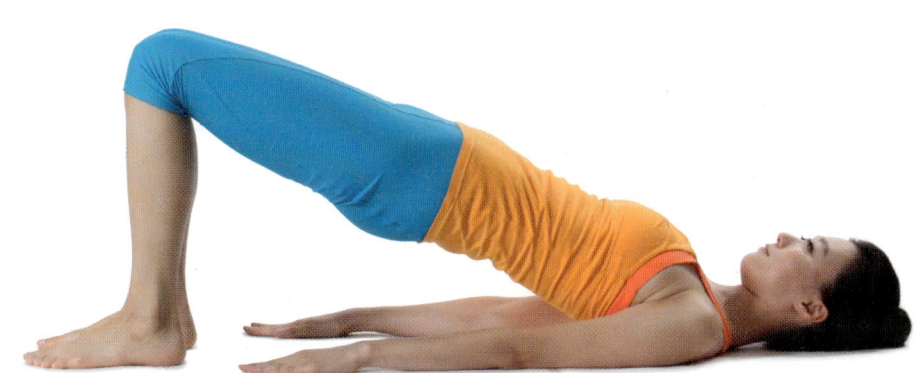

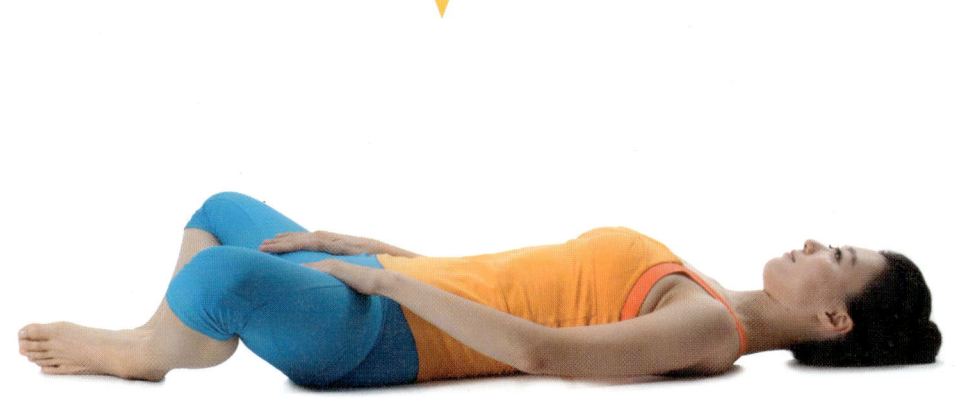

만성피로, 우울
Chronic fatigue: Depressionand

일반적 피로에는 원인이 있다. 일반적인 피로는 휴식과 영양, 적절한 운동과 정서적 이완으로 짧은 기간 안에 정상의 상태로 돌아올 수 있다. 반면 만성피로는 신체적·정신적 일을 완수하는 능력이 떨어지고, 지속되는 피곤함과 집중력 부족, 에너지 고갈의 상태가 지속된다. 확실한 원인을 알 수 없으며, 쉽게 완화되지 않고 오래가는 것이 특징이다.

유전이나 수면상태, 정신적인 문제를 의심할 수 있고, 특이점은 우울점수가 높을수록 만성피로도가 높다는 점에서 마음이 인체에 주는 영향력에 대해 생각해봄직하다.

신체적인 면에서는 당뇨병, 갑상선 질환, 만성 간질환, 심장질환, 폐질환, 신장질환 및 류머티즘관절염 등이 영향을 주었는지에 대한 체크도 필요하지만, 경험적으로 볼 때 골격과 체형이 비정상적인 사람들이 이유 없는 피로감을 많이 호소하기도 한다. 근골격의 문제는 인체의 대사적 효율을 떨어뜨리고 신경기능의 기능부전과 에너지 흐름에도 그 원인이 있다고 추정해 볼 수 있다.

보고에 의하면 만성피로증후군 환자들이 오랜 기간 우울증을 갖고 있다고 알려져 있다. 육체적·정신적인 과로를 피하고, 특히 피로가 적고 정신 상태가 양호한

만성피로증후군

질병관리예방센터(CDC)에서는 만성피로증후군(CFS)의 증례 정의를 제시하였는데, 원인을 알 수 없는 피로가 6개월 이상 지속되거나 재발성 만성피로가 나타나며, 이러한 피로는 운동에 의한 것이 아니고, 휴식으로 완화되지 않는 특성이 있다고 하였다. 또한 만성피로증후군으로 고생하는 환자들은 "몸과 마음이 총체적으로 힘들어진다."고 하거나 "독감을 앓는 것 같다.", "몸이 늘어지고 무거워진다.", "몸에서 기운이 모두 빠져 나가는 것 같다."는 증상을 호소한다

피로에 영향을 미치는 심리적 요인

스트레스에 대한 비정상적 반응, 우울, 불안, 혼란, 권태 등으로 나타나며, 이러한 심리적 요인은 적응장애, 알코올 중독 순으로 피로에 영향을 미치게 된다.

시간대에 효율적으로 업무를 진행할 수 있도록 하며 지나친 휴식보다는 적당한 휴식과 일상생활의 개선이 필요하다.

우울성향의 사람들은 자존감이 낮고 자기 평가가 가혹하고 단점과 결점에 대해서 지나치게 죄의식을 느끼는데, 이는 다른 사람을 평가할 때조차도 단점에 집중하며 비판적인 시각으로 바라보는 것이 특징이다.

'당연히 그래야만 한다(should)' 내지는 '하지 않으면 안 된다(must)'를 강조하다 보면 많은 상황들이 뜻대로 되지 않고 부정적 인지들로 가득하게 된다. 이러한 경험과 정서가 누적되어 우울성향으로 나타난다. 이러한 인지는 자동적 성질을 갖고 있어서 다른 해석이나 논리의 여지없이 자신의 자동적인 사고만을 정확하고 이성적인 것으로 무조건 받아들이는 경향이 있다.

사고 없이 바라보는 연습은 행동명상으로서 요가 체위가 가지고 있는 가장 큰 효용성이다. 생각을 잠시 내려놓고, 신체 각 부위의 긴장을 하나하나 풀어가는 과정 속에서 삶을 통찰하는 방법과 힘이 길러진다. 뇌혈류 증진을 통한 뇌혈관의 순환이 증진되면 도파민이나 세로토닌과 같은 신경전달물질이 활성화되어 신체의 피로를 풀어주면서 뇌세포와 신경 전달 체계를 활성화시켜 미처 깨닫지 못한 다양한 아이디어가 떠오르면서 풀리지 않은 문제의 해답이 서서히 보이게 될 것이다.

1
- ▶ 바르게 선 자세에서 양손을 가슴 앞에 합장한다.
- ▶ 마시는 호흡에 합장한 손을 머리 위로 올리고 호흡을 고른다.
- ▶ 마시는 호흡에 둔부에 힘을 주고 상체를 뒤로 한껏 젖힌다.
- ▶ 내쉬는 호흡에 상체를 앞으로 숙인다.

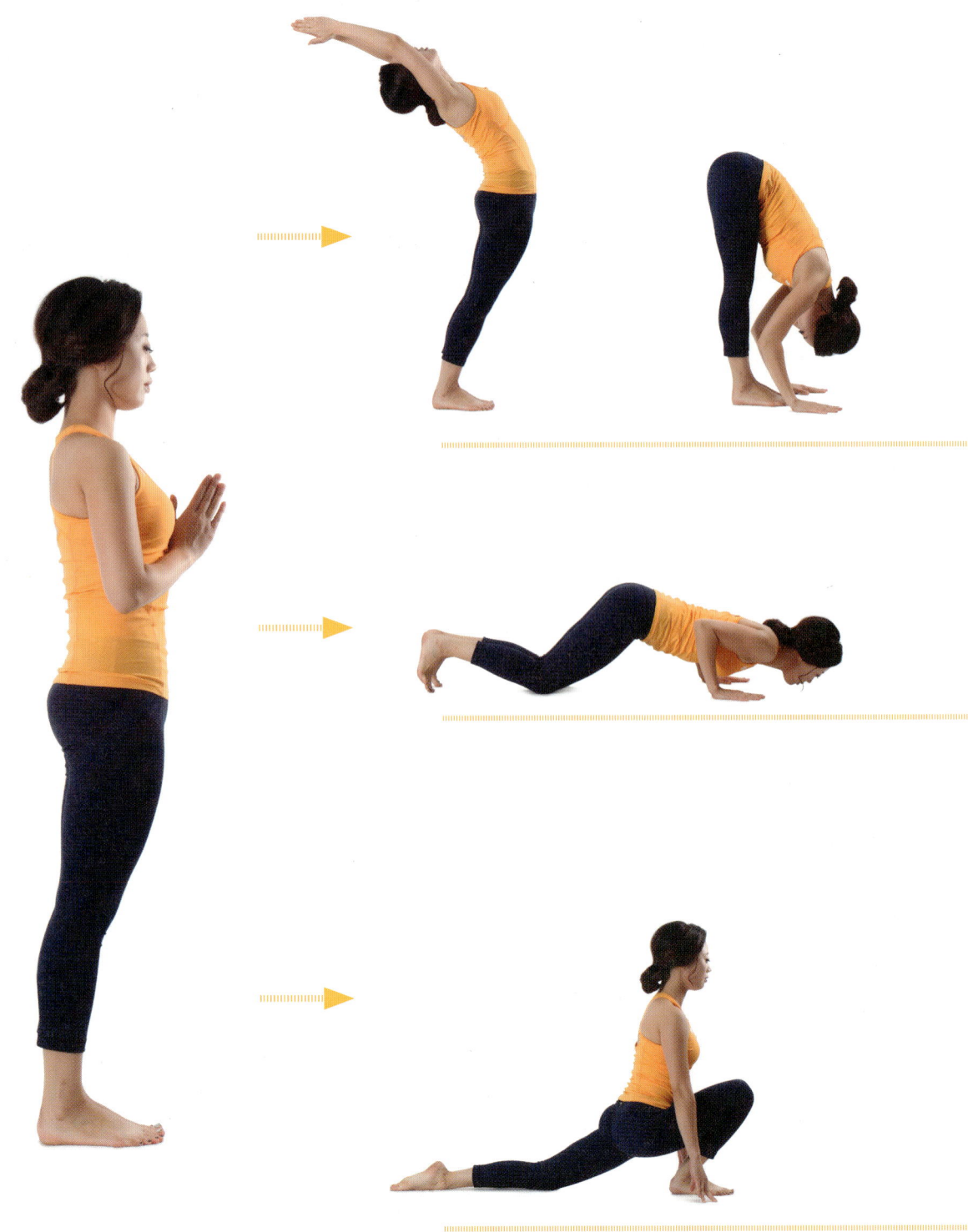

▶ 마시는 호흡에 한쪽 다리를 뒤로 보내 깊게 앉고, 숨을 참고 반대쪽 다리도 뒤로 보낸다.
▶ 무릎을 바닥에 대고 내쉬는 호흡에 턱과 가슴이 바닥을 스치며 마시는 호흡에 코브라 자세로 연결하여 상체를 최대한 젖힌다.
▶ 내쉬는 호흡에 다시 발끝을 세워 견상 자세로 연결한다.
▶ 마시는 호흡에 반대 다리를 앞으로 가져와 깊게 앉고, 내쉬는 호흡에 뒷다리를 앞으로 가져와 상체를 숙인다.
▶ 마시는 호흡에 허리를 펴고 손끝을 밀면서 일어나 상체를 다시 뒤로 한껏 젖혀준다.
▶ 내쉬는 호흡에 정면으로 돌아와 가슴 앞에 합장한다.
▶ 반대쪽도 같은 요령으로 실시한다.
▶ 한 호흡에 한 동작씩 실행하고 자신의 능력대로 횟수를 늘린다.

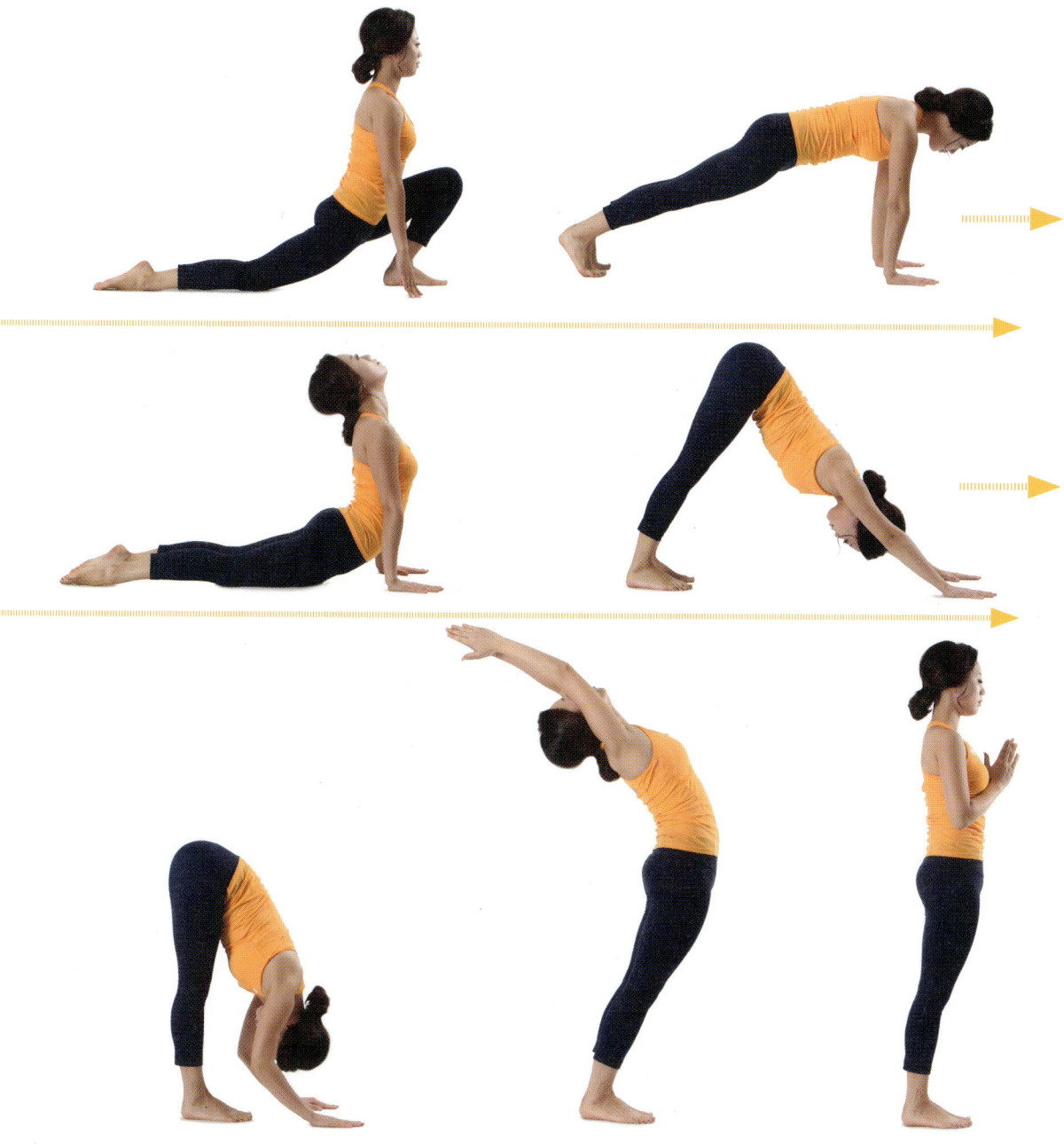

- 등을 대고 누워 다리를 90도로 들어올린다.
- 복부의 힘으로 등을 말아 다리를 머리 위로 넘겨 쟁기 자세로 10~20초 머문다. 이때 어깨만 바닥에 닿도록 한다.
- 양손으로 허리를 잡고, 팔꿈치로 몸을 같이 지탱하며 10~20초 머문다.
- 복부 힘으로 발끝을 바닥에서 떼 머리 위로 다리를 한 번에 올려 어깨로 선다.
- 10~20초 유지하고 천천히 등을 말면서 내려온다.

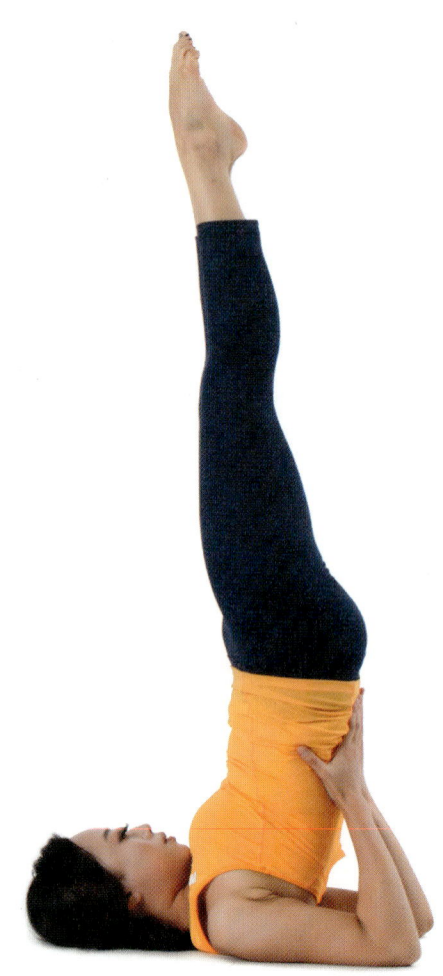

- 어깨 밑에 팔꿈치를 두고 양손은 깍지를 낀다.
- 깍지를 낀 손으로 뒤통수를 잡고 정수리를 바닥에 놓는다.
- 무릎을 바닥에 두고 서서히 발끝을 세워 얼굴 가까이 걸어간다.
- 척추는 곧게 펴지며 발은 자연스럽게 바닥에서 떨어진다.
- 집중하여 발끝을 하늘로 찌르며 무릎을 쭉 편다.
- 자세를 완성한 후 10~20초 정도 유지한다.
- 한 다리씩 천천히 내리고 아기 자세로 이완한다.

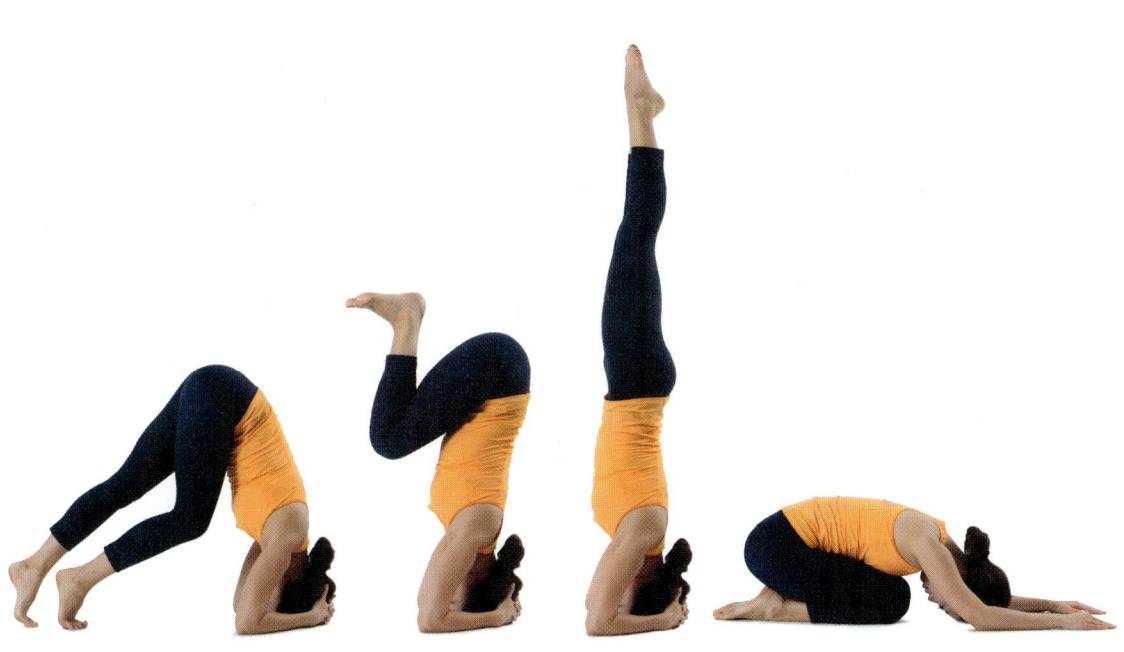

오십견 / 유착성 관절낭염
Frozen Shoulde / adhesive capsulitis

오십견은 대개 오십대에 발병한다고 해서 이름 붙여졌지만, 최근에는 30~40대, 60~70대에서도 많은 유병률(有病率)을 보이고 있다. 특별한 원인이 없이 어느 날 갑자기 통증과 운동 범위의 감소를 특징으로 하며, 의학적 치료를 받아도 호전 속도가 늦고 방치할 경우 2~3년간 지속되기도 한다.

원인은 확실하게 밝혀지지 않았지만 어깨관절 노화로 연부조직(뼈나 관절을 둘러싸고 있는 연한조직으로 근육이나 인대 등을 말함)이 퇴화되면서 생긴다는 것이 일반적 이론이지만, 당뇨, 갑상선 질환이나 최근 스포츠 손상이나 직업과 관련된 반복된 동작으로 인해 어깨 주위의 인대나 근육에 손상을 입어 심각한 기능 장애로 이어지며 일상생활에서 동작의 장애를 가져오게 된다. 예전에는 1~2년이 지나면 자연적으로 치유된다고 알려졌으나 최근 연구엔 적절한 치료를 받지 못하면 장애가 지속된다고 한다.

일반적으로 오십견은 통증과 어깨관절의 가동범위가 감소되는 특징이 있고 어깨관절의 외전, 내회전과 외회전이 감소되는 특징이 있다. 치료에 있어 어깨관절 장애의 가동화 운동, 관절 내 운동의 정상화가 중요하다. 초기에는 운동과 여러 의학적 치료를 병행해야 한다.

어깨관절은 안정성보다는 운동성 위주로 되어 있어 주변 연부조직, 특히 어깨뼈의 움직임과 관여하여 움직이기 때문에 어깨 회전근개의 움직임 방향을 체크하여 움직임이 자유롭지 못한 쪽을 체크하고, 그 방향으로의 가동범위를 심층적으로 늘려나가야 한다. 또한 어깨관절의 움직임은 어깨뼈의 안정화가 매우 중요한 만큼 후면에서 어깨뼈의 양 높이와 척추를 중심으로 한 어깨뼈의 위치를 파악하여 등 어깨뼈 교정을 반드시 이행하여야 한다.

치료의 순서는 긴장성으로 알려진 상승모근과 중승모근 이완과 목과 어깨 회전근개의 심층 스트레칭, 어깨뼈의 교정과 전거근, 하승모근 등의 상부 등근육의 균형과 경견완부위(목어깨 부위)의 근력강화 순으로 진행하도록 한다.

오십견의 진단 명칭

-견갑상완골의 관절 주위염(scapulohumeral periarthritis): Haggart(1956)
-강직성 어깨관절(stiff shoulder): Connolly (1972)
-유착성 관절낭염(adhesive capsulitis): Neviaser(1980)

안정화

의식적, 무의식적으로 관절에서의 큰 또는 미세한 움직임을 조절할 수 있는 능력을 안정화라고 한다.
어깨관절은 인체의 관절 중 가장 운동 범위가 넓고 불안정한 관절이기 때문에 관절의 동적(動的) 안정성은 근육들의 역할이 크며, 어깨관절의 정상 운동 패턴은 상완 골두 안에 상완골의 정확한 안착이 중요하다.

1
- ▶ 한쪽 팔을 위로 올리고 반대 손으로 어깨를 눌러 잡는다.
- ▶ 위로 올린 팔을 뒤로 보내며 내렸다가 다시 앞으로 돌리며 올라온다.
- ▶ 5회 정도 반복하고, 반대쪽도 같은 요령으로 시행한다.
- ▶ 어색한 쪽은 한 번 더 한다.

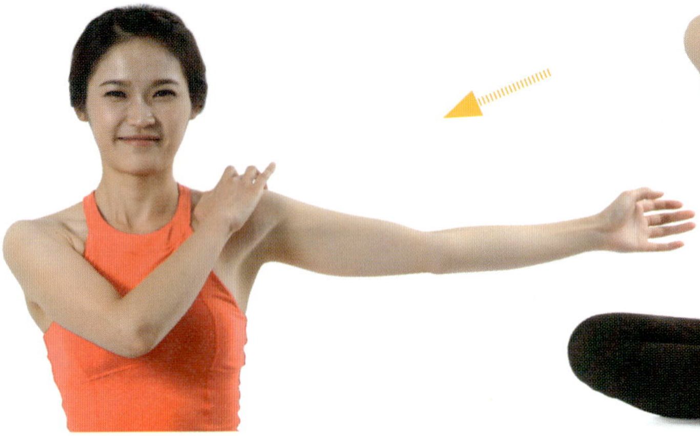

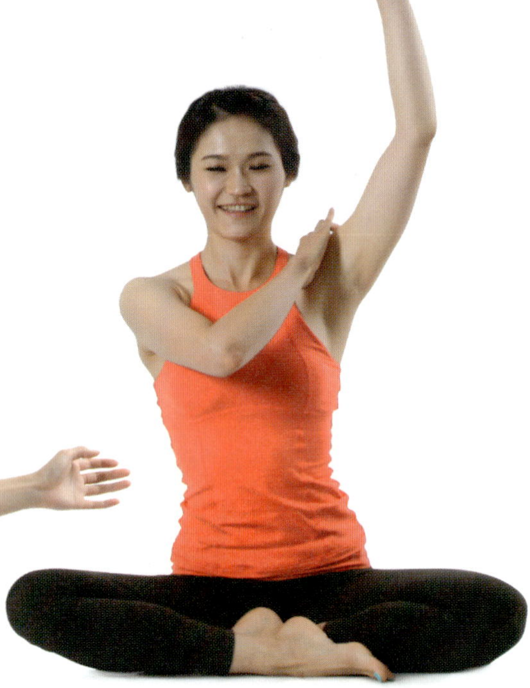

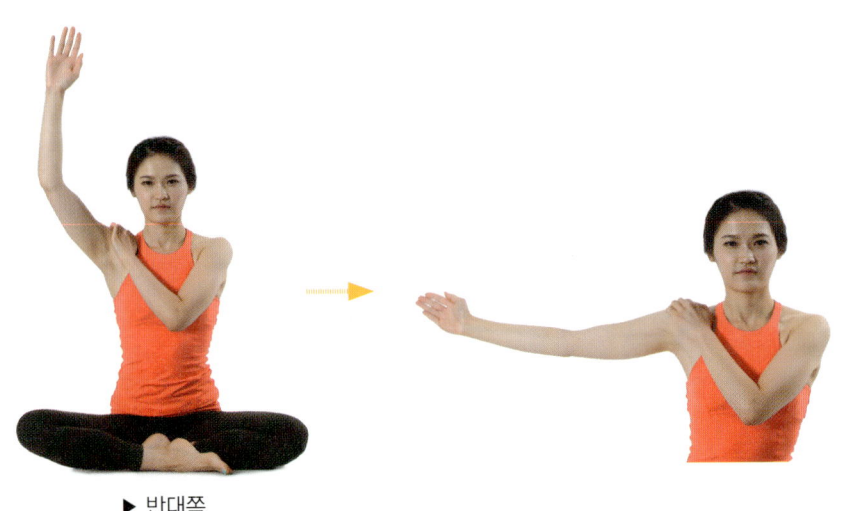

▶ 반대쪽

2
- ▶ 양반다리로 앉아 양손을 어깨에 둔다.
- ▶ 마시는 호흡에 양 팔꿈치를 가슴 앞으로 모으고 내쉬는 호흡에 가슴을 열어 팔꿈치를 뒤로 젖힌다.
- ▶ 팔꿈치로 원을 그리듯 두 동작을 이어서 반복한다.

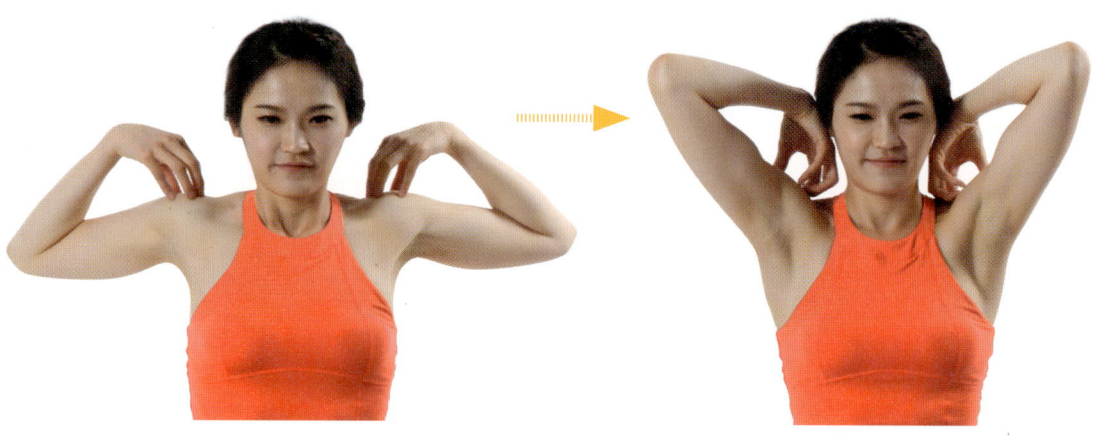

3
- ▶ 양반다리로 앉아 양팔을 뒤로 하여 팔꿈치를 잡는다.
- ▶ 날갯짓을 하듯 팔꿈치를 앞뒤로 흔들어, 견갑골이 몸에서 들려질 수 있게 한다.

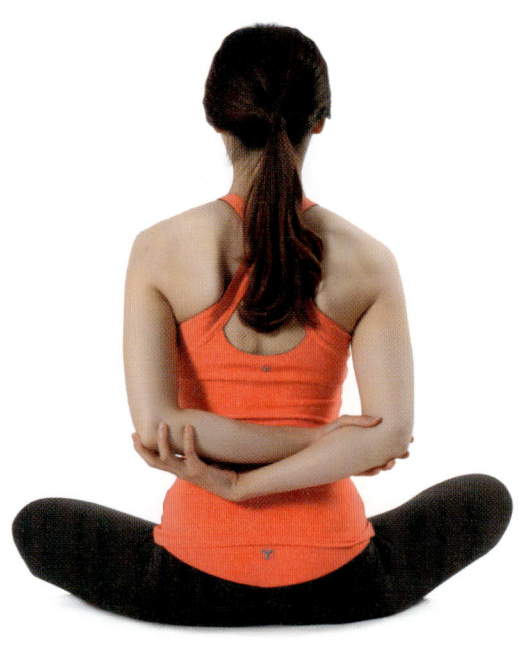

4
- 양팔을 교차해서 어깨를 감싼다.
- 내쉬는 호흡에 턱은 쇄골로 당기고, 견갑골은 사이가 멀어지게 어깨를 움츠린다.
- 10~20초 유지하고 돌아오기를 3회 실시한다.

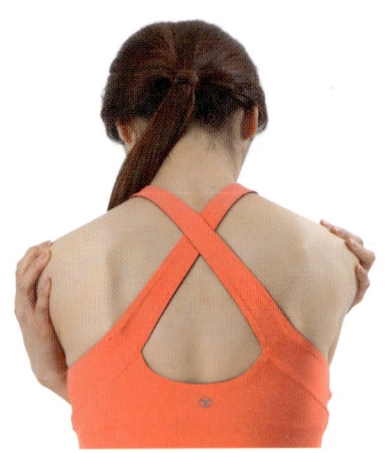

5
- 바르게 앉아 양손을 등 뒤에서 합장한다.
- 어깨를 활짝 펴고 견갑골이 몸에서 잘 떨어지게 날갯짓을 하듯 팔꿈치를 앞뒤로 흔든다.

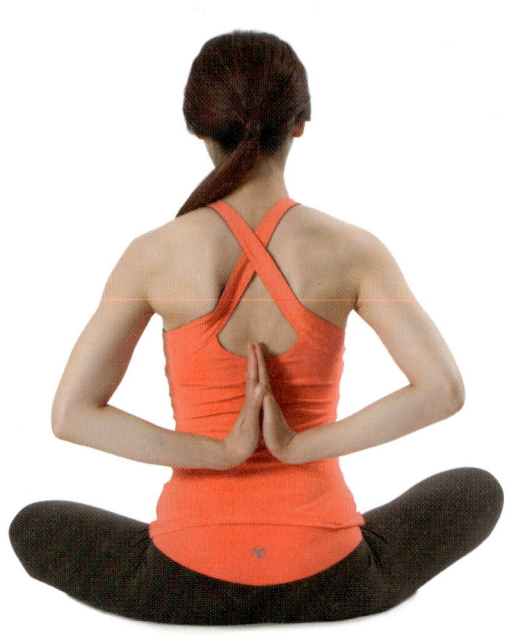

- 바르게 앉아 양팔을 위로 뻗어 합장한다.
- 내쉬는 호흡에 왼쪽으로 내려간다.
- 10~20초간 유지하고 돌아오기를 3회 실시한다.
- 반대쪽도 같은 요령으로 실시한다.
- 어색한 방향은 한 번 더 실시한다.

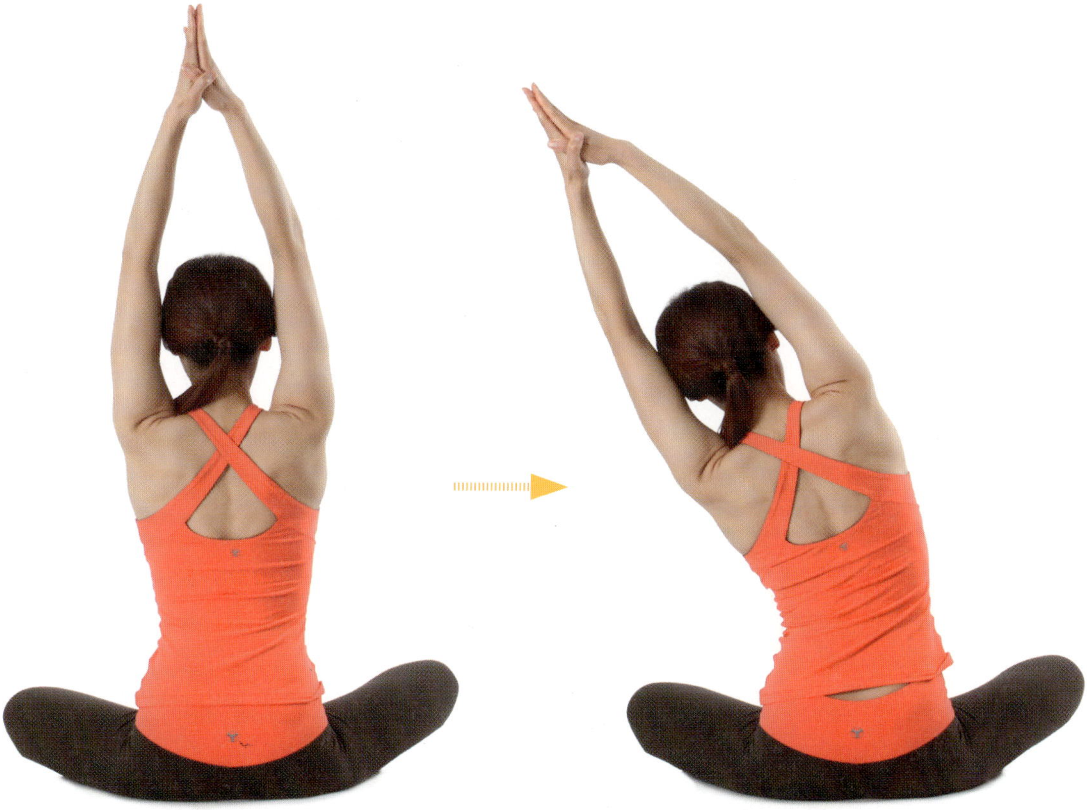

▶ 반대쪽

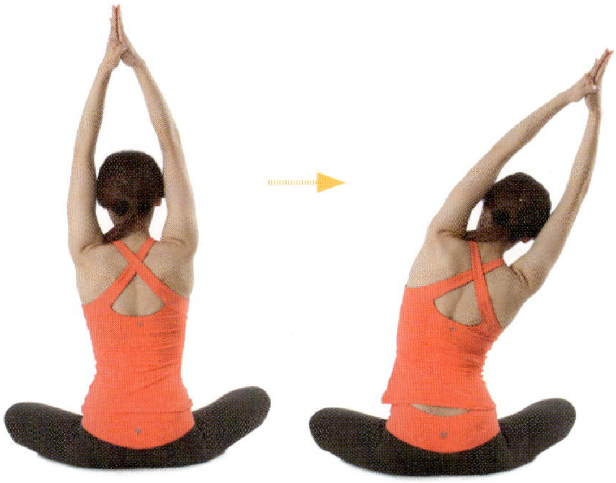

- ▶ 바르게 앉아 한 손은 머리 위로 올리고 한 손은 아래로 내려 등 뒤에서 깍지를 낀다.
- ▶ 내쉬는 호흡에 두 손을 서로 당긴다.
- ▶ 10~20초 정도 유지하며 3회 실시한다.
- ▶ 반대쪽도 같은 요령으로 실시한다.
- ▶ 어색한 방향은 한 번 더 실시해 균형을 맞춘다.

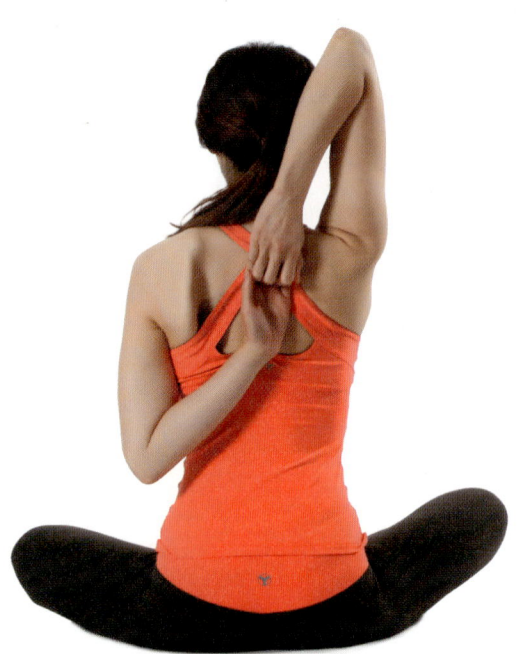

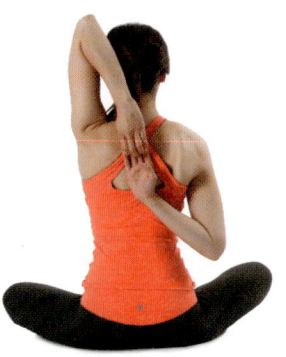

▶ 반대쪽

8
- ▶ 기는 자세에서 한 손을 앞으로 쭉 뻗는다.
- ▶ 내쉬는 숨에 천천히 상체를 내려 가슴을 바닥에 댄다.
- ▶ 어깨에 힘을 빼고 10~20초 정도 호흡하며 유지한다.
- ▶ 3회 반복하고 반대쪽도 같은 요령으로 실시한다.
- ▶ 어색한 방향은 한 번 더 실시해 균형을 맞춘다.

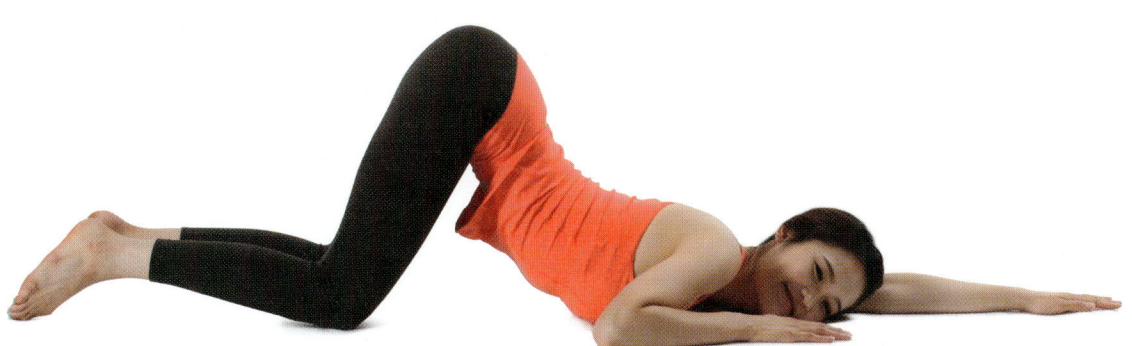

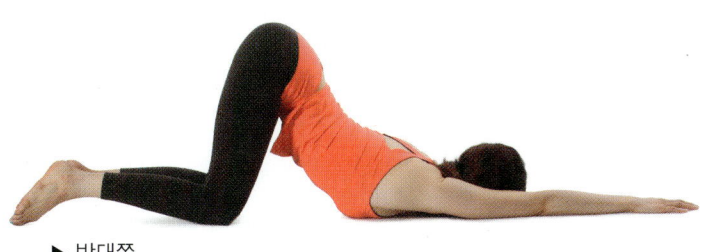

▶ 반대쪽

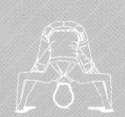
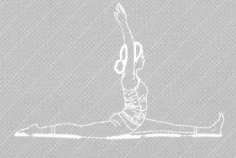
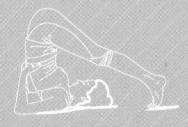
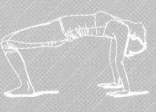

IV
근막통증 증후군

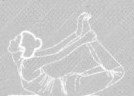
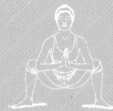
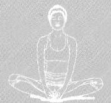
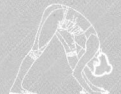

01 근막통증증후군과 통증유발점

근막통증증후군

<u>근막통증증후군</u>의 증상은 수면 후 근육의 뻣뻣함이 심해지는 것이다. 주요 원인은 근육을 한 패턴으로 과하게 사용하거나 너무 사용하지 않아 생기는 문제에서 발생할 수 있다. 운동 범위가 적어지면 근육의 힘은 더욱 약하게 된다. 털이 서는 느낌이나 콧물 같은 반응, 열이 나거나 혹은 근막이 차게 느껴지는 듯한 자율신경 이상 반응이 있을 수 있고, 활동이 줄면서 우울증으로 발전될 가능성이 있다. 수면 시에 더욱 통증이 심해져 수면장애를 일으키기도 한다.

근막통증증후군_Myofascial pain syndrome

골격근이나 근막 내 존재하는 과민성 반응점이나 통증유발점(Trigger points)으로 기인하는 국소적 근골격계 동통증후군이다.
통증의학과 의사인 트라웰(Trawell)과 시몬스(Simons)는 1983에 두 권의 책을 통해 근막통증증후군(myofascial pain syndrome)을 정의하였고 다양한 치료법을 제시하였다.

근막

근막은 치밀하게 배열된 콜라겐 섬유로 구성된 결체조직의 얇은 층으로 근육이나 인체 구조 및 기관을 감싸거나 분리한다. 근막은 한 부위에서 다른 부위로

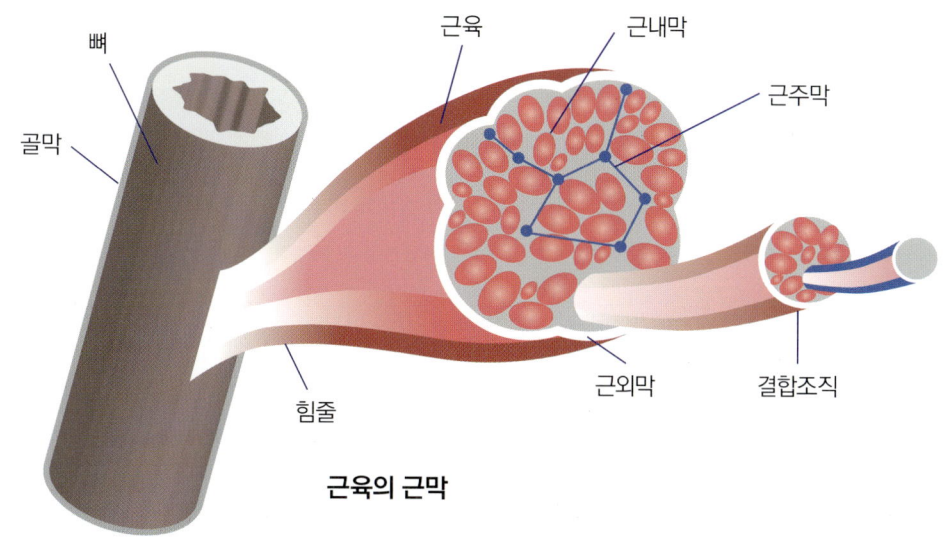

근육의 근막

이어져 있으며, 모든 기관을 전체적으로 둘러싸고 있다. 신체의 모든 근육은 근막으로 둘러싸여 있으며 근속, 근섬유, 근원섬유도 각각의 근막으로 싸여있다.

근막은 천층(superficial), 심층(deep), 최심층(deepest)으로 분류된다.

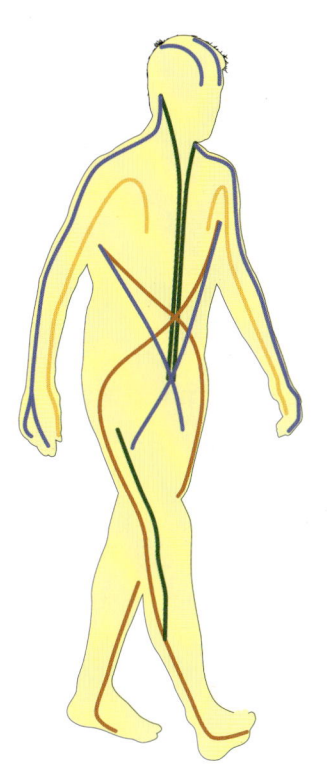

천층은 진피 밑에 있고 심층은 근육, 뼈, 신경, 혈관과 내장을 둘러싸고 있다. 최심층은 뇌와 중추신경계를 싸고 있는 두개골에서부터 천골까지 이어지는 경막을 말한다. 이렇게 세층으로 구분되는 근막은 신체조직들이 정상적인 모양이나 정확한 위치를 유지하도록 하며, 신체의 근접조직들이 서로 원활하게 움직일 수 있도록 윤활액을 공급한다. 이러한 근막의 손상은 급성손상이나 자세 불균형과 같은 만성 미세 외상 등에 의해 발생한다. 손상을 받은 근막은 스트레스의 강도에 따라 일시적이거나 영구적인 변형을 일으킨다. 신체의 외상, 염증이나 감염과정, 치아의 부적절한 교합으로 인한 구조적 그리고 골반회전 모두 부적절한 근막 염좌를 만들어낼 수 있다.

근막은 더 심한 외상으로부터 개인을 보호하기 위해 수

축하면서 전신에 걸쳐 특정 패턴을 따라 긴장의 형태로 나타난다. 이러한 근막손상은 팽팽해지다가 시간이 지나면서 스타킹을 잡아당기는 것처럼 전신에 걸쳐 확산한다. 운동제한이 생기면서 유연성을 잃게 되고 특정 신체 부위에 특수한 긴장 상태가 된다.

> **근막경선_Myofascial meridian**
> 근육들은, 개별적으로 작용할 수도 있지만 또한 근막 체계(fascial webbing)에 의해 기능적으로 통합되어 전신에 걸친 연계성으로 나타난다.

근막은 가소성변형(plastic deformation, 다른 형태로 변경)과 탄성변형(elestic defirmation, 원래 형태로 돌아옴)을 모두 가지게 된다. 즉, 스트레스를 받을 때 변화가 일어나고, 에너지 손실이 발생한다. 근육들은 개별 작용과 근막체계(fascial webbing) 전체를 통해서도 작용한다. 긴장(tension), 고착(fixation), 보상작용(compensation) 그리고 대부분의 인체 동작들은 모두 이러한 근막의 경선을 따라 일어난다.

통증유발점(Trigger Point)

근막통증증후군을 이해하기 위해서는 통증유발점을 알아야 한다. 1957년 자넷 트라벨(Janet G. Travell) 박사는 통증 유발점에서 미세한 전류들이 '발생하고 수신'하는 것을 발견했다. 통증유발점은 특정 위치의 피하에서 촉진된다. 그것들은 부분적이기도 하고, 연관통(이어지는 통증)의 형태로 나타나기도 한다.

트리거 포인트(Trigger Point)가 방아쇠가 되어 전이나 방사통(통증유발점을 시작으로 이어지는 연관통) 등 여러 통증 양상이 나타난다. 통증이 시작되는 지점부터 연관통은 일정한 패턴을 보인다.

일반적으로 이러한 민감한 반응은 골격의 변형과 함께 시작된다. 트리거 포인트로부터 시작되어 이어지는 통증의 양상이 신경의 경로와는 달라서 각 학자마다 명칭을 다르게 부르기도 한다. 존스(Jones)가 말한 동양의학의 아시혈(阿是穴)은 챠프만(Chapman)과 온스(Owens)의 신경임파점(Neurovascular point)과 비슷하다고 했다.

최근 우리나라 한의학에서는 경혈자리로 해석되기도 한다.

근골격계 기능부전(Musculoskeletal Dysfunction)은 사무직이나 직업적인 이유로 특정 근육의 과도한 사용에 원인이 있다. 사용이 적은 근육에서는 위축이 발생하여 신체 부하나 스트레스에 대한 인체 대응력이 떨어지게 된다. 이러한 자세성 스트레스나 외상, 관절 부하, 여러 역학적 요인들이 근막에 과도한 스트레스를 주어 생체역학적 변화를 초래하게 된다.

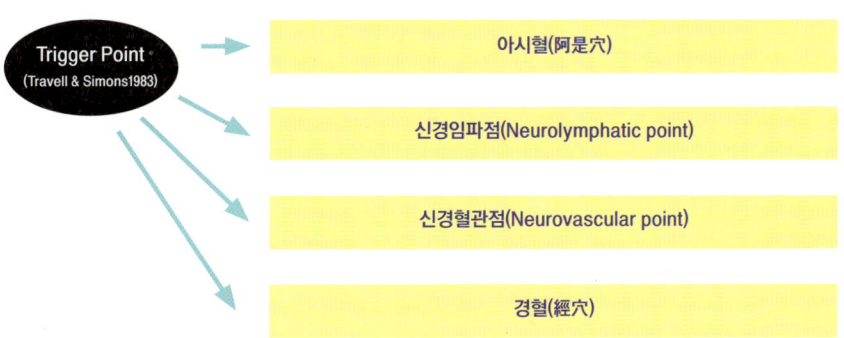

이러한 변화는 신체유지를 위해 자세성 요구도가 큰 승모근 상부, 견갑거근, 후두하근, 장근, 요방형근, 척주골격 내재근(다열근, 회전근, 늑골거근, 사각근, 늑간근)에서도 발견되는 것이 대부분이고, 경우에 따라 긴장성 근육에 부응하려는 약해진 자세성 근육에서도 스트레스를 받아 발생되기도 한다.

근막조직의 긴장성 결절점은 곧 인체 전체의 변형을 일으킨다. 이런 자극에 대한 예민한 반응은 결국 체성기능부전(Somatic Dysfunction)을 일으키게 된다.

근막통증증후군의 원인

통증유발점(Trigger Point)에 의해 나타나는 감각, 운동 및 자율신경계 증상들의 원인은 다음과 같이 분류할 수 있다.

직접적인 인자: 급격한 과부하, 심한 외상, 동일한 동작의 반복에 의한 피로, 떨림, 척수병 등.

만성적인 인자: 하지 길이의 차이, 골반의 불균형, 등과 어깨의 불균형과 자세 불량, 내장기로부터의 통증, 관절질환에 의한 동작제한 통증, 정서적 고통, 악성 종양, 비타민, 무기질 결핍, 저혈당, 갑상선 기능저하, 빈혈 등 근육의 약화.

회복을 지연시키는 영양적 인자: 바이러스나 세균의 감염과 기생충 침습, 정신적인 우울이나 불안, 알레르기성 비염, 불량한 수면.

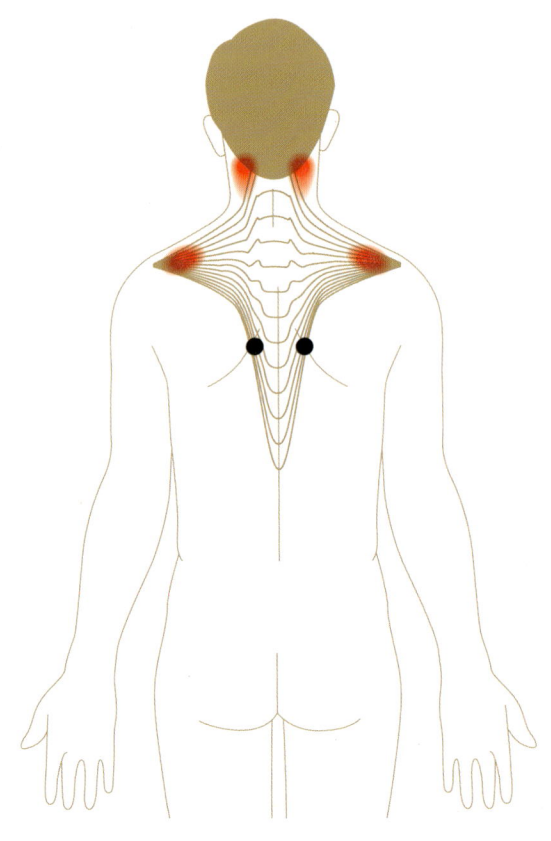

근막통증증후군의 증상

근막통증증후군의 발생기전

병리기전은 아직 불명확하나 '에너지 위기(energy crisis)'가 원인의 하나로 알려져 있다. 근육이 과하게 긴장하면 조직의 일부 손상과, 손상된 근육 내에서 칼슘 이온이 유리되며, 칼슘 이온은 다시 근육을 지속적으로 수축시킨다.

이러한 과정이 반복되면서 취약한 부위에 다시 조직 손상이 생기고, 칼슘 이온을 방출하게 된다. 이때 칼슘 이온과 ATP(adenosine triphosphate)가 함께 작용하면, 근육 내에서 국소적으로 혈관이 수축하게 되고, 국소적 허혈이 생기게 된다. ATP를 모두 소비한 부위의 근육은 전기적으로 활동이 단축되며 여기에 염증물질이 유리되어 국소적 허혈 과정을 통해 신경말단이 자극을 받게 된다.

02
근막통증증후근 &
통증자연치유요가

Natural Therapy YOGA

사각근군(목갈비근군) 통증
흉쇄유돌근(목빗근) 통증
척주 기립근(척주세움근군) 통증
후두하근군(뒤통수밑근군) 통증
두판상근 / 경판상근(머리널판근 / 목널판근) 통증
외복사근(배바깥빗근) 통증
복횡근(배가로근) 통증
복직근(배곧은근) 통증
요방형근(허리사각근) 통증
장요근(엉덩허리근) 통증
승모근(등세모근) 통증
견갑거근(어깨올림근) 통증
능형근(마름모근) 통증
전거근(앞톱니근) 통증
대흉근(큰 가슴근) 통증
광배근(넓은등근) 통증
삼각근(어깨세모근) 통증
상완 이두근(위팔두갈래근) 통증
상완 삼두근(위팔세갈래근) 통증
원회내근(원엎침근) 통증
수근굴근군(손목굽힘근군) 통증
수근신근군(손목폄근) 통증
대둔근(큰볼기근) 통증
대퇴근막장근(넙다리근막긴장근) 통증
중둔근(중간볼기근) 통증
소둔근(작은볼기근) 통증
이상근(궁둥구멍근) 통증
슬곡근군(뒤업다리근군) 통증
내전근군(모음근군) 통증
대퇴사두근군(넙다리네갈래근군) 통증
전경골근(앞정강근) 통증
장지신근/장무지신근(긴엄지폄근) 통증
비복근(장딴지근) 통증
발의 천부 및 심부 근육들 통증

사각근군 통증
목갈비근군 / Scalenus

사각근을 트리거(Trigger)로 한 근막통증은 쇄골뼈 안쪽을 시작(통증유발점;TP)으로 하여 어깨, 상부 가슴 등부터 팔과 손 안쪽까지 이어지는 통증이 있다. 사각근은 늑골을 거상시켜 호흡할때 관여하는데, 사각근이 위축되어 있는 경우엔 호흡이 얕고 짧아질 수 있다.

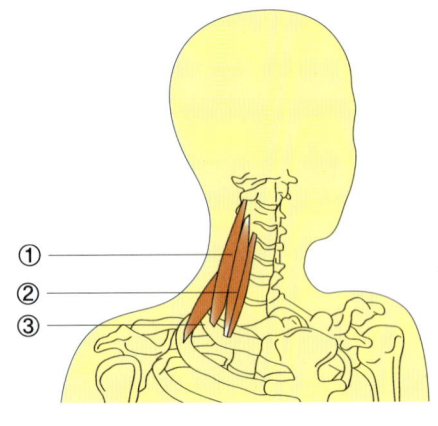

① **중사각근** 중간목갈비근 Scalenus medius
② **전사각근** 앞목갈비근 Scalenus anterior
③ **후사각근** 뒤목갈비근 Scalenus posterior

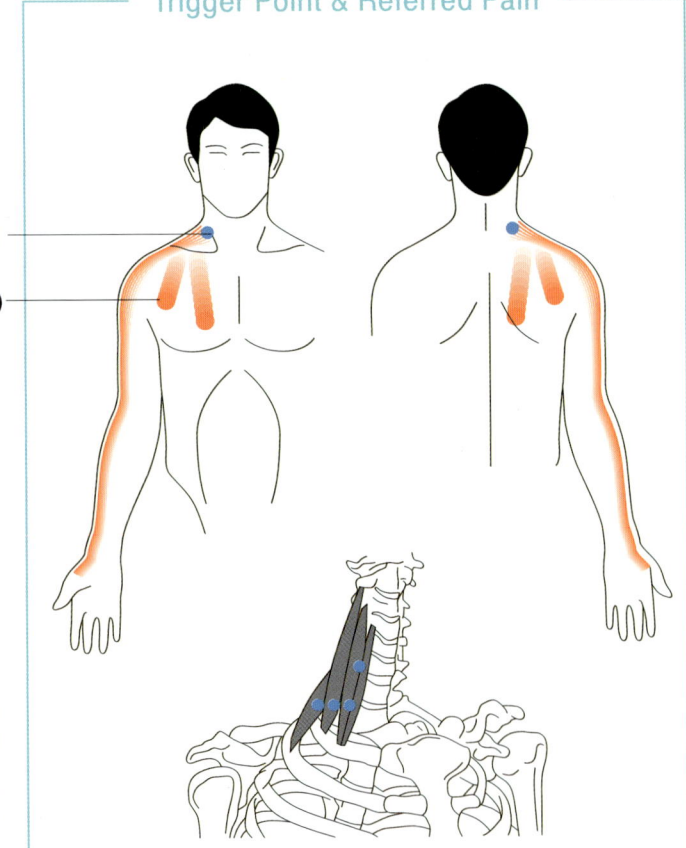

Trigger Point & Referred Pain
통증유발점 & 연관통(방사통)

그림의 동그란 포인트가 통증유발점이고
붉게 그려지는 부분이
연관통 혹은 방사통(이어지는 통증)이 된다.

1 이완 자세 Treatment

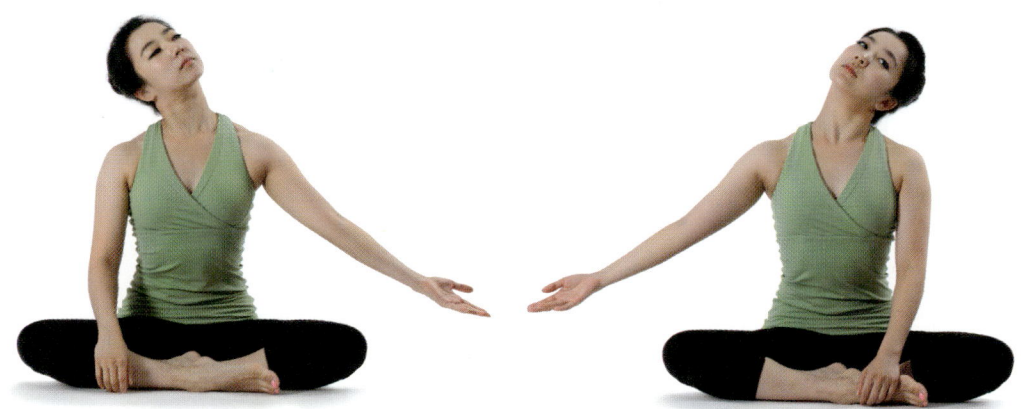

- ▶ 양반 다리로 앉아 한 손을 옆으로 뻗고 턱을 하늘로 든다.
- ▶ 어금니가 하늘을 향하게 하고, 내쉬는 호흡에 팔을 서서히 내린다.
- ▶ 좌우 한 번씩 10초~20초 실시하고, 비교하여 당김이나 위축이 느껴지는 방향은 한 번 더 20초간 머물며 이완한다.

2 안정화 자세 Stability

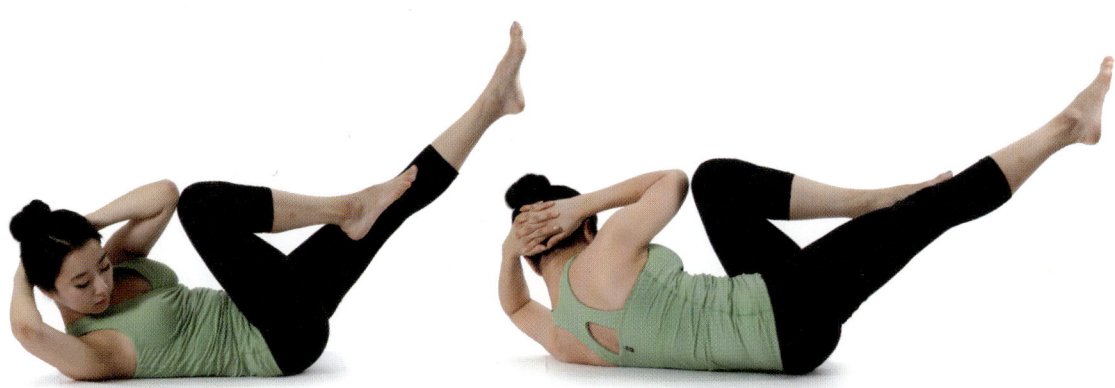

- ▶ 등을 대고 누워 복부를 조인 후 머리 뒤에 깍지를 낀다.
- ▶ 내쉬는 호흡에 오른 팔꿈치와 왼 무릎이 만나는 느낌으로 몸을 비튼다.
- ▶ 반대쪽을 바로 이어서 실시, 10초씩 좌우를 번갈아 가며 10~15회 실시한다.
- ▶ 동작을 마친 후에는 누워서 고개를 좌우로 2, 3회 돌리면서 목의 긴장을 푼다.

흉쇄유돌근 통증
목빗근 / Sternocleidomastoid

흉쇄유돌근 트리거(Trigger)로 한 근막통증은 목 측면을 시작(통증유발점;TP)으로 머리 측면, 눈, 이마, 정수리까지 이어지는 통증이 있다. 오후가 되면 안압이 오르면서 눈이 침침해지기도 하고, 목과 머리가 만나는 연접 지점에서 지속적인 통증이 있을 수 있다.

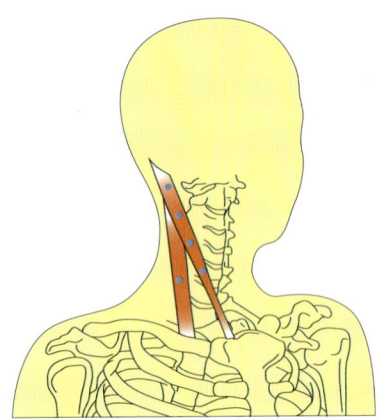

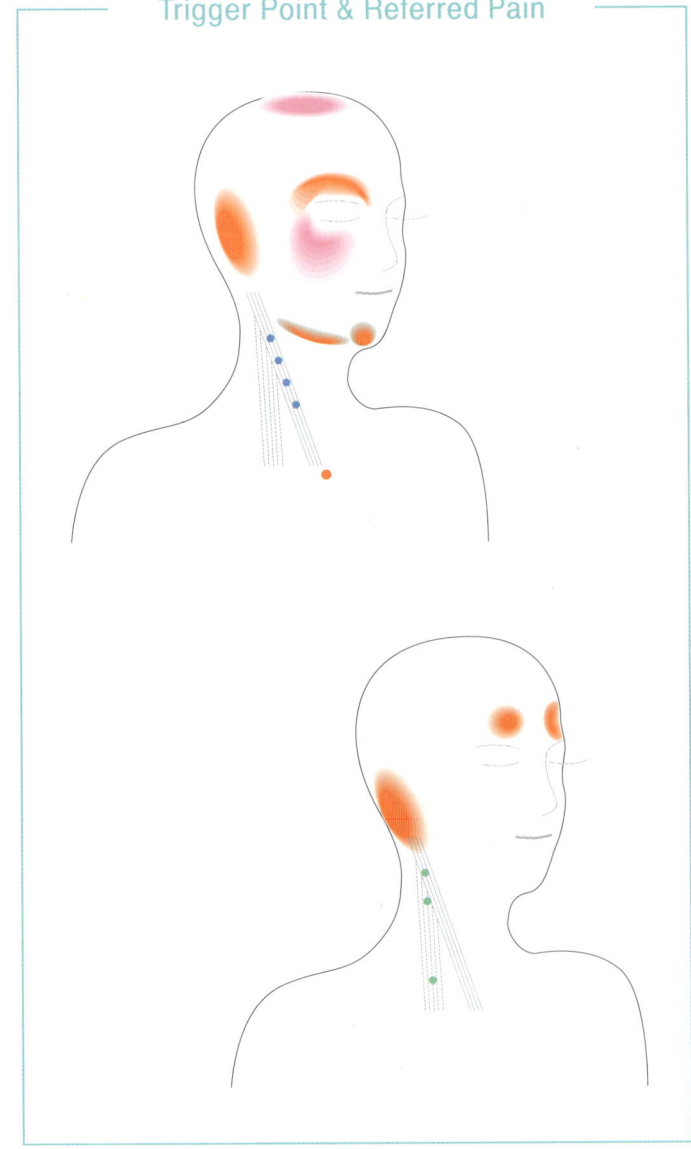

Trigger Point & Referred Pain

1 이완 자세 Treatment

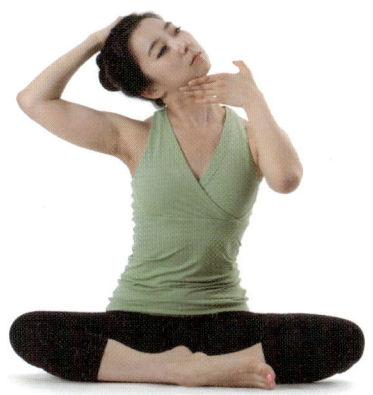 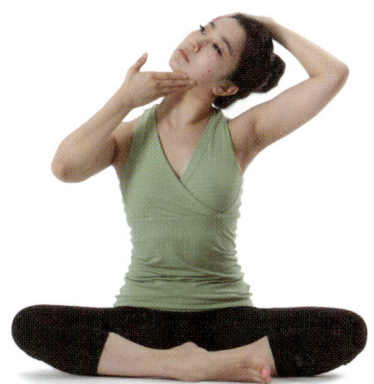

- ▶ 양반다리로 앉아 한 손으로는 턱 선을 잡고 반대 손은 반대쪽 귀를 잡는다.
  턱 끝이 천장 방향을 향한다는 느낌으로 손에 힘을 주어 돌려준다.
- ▶ 좌우 한 번씩 10초~20초 실시하고, 비교하여 당김이나 위축이 느껴지는 방향은 한 번 더 20초간 머물며 이완한다.

2 이완 자세 Treatment

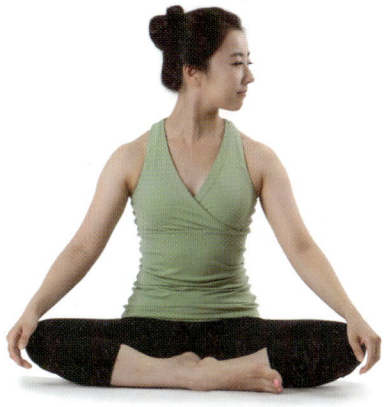 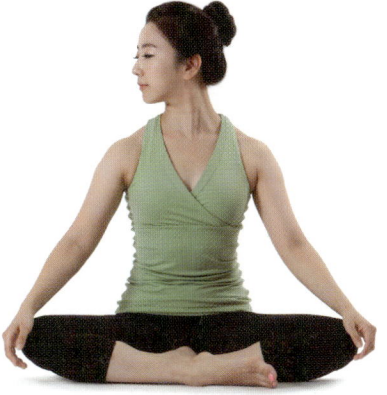

- ▶ 다시 돌아와 바르게 앉고, 어깨를 고정하고 고개를 한쪽으로 한껏 돌려 시선은 뒤쪽을 바라본다.
- ▶ 좌우 한 번씩 10초~20초 실시하고, 비교하여 당김이나 위축이 느껴지는 방향은 한 번 더 20초간 머물며 이완한다.

3 안정화 자세 Stability

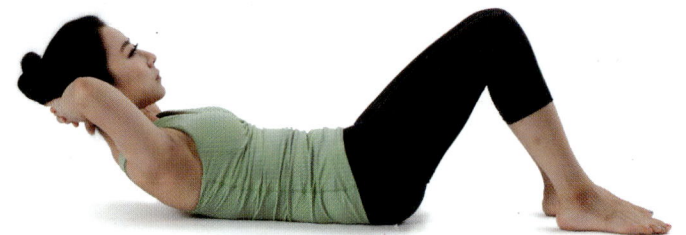

▶ 복부를 조여 안정화한 후 두 손으로 머리 후면을 지지한다.
▶ 내쉬는 호흡에 상체를 들고, 마시는 호흡에 상체를 내리길 10회씩 5~10세트 실시한다.
▶ 동작을 마친 후에는 누워서 고개를 좌우로 2, 3회 돌리면서 목 긴장을 해소한다.

척주기립근 통증
척추세움근군 / Backbone erector

척추기립근을 트리거(Trigger)로 한 근막통증은 척추라인을 따라 한쪽 혹은 양쪽을 각 통증유발점(TP)으로 시작하여 엉덩이, 허리, 견갑골 주변과 복부, 가슴 부위까지 이어지는 통증이 있다. 등을 뒤로 젖힐 때 통증이 있고, 척추 신전 동작이 잘 되지 않는다. 소화기능이나 복통, 생리통증의 다양한 내장 기능과 관련이 있을 수 있다.

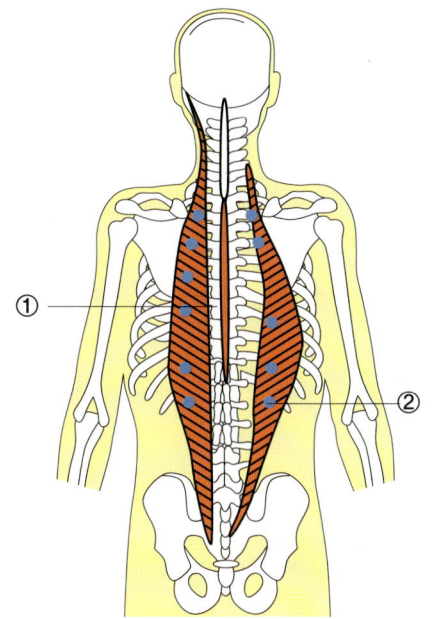

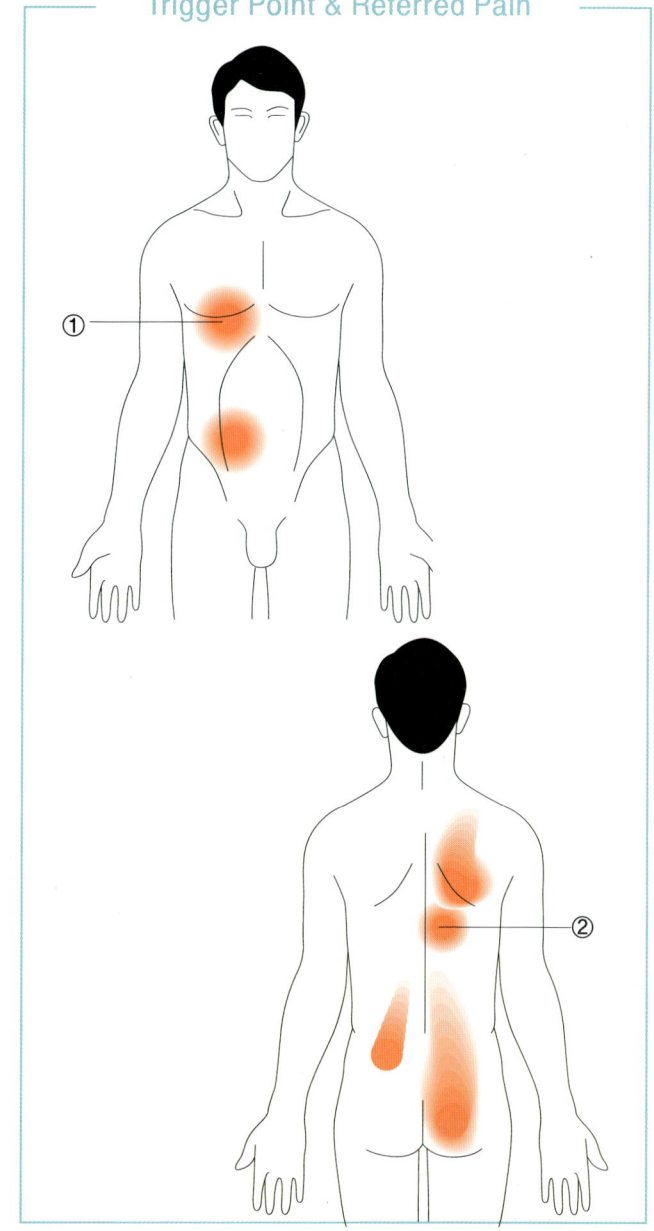

① 흉장늑근 등엉덩갈비근 iliocostalis thoracis
② 요장늑근 등가장긴근 Longissimus thoracis

후두하근군 통증
뒤통수밑근군 / suboccipital group

후두하근군을 트리거(Trigger)로 한 근막통증은 머리 뒤쪽을 시작(통증유발점;TP)으로 뒷목, 어깨, 뒤통수와 이마, 머리 측면까지 이어지는 통증이 있다. 추골동맥이 지나가는 부위와 관련 있어 뇌로 가는 혈류량이 저하되어 머리가 무겁고, 두통이 생길 수 있다.

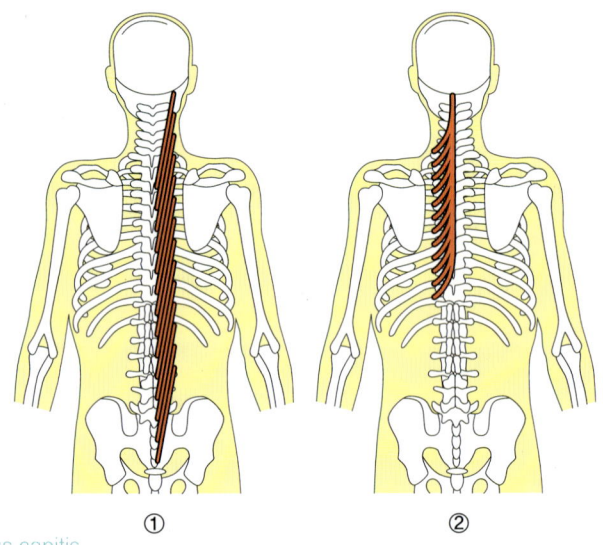

① 두최장근 허리가장건근 longissimus capitis
② 두/경반극근 머리, 목반가시근 semispinalis capitis/cervicis
③ 두반극근 머리반가시근 (상부) semispinalis capitis(upper)
④ 다열근 뭇갈래근(목 가운데 부분) multifidis

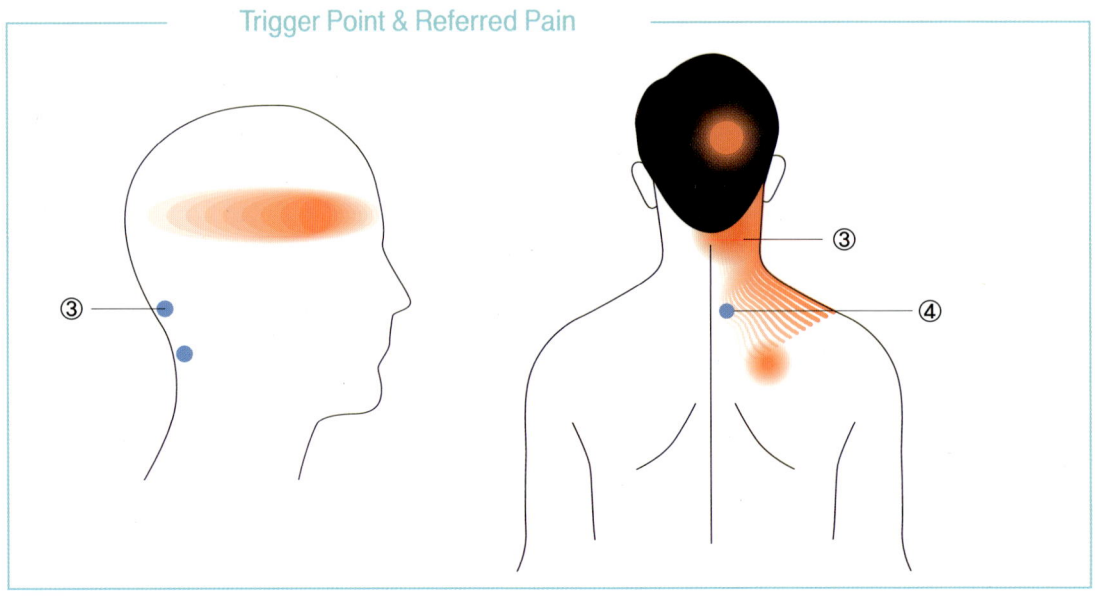
Trigger Point & Referred Pain

1 이완 자세 Treatment

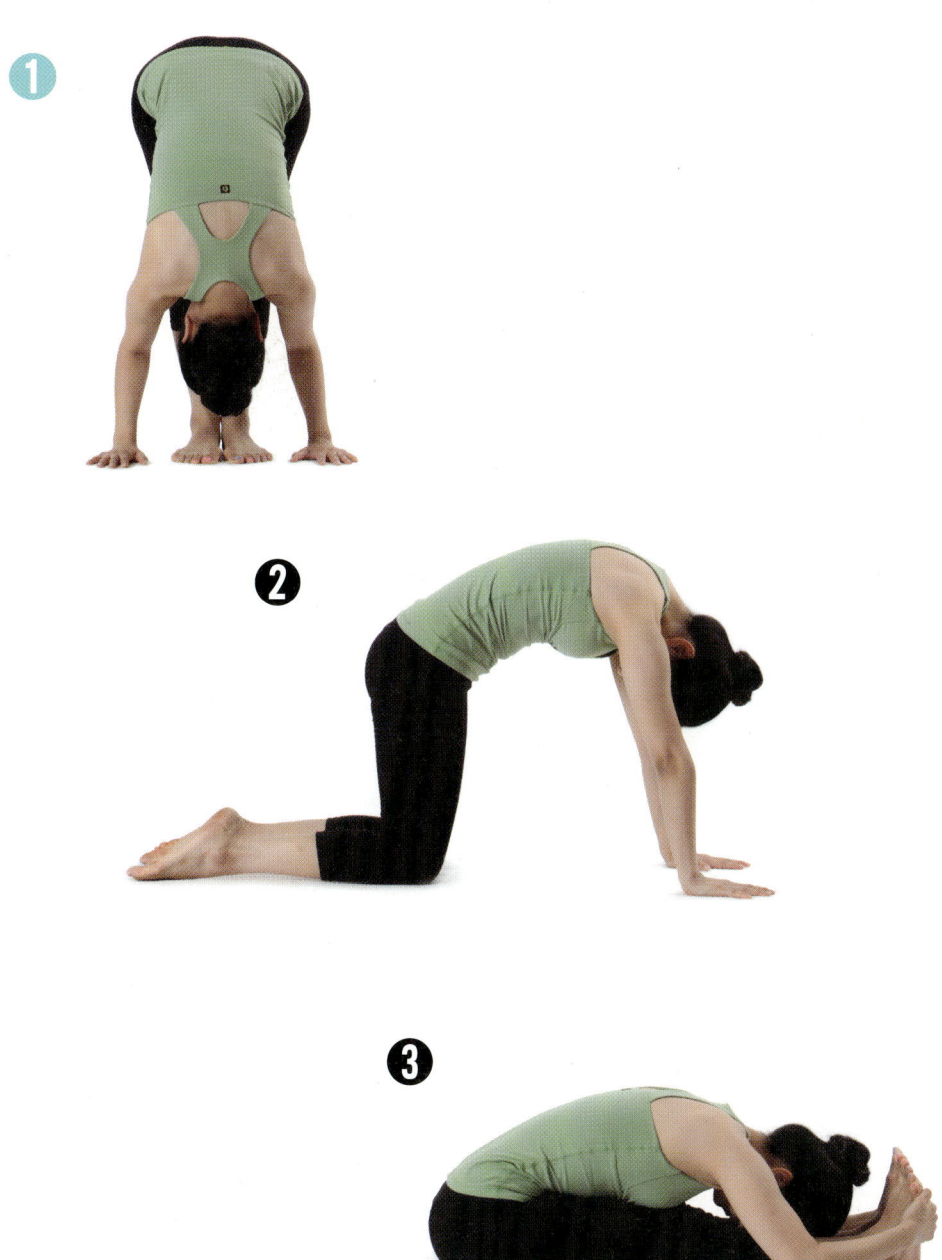

▶ 서는 자세, 기는 자세, 앉은 자세 모두에서 내쉬는 호흡에 배꼽을 깊이 만다. 호흡을 길게 유지하며 시선도 배꼽을 보며 10~20초 이완한다.

2 안정화 자세 Stability

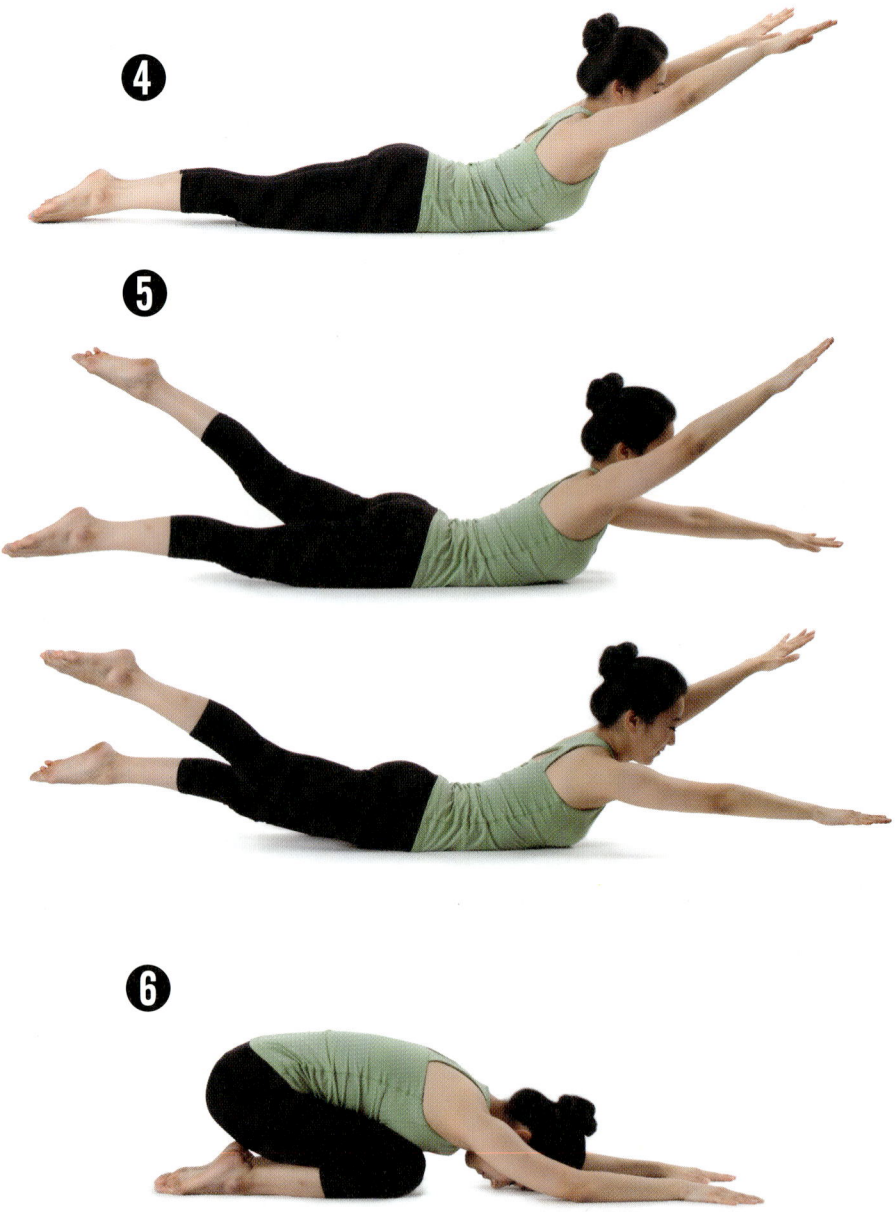

▶ 배를 대고 엎드려 손끝과 발끝에 힘을 주어 길게 뻗는다.
▶ 상 하체를 동시에 길게 들어올려 10~20초 유지하기를 5~10회 실시한다.
▶ 몸을 길게 뻗어 들어올린 상태에서 손끝과 발끝을 지그재그로 교체한다.
  천천히 5회, 빠른 속도로 10회 3세트 실시한다.
▶ 모든 동작이 끝난 후에는 아기 자세로 머물러 이완한다.

두판상근 / 경판상근 통증
머리널판근 / 목널판근 / Splenius capitis / Splenius cervicis

판상근을 트리거(Trigger)로 한 근막통증은 머리 뒤쪽을 시작(통증유발점;TP)으로 어깨, 머리 측면과 정수리까지 이어지는 통증이 있다. 목과 머리가 만나는 연접 지점에서 지속적인 통증이 있을 수 있다.

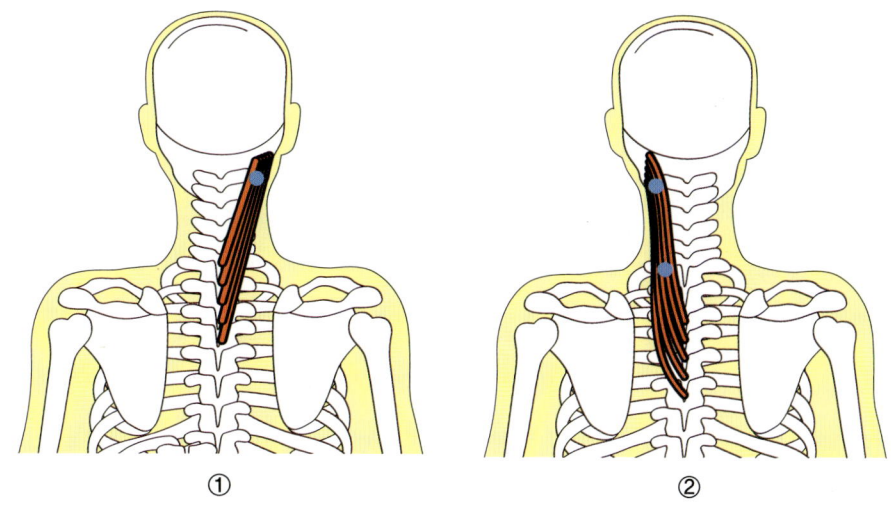

① 두판상근 머리널판근 Splenius capitis
② 경판상근 목널판근 Splenius cervicis

Trigger Point & Referred Pain

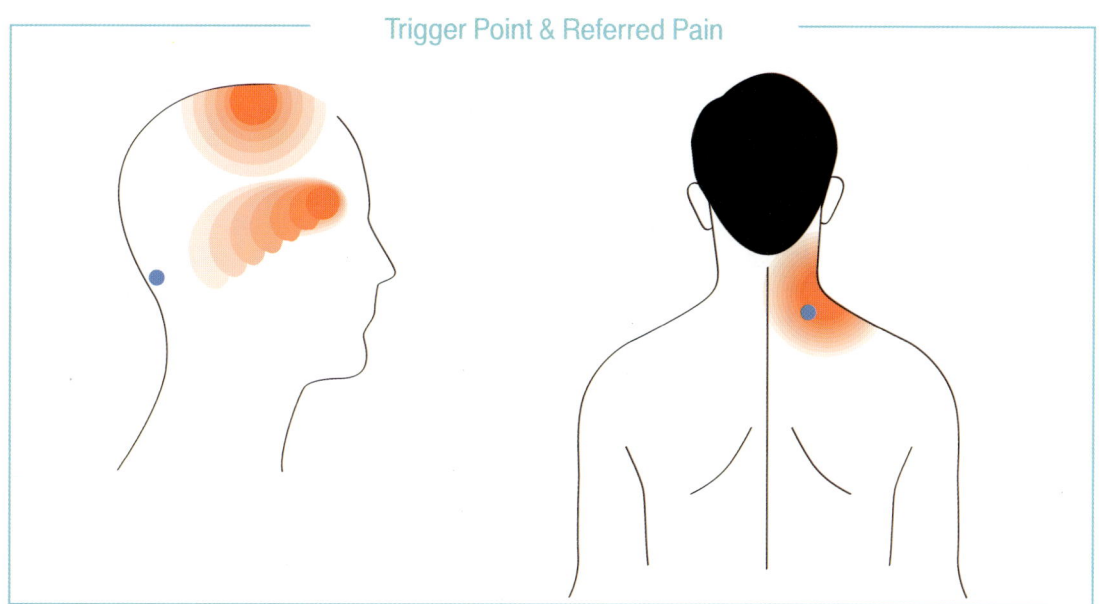

1 이완 자세 Treatment

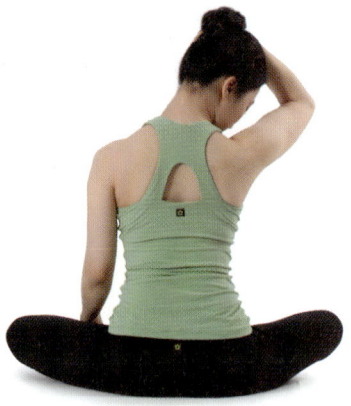 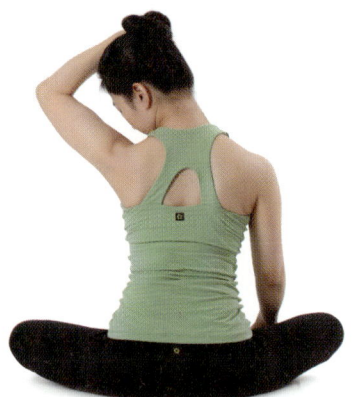

- ▶ 뒷머리를 잡고 내쉬는 호흡에 턱을 쇄골 가까이 내린다.
- ▶ 좌우 한 번씩 10~20초 실시하고, 비교하여 당김이나 위축이 느껴지는 방향은 한 번 더 20초간 머물며 이완한다.

2 안정화 자세 Stability

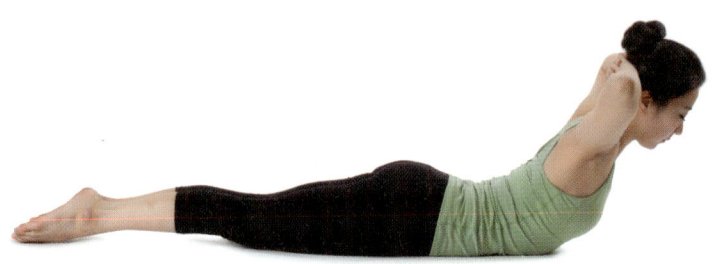

- ▶ 배를 대고 엎드린 자세에서 복부를 조여 안정화한 후 양손을 머리 뒤 깍지를 하고 상체를 들어올리길 10~20초 5~10회 반복한다.
- ▶ 동작을 마친 후에는 누워서 고개를 좌우로 2, 3회 돌리면서 긴장을 해소한다.

외복사근 통증
배바깥빗근 / External oblique

복사근을 트리거(Trigger)로 한 근막통증은 한쪽 상부 복부 쪽을 통증유발점(TP)으로 시작하여 복부 중앙 쪽과 반대쪽 복부 하단까지 이어지는 통증이 있다.

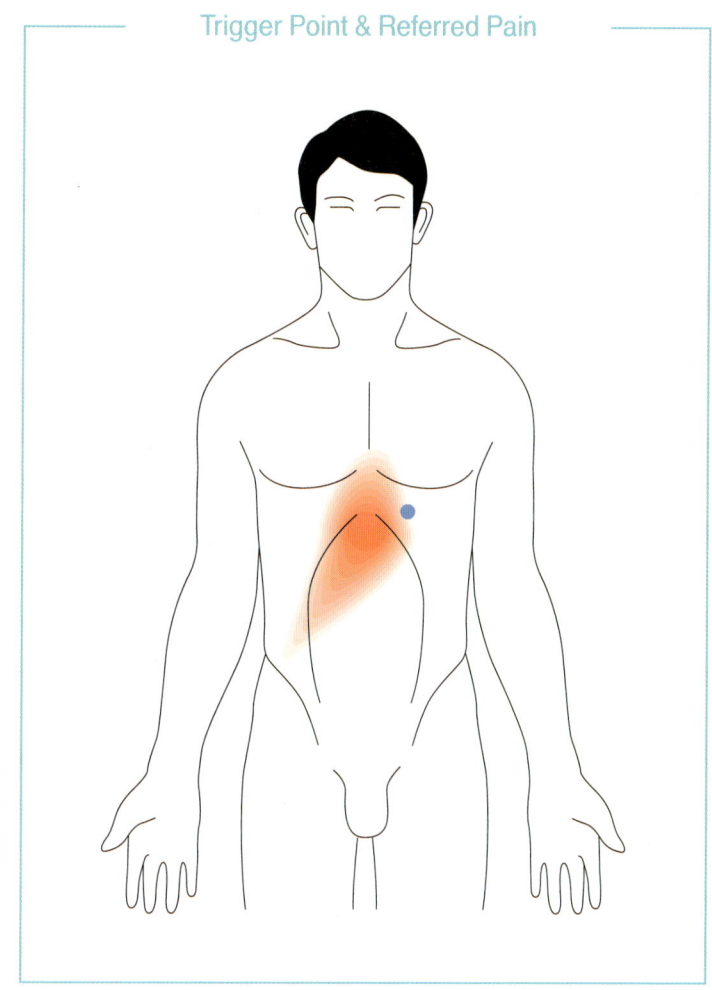

Trigger Point & Referred Pain

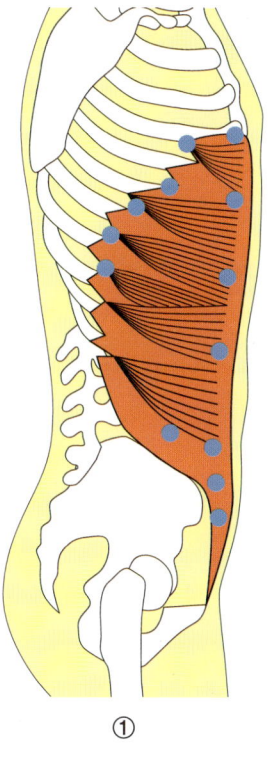

①

① 여러 개의 통증유발점 Multiple trigger points

1 이완 자세 Treatment

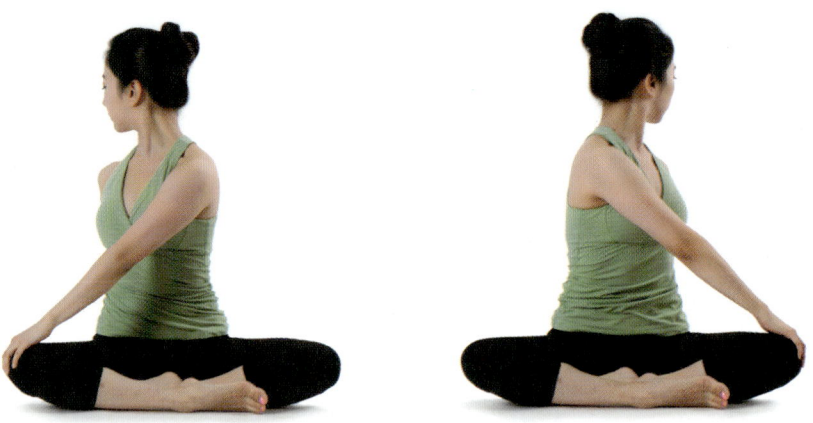

- ▶ 내쉬는 호흡에 좌우 한 번씩 척추를 비튼다.
- ▶ 좌우 한 번씩 10초~20초 실시하고, 비교하여 당김이나 위축이 느껴지는 방향은 한 번 더 20초간 머물며 이완한다.

2 안정화 자세 Stability

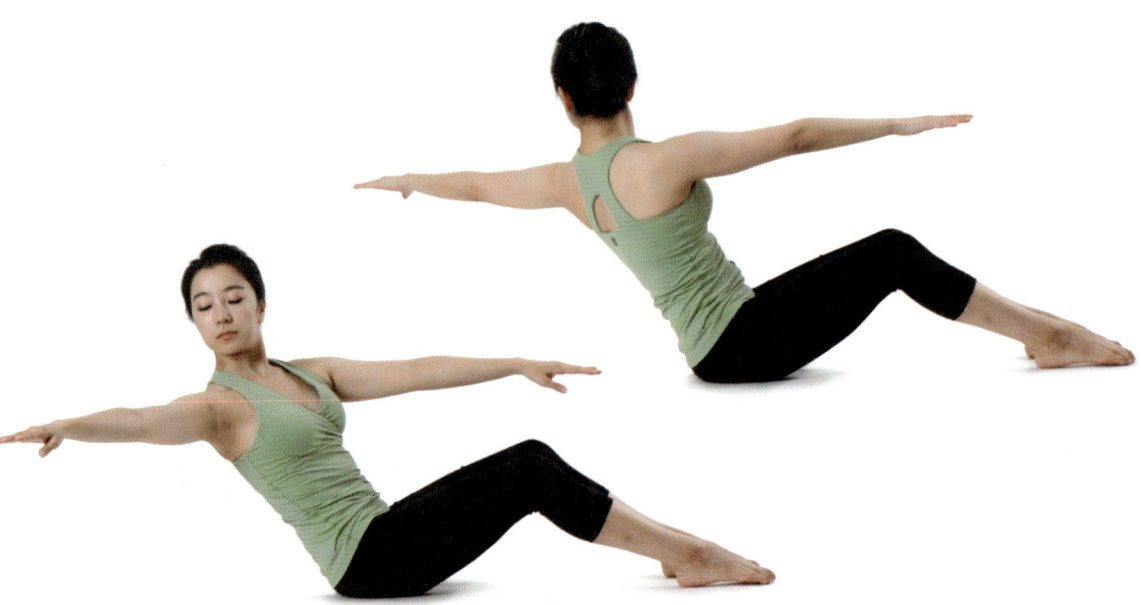

- ▶ 무릎을 세우고 앉아서 복부를 조여 안정화시킨 후 상체를 뒤로 기댄다.
  한 손을 뒤로 보내며 척추를 비틀어 10초씩 머문다. 좌우를 번갈아 가며 5~10회 머물고 돌아온다.

복횡근 통증
배가로근/Fascia transversalis

복횡근을 트리거(Trigger)로 한 근막통증은 한쪽 하복부 쪽을 통증유발점(TP)으로 시작하여 배꼽에서부터 아래까지 이어지는 통증이 있다.

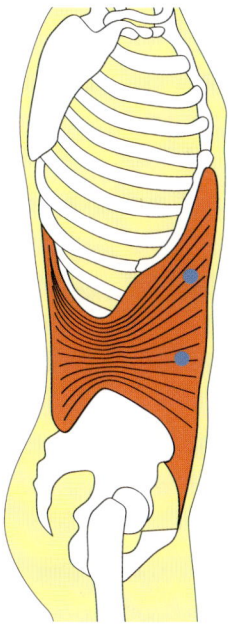

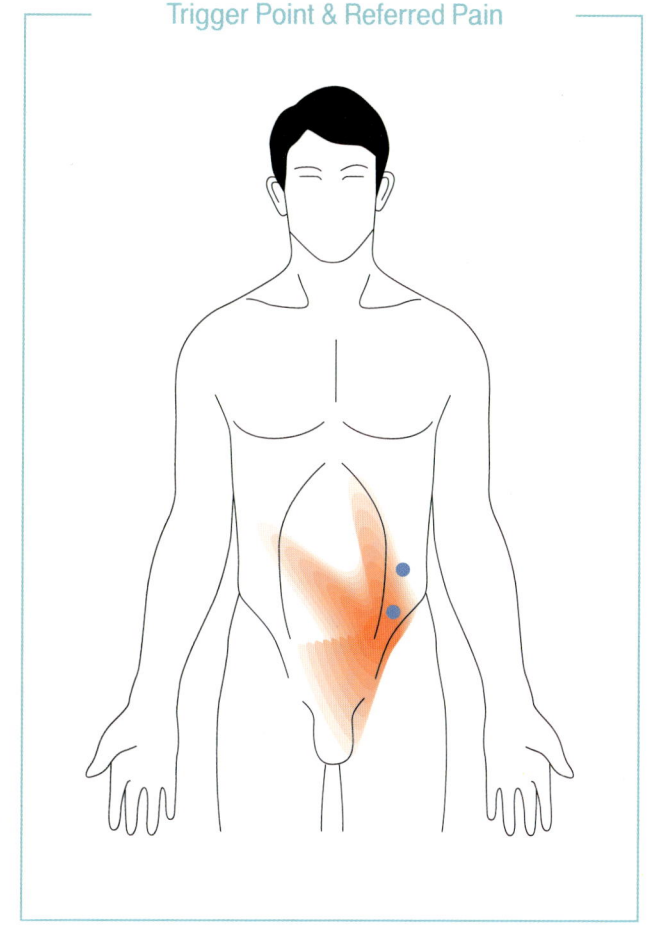

Trigger Point & Referred Pain

1 이완 자세 Treatment

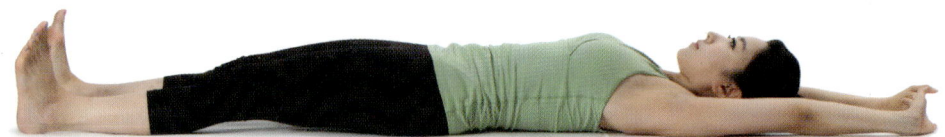

▶ 내쉬는 호흡에 손끝 발끝을 길게 뻗어 흉골을 끌어올리는 느낌으로 10~20초 실시한다.

2 안정화 자세 Stability

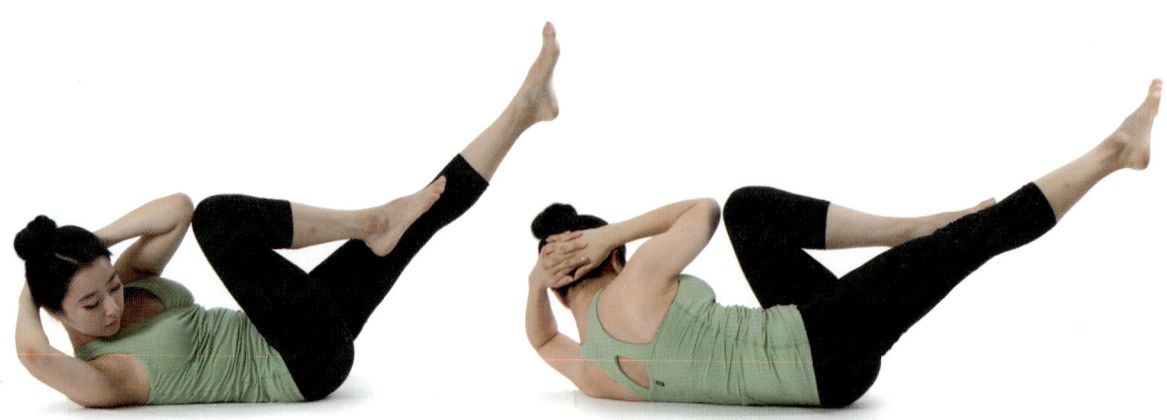

▶ 등을 대고 누워 복부를 조여 안정화시킨 후 머리 뒤에 깍지를 끼고 내쉬는 호흡에 오른 팔꿈치와 왼 무릎이 만나는 느낌으로 몸을 비튼다.
▶ 반대쪽을 바로 이어서 실시, 10초씩 좌우를 번갈아 가며 5~10회를 실시한다.
▶ 동작을 마친 후에는 누워서 고개를 좌우로 2, 3회 돌리면서 긴장을 해소한다.

복직근 통증
배곧은근 / Rectus abdominis

복직근을 트리거(Trigger)로 한 근막통증은 복부의 위나 아래 부분을 통증유발점(TP)으로 시작하여 배꼽까지 이어지는 통증과 허리의 위, 아래 부분에 통증이 있다.

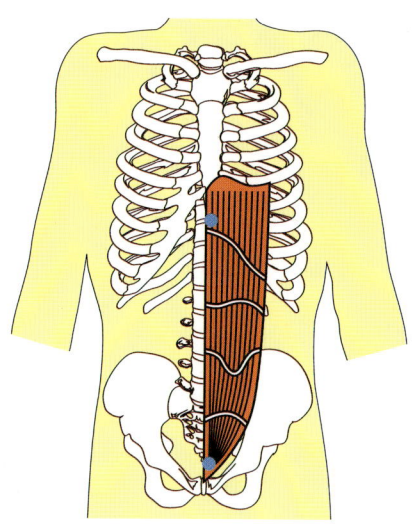

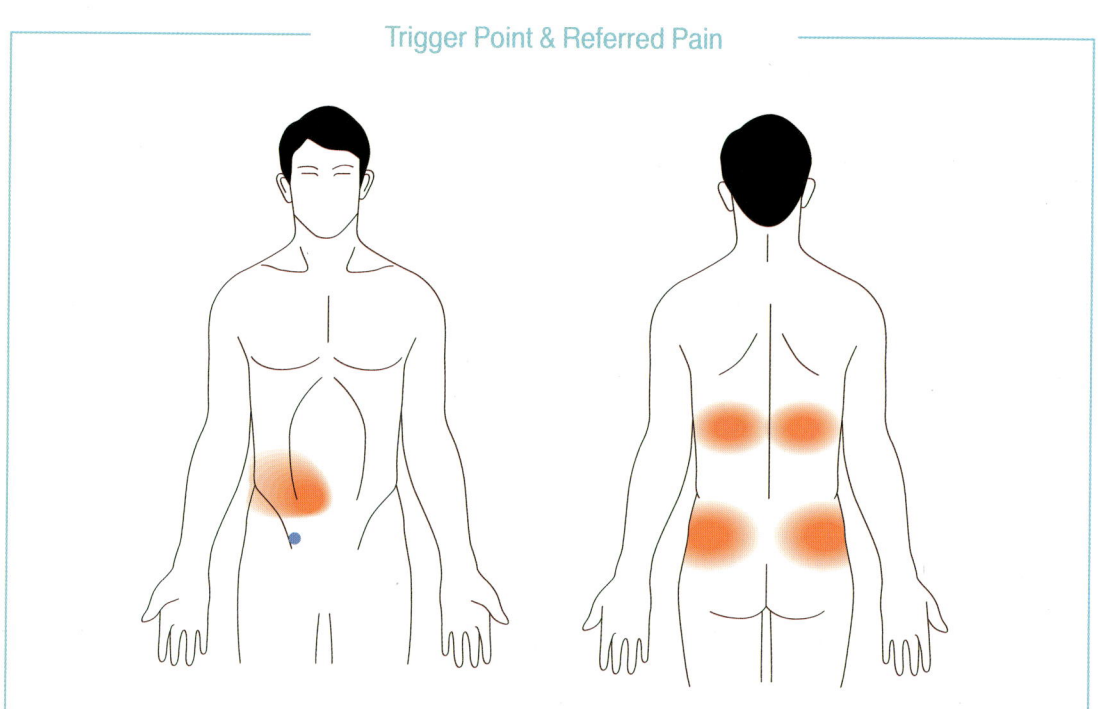

Trigger Point & Referred Pain

1 이완 자세 Treatment

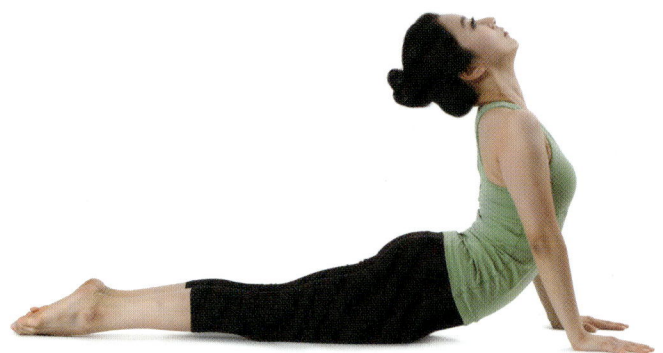

- ▶ 배를 대고 엎드린 자세에서 두 다리는 골반 너비로 벌리고 발등을 바닥에 둔다.
- ▶ 양 손바닥을 가슴 옆에 두고 마시는 호흡에 상체를 일으킨다.
- ▶ 10~20초 유지한다.

2 안정화 자세 Stability

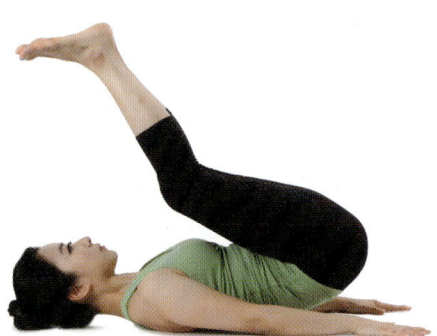

- ▶ 누워서 무릎을 ㄱ자로 들고 내쉬는 호흡에 엉덩이를 바닥에서 뗀다.
- ▶ 10~20초 동안 5~10회 실시한다.

3 안정화 자세 Stability

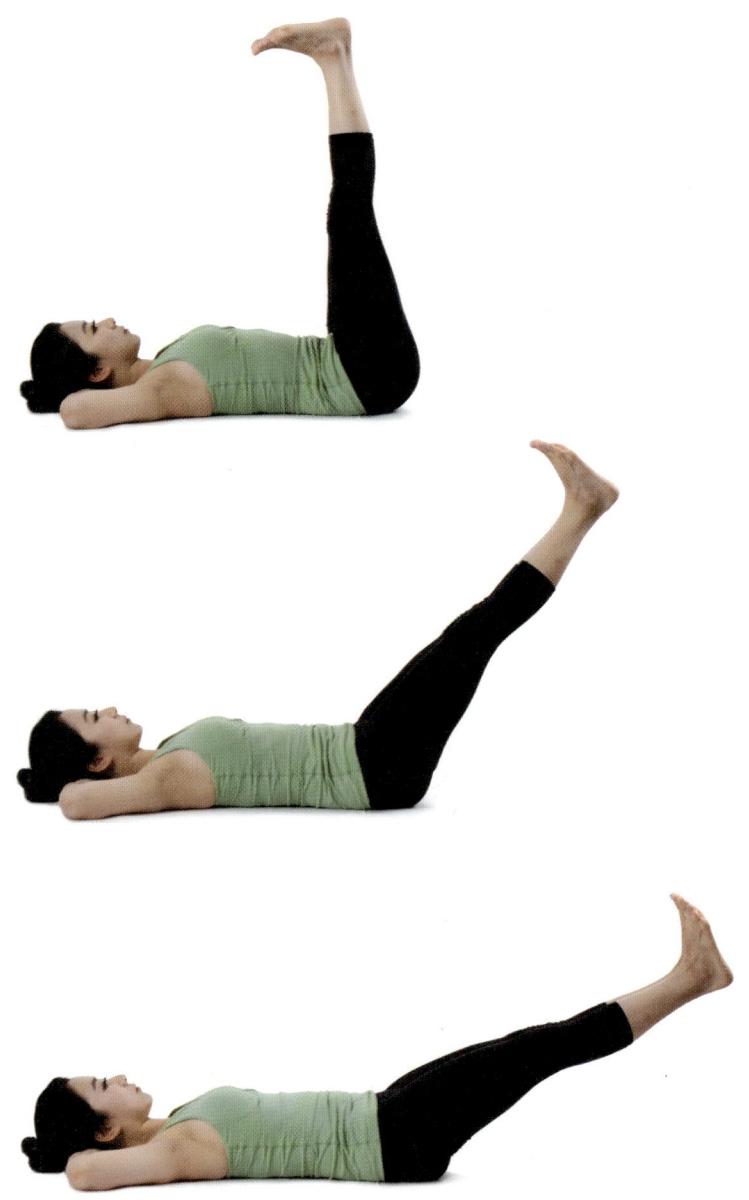

- ▶ 누워서 발바닥을 천장으로 든다.
- ▶ 허리를 고정시키고 뒤꿈치를 바닥 방향으로 45도 정도 들었다 내리기를 10~15회, 3세트 반복한다.
- ▶ 동작이 끝난 후에는 무릎을 가슴 가까이 당겨 허리를 이완하며 마무리한다.

요방형근 통증
허리사각근 / Musculus quadratus lumborum

요방형근을 트리거(Trigger)로 한 근막통증은 한쪽 허리를 시작(통증유발점;TP)으로 엉덩이, 서혜부까지 이어지는 통증이 있다. 허리가 한쪽으로 휘거나, 골반의 장골능이 올라가는 형태가 되면서 골반 엉덩이 통증이 있을 수 있다.

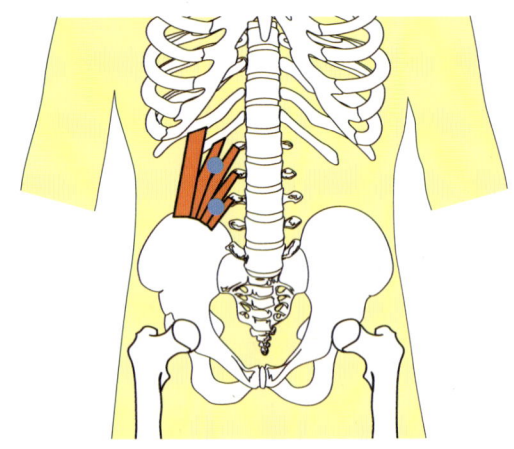

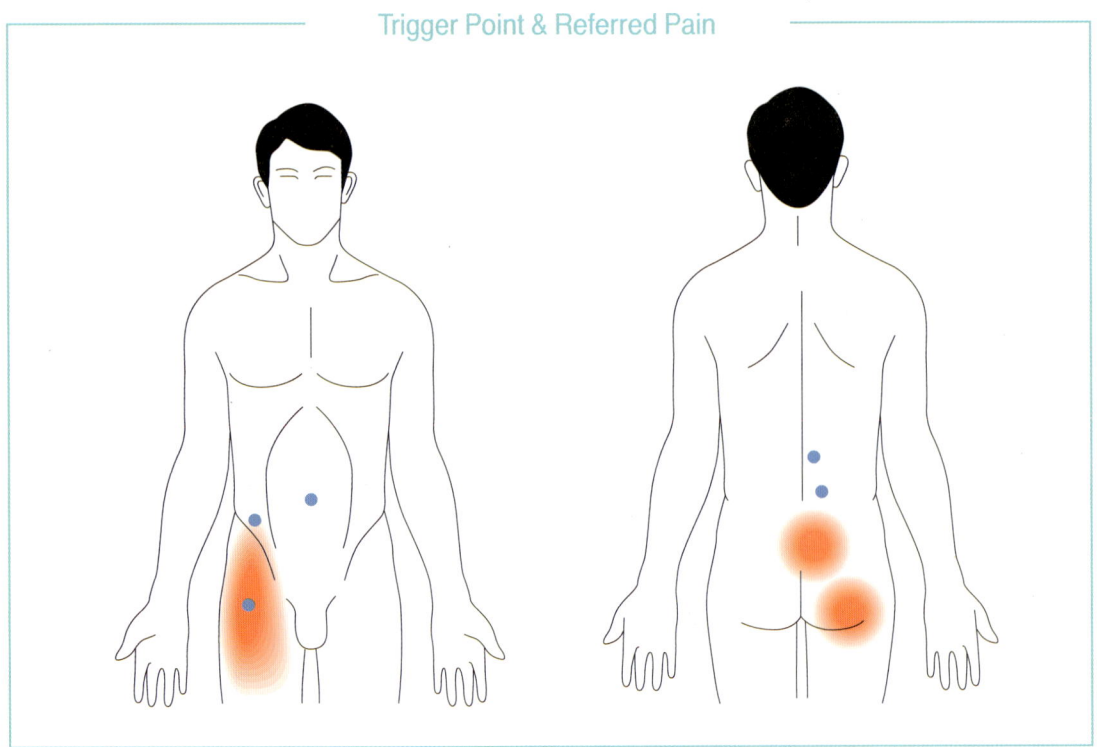

Trigger Point & Referred Pain

1 이완 자세 Treatment

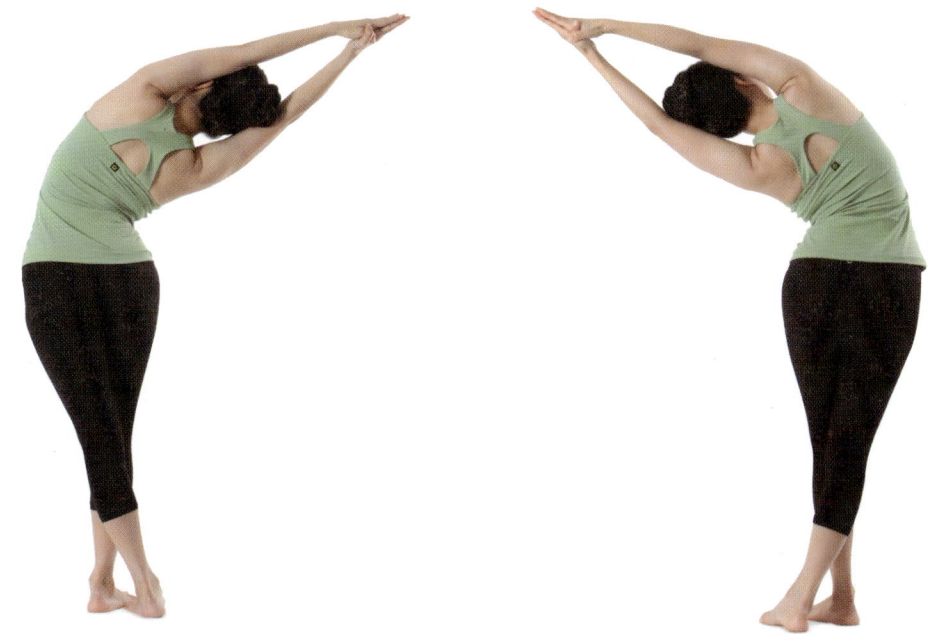

- ▶ 바르게 서서 왼 다리를 뒤로 보낸다.
- ▶ 내쉬는 호흡에 상체를 오른쪽으로 기울인다.
- ▶ 좌우 한 번씩 10초~20초 실시하고, 비교하여 당김이나 위축이 느껴지는 방향은 한 번 더 20초간 머물며 이완한다.

2 안정화 자세 Stability

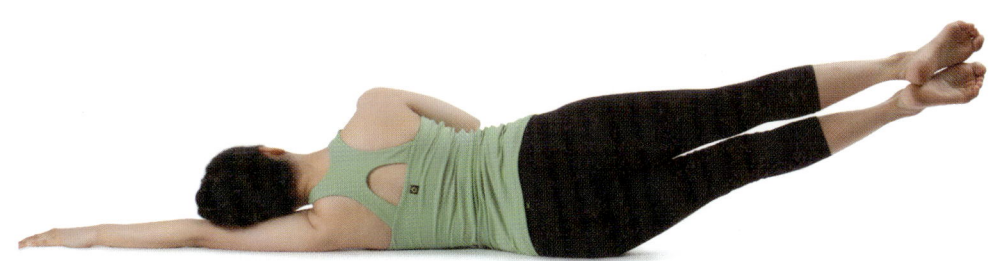

- ▶ 머리를 괴고 옆으로 누워서 내쉬는 호흡에 두 다리를 들어올린다.
- ▶ 좌우 모두 5~10회 실시한다.

장요근 통증
엉덩허리근 / Iliopsoas

장요근을 트리거(Trigger)로 한 근막통증은 한쪽 허리, 복부 안쪽을 시작(통증유발점;TP)으로 허리와 서혜부 통증이 있다. 한쪽 요부와 골반의 변형을 일으켜 만성요통을 일으킬 가능성이 크고, 다리 한쪽을 들 수 없어 다리를 끌고 다닐 정도의 허리통증이 있을 수 있다.

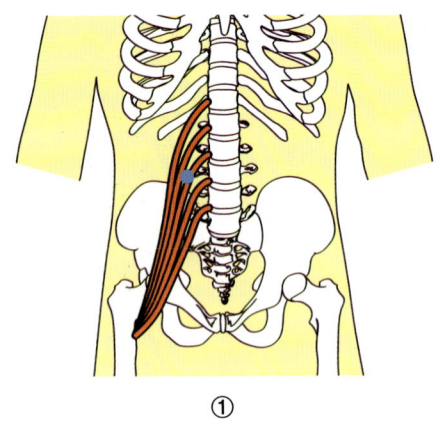
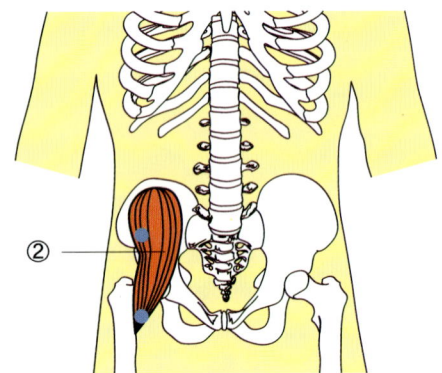

① **대요근** 큰허리근 Psoas major
② **장골근** 엉덩근 Iliacus
③ **두 근육의 공통 힘줄** Conjoined tendon

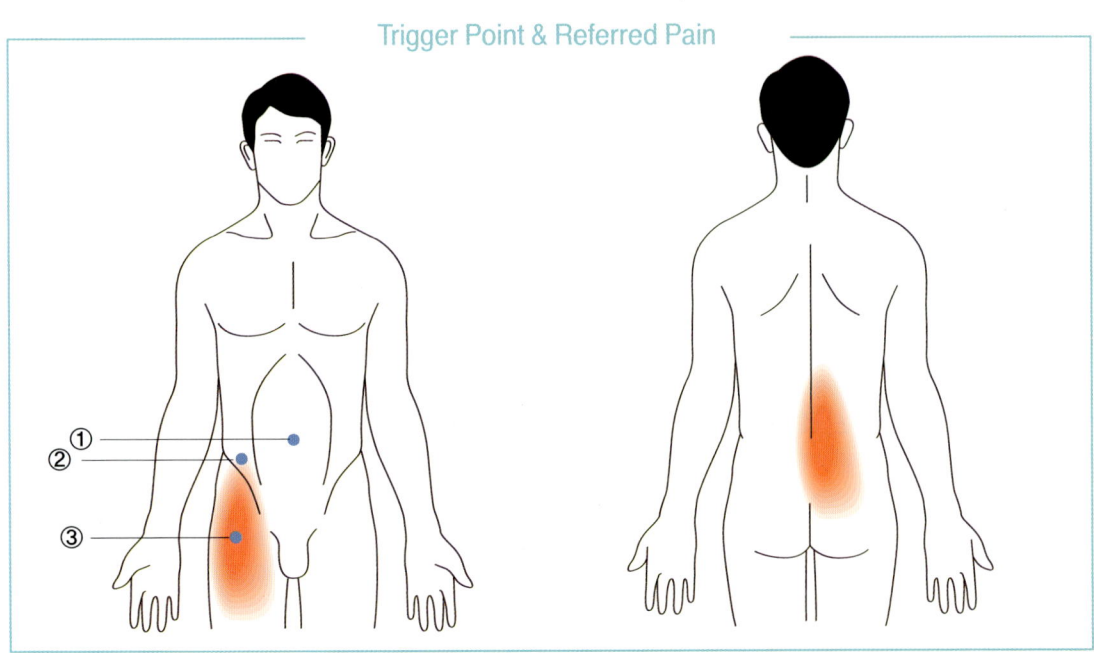

Trigger Point & Referred Pain

1 이완 자세 Treatment

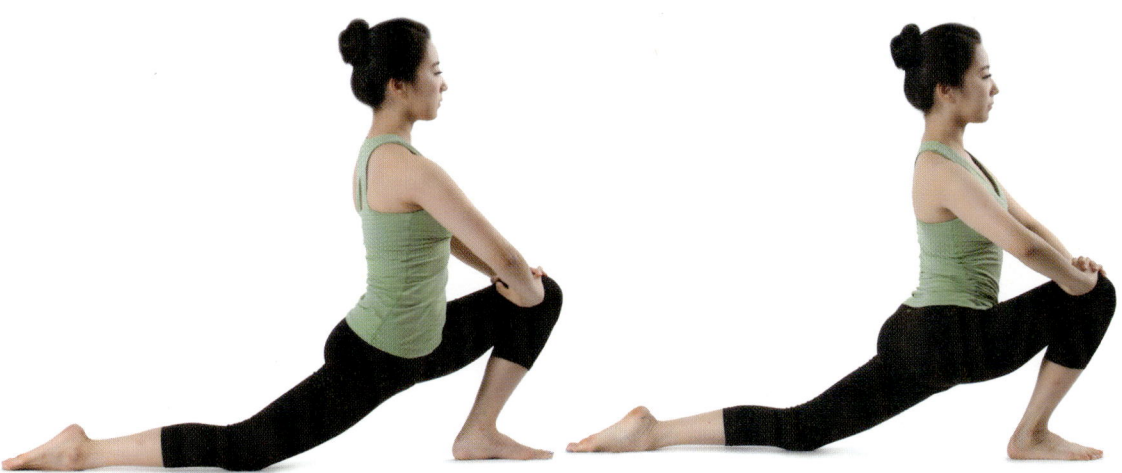

- ▶ 무릎으로 서는 자세에서 한쪽 무릎은 앞으로, 남은 다리는 뒤로 뻗고 최대한 골반이 바닥을 향해 내려가도록 앉는다.
- ▶ 좌우 한 번씩 10초~20초 실시하고, 비교하여 당김이나 위축이 느껴지는 방향은 한 번 더 20초간 머물며 이완한다.

2 안정화 자세 Stability

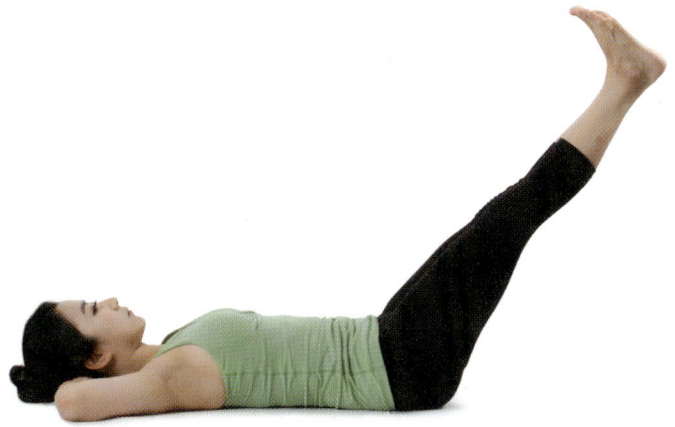

- ▶ 누워서 발바닥을 하늘로 들고 허리를 고정시켜 놓고 뒤꿈치를 바닥 방향으로 45도 정도 들고 유지한다.
- ▶ 10~20초 머무르길 5~10회 반복한다.
- ▶ 동작이 끝난 후에는 무릎을 가슴 가까이 당겨 허리의 긴장을 이완하여 마무리한다.

승모근 통증
등세모근 / Trapezius

승모근을 트리거(Trigger)로 한 근막통증은 어깨, 견갑골 주변과 등하부를 시작(통증유발점;TP)으로 어깨, 등 뿐 아니라 목 측면 관자놀이 주변까지 이어지는 통증이 있다. 관자놀이 주변이 뻐근하며 편두통이 있을 수 있고, 뒷목과 어깨가 만나는 지점에 불쾌한 느낌과 어깨가 뭉친 듯한 느낌이 들 수 있다.

① **상부** 위섬유 Upper
② **중부** 중간섬유 Middle
③ **하부** 아래섬유 Lower

Trigger Point & Referred Pain

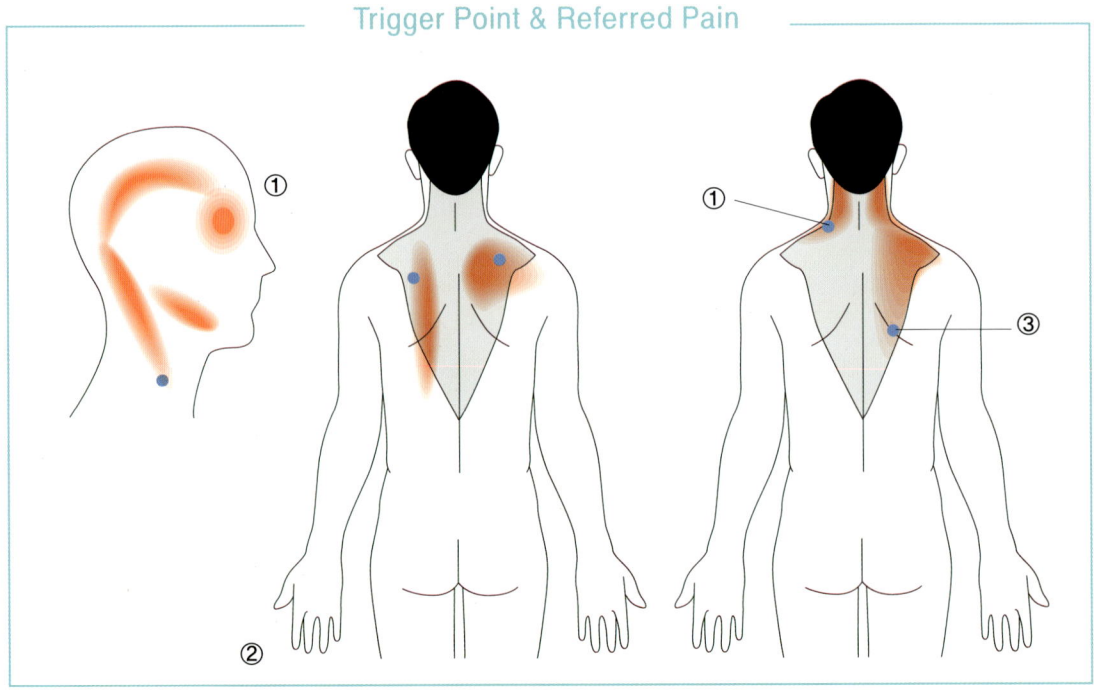

1 이완 자세 Treatment

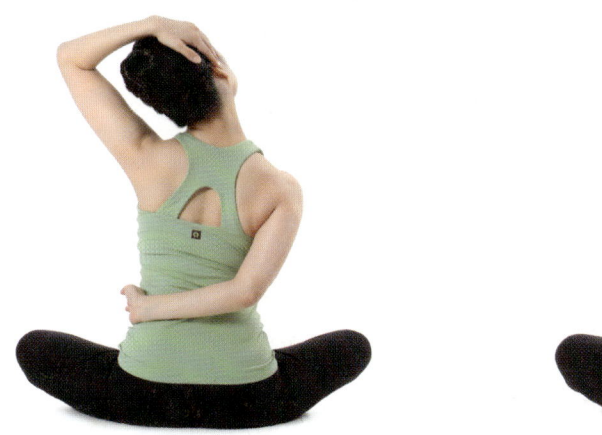
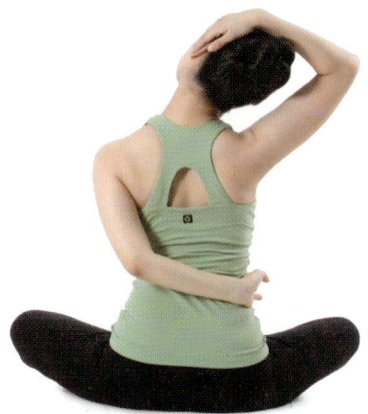

- ▶ 한 손은 허리를 감싸고, 남은 손은 관자놀이를 잡는다.
- ▶ 내쉬는 호흡에 머리를 지그시 내린다.
- ▶ 좌우 한 번씩 10~20초 실시하고, 비교하여 당김이나 위축이 느껴지는 방향은 한 번 더 20초간 머물며 이완한다.

2 안정화 자세 Stability

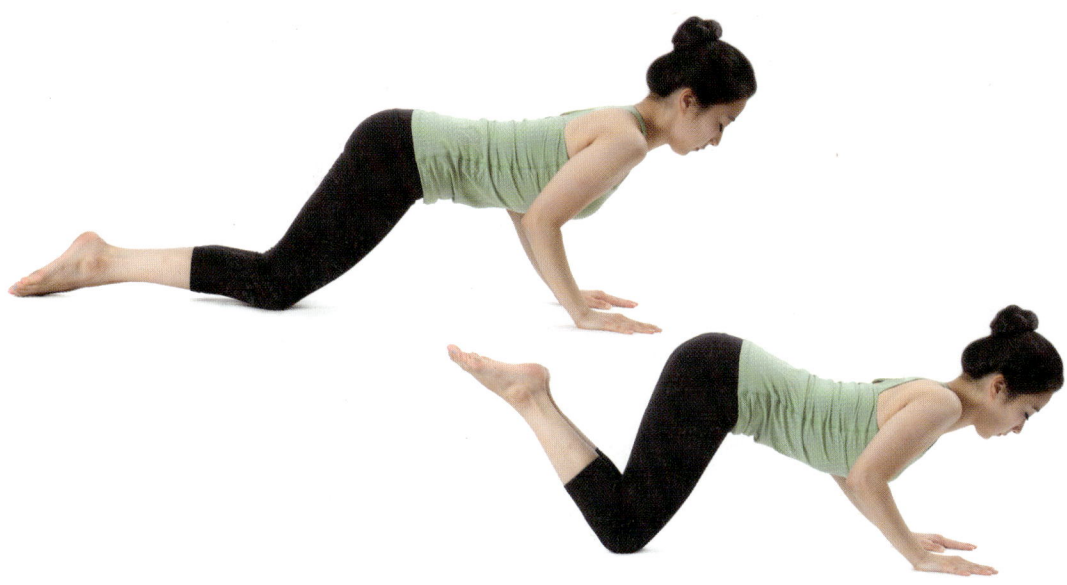

- ▶ 기는 자세에서, 팔을 굽혀 내려갔다 올라오기를 한 세트 당 10~15회 총 3세트 진행한다.
- ▶ 기는 자세에서 무릎만 바닥에 대고 팔을 굽혀 내려갔다 올라오기를 한 세트 당 10~15회 총 3세트 실시한다.

견갑거근 통증
어깨올림근 / Levator scapulae

견갑거근을 트리거(Trigger)로 한 근막통증은 뒷목과 견갑골 안쪽을 시작(통증유발점;TP)으로 어깨와 견갑골 안쪽까지 이어지는 통증이 있다. 목의 회전과 측굴에 제한이 있으며, 통증이 있는 부위로 고개를 돌릴 때 더욱 강한 통증이 느껴지기도 한다.

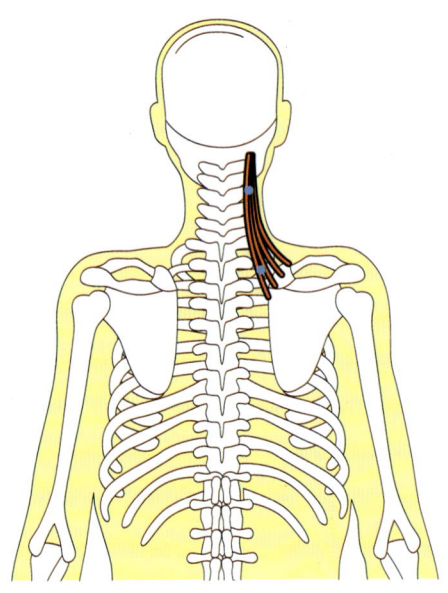

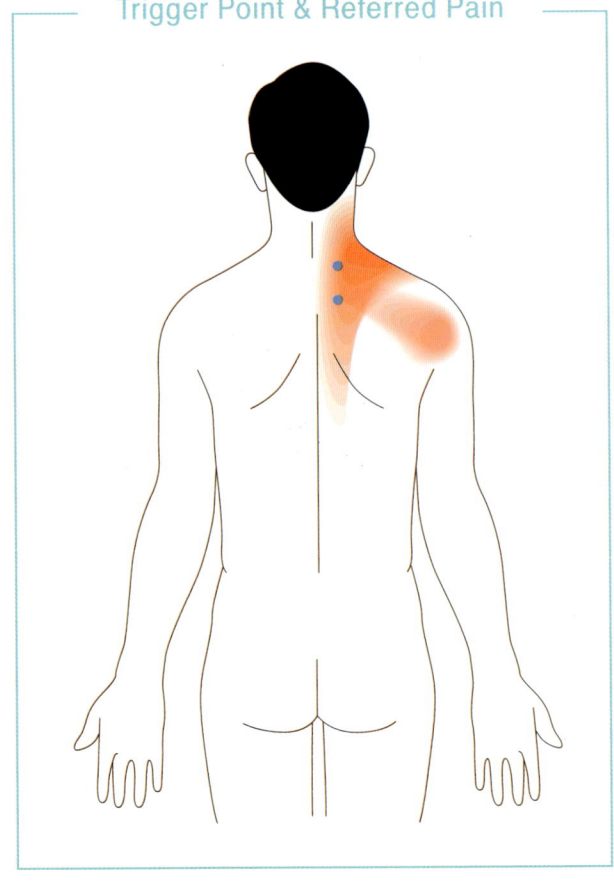

Trigger Point & Referred Pain

1 이완 자세 Treatment

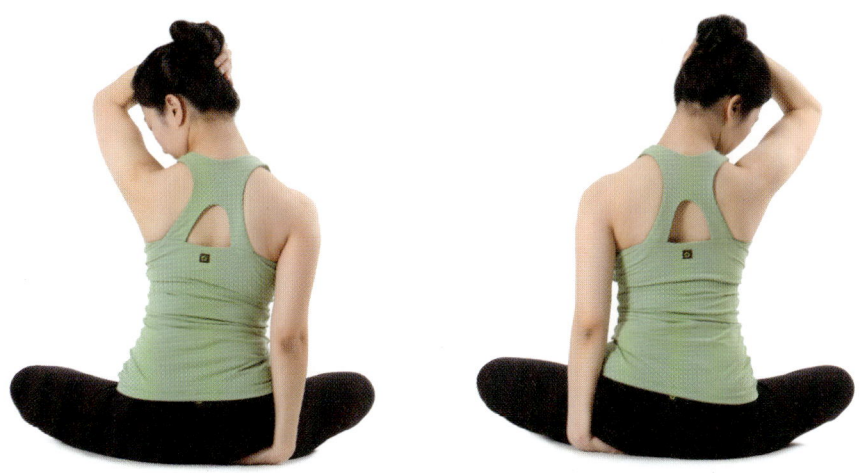

▶ 한 손은 엉덩이 아래에 넣고, 남은 손은 머리 뒤를 잡아 내쉬는 호흡에 턱이 쇄골 가까이 갈 수 있도록 당겨 유지한다. 좌우 한 번씩 10~20초 실시하고, 비교하여 당김이나 위축이 느껴지는 방향은 한 번 더 20초간 머물며 이완한다.

2 안정화 자세 Stability

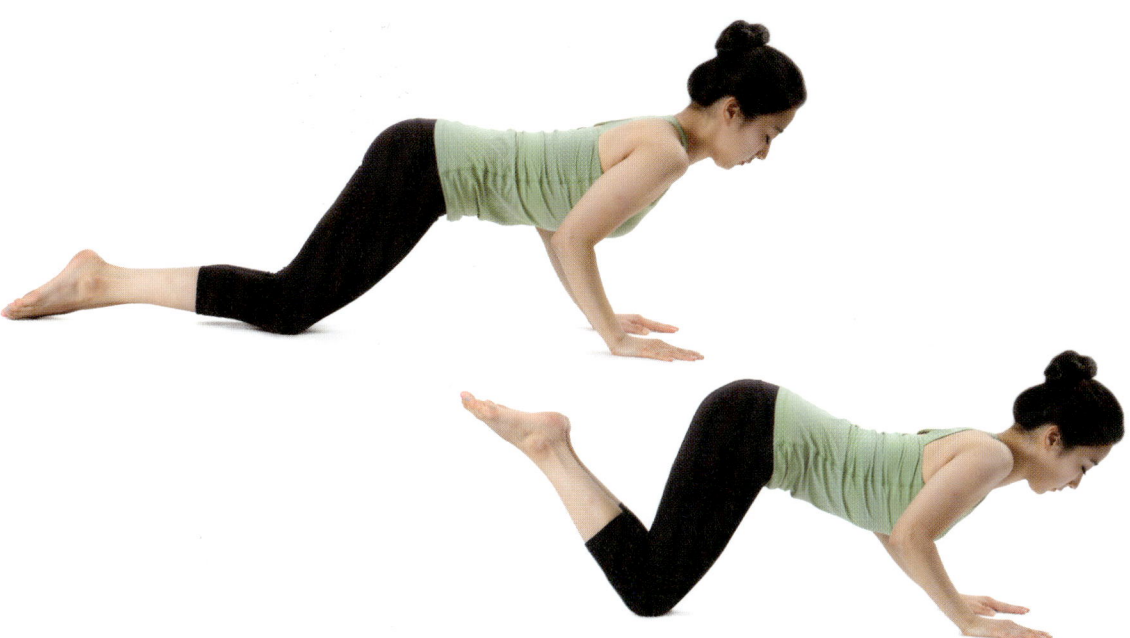

▶ 기는 자세에서, 팔을 굽혀 내려갔다 올라오기를 한 세트 당 10~15회 총 3세트 진행한다.
▶ 기는 자세에서 무릎만 바닥에 대고 팔을 굽혀 내려갔다 올라오기를 한 세트 당 10~15회 총 3세트 실시한다.

능형근 통증
마름모근/Rhomboideus

능형근을 트리거(Trigger)로 한 근막통증은 한쪽 견갑골 안쪽을 시작(통증유발점;TP)으로 상부 등, 흉추 부위 견갑골 안쪽까지 이어지는 통증이 있다. 견갑골 안쪽에 통증이 집중되다가 극상근의 위쪽으로 확산되고, 보통 극하근이 손상을 입을 때 같이 손상을 입는다.

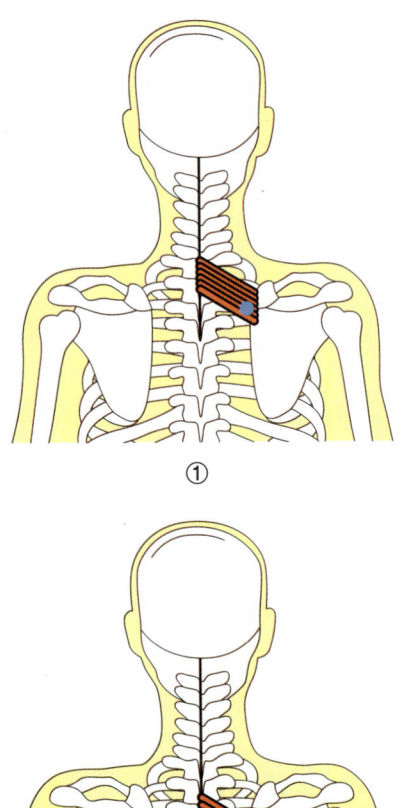

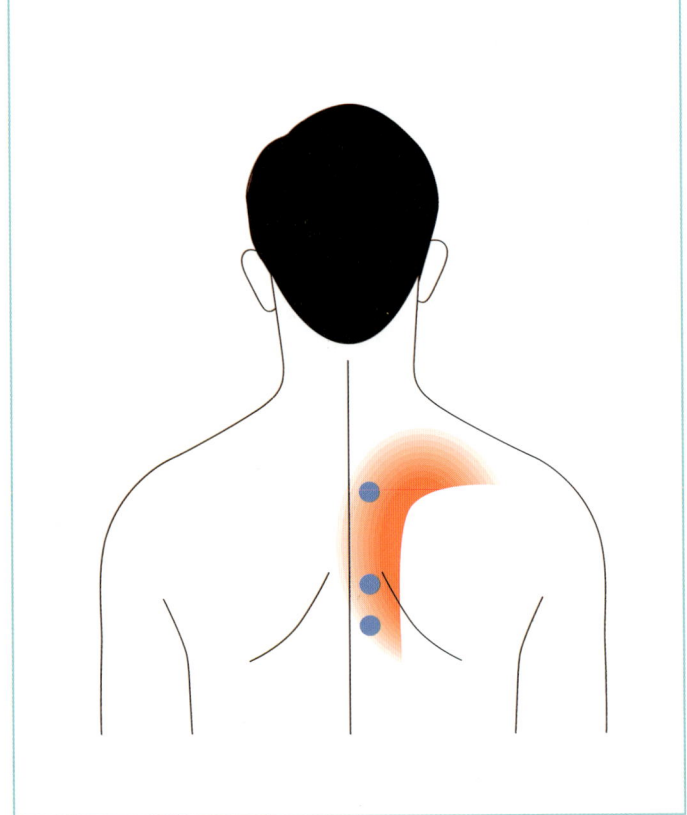

① 소능형근 작은아름근 Rhomboid minor
② 대능형근 큰아름근 Rhomboid major

1 이완 자세 Treatment

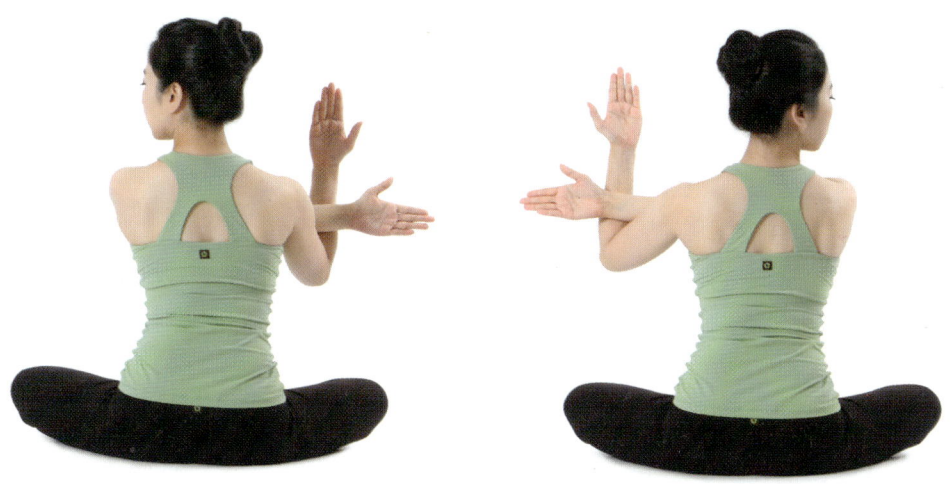

▶ 한 팔은 가슴 앞으로 가로질러 뻗고, 남은 팔은 반대쪽 팔을 잡아 몸 가까이 당기면서 견갑골 안쪽을 의식한다.
▶ 좌우 한 번씩 10~20초 실시하고, 비교하여 당김이나 위축이 느껴지는 방향은 한 번 더 20초간 머물며 이완한다.

2 안정화 자세 Stability

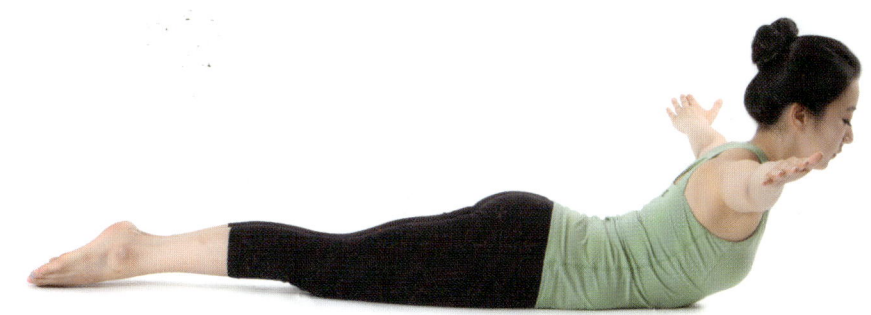

▶ 배를 대고 누운 자세에서 두 다리는 어깨너비로 둔다. 발등으로 바닥을 누르며 하체를 고정한다.
▶ 마시는 호흡에 양팔을 머리 위로 올리며 상체를 든다. 이때 배꼽을 척추로 당긴다.
▶ 내쉬는 호흡에 양팔을 등 뒤로 뻗는다.
▶ 마시는 호흡에 양팔 옆으로 펴고 내쉬는 호흡에 다시 등 뒤로 양팔을 뻗는다.
▶ 10~20초간 유지하기를 반복하며 3회 정도 실시한다.

전거근 통증
앞톱니근 / Serratus anterior

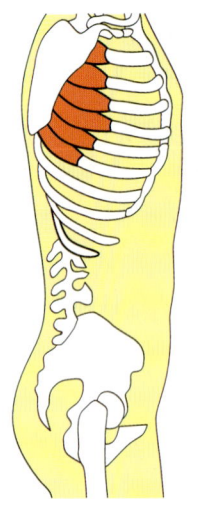

전거근을 트리거(Trigger)로 한 근막통증은 늑골 앞, 옆, 뒤쪽을 시작(통증유발점;TP)으로 옆구리 전체과 견갑골 안쪽까지 이어지는 통증이 있다. 전거근의 긴장은 견갑거근, 능형근의 긴장을 같이 초래하여 상부 통증과 그로 인한 방사통과도 관여된다. 호흡과도 관여되는 근육이라 한쪽 전거근이 위축되어 있는 경우 호흡이 얕고 짧아질 수 있다.

Trigger Point & Referred Pain

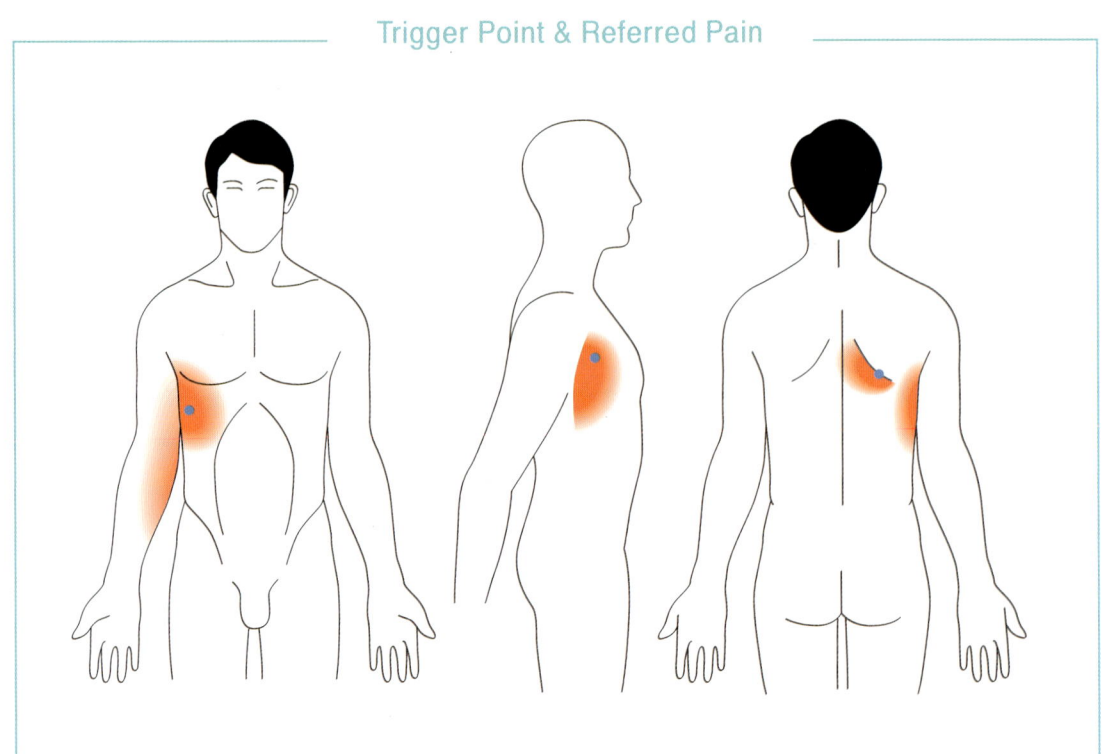

1 이완 자세 Treatment

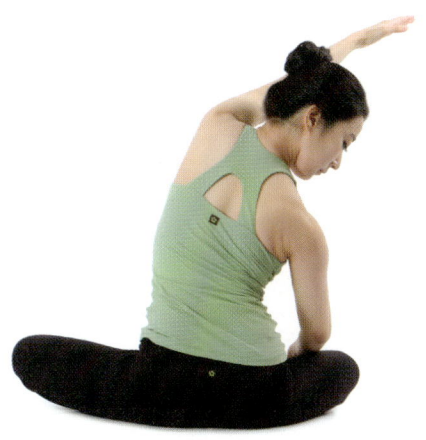

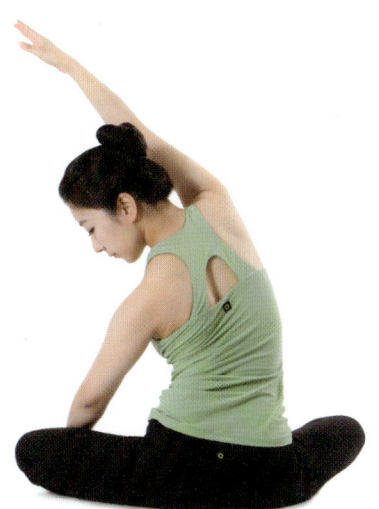

▶ 좌골을 나란하게 바르게 앉는다.
▶ 한 팔을 앞쪽 사선으로 뻗어 기울인다.
▶ 시선은 바닥으로 떨구고 등 근육에 집중한다.
▶ 좌우 한 번씩 10~20초 실시하고, 비교하여 당김이나 위축이 느껴지는 방향은 한 번 더 20초간 머물며 이완한다.

2 안정화 자세 Stability

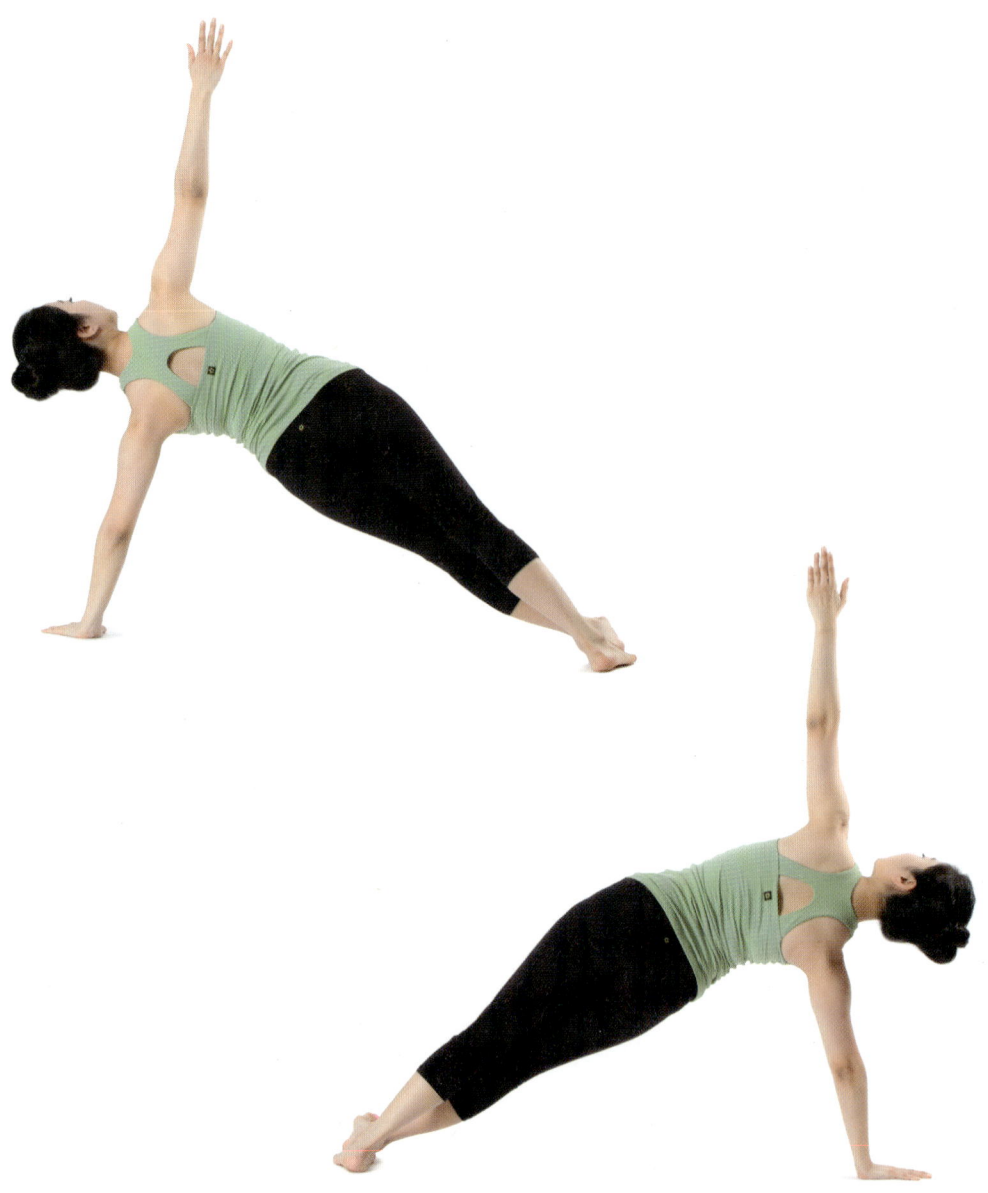

- ▶ 널빤지 자세에서 시작한다.
- ▶ 양손은 어깨 밑에 두고 발끝은 세워 뒤통수부터 뒤꿈치까지 일직선을 만든다.
- ▶ 오른손을 천장 방향으로 뻗고 오른 다리를 왼 다리 뒤쪽으로 넘긴다.
- ▶ 엉덩이가 아래로 떨어지지 않게 올려주면서 갈비뼈 사이사이를 조여주는 듯한 느낌으로 머무른다.
- ▶ 10~20초 머무르고, 반대쪽도 같은 요령으로 실시한다.
- ▶ 힘이 덜 받는 쪽은 한 번 더 실시한다.

대흉근 통증
큰가슴근/Pectoralis major

대흉근을 트리거(Trigger)로 한 근막통증은 윗쪽 가슴 한쪽을 시작(통증유발점;TP)으로 가슴, 팔 위쪽까지 이어지는 통증이 있다. 팔을 오랫동안 들어올리는 습관적 행동으로 발생하기 쉽고, 어깨 후면에 동전만한 통증을 방사시킬 수 있다.

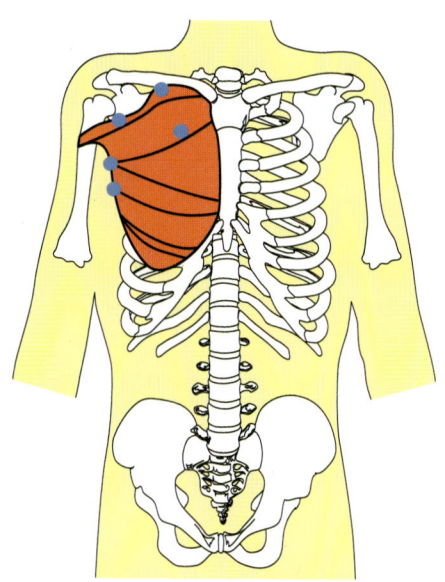

① **전액와주름** 앞겨드랑주름 Anterior axillary fold
② **흉골 늑골두** 복장갈비갈래 Sternocostal portion
③ **쇄골두** 빗장갈래 Clavicular portion

Trigger Point & Referred Pain

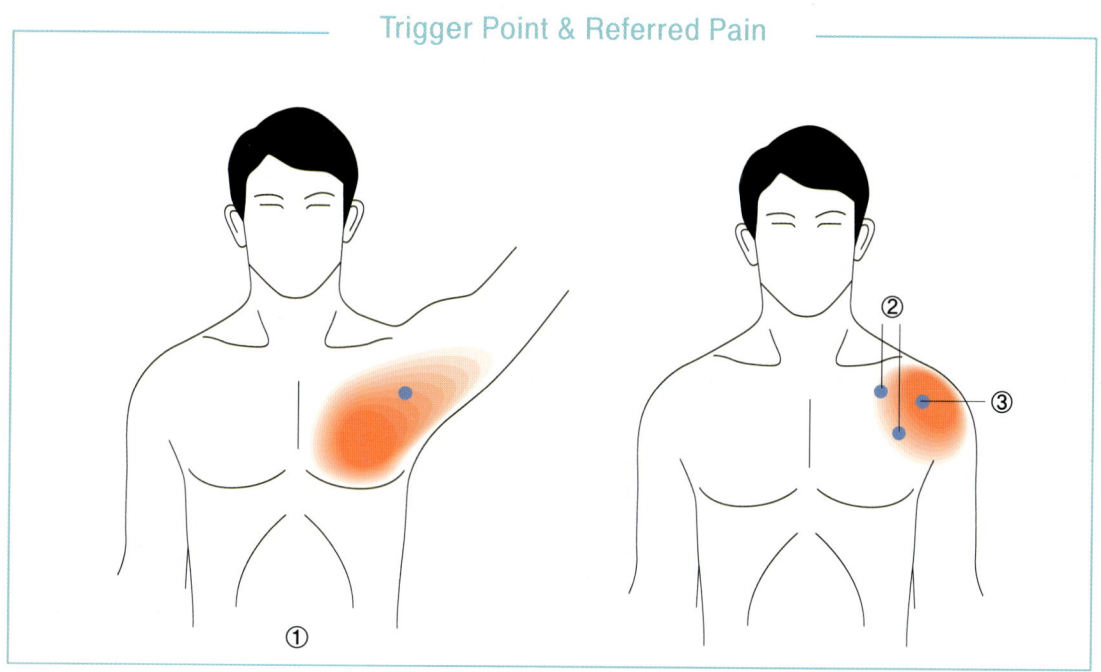

1 이완 자세 Treatment

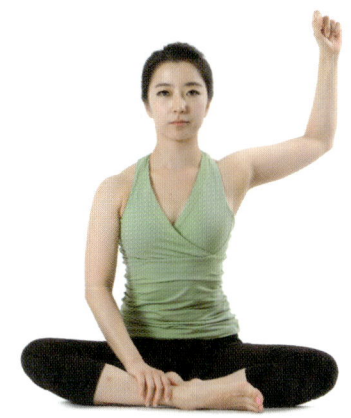

- ▶ 바르게 앉은 자세에서 한 손은 주먹을 쥐고 다른 한 손은 편하게 내려놓는다.
- ▶ 내쉬는 호흡에 주먹 쥔 팔을 'ㄴ' 자 모양으로 든다.
- ▶ 좌우 한 번씩 10~20초 실시하고, 비교하여 당김이나 위축이 느껴지는 방향은 한 번 더 20초간 머물며 이완한다.

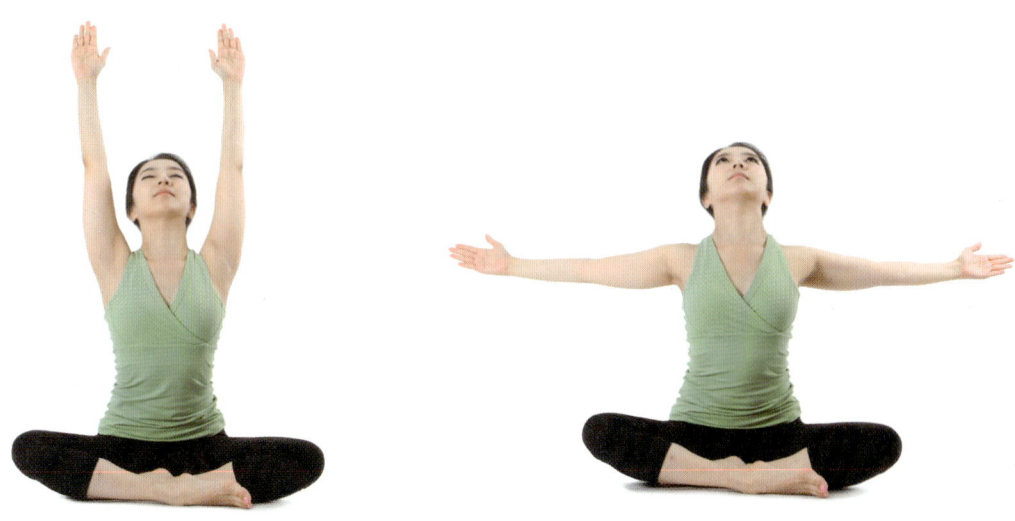

- ▶ 바르게 앉아 양팔을 만세하고 시선은 하늘을 본다.
- ▶ 가슴을 들어올리는 느낌으로 한껏 뒤로 젖힌다.
- ▶ 마시고 내쉬면서 조금 더 흉곽을 확장시킨다.
- ▶ 양팔을 옆으로 열며 흉근을 이완한다.
- ▶ 마시고 내쉬면서 조금 더 팔을 뒤로 넘긴다.

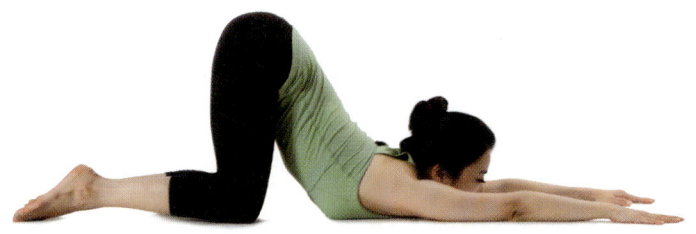

- ▶ 엎드린 자세에서 양팔을 멀리 뻗어 겨드랑이와 가슴이 바닥에 닿도록 한다.
- ▶ 숨을 마시고 내쉬면서 가슴이 점점 바닥에 닿는 느낌으로 10~20초 머문다.

2 안정화 자세 Stability

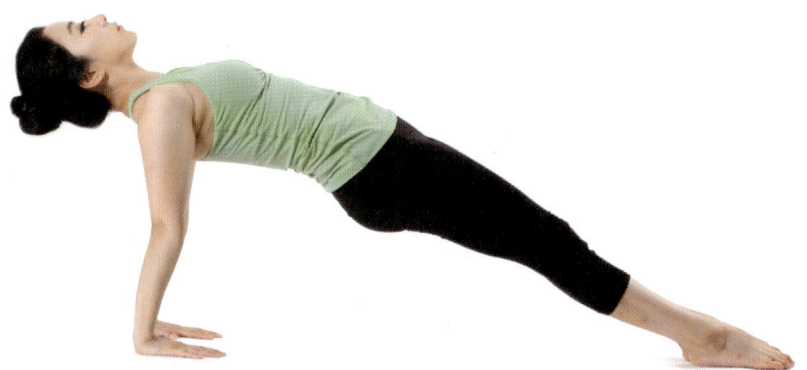

- ▶ 다리를 뻗어 바르게 앉은 자세에서 양손을 둔부 뒤에 둔다. 이때 손가락이 몸 방향을 향하도록 한다.
- ▶ 두 다리는 붙이고, 내쉬는 호흡에 둔부에 힘을 주면서 몸통을 끌어올린다.
- ▶ 시선은 천장을 바라보고 옆에서 봤을 때 머리에서 발끝까지 일직선이 될 수 있게 한다.
- ▶ 10~20초 유지한다.

광배근 통증
넓은등근/Latissimus dorsi

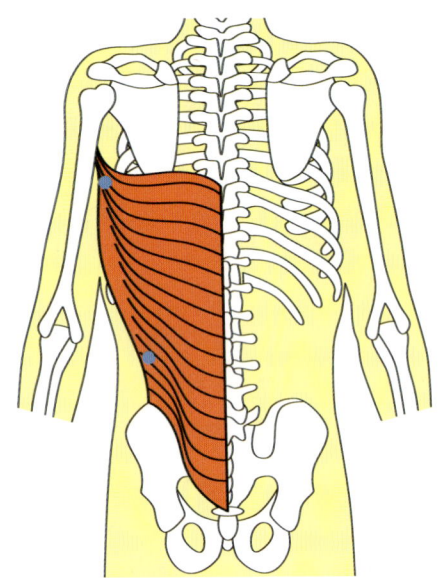

광배근을 트리거(Trigger)로 한 근막통증은 한쪽 허리와 등을 시작(통증유발점;TP)으로 어깨 후면부 또는 하복부 외측, 허리까지 이어지는 통증이 있다.

① **액와 통증유발점** Axilary trigger point

Trigger Point & Referred Pain

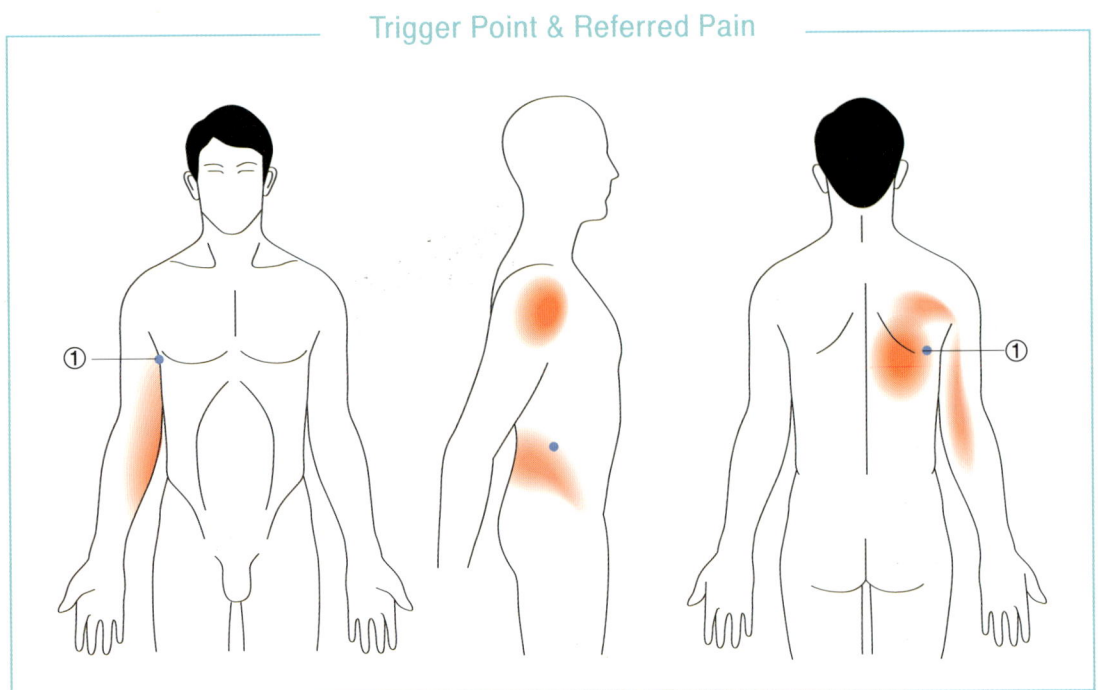

1 이완 자세 Treatment

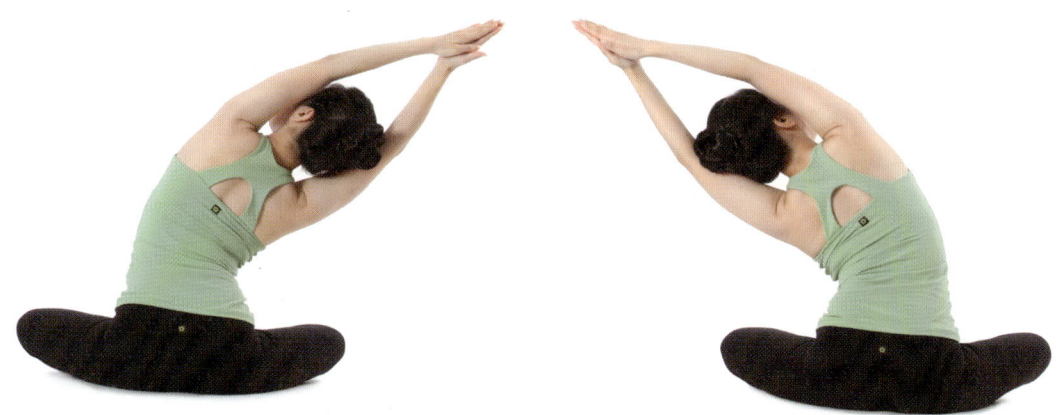

- ▶ 바르게 앉은 자세에서 양손을 머리 위로 합장한다.
- ▶ 내쉬는 호흡에 상체를 옆으로 기울인다.
- ▶ 좌우 한 번씩 10~20초 실시하고, 비교하여 당김이나 위축이 느껴지는 방향은 한 번 더 20초간 머물며 이완한다.

2 안정화 자세 Stability

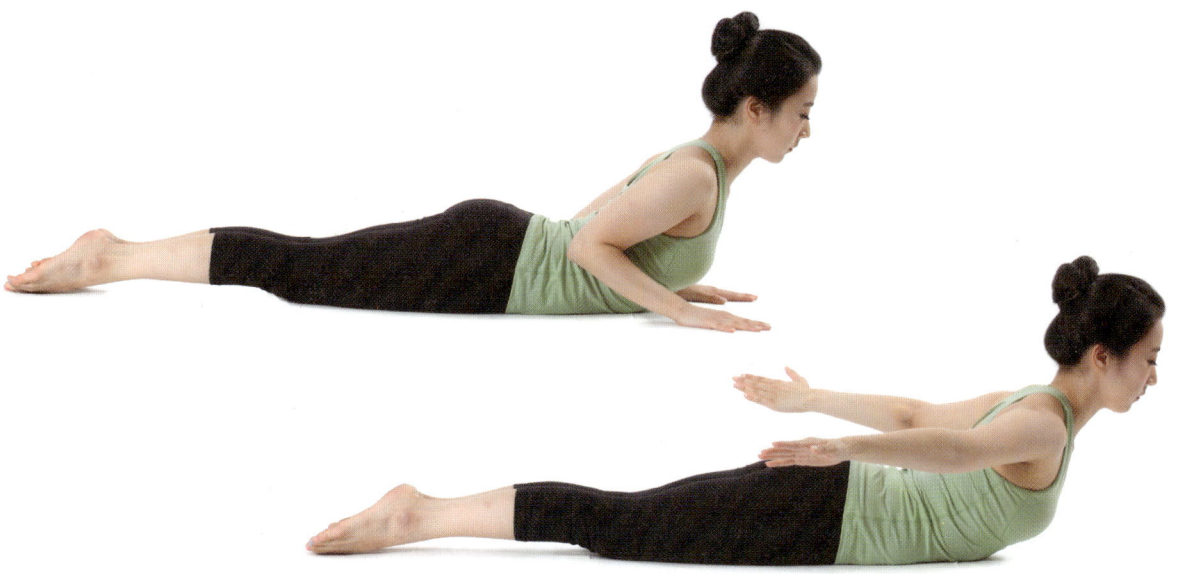

- ▶ 배를 대고 엎드린 자세에서 두 다리는 골반 너비로 벌리고 발등을 바닥에 둔다.
- ▶ 양 손바닥을 가슴 옆에 두고 마시는 호흡에 상체를 반만 일으켜 10~20초 유지하고 돌아온다.
- ▶ 다시 마시는 호흡에 양팔을 머리 위로 올리며 상체를 들고, 내쉬는 호흡에 양팔을 등 뒤로 뻗는다.
- ▶ 10~20초 유지하고, 3~5회 실시한다.

삼각근 통증
어깨세모근/Deltoids

삼각근을 트리거(Trigger)로 한 근막통증은 팔의 앞, 옆, 뒤쪽을 시작(통증유발점;TP)으로 팔 위쪽 전체에 통증이 있다.

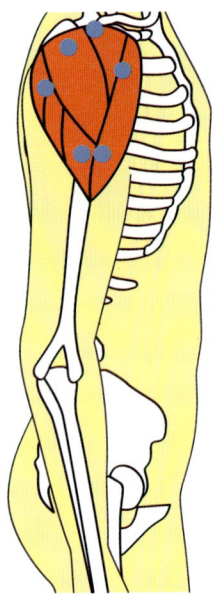

① 전부섬유 Anterior portion
② 중부섬유 Lateral portion
③ 중부섬유 Posterior portion

Trigger Point & Referred Pain

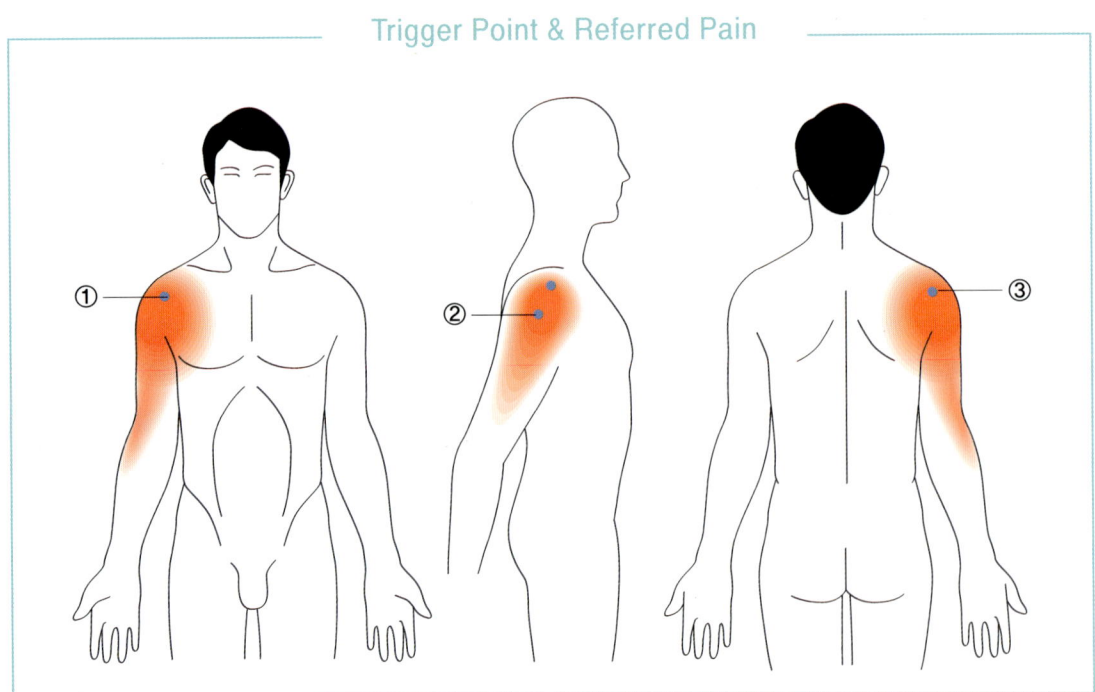

1 이완 자세 Treatment

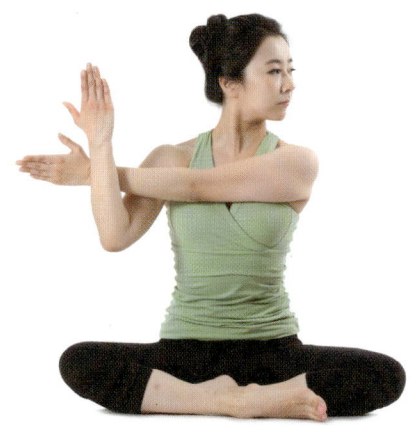

- ▶ 양쪽 좌골이 나란히 바닥에 닿도록 바르게 앉는다.
- ▶ 한쪽 팔을 가슴 앞으로 가져와 반대 팔로 당긴다.
- ▶ 시선은 반대편을 보고 팔을 가슴 앞으로 당긴다.
- ▶ 좌우 한 번씩 10~20초 실시하고, 비교하여 당김이나 위축이 느껴지는 방향은 한 번 더 20초간 머물며 이완한다.

2 안정화 자세 Stability

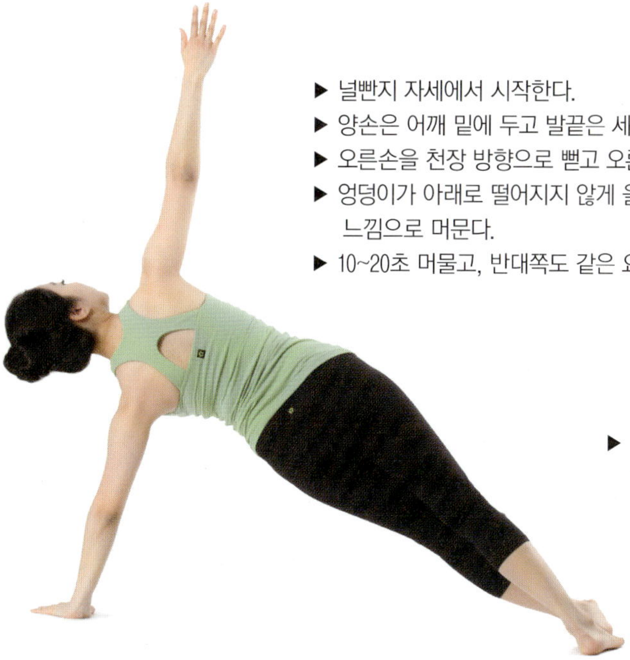

- ▶ 널빤지 자세에서 시작한다.
- ▶ 양손은 어깨 밑에 두고 발끝은 세워 뒤통수부터 뒤꿈치까지 일직선을 만든다.
- ▶ 오른손을 천장 방향으로 뻗고 오른 다리를 왼 다리 뒤쪽으로 넘긴다.
- ▶ 엉덩이가 아래로 떨어지지 않게 올려주면서 갈비뼈 사이사이를 조여주는 듯한 느낌으로 머문다.
- ▶ 10~20초 머물고, 반대쪽도 같은 요령으로 실시한다.

- ▶ 기는 자세에서, 팔을 굽혀 내려갔다 올라오기를 한 세트 당 10~15회 총 3세트 진행한다.

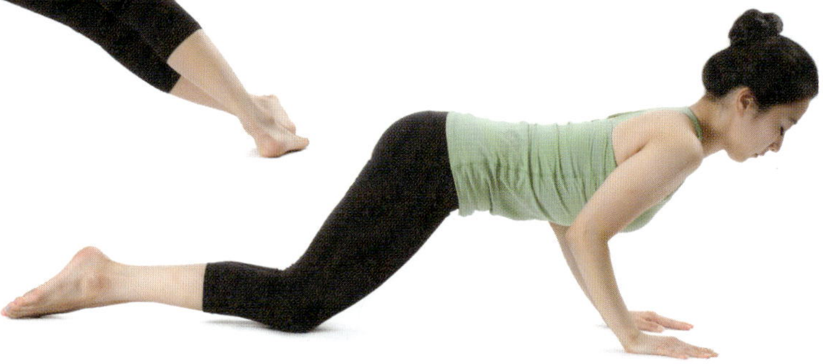

상완 이두근 통증
위팔두갈래근 / Bicephalus brachii

상완이두근을 트리거(Trigger)로 한 근막통증은 위 팔 안쪽을 시작(통증유발점;TP)으로 팔꿈치까지 이어지는 통증이 있다.

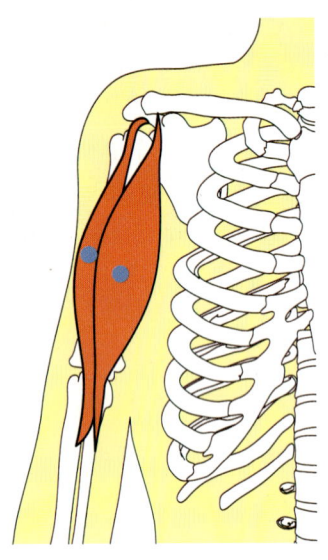

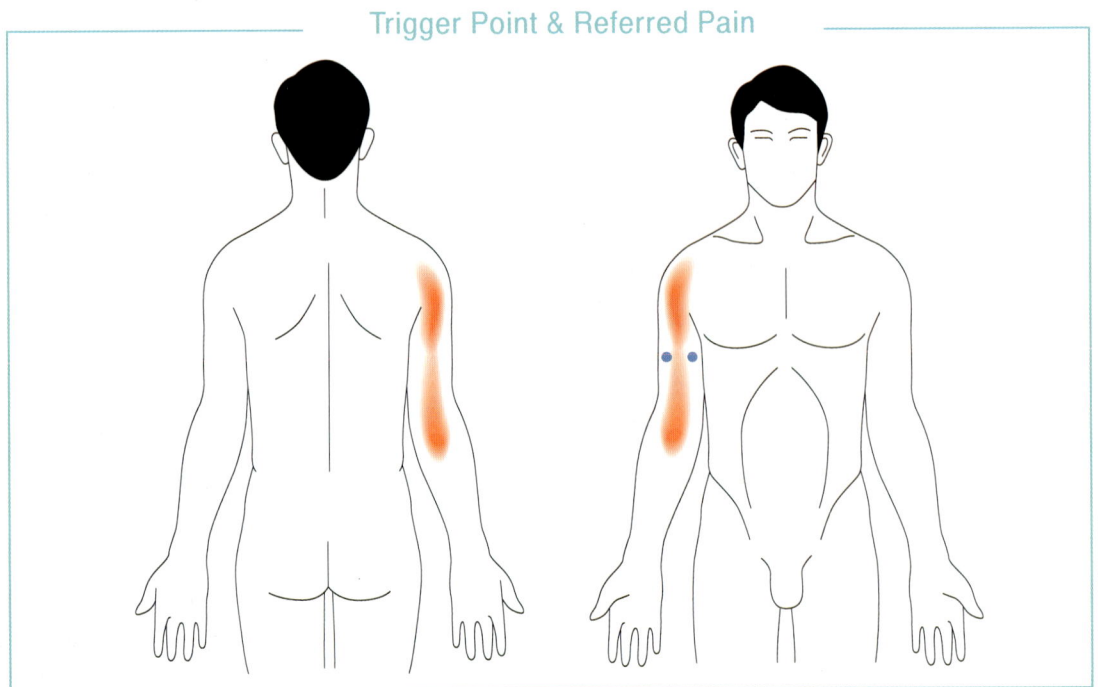

Trigger Point & Referred Pain

1 이완 자세 Treatment

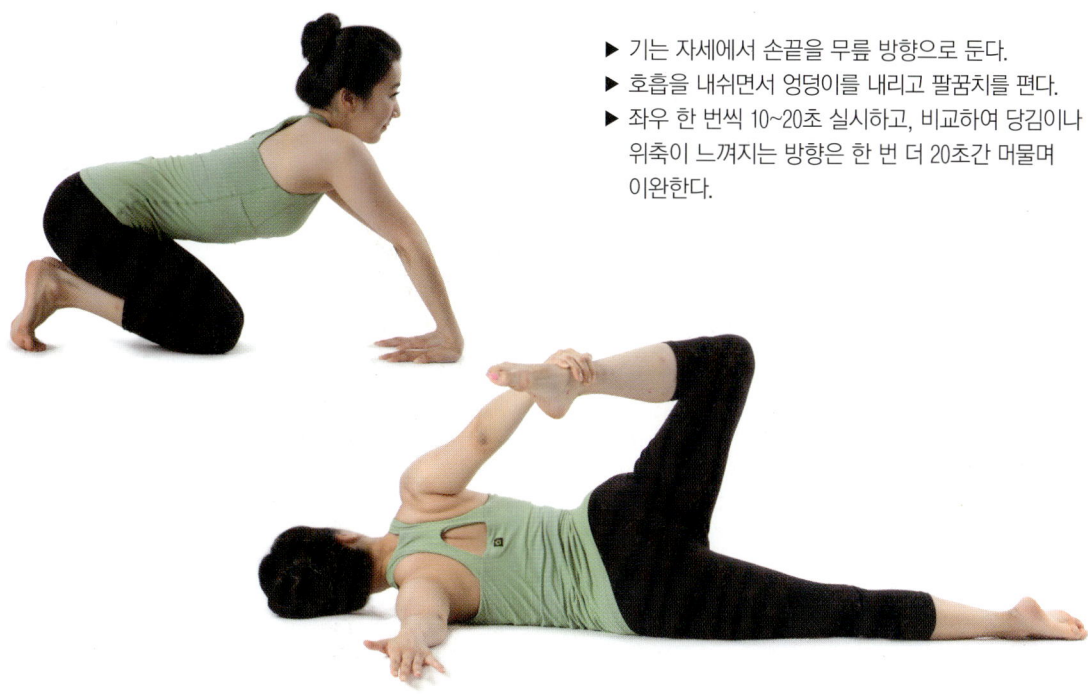

- 기는 자세에서 손끝을 무릎 방향으로 둔다.
- 호흡을 내쉬면서 엉덩이를 내리고 팔꿈치를 편다.
- 좌우 한 번씩 10~20초 실시하고, 비교하여 당김이나 위축이 느껴지는 방향은 한 번 더 20초간 머물며 이완한다.

- 배를 바닥에 두고 엎드린 자세에서 오른 손으로 오른 발목을 잡고, 반대팔은 어깨 옆으로 둔다.
- 내쉬는 호흡에 다리를 반대쪽으로 넘긴다.
- 뺨을 바닥에 두고 10~20초 유지한다.
- 좌우 한 번씩 10~20초 실시하고, 비교하여 당김이나 위축이 느껴지는 방향은 한 번 더 20초간 머물며 이완한다.

2 안정화 자세 Stability

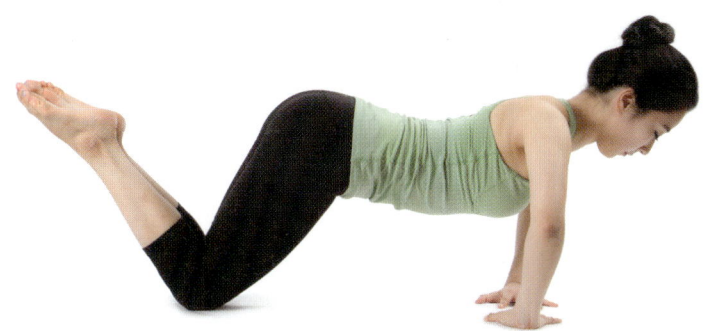

- 기는 자세에서 손가락이 서로 마주 보게 짚고, 무릎만 바닥에 대고 팔을 굽혀 내려갔다 올라오기를 한 세트 당 10~15회 총 3세트 진행한다.

상완 삼두근 통증
위팔세갈래근 / Triceps muscle of arm

상완 삼두근을 트리거(Trigger)로 한 근막통증은 위 팔 뒤와 안쪽을 시작(통증유발점;TP)으로 팔 뒤, 위쪽 팔꿈치까지 이어지는 통증이 있다.

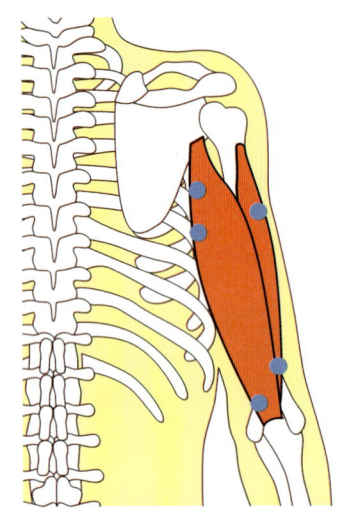

① **장두** 긴갈래 Long head
② **외측두** 가쪽갈래 Lateral head
③ **근건접합부** Musculotendious junction
④ **내측두** 안쪽갈래 Medial head

Trigger Point & Referred Pain

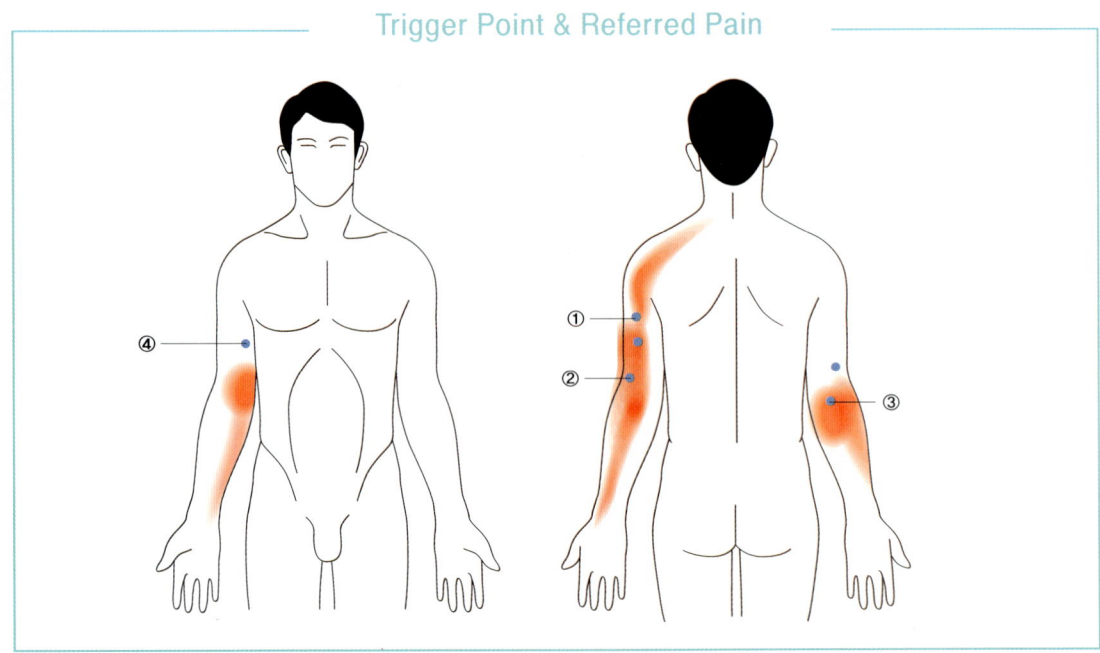

1 이완 자세 Treatment

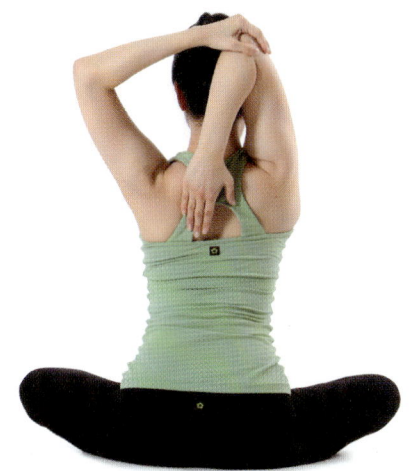

- ▶ 양쪽 좌골이 나란히 바닥에 닿도록 바르게 앉는다.
- ▶ 오른팔을 올리고 왼손으로 오른 팔꿈치를 잡아 아래로 누른다.
- ▶ 마시고 내쉬는 호흡에 조금 더 누른다.
- ▶ 좌우 한 번씩 10~20초 실시하고, 비교하여 당김이나 위축이 느껴지는 방향은 한 번 더 20초간 머물며 이완한다.

2 안정화 자세 Stability

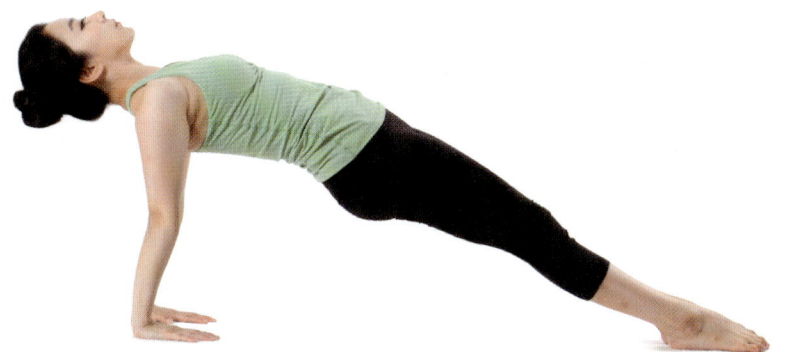

- ▶ 다리를 뻗어 바르게 앉은 자세에서 양손을 둔부 뒤에 둔다. 이때 손가락이 몸 방향을 향하도록 한다.
- ▶ 두 다리는 붙이고, 내쉬는 호흡에 둔부에 힘을 주면서 몸통을 들어올린다.
- ▶ 시선은 천장을 바라보고 옆에서 봤을 때 머리에서 발끝까지 일직선이 될 수 있게 한다.
- ▶ 10~20초 유지한다.

3 안정화 자세 Stability

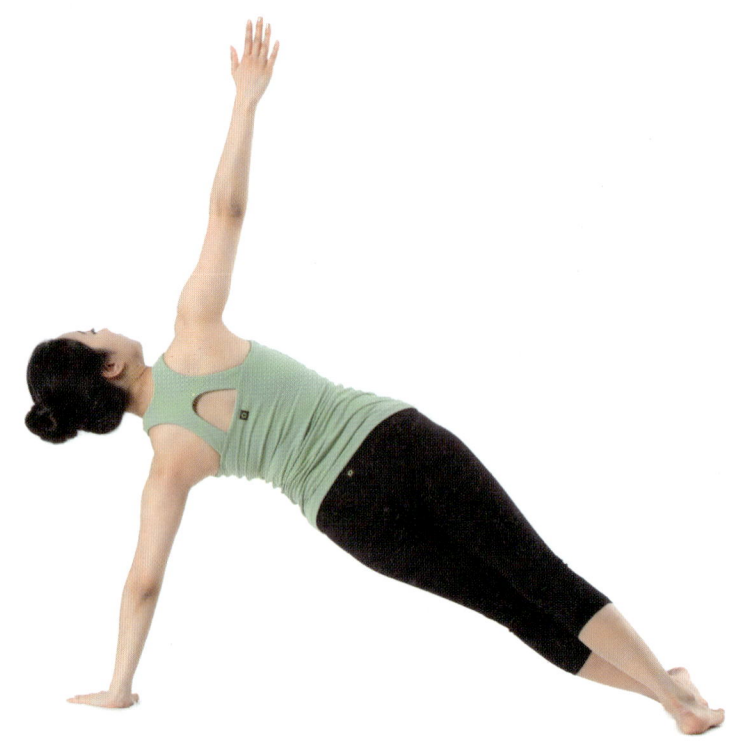

- ▶ 널빤지 자세에서 시작한다.
- ▶ 양손은 어깨 밑에 두고 발끝은 세워 뒤통수부터 뒤꿈치까지 일직선을 만든다.
- ▶ 오른손을 천장으로 뻗고, 오른 다리는 왼 다리 뒤로 넘긴다.
- ▶ 엉덩이가 아래로 떨어지지 않게 올려주고, 갈비뼈 사이사이를 조이는 느낌으로 머문다.
- ▶ 10~20초 머무르고, 반대쪽도 같은 요령으로 실시한다.
- ▶ 힘이 덜 받는 쪽은 한 번 더 한다.

원회내근 통증

원엎침근/Pronator muscle, round

원회내근을 트리거(Trigger)로 한 근막통증은 팔꿈치 안쪽을 통증의 정점으로 엄지손 방향으로 이어지는 통증이 있다가 엄지손 부위 손목까지 극심한 통증이 있다.

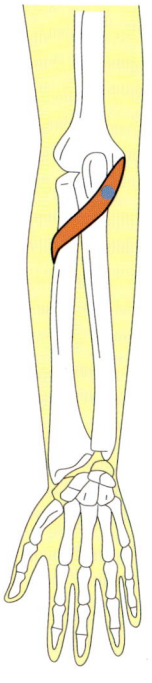

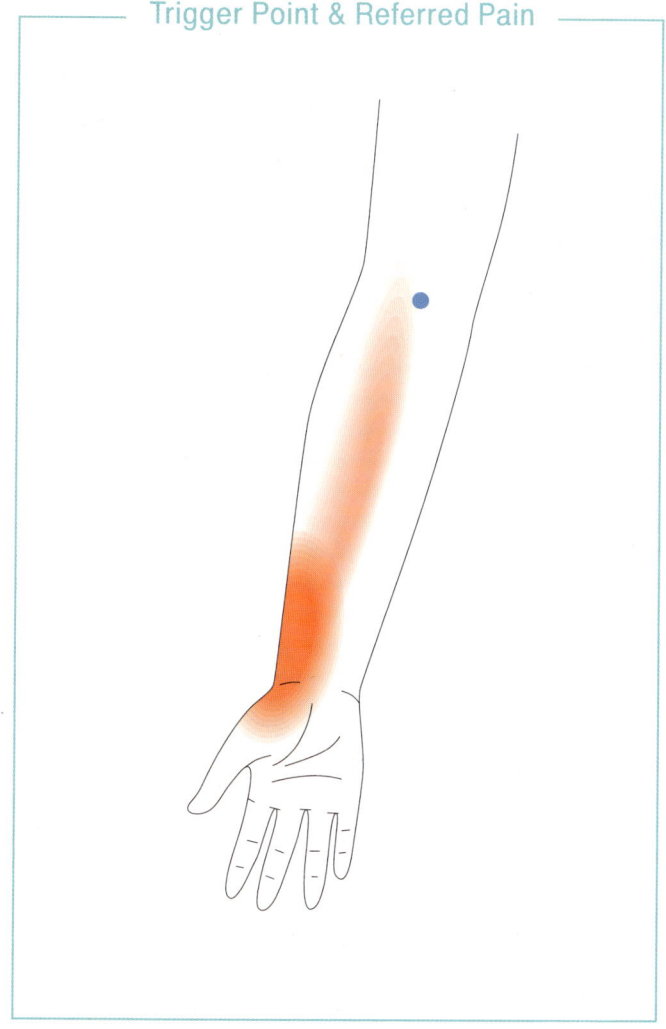

Trigger Point & Referred Pain

1 이완 자세 Treatment

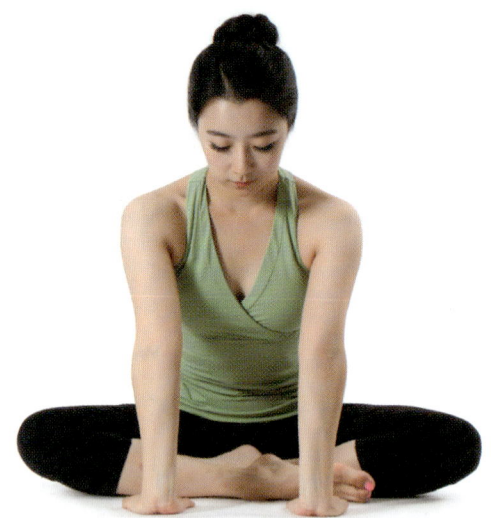

- 바르게 앉아 양손 끝이 몸 방향을 향하도록 둔다.
- 팔꿈치를 펴고 내쉬는 호흡에 손바닥을 바닥으로 지그시 누른다.
- 좌우 한 번씩 10~20초 실시하고, 비교하여 당김이나 위축이 느껴지는 방향은 한 번 더 20초간 머물며 이완한다.

2 안정화 자세 Stability

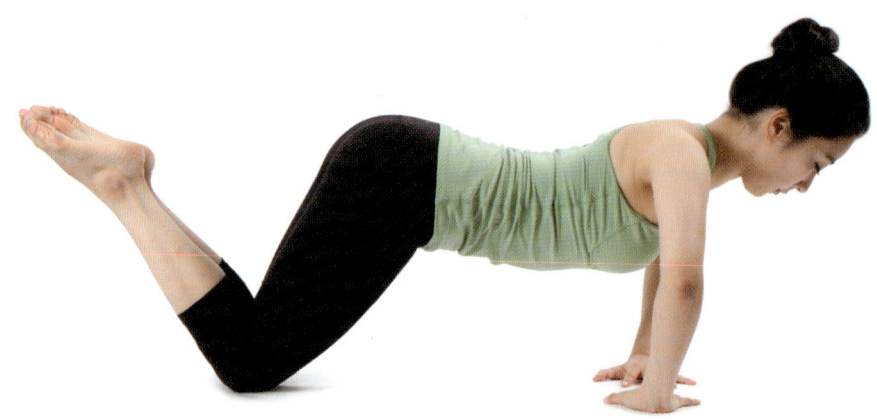

- 기는 자세에서 양 손끝을 안쪽으로 모으고, 종아리는 45도로 든다.
- 마시면서 팔꿈치를 바깥으로 열어 내려갔다가 내쉬면서 올라온다.
- 10~15회 실시하고 3세트 진행한다.

수근굴근군 통증
손목굽힘근군 / Flexor of wrist

수근굴근군을 트리거(Trigger)로 한 근막통증은 아래팔 안쪽을 통증유발점(TP)으로 시작하여 손목과 손바닥까지 이어지는 통증이 있다.

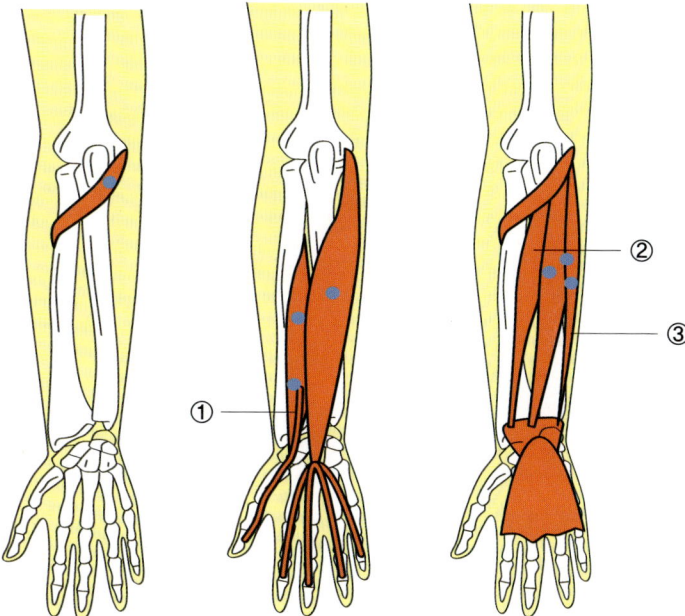

① **장무지굴근** 긴엄지굽힘근
   Flexor pollicis longus
② **요측수근굴근** 노쪽손목굽힘근
   Flexor carpi radialis
③ **척측수근굴근** 노쪽손목굽힘근
   Flexor carpi uinaris

Trigger Point & Referred Pain

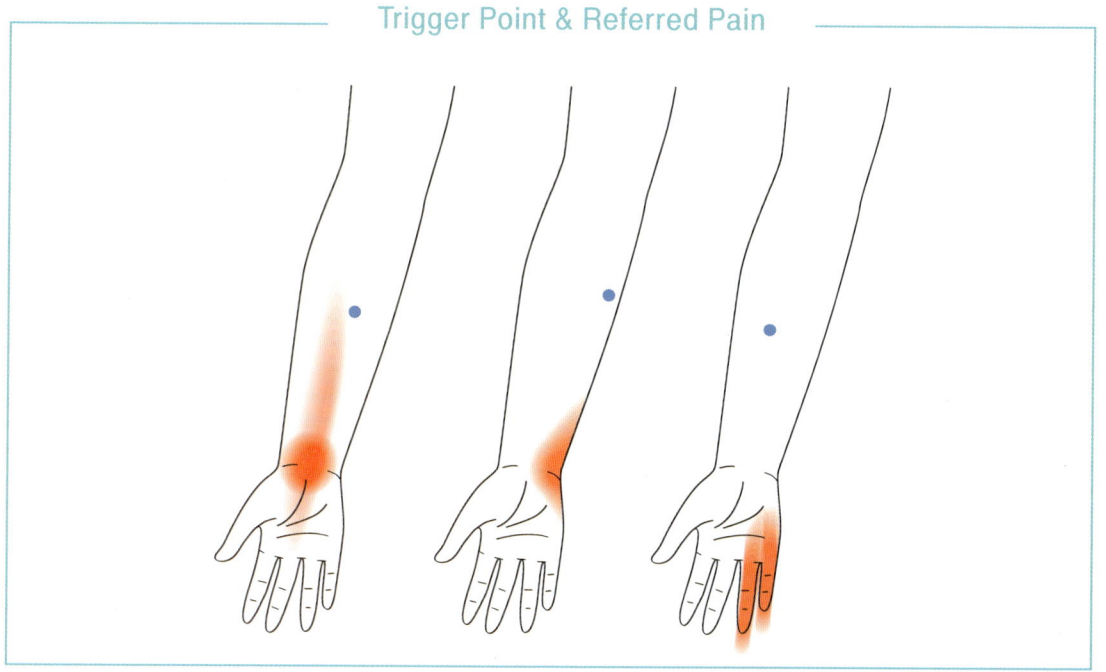

1 이완 자세 Treatment

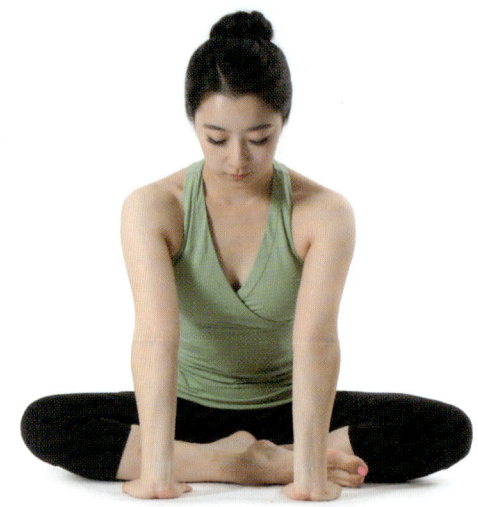

- ▶ 바르게 앉아 양 손끝이 몸 방향을 향하도록 둔다.
- ▶ 팔꿈치를 펴고 내쉬는 호흡에 손바닥을 바닥으로 지그시 누른다.
- ▶ 좌우 한 번씩 10~20초 실시하고, 비교하여 당김이나 위축이 느껴지는 방향은 한 번 더 20초간 머물며 이완한다.

2 안정화 자세 Stability

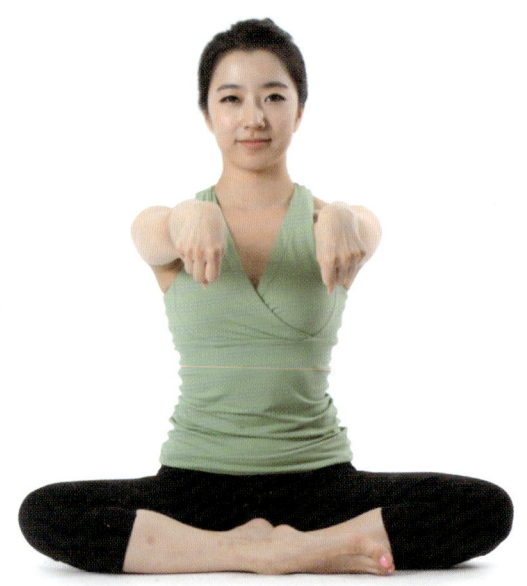

- ▶ 바르게 앉아 어깨 앞으로 손을 뻗고 주먹을 강하게 쥐고, 손목을 아래쪽으로 힘껏 내린다.
- ▶ 10~20초간 유지하기를 3회 반복한다.

수근신근군 통증
손목폄근/Extensor of wrist

수근신근군을 트리거(Trigger)로 한 근막통증은 팔꿈치 아래 뒤쪽을 통증유발점(TP)으로 시작하여 손목, 손등까지 이어지는 통증이 있다.

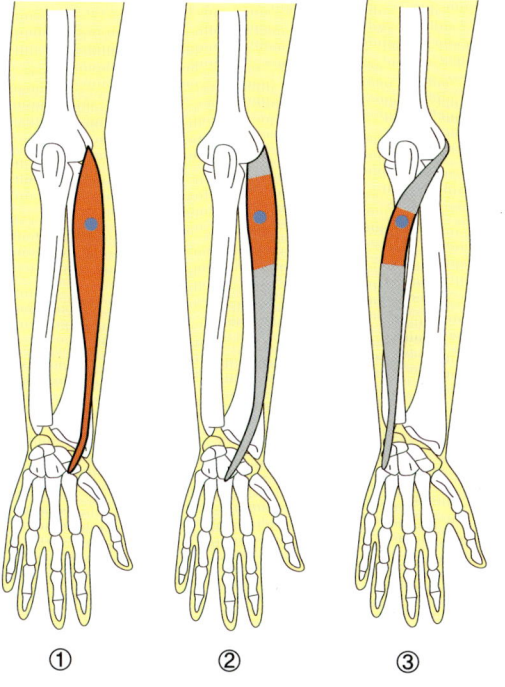

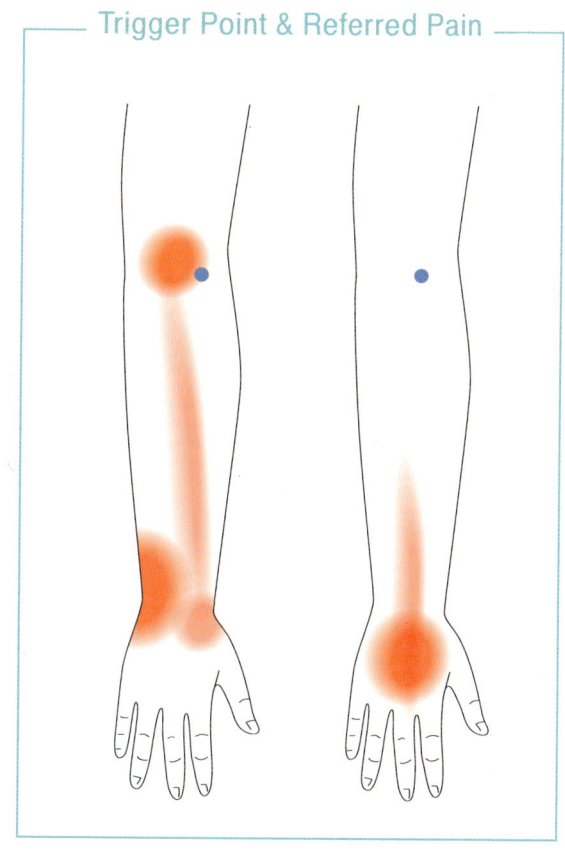

Trigger Point & Referred Pain

① 장요측수근신근 긴 노쪽 손목폄근 Extensor carpi radialis longus
② 단요측수근신근 짧은 노쪽 손목폄근 Extensor carpi radialis brevis
③ 척측수근신근 자쪽 손목폄근 Extensor carpi ulnaris

1 이완 자세 Treatment

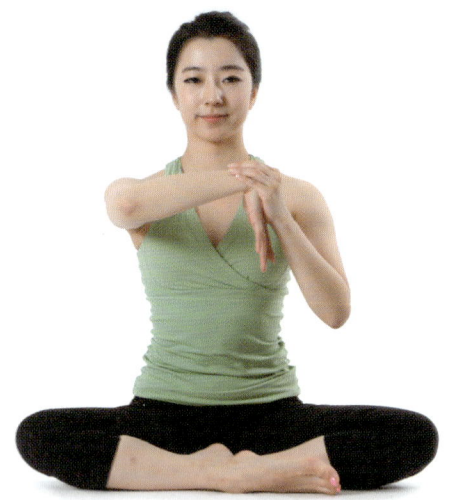

- ▶ 바르게 앉아 한 손으로 반대쪽 손목을 잡고 내쉬는 호흡에 손등을 지그시 누른다.
- ▶ 좌우 한 번씩 10~20초 실시한다.
- ▶ 좌우 한 번씩 10~20초 실시하고, 비교하여 당김이나 위축이 느껴지는 방향은 한 번 더 20초간 머물며 이완한다.

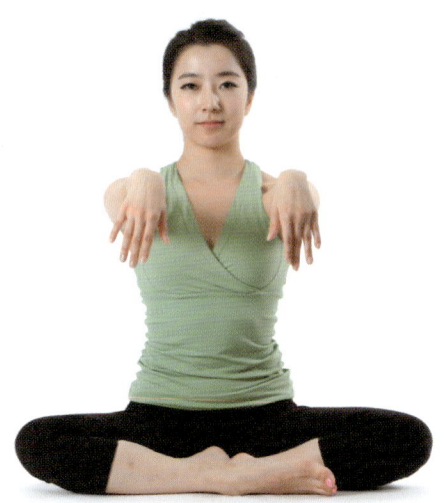

- ▶ 바르게 앉아 손바닥이 바닥을 향하도록 두 팔을 앞으로 뻗는다.
- ▶ 손목을 꺾어 손끝이 바닥을 향하게 한다.
- ▶ 내쉬는 호흡에 두 손 주먹을 쥔다.
- ▶ 10~20초간 유지하기를 3회 반복한다.

2 안정화 자세 Stability

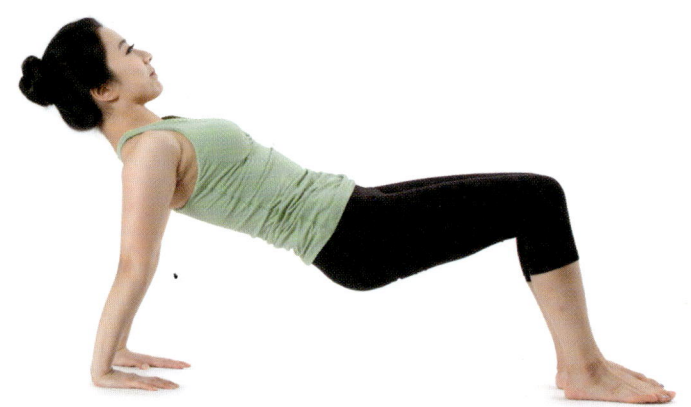

- ▶ 다리를 펴고 앉은 자세에서 두 손은 엉덩이 뒤에 두고 두 다리는 무릎을 굽힌다.
- ▶ 내쉬는 호흡에 엉덩이에 힘을 주면서 들어올린다.
- ▶ 가슴은 펴주고 10~20초간 유지하기를 3회 반복한다.

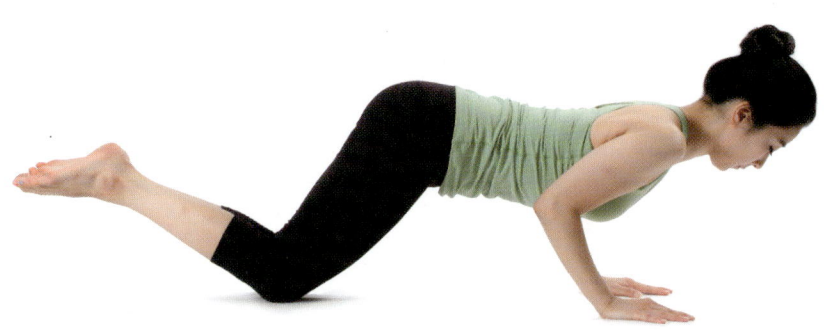

- ▶ 기는 자세에서 종아리를 45도로 들고, 내쉬는 호흡에 팔꿈치를 굽힌다. 이때 팔꿈치는 몸에 밀착한다.
- ▶ 10~15회씩 3세트 진행한다.

대둔근 통증
큰볼기근 / Gluteus maximus

대둔근을 트리거(Trigger)로 한 근막통증은 엉덩이 한쪽을 통증유발점(TP)으로 시작하여 엉덩이와 허벅지까지 이어지는 통증이 있다. 장시간 앉아 있거나, 꼬리뼈 통증을 비롯한 둔부 통증인 경우가 많다.

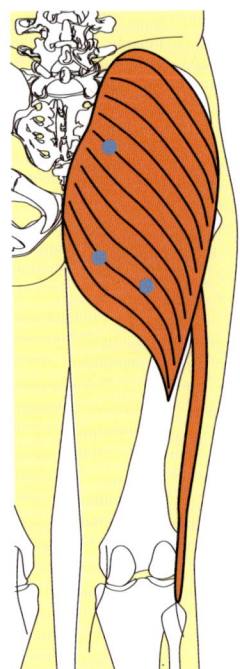

① 중앙상부 Middle superior
② 내측하부 Medial inferior
③ 중앙하부 Middle inferior

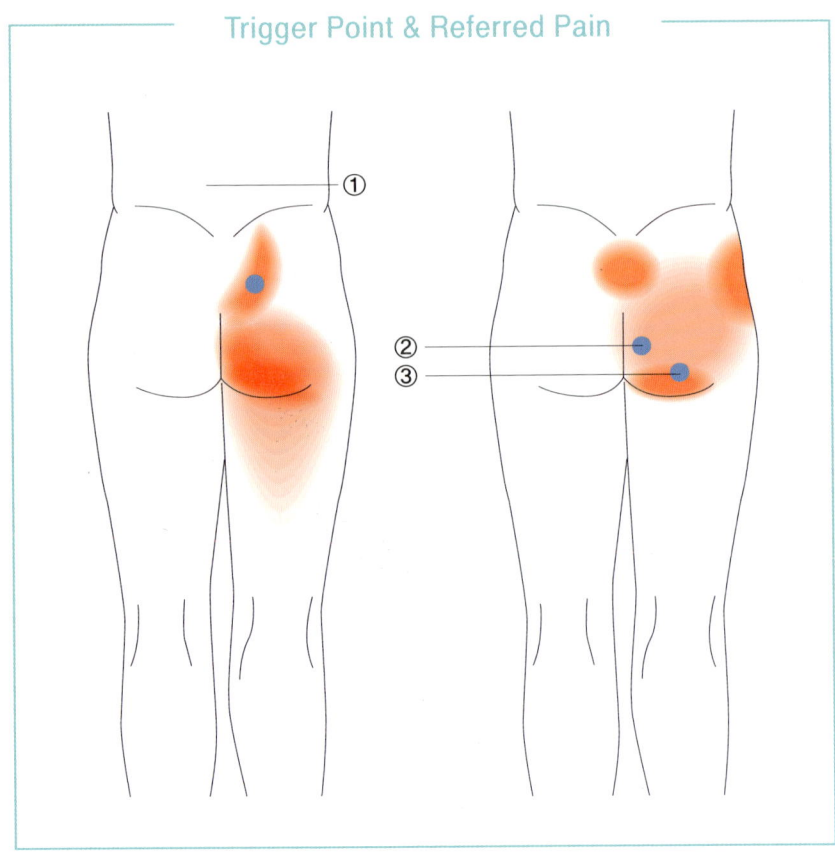

Trigger Point & Referred Pain

1 이완 자세 Treatment

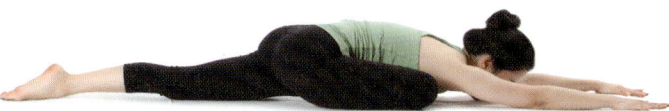

- ▶ 한쪽 무릎을 접어 앞에 두고 반대 다리는 뒤로 보낸다.
- ▶ 내쉬는 호흡에 상체를 앞으로 숙인다.
- ▶ 좌우 한 번씩 10~20초 실시하고, 비교하여 당김이나 위축이 느껴지는 방향은 한 번 더 20초간 머물며 이완한다.

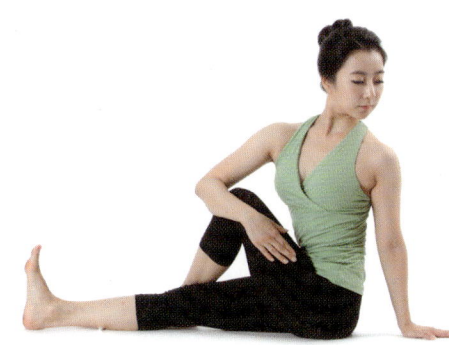

- ▶ 다리를 앞으로 펴 바르게 앉는다.
- ▶ 왼 무릎을 세워 오른 무릎 바깥쪽에 발바닥을 내려놓는다.
- ▶ 오른팔로 왼 무릎을 당기고, 왼손은 꼬리뼈 뒤에 둔다.
- ▶ 내쉬는 호흡에 상체를 비틀며 10~20초 머무른다.
- ▶ 좌우 한 번씩 10~20초 실시하고, 비교하여 당김이나 위축이 느껴지는 방향은 한 번 더 20초간 머물며 이완한다.

2 안정화 자세 Stability

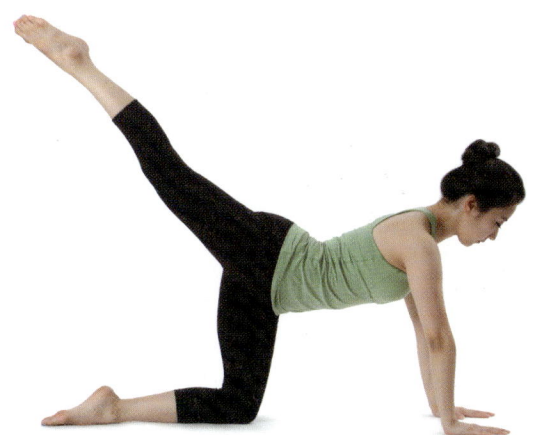

- ▶ 기는 자세에서 내쉬는 호흡에 한쪽 다리를 뒤로 뻗어 골반 높이로 들어올린다.
- ▶ 마시는 호흡에 다리를 골반보다 조금 더 높게 올린다.
- ▶ 10~20초 유지하고, 반대쪽도 같은 요령으로 실시한다.
- ▶ 힘이 덜 받는 쪽은 한 번 더 실시한다.

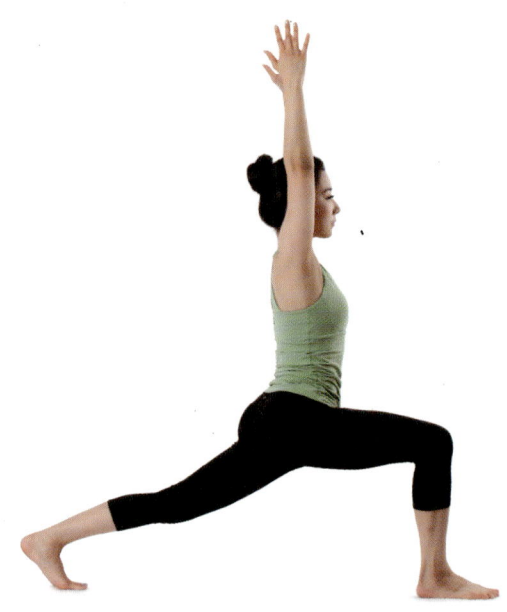

- ▶ 서서 한쪽 다리를 뒤로 뻗어 뒤꿈치를 들고, 나머지 다리는 무릎을 직각으로 굽힌다.
- ▶ 내쉬는 호흡에 양팔을 하늘로 뻗고 척추를 곧게 펴 10~20초 정도 유지한다.
- ▶ 반대쪽도 같은 요령으로 실시한다.
- ▶ 힘이 덜 받는 쪽은 한 번 더 실시한다.

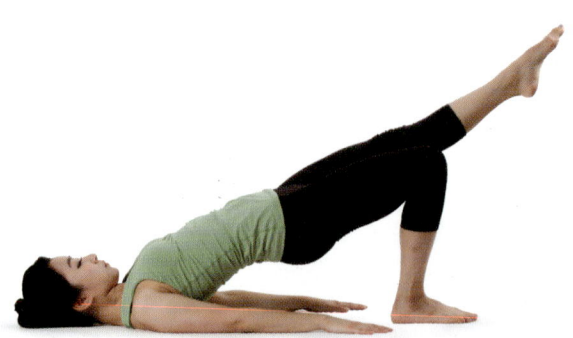

- ▶ 등을 대고 바닥에 누워 무릎을 세운 후 내쉬는 호흡에 엉덩이를 든다.
- ▶ 한쪽 무릎을 펴서 10~20초 정도 유지한다.
- ▶ 반대쪽도 같은 요령으로 실시한다.
- ▶ 힘이 덜 받는 쪽은 한 번 더 실시한다.

대퇴근막장근 통증

넙다리근막긴장근 / Tensor fascia lata

대퇴근막장근을 트리거(Trigger)로 한 근막통증은 허벅지 외측 상부를 통증유발점(TP)으로 시작하여 외측 무릎까지 이어지는 통증이 있다. 다리를 A자로 모으는 자세에서 가장 큰 부하가 있고, 만성인 경우에는 고관절과 골반대 전체의 경직이 있을 수 있다.

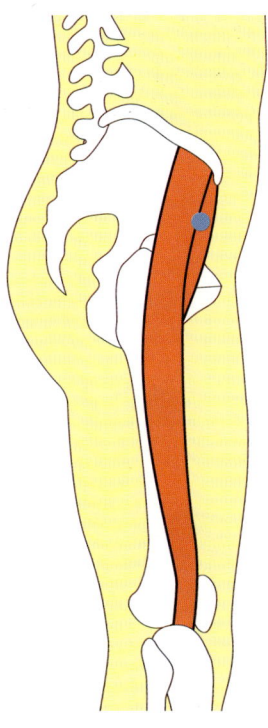

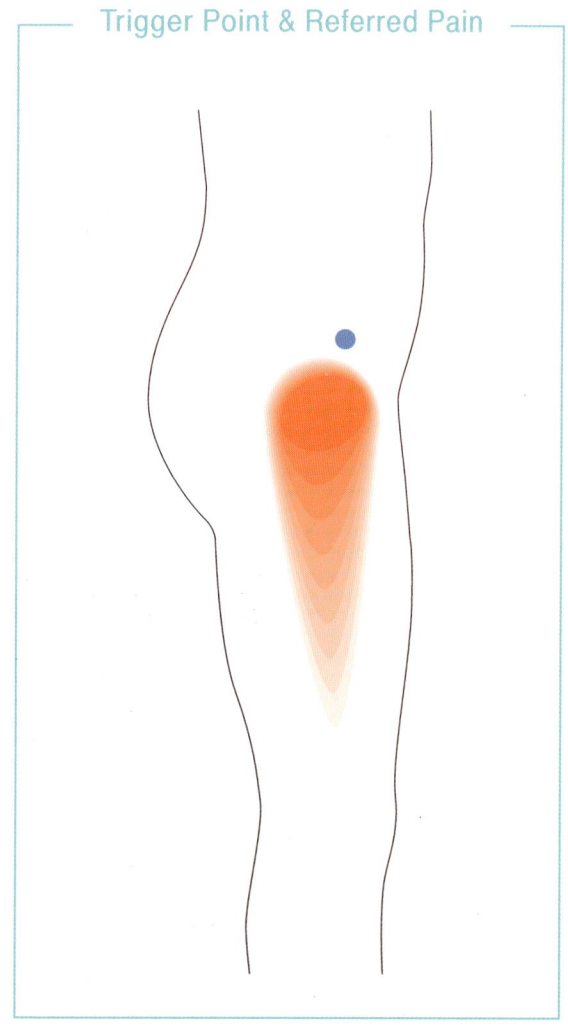

Trigger Point & Referred Pain

1 이완 자세 Treatment

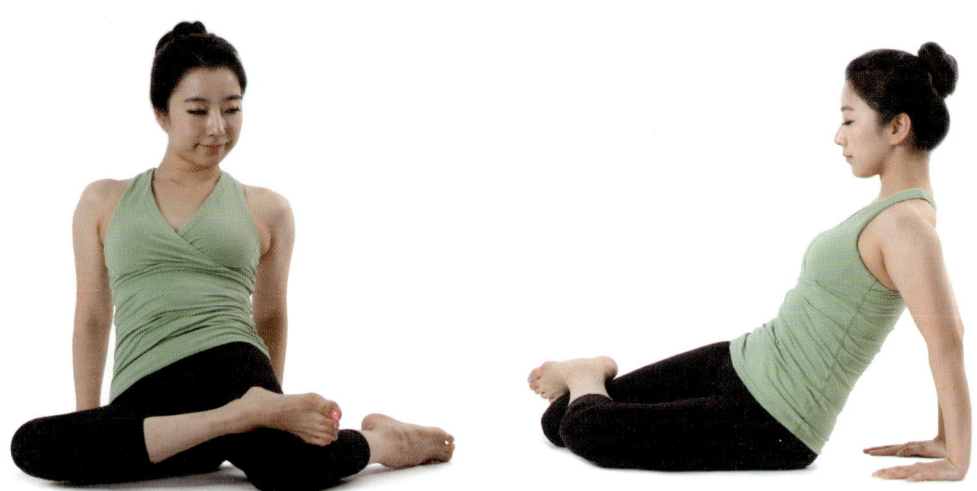

- ▶ 바르게 앉은 후 무릎을 어깨너비로 벌려 세운다.
- ▶ 등 뒤에 손을 짚고 무릎을 오른쪽으로 내린다. 오른 다리를 왼 무릎 위에 올려 지그시 누른다.
- ▶ 좌우 한 번씩 10~20초 실시하고, 비교하여 당김이나 위축이 느껴지는 방향은 한 번 더 20초간 머물며 이완한다.

2 안정화 자세 Stability

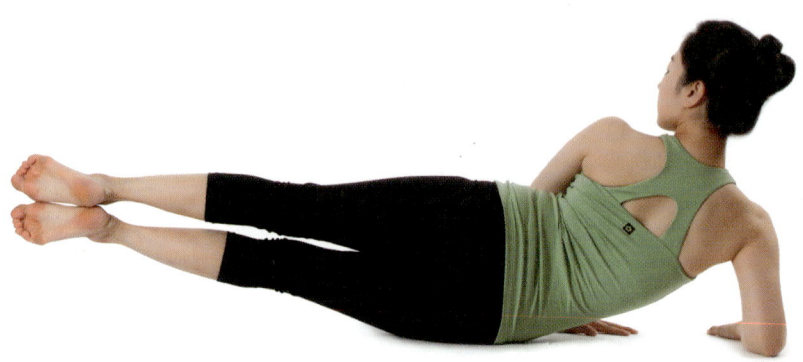

- ▶ 측면을 바라보고 바르게 눕는다. 상체를 일으켜 아래쪽 어깨 밑으로 팔꿈치를 두고 위쪽에 위치한 손은 바닥을 짚어 몸을 안정적으로 고정한다.
- ▶ 두 다리는 곧게 뻗고 허벅지, 무릎, 뒤꿈치를 가지런히 모은다.
- ▶ 내쉬는 숨에 하체를 들어올리고 시선은 발끝을 보며 10~20초 유지하기를 10~15회 실시한다.
- ▶ 반대쪽도 같은 요령으로 실시, 힘이 덜 받는 쪽은 한 번 더 한다.

중둔근 통증

중간볼기근 / Musculus glutaeus medius

중둔근을 트리거(Trigger)로 한 근막통증은 한쪽 엉덩이와 허리를 시작(통증유발점;TP)으로 허리, 둔부, 대퇴 후면까지 이어지는 통증이 있다. 다리를 꼬는 자세에서 많이 발생한다.

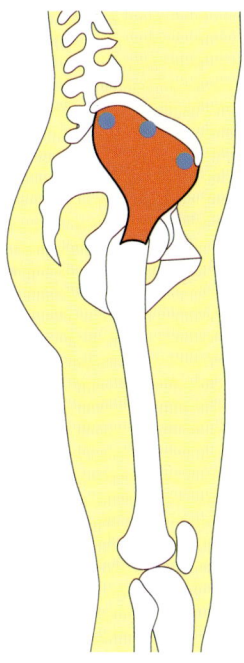

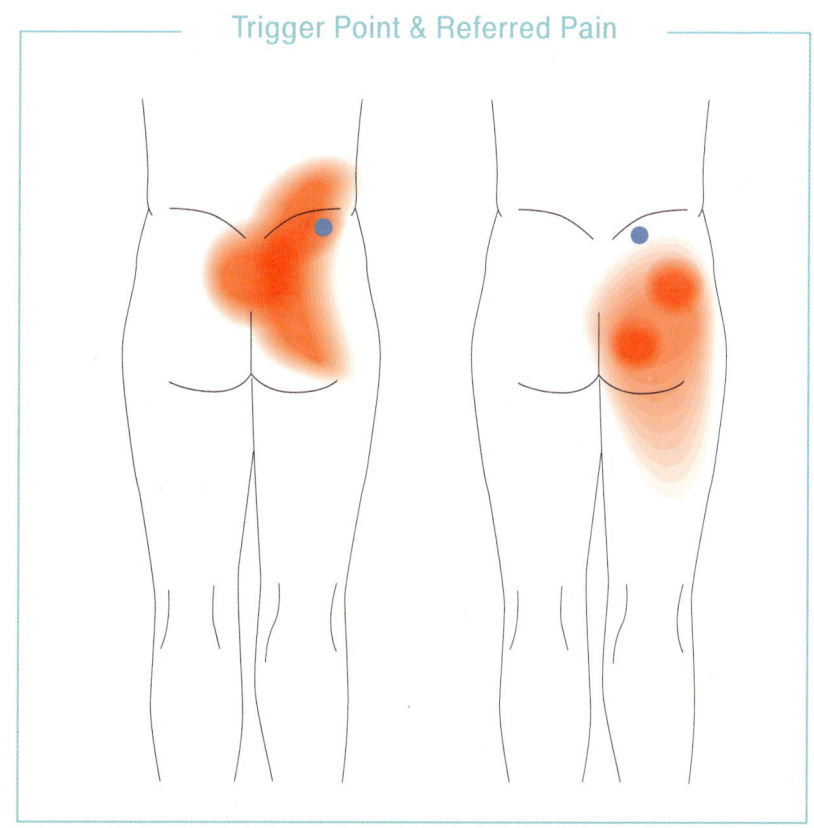

Trigger Point & Referred Pain

1 이완 자세 Treatment

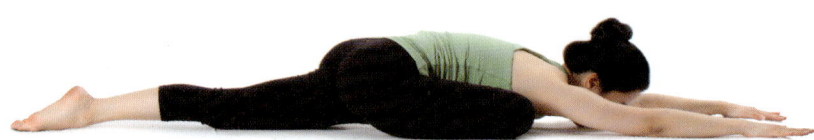

- ▶ 한쪽 무릎을 접어 앞에 두고 반대 다리는 뒤로 보낸다.
- ▶ 내쉬는 호흡에 상체를 앞으로 숙여 엎드린다.
- ▶ 좌우 한 번씩 10~20초 실시하고, 비교하여 당김이나 위축이 느껴지는 방향은 한 번 더 20초간 머물며 이완한다.

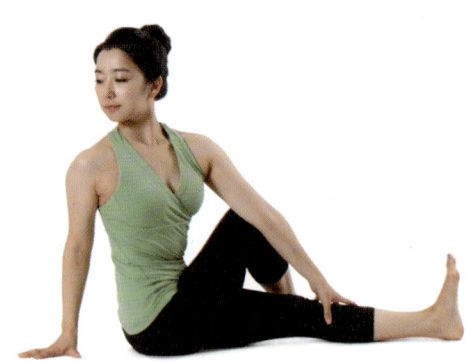

- ▶ 다리를 앞으로 펴 바르게 앉는다.
- ▶ 오른 무릎을 세워 왼 무릎 옆에 발바닥을 내려놓는다.
- ▶ 왼팔로 오른 무릎을 밀고, 오른팔은 꼬리뼈 뒤에 둔다.
- ▶ 내쉬는 호흡에 상체를 비틀어 10~20초 머물고 반대쪽도 같은 요령으로 실시한다.
- ▶ 좌우 한 번씩 10~20초 실시하고, 비교하여 당김이나 위축이 느껴지는 방향은 한 번 더 20초간 머물며 이완한다.

2 안정화 자세 Stability

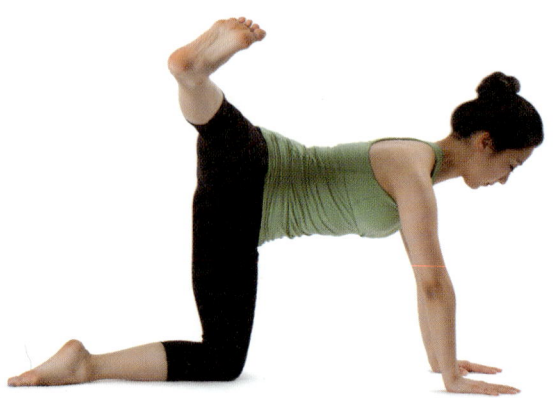

- ▶ 기는 자세를 취한다.
- ▶ 한 다리를 옆으로 뻗고 발끝을 올린다.
- ▶ 호흡을 마시며 다리를 내렸다가 내쉬면서 엉덩이 높이까지 올리기를 반복한다.
- ▶ 한 세트 당 10~15회, 3세트 실시하고 반대쪽도 같은 요령으로 한다.
- ▶ 힘이 받지 않는 쪽은 한 번 더 한다.

소둔근 통증
작은 볼기근 / Gluteus Minimus

소둔근을 트리거(Trigger)로 한 근막통증은 허벅지 외측 상부를 통증유발점(TP)으로 시작하여 엉덩이, 허벅지, 종아리 아래까지 이어지는 통증이 있다. 둔부 통증과 다리가 저리는 이상증상이 있을 수 있고, 보행시 골반대와 허리에 통증이 있을 수 있다.

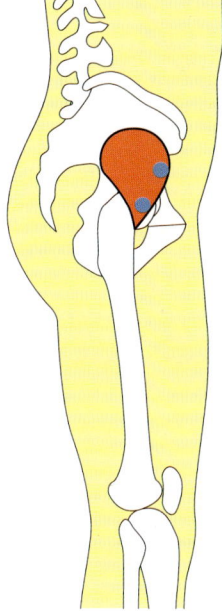

① **여러 개의 통증유발점** Multiple trigger points

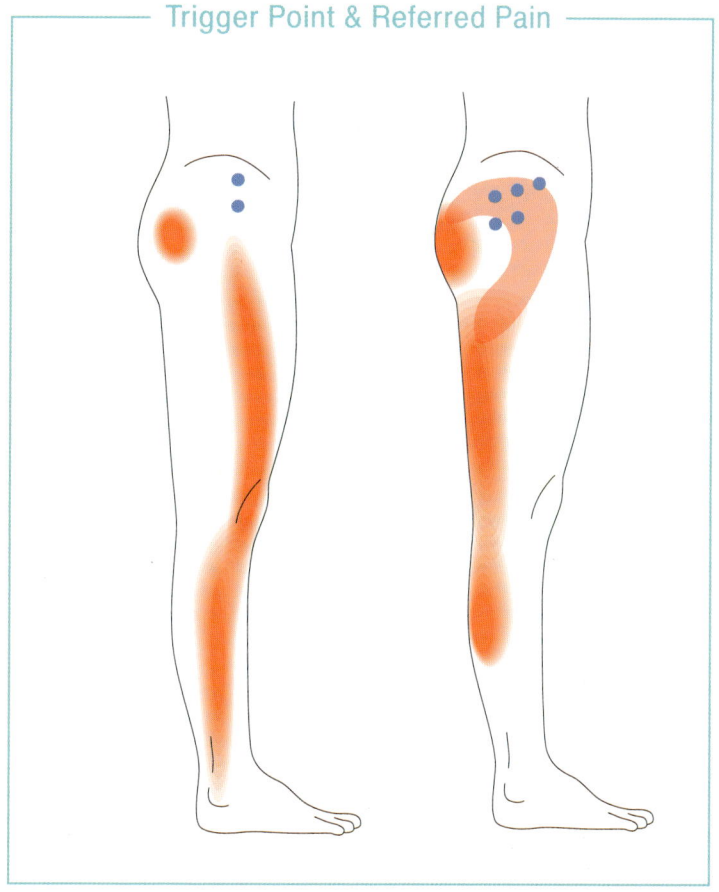

Trigger Point & Referred Pain

1 이완 자세 Treatment

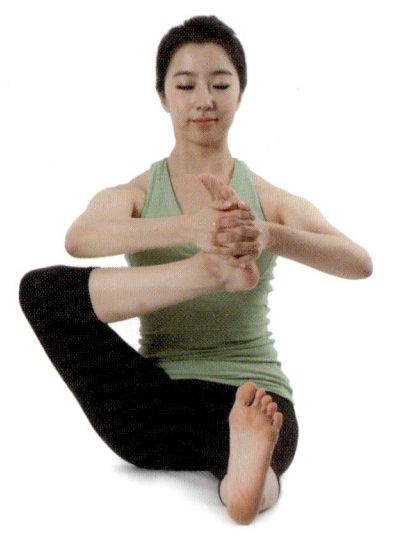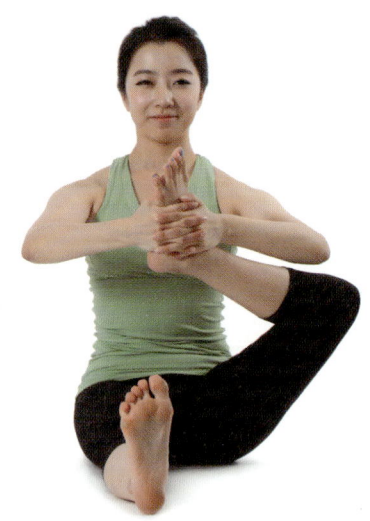

- ▶ 두 다리를 뻗어 바르게 앉는다.
- ▶ 한쪽 발을 양손으로 감싸 가슴 앞에 가져온다.
- ▶ 내쉬는 호흡에 발을 좀 더 가슴 앞으로 당기고 무릎은 바깥으로 보낸다.
- ▶ 좌우 한 번씩 10~20초 실시하고, 비교하여 당김이나 위축이 느껴지는 방향은 한 번 더 20초간 머물며 이완한다.

2 안정화 자세 Stability

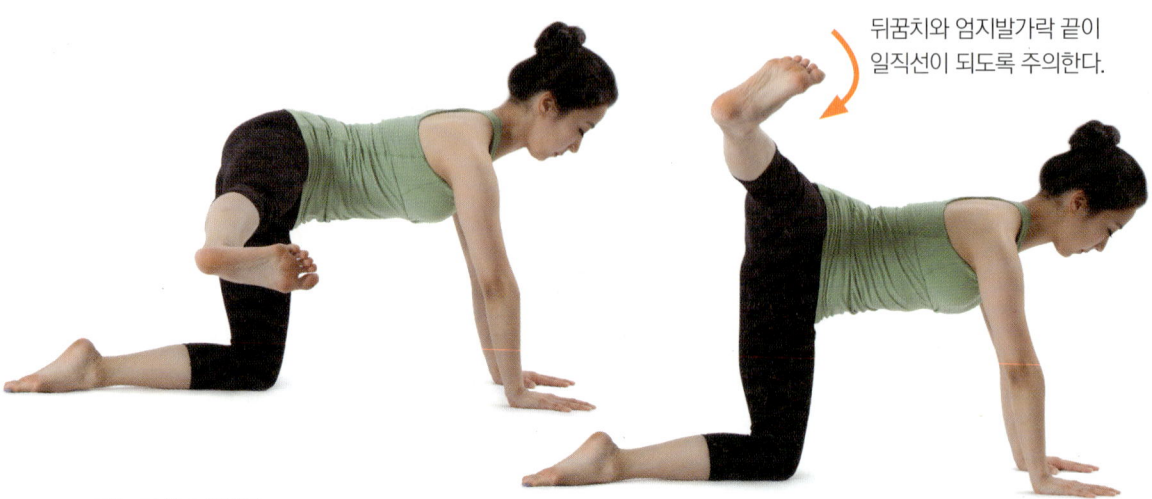

뒤꿈치와 엄지발가락 끝이 일직선이 되도록 주의한다.

- ▶ 기는 자세를 취한다.
- ▶ 한 다리를 옆으로 뻗고 뒤꿈치와 발끝을 일직선으로 일치시킨다.
- ▶ 호흡을 마시며 다리를 내렸다가 내쉬면서 엉덩이 높이까지 올리기를 반복한다.
- ▶ 한 세트 당 10~15회, 3세트 실시하고 반대쪽도 같은 요령으로 한다.
- ▶ 힘이 받지 않는 쪽은 한 번 더 한다.

이상근 통증
궁둥구멍근 / Piriform muscle

이상근을 트리거(Trigger)로 한 근막통증은 한쪽 엉덩이 깊숙한 안쪽을 통증유발점(TP)으로 시작하여 엉덩이와 허벅지까지 이어지는 통증이 있다. 골반 변위를 일으키는 대표 근육이고, 둔부부터 시작되는 하지 방사통이 있는 경우에는 고려해야 한다.

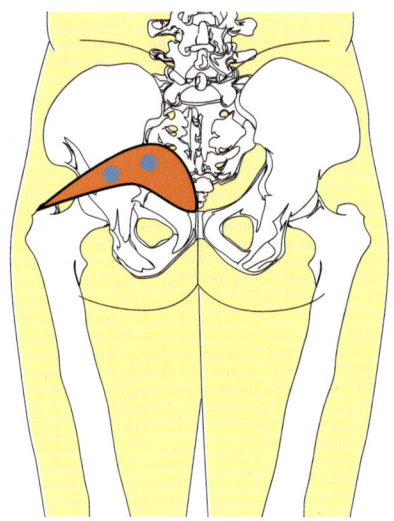

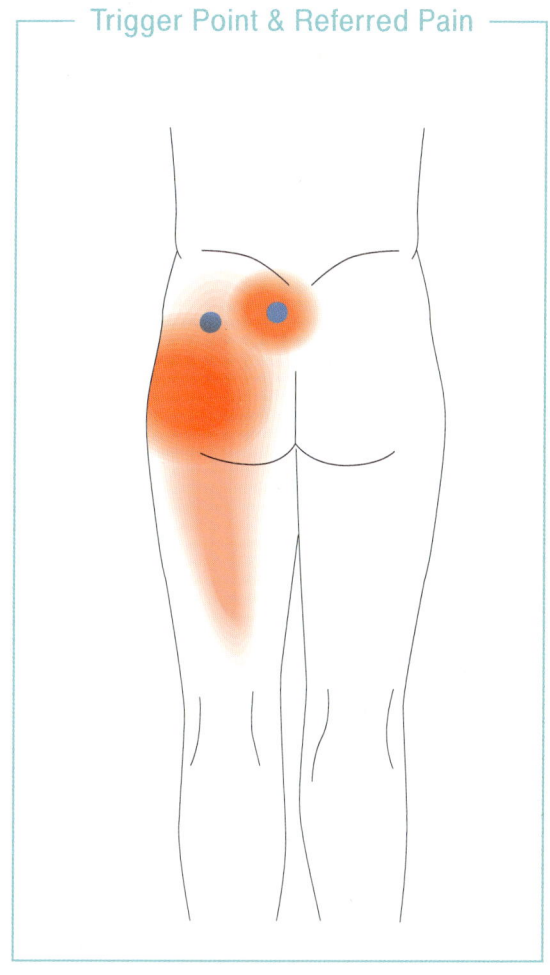

Trigger Point & Referred Pain

1 이완 자세 Treatment

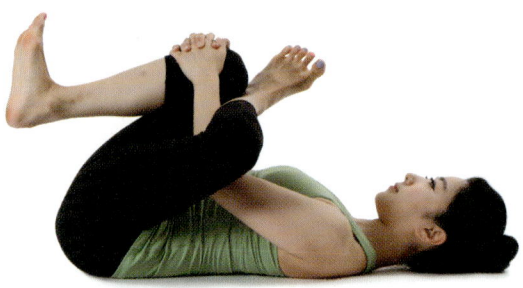 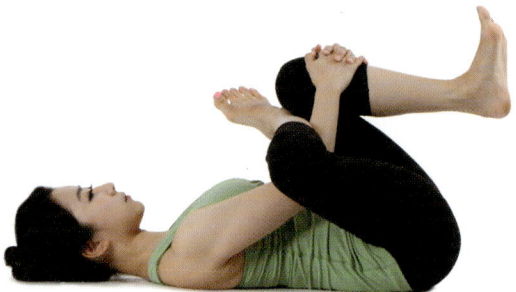

- ▶ 바르게 누워 양 무릎을 세우고 왼발을 오른 허벅지 위에 올린다.
- ▶ 오른발을 바닥에서 떼고 양손으로 오른 무릎을 감싸 안는다.
- ▶ 내쉬는 호흡에 무릎을 몸쪽으로 당긴다.
- ▶ 좌우 한 번씩 10~20초 실시하고, 비교하여 당김이나 위축이 느껴지는 방향은 한 번 더 20초간 머물며 이완한다.

2 안정화 자세 Stability

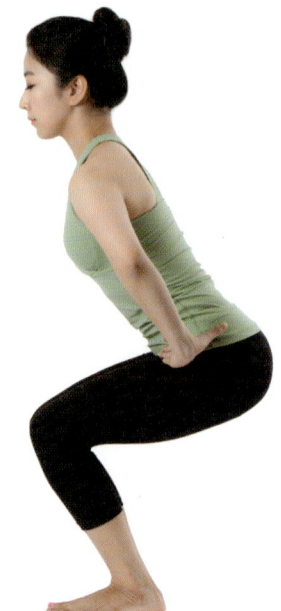

- ▶ 바르게 선 자세에서 양손을 허리에 둔다.
- ▶ 내쉬는 호흡에 엉덩이를 낮춰 의자 자세로 유지한다.
- ▶ 괄약근을 조이며 더 깊게 앉는다.
- ▶ 편안한 호흡을 유지하며 10~20초 머물기를 3회 반복한다.
- ▶ 익숙해지면 점차적으로 시간을 늘려간다.

슬곡근군 통증
뒤넙다리근군 / Hamstrings

슬곡근 중 대퇴이두근을 트리거로 한 통증은 외측 비골 주위에 집중적인 통증이 있으며 무릎을 펴고 걸을 때 통증이 있다. 슬곡근 중 반건양근, 반막양근을 트리거로 한 통증은 좌골 부위와 무릎 안쪽에 통증이 있다.

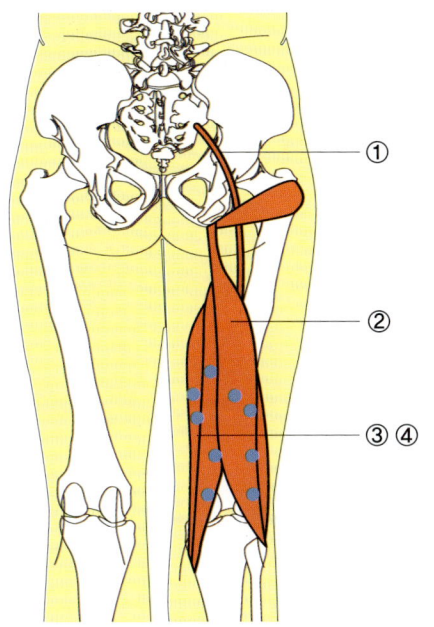

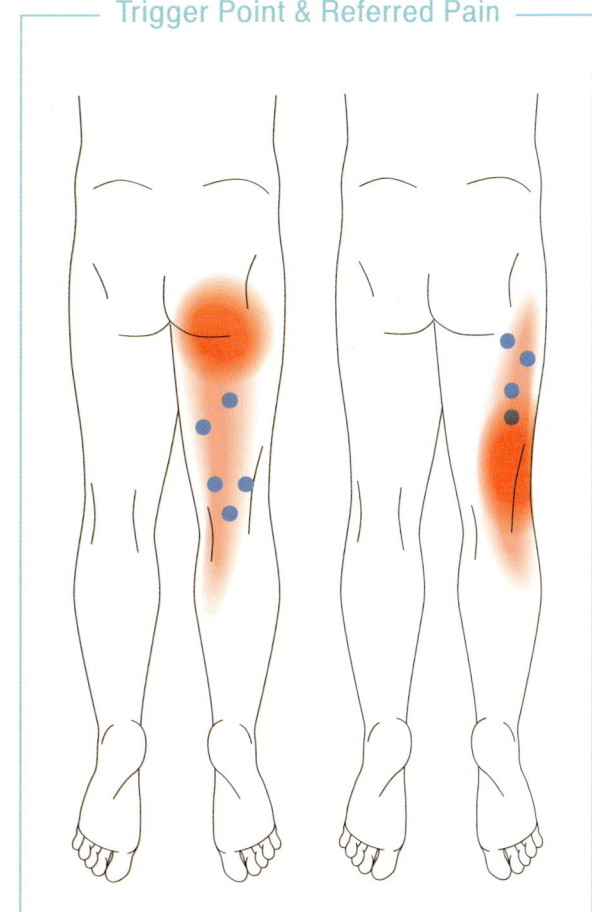

Trigger Point & Referred Pain

① 좌골신경 궁둥신경 Sciatic nerve
② 대퇴이두근 넓다리두갈래근 장두/긴갈래 Biceps Femoris/long head
③ 반건양근 반힘줄모양근 Semitendinosus
④ 반막양근 반막모양근 Semimembranosus

1 이완 자세 Treatment

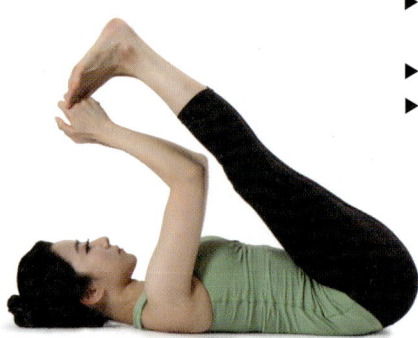

- 등을 대고 누워 양발을 손가락으로 고리를 걸어 잡아 얼굴 가까이 가져온다.
- 내쉬는 호흡에 다리를 좀 더 당긴다.
- 좌우 한 번씩 10~20초 실시하고, 비교하여 당김이나 위축이 느껴지는 방향은 한 번 더 20초간 머물며 이완한다.

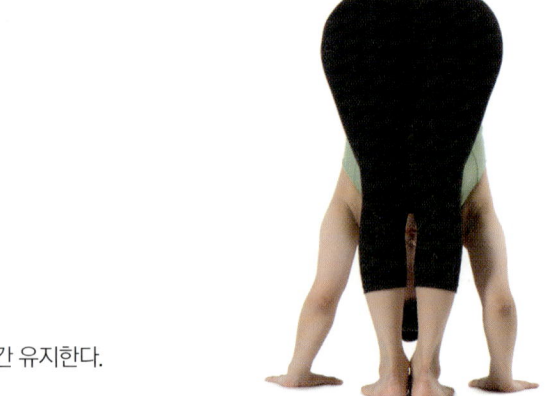

- 바르게 선 자세에서 내쉬는 호흡에 상체를 숙인다.
- 복부, 가슴, 이마 순으로 내려간다.
- 두 손은 바닥에 두고, 닿지 않으면 다리를 감싸 10~20초간 유지한다.

2 안정화 자세 Stability

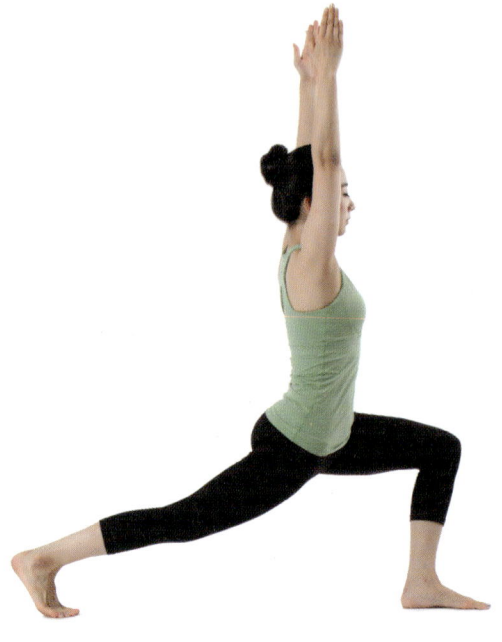

- 서서 한쪽 다리를 뒤로 뻗어 뒤꿈치를 들고, 나머지 다리는 무릎을 직각으로 굽힌다.
- 내쉬는 호흡에 양팔을 하늘로 뻗고 척추를 곧게 펴 10~20초 정도 유지한다.
- 반대쪽도 같은 요령으로 실시, 힘이 받지 않는 쪽은 한 번 더 한다.

내전근군 통증
모음근군 / Adductor muscles

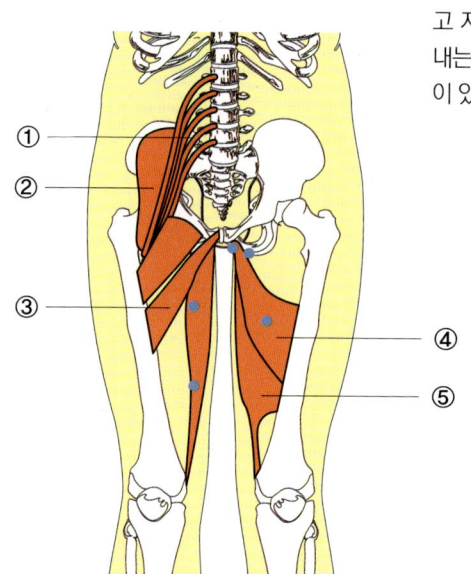

내전근군 중 봉공근을 트리거로 한 통증은 대퇴 전, 외측이 따갑고 저리고 차가울 수 있고, 서 있거나 걸을 때 고관절을 뒤로 보내는 자세에서 통증이 증가한다. 여자들에게 많고, 골반 내 통증이 있으며 내부 장기에도 영향을 줄 수 있다.

① 대요근 큰허리근 Psoas major
② 장골근 엉덩근 Iliacus
③ 장내전근 긴모음근 Adductor longus
④ 단내전근 짧은모음근 Adductor brevis
⑤ 대내전근 큰모음근 Adductor magnus

Trigger Point & Referred Pain

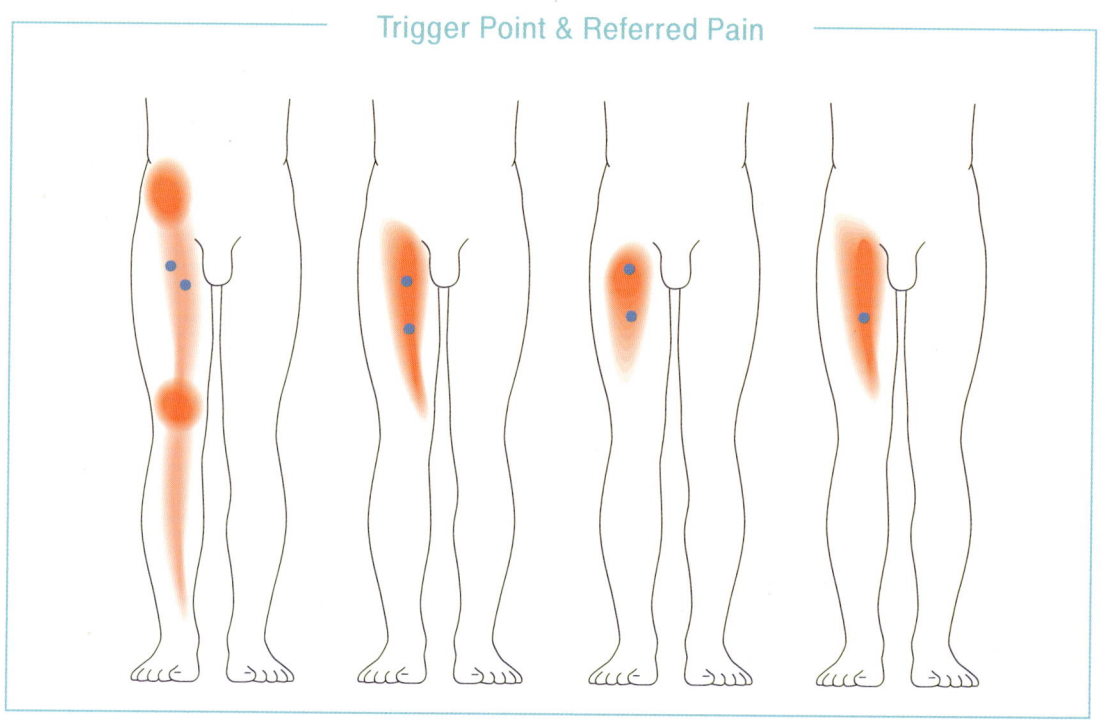

1 이완 자세 Treatment

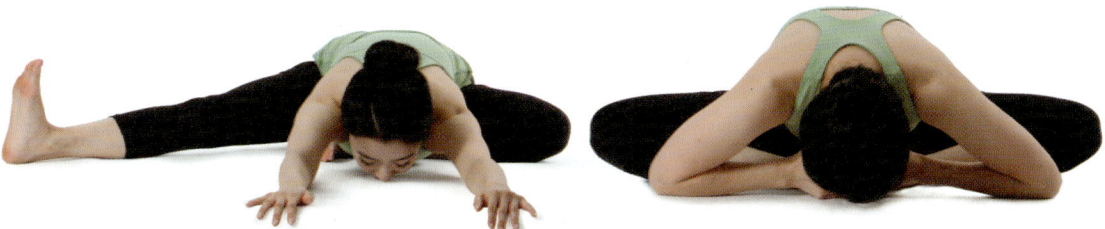

- 한쪽 무릎을 앞으로 접고 반대쪽 무릎은 옆으로 뻗어 발끝을 당긴다.
- 내쉬는 호흡에 상체를 숙인다. 이때 엉덩이가 바닥에서 뜨지 않도록 한다.
- 좌우 한 번씩 10~20초 실시하고, 비교하여 당김이나 위축이 느껴지는 방향은 한 번 더 20초간 머물며 이완한다.
- 바르게 앉아 두 발바닥을 마주하여 양손으로 감싼다.
- 좌, 우 무릎의 높낮이를 맞추며 내쉬는 호흡에 상체를 숙인다.
- 10~20초간 유지하기를 3회 반복한다.

2 안정화 자세 Stability

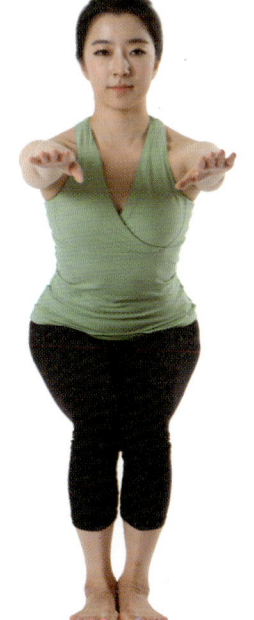

- 바르게 선 자세에서 양손을 앞으로 나란히 뻗는다.
- 내쉬는 호흡에 엉덩이를 낮춰 의자 자세로 유지한다.
- 10~20초 머물고 돌아오기를 3회 반복한다.
- 익숙해지면 머무는 시간을 점차적으로 늘린다.

대퇴사두근군 통증
넙다리네갈래근군 / Quadriceps

사두근군 중 외측 광근을 트리거로 한 통증은 무릎 외측의 통증과 더불어 앉았다가 일어나기 힘들 수 있고, 대퇴직근 혹은 내측광근을 트리거로 한 통증인 경우엔 무릎의 통증과 부종, 대퇴부 안쪽의 통증과 계단을 내려갈 때 힘든 양상을 보일 수 있다.

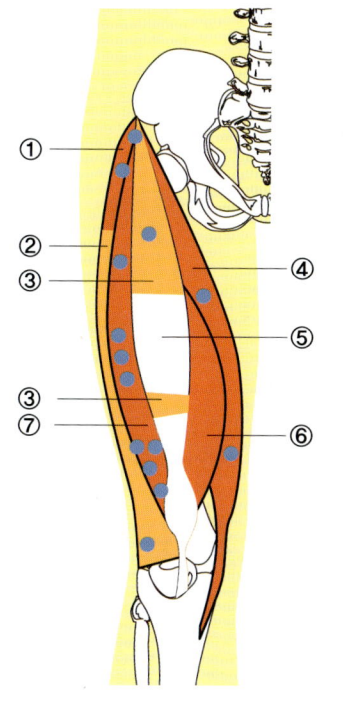

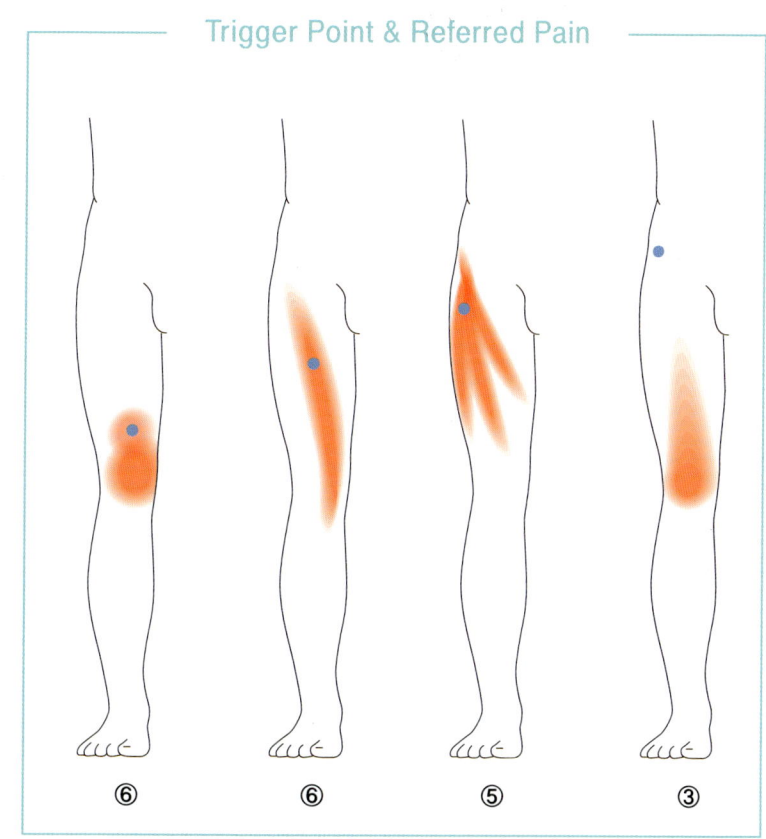

Trigger Point & Referred Pain

① 대퇴근막장근 넙다리근막긴장근 Tensor fasciae latae
② 장경인대 엉덩정강근막띠 Iliotibial tract
③ 대퇴직근(넙다리곧은근)(절단) 대퇴사두근 Rectus femoris(cut) (quadriceps femoris)
④ 봉공근 넙다리빗근 Sartorius
⑤ 중간광근/중간넓은근 대퇴사두근 Vastus intermedius(quadriceps femoris)
⑥ 내측광근/안쪽넓은근 대퇴사두근 Vastus medialis (quadriceps femoris)
⑦ 외측광근/가쪽넓은근 대퇴사두근 Vastus lateralis (quadriceps femoris)

1 이완 자세 Treatment

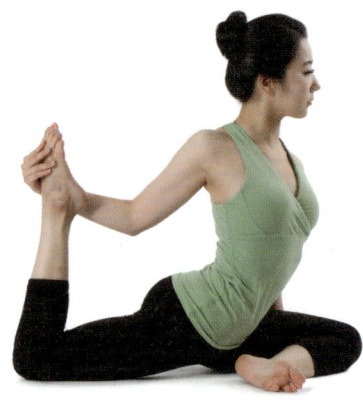

- 한쪽 무릎을 접어 앞에 두고 반대 다리는 뒤로 보낸다.
- 상체를 바르게 세우고, 내쉬는 호흡에 뒷무릎을 접어 손으로 발을 잡는다.
- 좌우 한 번씩 10~20초 실시하고, 비교하여 당김이나 위축이 느껴지는 방향은 한 번 더 20초간 머물며 이완한다.

2 안정화 자세 Stability

- 한쪽 다리를 앞에 두고 반대 다리는 뒤로 보내 발끝을 45도로 유지한다.
- 내쉬는 호흡에 앞쪽 무릎을 굽혀 직각을 만들고 양팔은 하늘로 뻗는다.
- 10~20초간 유지하고 반대쪽도 같은 요령으로 실시한다.
- 힘이 덜 받는 쪽은 한 번 더 한다.

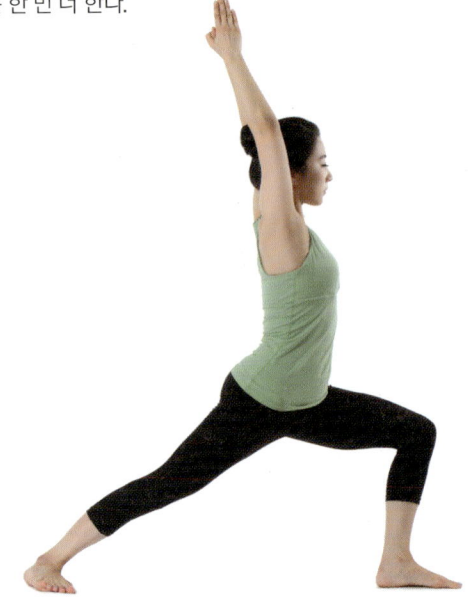
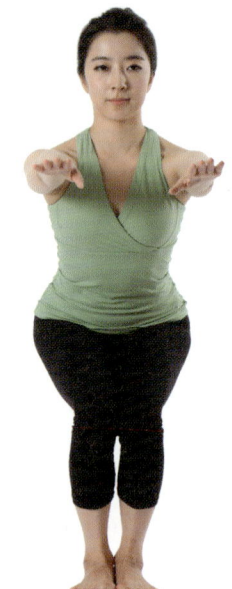

- 바르게 선 자세에서 양손을 허리에 둔다.
- 내쉬는 호흡에 엉덩이를 낮춰 의자 자세로 유지한다.
- 팔만 앞으로 뻗어 좀 더 유지하고, 다시 두 팔을 하늘로 뻗어 의자 자세를 계속 유지한다.
- 각 자세를 10~20초 머물기를 3회 반복한다.

전경골근 통증

앞정강근 / Tibial muscle, anterior

전경골근을 트리거(Trigger)로 한 근막통증은 무릎 안쪽을 통증유발점(TP)으로 시작하여 안쪽 복숭아뼈와 엄지발가락까지 이어지는 통증이 있다. 오랜 운동 후 나타날 수 있다.

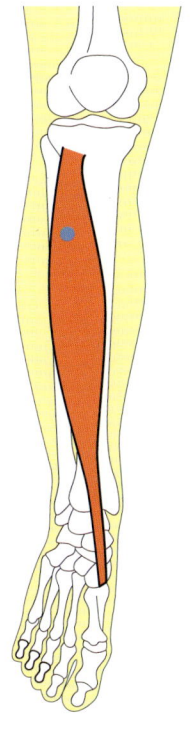

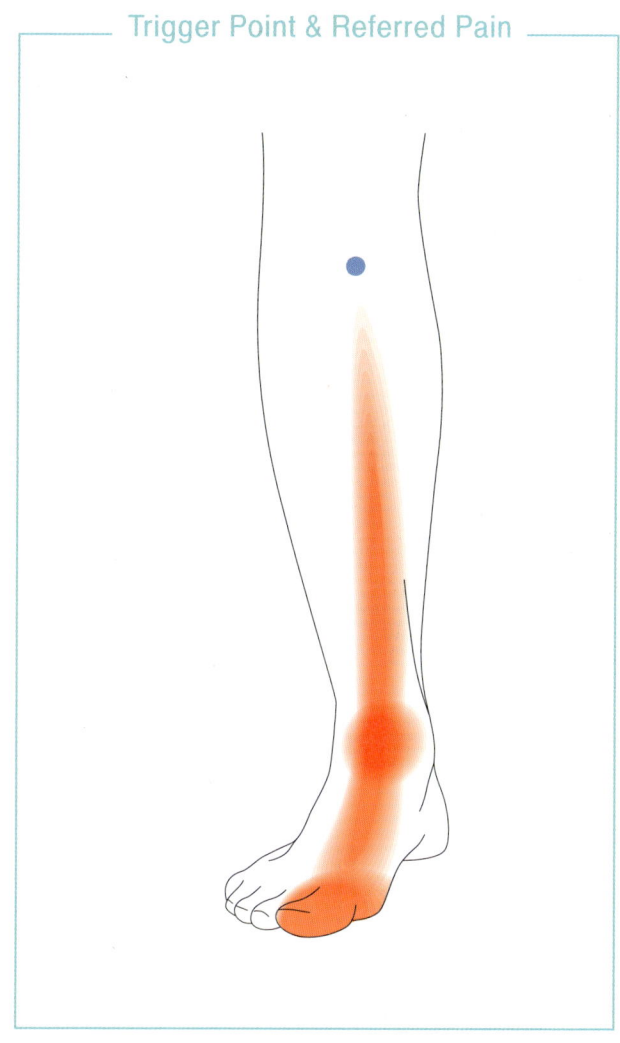

Trigger Point & Referred Pain

1 이완 자세 Treatment

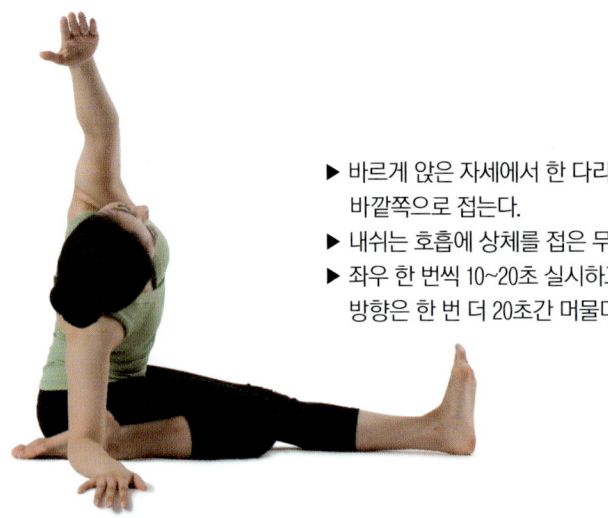

- ▶ 바르게 앉은 자세에서 한 다리는 뻗고, 반대쪽 다리는 무릎을 바깥쪽으로 접는다.
- ▶ 내쉬는 호흡에 상체를 접은 무릎 쪽으로 기울인다.
- ▶ 좌우 한 번씩 10~20초 실시하고, 비교하여 당김이나 위축이 느껴지는 방향은 한 번 더 20초간 머물며 이완한다.

2 안정화 자세 Stability

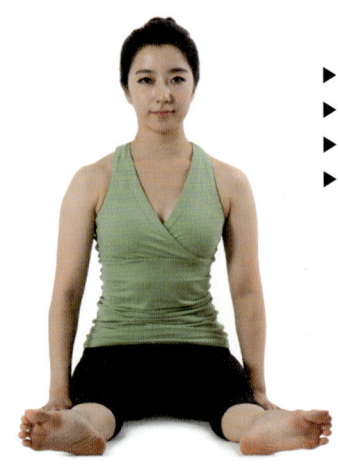

- ▶ 두 다리를 앞으로 뻗어 어깨너비로 벌린다.
- ▶ 내쉬는 호흡에 엄지발가락이 바닥에 닿도록 한다.
- ▶ 마시고 내쉬는 호흡에 새끼발가락이 바닥에 닿도록 한다.
- ▶ 10~20초간 유지하기를 3회 반복한다.

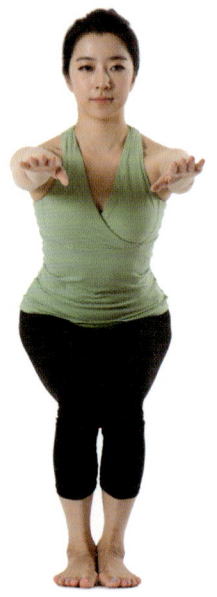

- ▶ 바르게 선 자세에서 양손을 허리에 둔다.
- ▶ 내쉬는 호흡에 엉덩이를 낮춰 의자 자세로 유지한다.
- ▶ 팔만 앞으로 뻗어 좀 더 유지하고, 다시 두 팔을 하늘로 뻗어 의자 자세를 계속 유지한다.
- ▶ 각 자세를 10~20초 머물기를 3회 반복한다.

장지신근 / 장무지신근 통증
긴엄지폄근 / Extensor digitorum longus / Extensor pollicis longus

장지신근, 장무지신근을 트리거(Trigger)로 한 근막통증은 정강이뼈 위쪽을 통증유발점(TP)으로 시작하여 발목, 발가락까지 이어지는 통증이 있다.

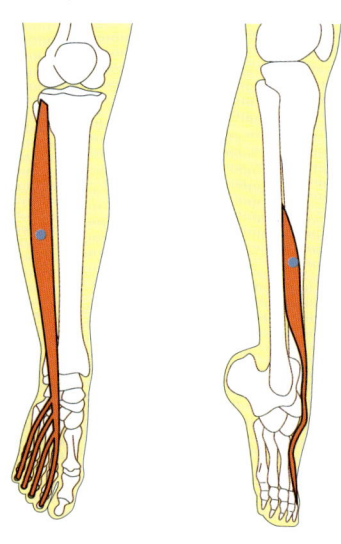

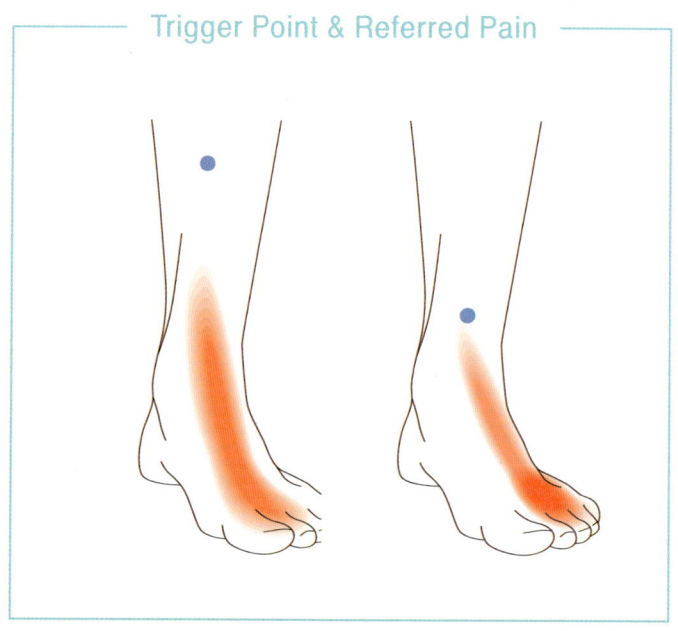

Trigger Point & Referred Pain

1 이완 자세 Treatment

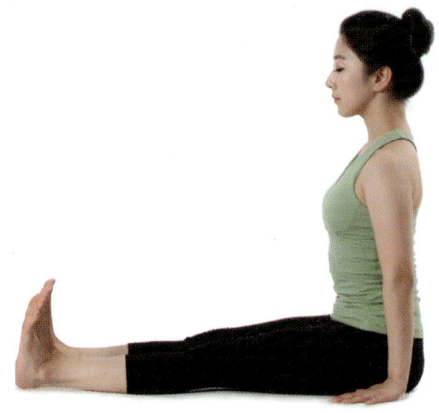

- ▶ 두 다리를 앞으로 뻗어 바르게 앉는다.
- ▶ 마시고 내쉬는 호흡에 허벅지 힘을 이용해 발끝을 몸쪽으로 당긴다.(배굴)
- ▶ 좌우 한 번씩 10~20초 실시하고, 비교하여 당김이나 위축이 느껴지는 방향은 한 번 더 20초간 머물며 이완한다.

2 안정화 자세 Stability

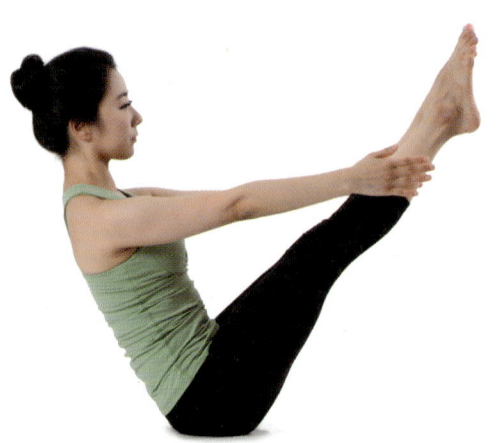
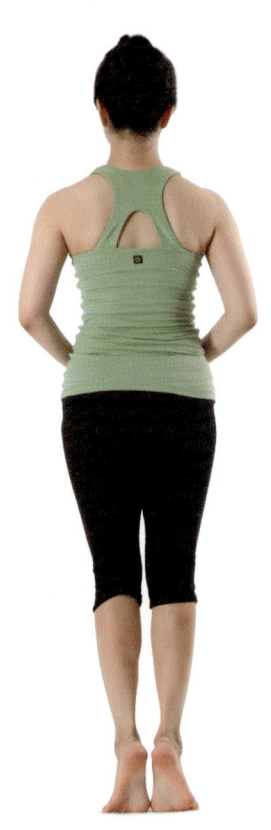

- ▶ 무릎을 세우고 바르게 앉는다.
- ▶ 양손으로 각 발목을 잡고 한 발씩 천천히 들어올려 둔부로 균형을 잡는다.
- ▶ 내쉬는 호흡에 두 다리를 천장 방향으로 뻗어내며 허리를 곧게 세워준다.
- ▶ 10~20초 유지한다.
- ▶ 다리를 붙이고 바르게 서서 양손은 배에 편안하게 포갠다.
- ▶ 내쉬는 호흡에 뒤꿈치를 들어올린다.
- ▶ 10~20초 정도 유지하기를 3회 반복한다.

비복근 통증
장딴지근 / Gastrocnemius

비복근을 트리거(Trigger)로 한 근막통증은 종아리 안쪽을 통증유발점(TP)으로 시작하여 종아리, 발바닥까지 이어지는 통증을 특징으로 한다. 종아리에 쥐가 나는 것과 관련 있다. 아킬레스 건과 발뒤꿈치에도 연관통이 있다.

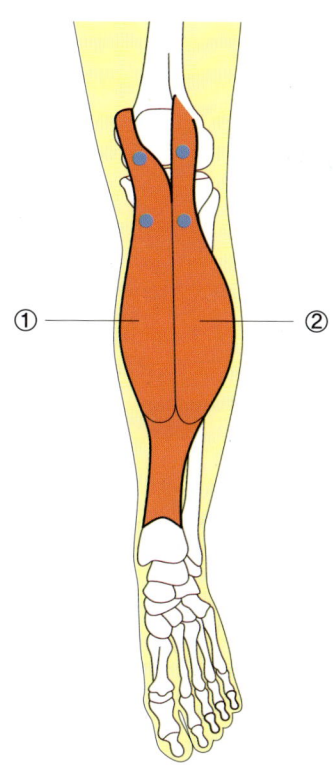

① **내측두** 안쪽 아래갈래 Medial head
② **외측두** 가쪽 아래갈래 Lateral Head

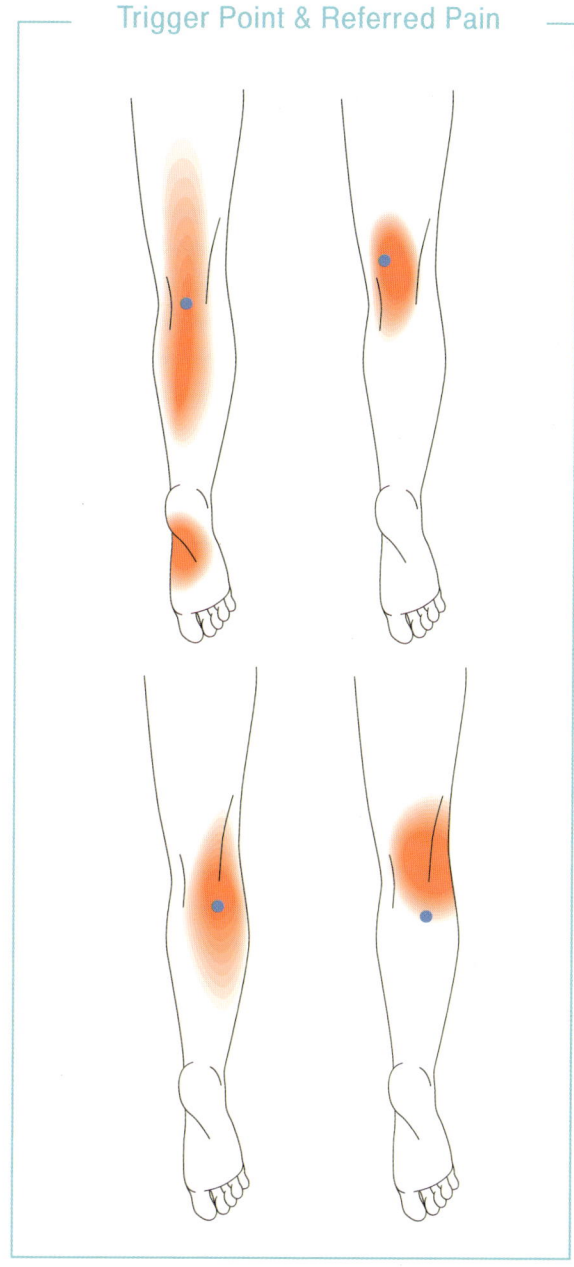

Trigger Point & Referred Pain

1 이완 자세 Treatment

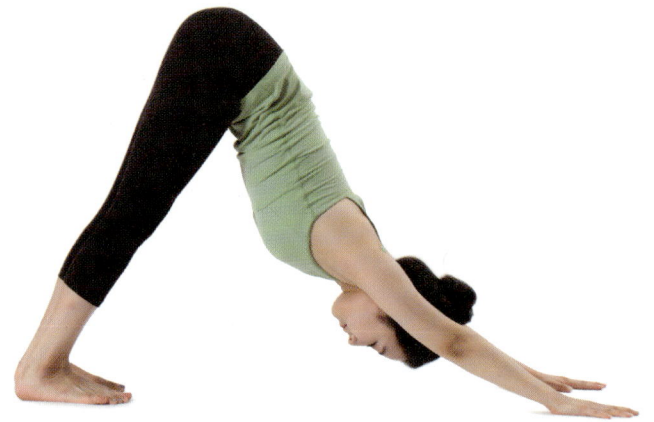

- ▶ 기는 자세에서 어깨 아래 손목, 골반 아래 무릎을 두고, 마시는 호흡에 무릎을 펴며 엉덩이를 든다.
- ▶ 내쉬는 호흡에 기지개를 펴듯 어깨는 지그시 낮추고, 발바닥은 바닥을 지그시 누르며 비복근을 이완한다.

2 안정화 자세 Stability

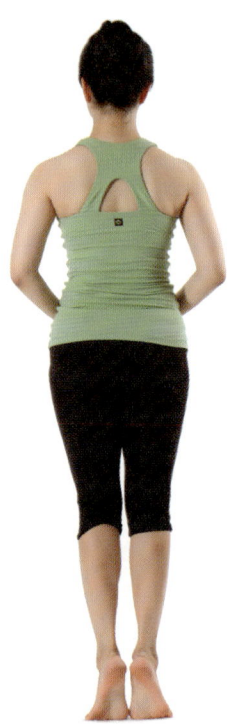

- ▶ 다리를 붙이고 바르게 서서 양손은 배에 편안하게 포갠다.
- ▶ 내쉬는 호흡에 뒤꿈치를 들어올린다.
- ▶ 10~20초 정도 유지하기를 3회 반복한다.

발의 천부 심부 근육들 통증
Superficial / Deep muscles of the foot

외전근군이 위축된 경우는 발바닥 안쪽을 통증유발점(TP)으로 시작하여 뒤꿈치까지 이어지는 통증이 있다. 지신근군이 위축된 경우는 외측 복숭아뼈 주위를 통증유발점(TP)으로 시작하여 발등 외측까지 통증이 있다. 지굴근군이 위축된 경우는 발바닥 중앙을 통증유발점(TP)으로 시작하여 위쪽 발바닥까지 통증이 있다.

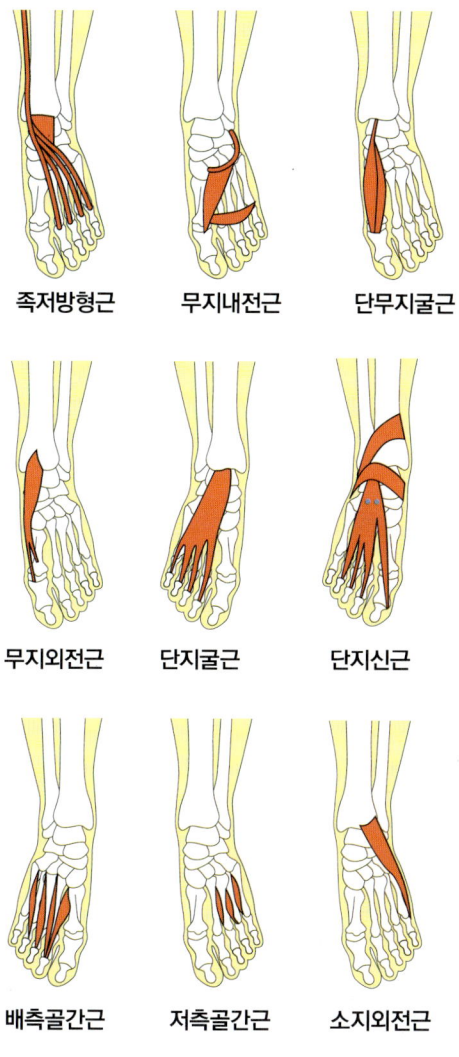

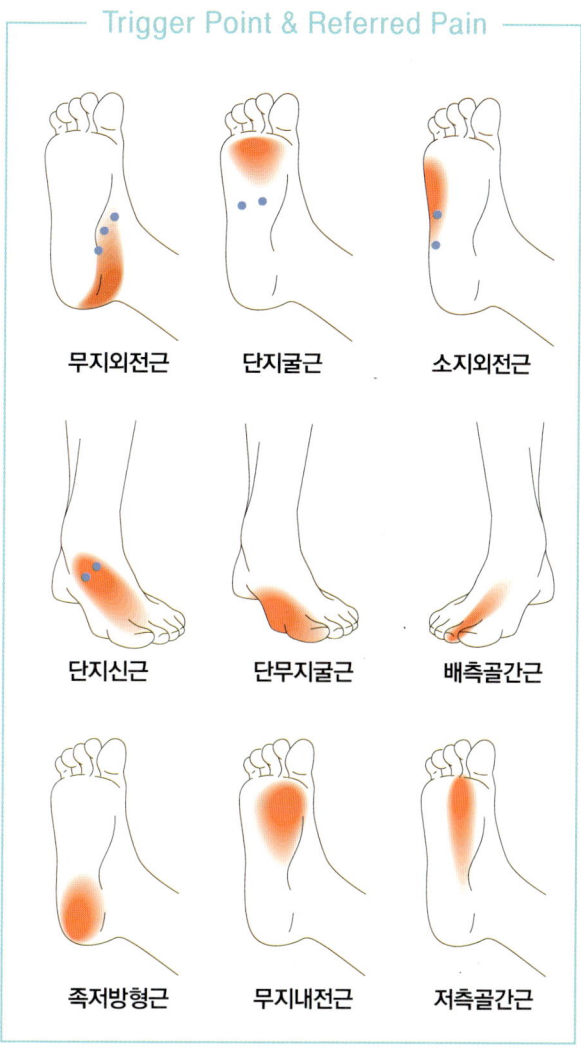

1 이완 자세 Treatment

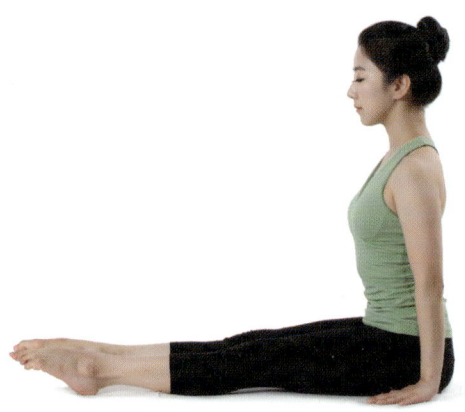 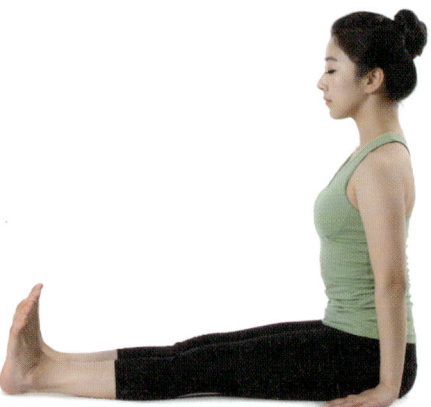

- ▶ 두 다리를 앞으로 뻗어 바르게 앉는다.
- ▶ 내쉬는 호흡에 발끝을 몸에서 멀어지게 한다.(저굴)
- ▶ 마시고 내쉬는 호흡에 허벅지 힘을 이용해 발끝은 몸쪽으로 당긴다. (배굴)
- ▶ 한 번씩 실시하고 당김이나 위축이 느껴지는 방향은 한 번 더 20초간 머물며 이완한다.

2 안정화 자세 Stability

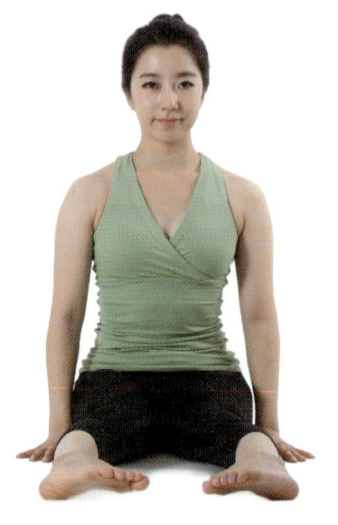 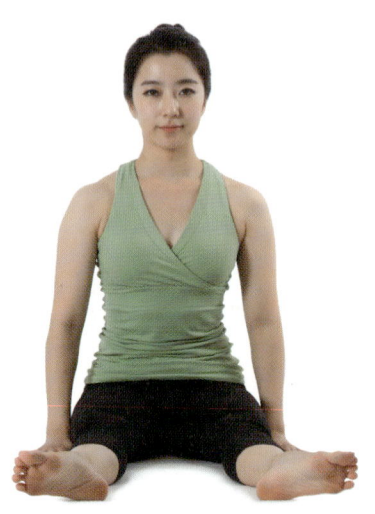

- ▶ 두 다리를 앞으로 뻗어 어깨너비로 벌린다.
- ▶ 내쉬는 호흡에 엄지발가락이 바닥에 닿도록 한다.
- ▶ 마시고 내쉬는 호흡에 새끼발가락이 바닥에 닿도록 한다.
- ▶ 한 번씩 실시하고 당김이나 위축이 느껴지는 방향은 한 번 더 20초간 머물며 이완한다.

03 체형분석과 근막통증 & 통증자연치유요가

Natural Therapy YOGA

요방형근의 불균형 & 통증
이상근의 불균형 & 통증
상승모근의 불균형 & 통증
하승모근의 불균형 & 통증
척주기립근의 불균형 & 통증
요근과 전경골근의 불균형 & 통증
복직근의 불균형 & 통증
전거근의 불균형 & 통증
대퇴근막장근의 불균형 & 통증
비복근의 근약화와 체형변화
광배근의 불균형 & 통증
내전근의 불균형 & 통증
대둔근의 약화와 체형변화
봉공근, 박근의 불균형 & 통증
능형근의 불균형 & 통증

요방형근 Musculus quadratus lumborum 의 불균형 통증

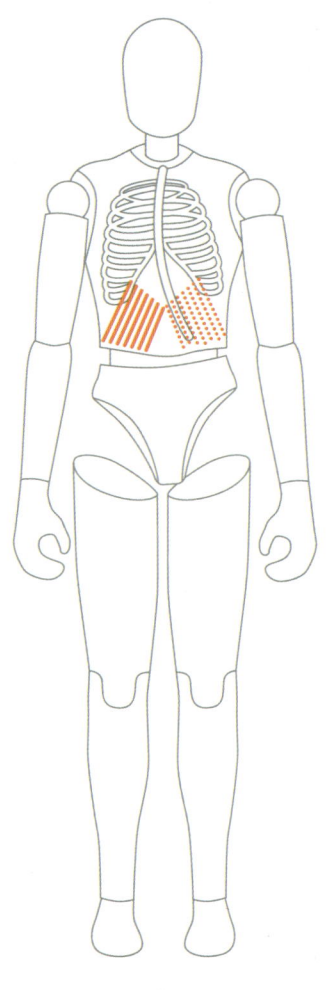

요방형근(quadratus lumborum)은 늑골 하단에서부터 골반의 장골능에 부착되어 있어 허리근육의 불균형과 골반변위와 관련 있다. 좌우 불균형 시 약한 방향의 늑골이 올라가고, 요부의 근육이나 골격은 상대적으로 위축된 쪽으로 휘게 되어 허리 한쪽이 휘어 있는 모습처럼 보일 수 있다. 요방형근 근막통증은 한쪽 허리와 복부를 통증의 시작으로 둔부, 서혜부로 이어지는 통증을 특징으로 한다.

교정은 긴장되어 있는 방향의 요방형근을 심층 스트레칭 후에 약한 쪽의 요방형근을 강화하여 허리와 둔부를 균형있게 강화하고 마지막 단계에서 허리와 둔부 근육을 균형있게 충분히 이완하여 근육뭉침을 해소하면 교정 안정화를 이룰 수 있다.

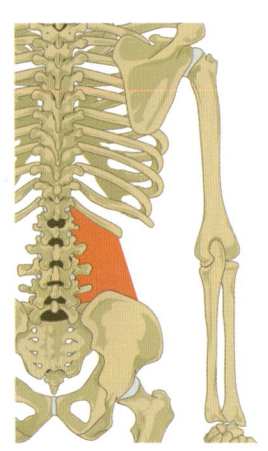
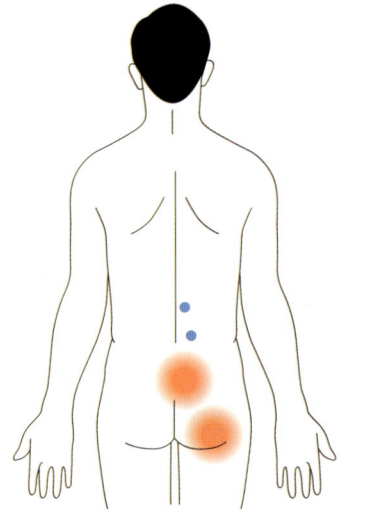
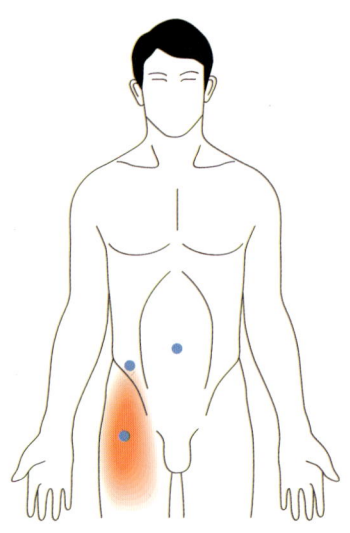

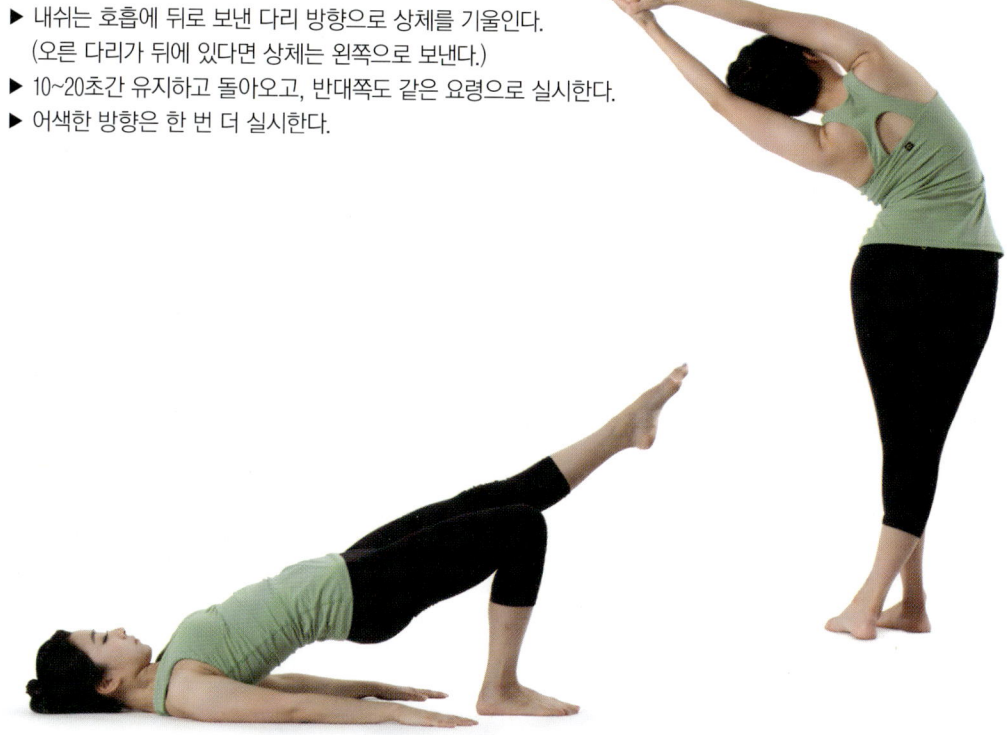

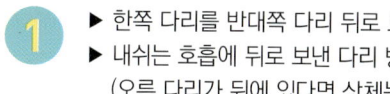
- 한쪽 다리를 반대쪽 다리 뒤로 보낸다.
- 내쉬는 호흡에 뒤로 보낸 다리 방향으로 상체를 기울인다.
  (오른 다리가 뒤에 있다면 상체는 왼쪽으로 보낸다.)
- 10~20초간 유지하고 돌아오고, 반대쪽도 같은 요령으로 실시한다.
- 어색한 방향은 한 번 더 실시한다.

- 등을 대고 바닥에 누워 무릎을 세운 후 내쉬는 호흡에 엉덩이를 든다.
- 한쪽 발을 바닥에서 떼고 무릎을 편 후 10~20초 유지한다.
- 반대쪽도 같은 요령으로 실시한다.
- 힘이 덜 받는 쪽으로 한 번 더 실시한다.

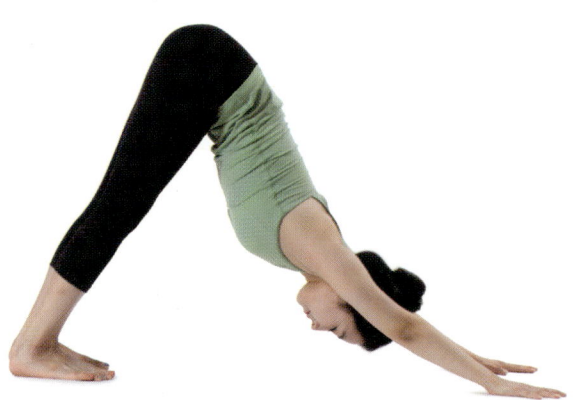

- 기는 자세에서 마시는 호흡에 엉덩이를 위로 들어 무릎을 편다.
- 내쉬면서 뒤꿈치를 바닥에 누르며 양쪽 허리에 집중한다
- 10~20초 정도 유지하며 기는 자세로 돌아온다.

이상근 Piriform muscle 의 불균형 통증

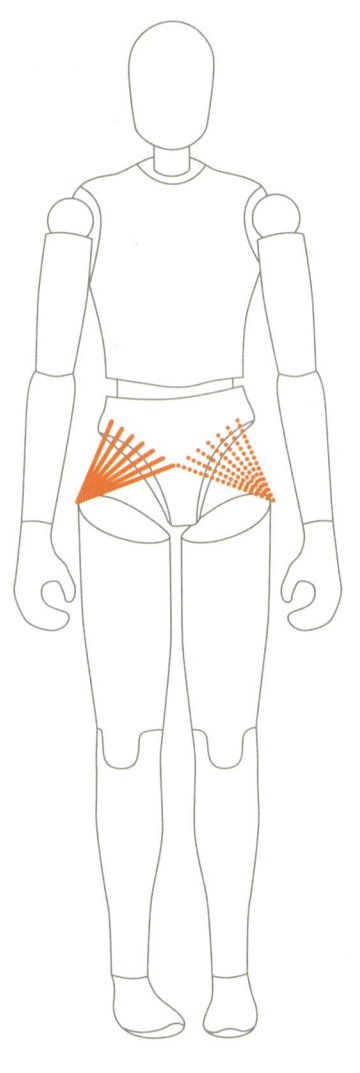

이상근(priformis)은 장골을 가로질러 천골과 고관절에 부착되어 있어, 양쪽 이상근의 불균형은 골반과 고관절 변위와 관련 있다. 이상근증후군이라고 알려진 질환은 이상근이 과긴장 상태에서 좌골신경을 압박해 엉덩이 뒤쪽과 다리 부위에 통증, 저림, 이상감각 등을 초래하는 경우의 질환으로 과긴장된 이상근을 이완해주는 것은 허리와 골반통증에 매우 중요한 과정이다. 특히 인체 구조면에서는 그림처럼 고관절은 하지관절 형태 전반에 관련 있어, 이상근의 긴장성이 발목의 형태까지 영향을 주게 된다.

이상근의 통증유발점은 한쪽 엉덩이와 허벅지와 하지로 이어지는 통증을 특징으로 한다.

교정을 위해서는 위축된 방향의 이상근을 심층이완 후에 둔부와 하지관절 강화 동작으로 교정 안정화를 이룰 수 있다.

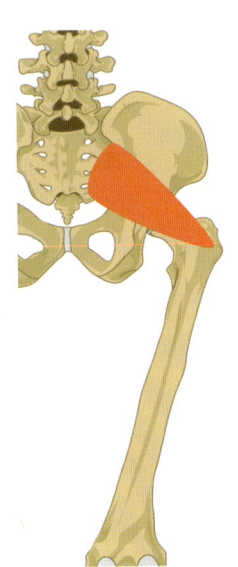

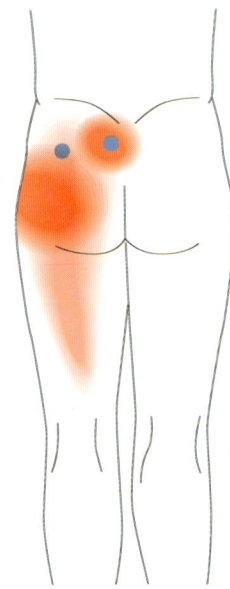

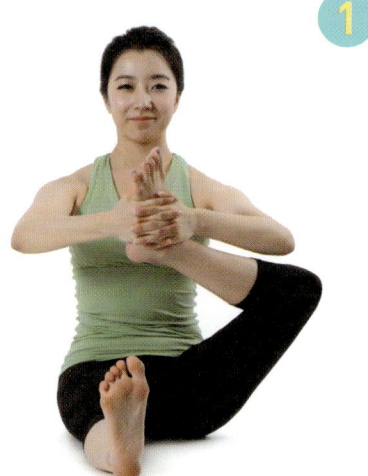

1
- 두 다리를 뻗어 바르게 앉는다.
- 한쪽 발을 양손으로 감싸 가슴 앞에 가져온다.
- 내쉬는 호흡에 발을 좀 더 가슴 앞으로 당기고 무릎은 바깥으로 보낸다.
- 반대쪽도 같은 요령으로 실시, 어색한 방향은 한 번 더 실시한다.

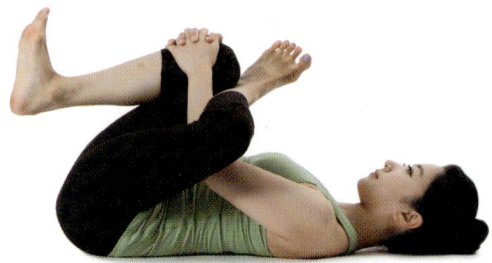

2
- 바르게 누워서 양 무릎을 세우고 왼발을 오른쪽 허벅지에 올린다.
- 왼발을 바닥에서 떼고, 양손으로 오른 정강이를 감싼다.
- 내쉬는 호흡에 무릎을 몸쪽으로 당겨 10~20초간 유지한다.
- 반대쪽도 같은 요령으로 실시, 어색한 방향은 한 번 더 실시한다.

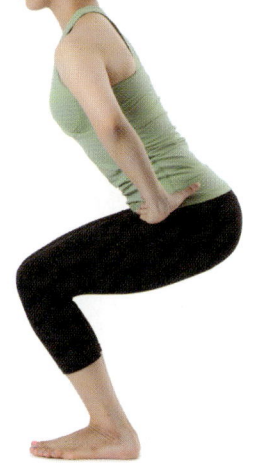

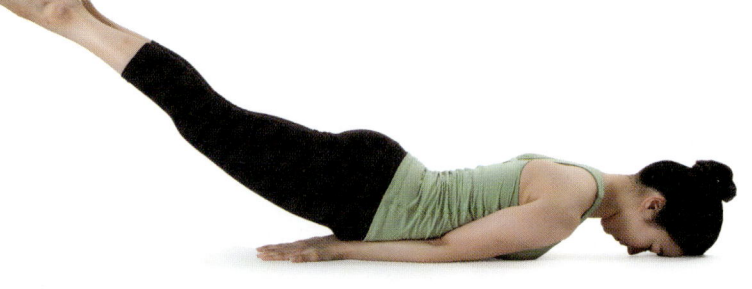

3
- 바르게 서서 둔부와 다리와 다리 사이를 꽉 조인다.
- 손은 허리에 두고, 내쉬는 호흡에 무릎을 구부려 의자 자세를 취한다.
- 호흡을 편안하게 유지하며 10~20초 머물기를 3회 반복한다.
- 익숙해지면 머무는 시간을 점차적으로 늘린다.

4
- 배를 바닥에 대고 엎드린 상태에서 두 팔을 배 밑으로 넣고, 이마를 바닥에 댄다.
- 뒤꿈치를 붙이고 마시는 호흡에 다리를 위로 든다.
- 10~20초간 유지하고 내려오기를 3회 실시한다.
- 본인의 능력에 따라 횟수를 최대한 늘려본다.

상승모근 Upper trapezius 의 불균형 통증

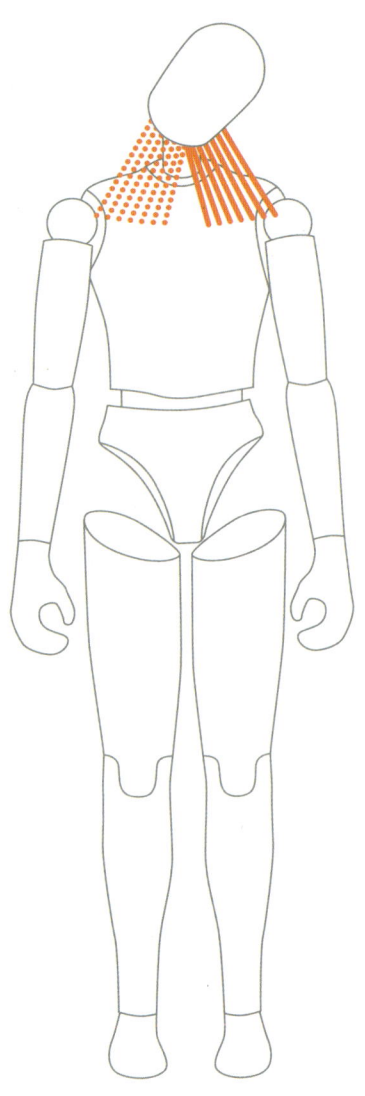

상승모근(upper trapezius)의 비대칭은 어깨 높낮이와 얼굴의 기울임 형태에 영향을 준다. 상승모근의 통증유발점은 한쪽 뒷목의 통증과 편두통과 같은 머리로 이어지는 통증을 특징으로 한다.

교정을 위해서는 긴장되어 있는 쪽의 상승모근과 전면에서도 같은 긴장 가능성이 있는 한쪽 경부, 흉근 심층 이완 후에 상부 등배근 강화 동작으로 교정 안정화를 이룰 수 있다.

경견완 부위의 골격 안정화를 위해 양팔을 뻗은 고양이 자세를 취해 주면 더욱 좋다.

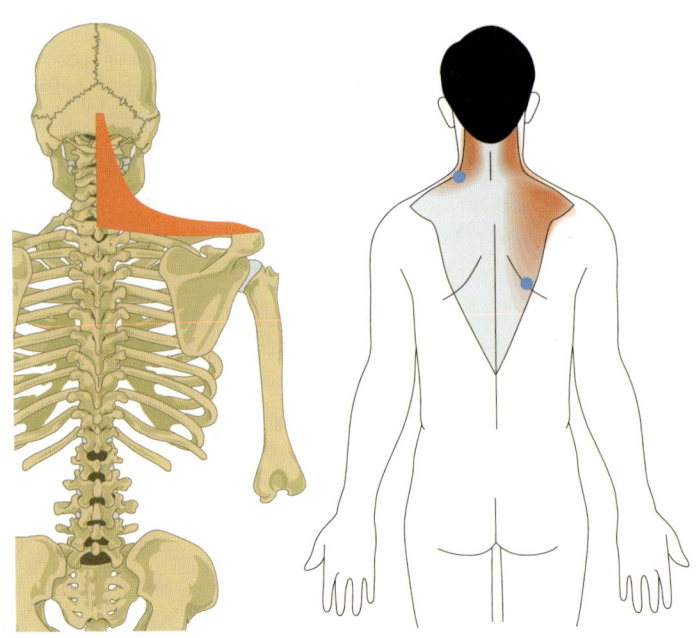

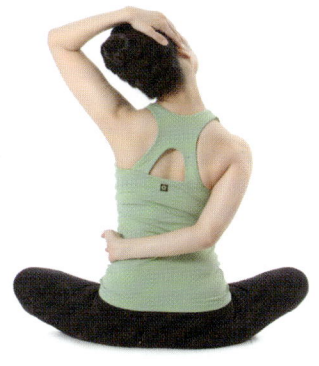
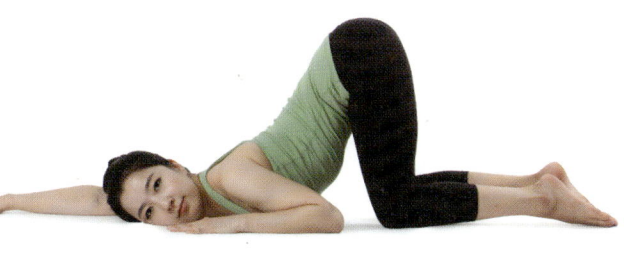

 1
- ▶ 바르게 앉아 한 손으로 반대쪽 관자놀이를 잡고, 나머지 한 손으로 허리를 감싼다.
- ▶ 내쉬는 호흡에 머리를 지그시 누르며 10~20초간 유지하기를 3회 실시한다.
- ▶ 반대쪽도 같은 요령으로 실시, 어색한 방향은 한 번 더 진행한다.

 2
- ▶ 기는 자세에서 한 팔을 멀리 뻗어 겨드랑이와 가슴, 뺨이 바닥에 닿도록 한다.
- ▶ 호흡을 편안하게 유지하고 중력으로 인해 자연스럽게 상체가 바닥에 닿는 걸 바라보며 10~20초 유지한다.
- ▶ 반대쪽도 같은 요령으로 실시하고, 어색한 방향은 한 번 더 한다.

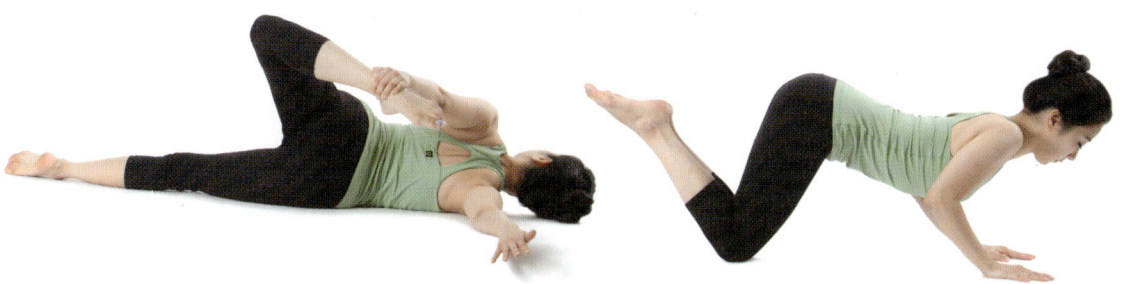

 3
- ▶ 배를 바닥에 두고 엎드린 자세에서 왼손으로 왼 발목을 잡고, 오른팔은 옆에 둔다.
- ▶ 내쉬는 호흡에 왼팔과 다리를 반대쪽으로 넘겨 10~20초 유지한다.
- ▶ 반대쪽도 같은 요령으로 실시하고 어색한 방향은 한 번 더 한다.

 4
- ▶ 기는 자세에서 무릎만 바닥에 대고 두발은 바닥에서 띄운다.
- ▶ 팔굽혀 펴기를 10~15개 정도 2회 실시한다.

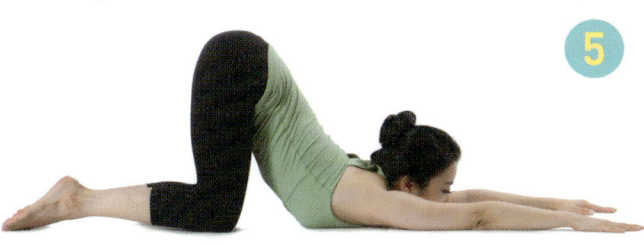 5
- ▶ 기는 자세에서 양팔을 멀리 뻗어 턱, 어깨, 겨드랑이, 가슴이 나란히 바닥에 닿는다.
- ▶ 양쪽이 동일하게 바닥에 닿았다면 편안하게 호흡하며 10~20초 유지한다
- ▶ 익숙해지면 머무는 시간을 점차적으로 늘린다.

하승모근 Lower Trapezius 의 불균형 통증

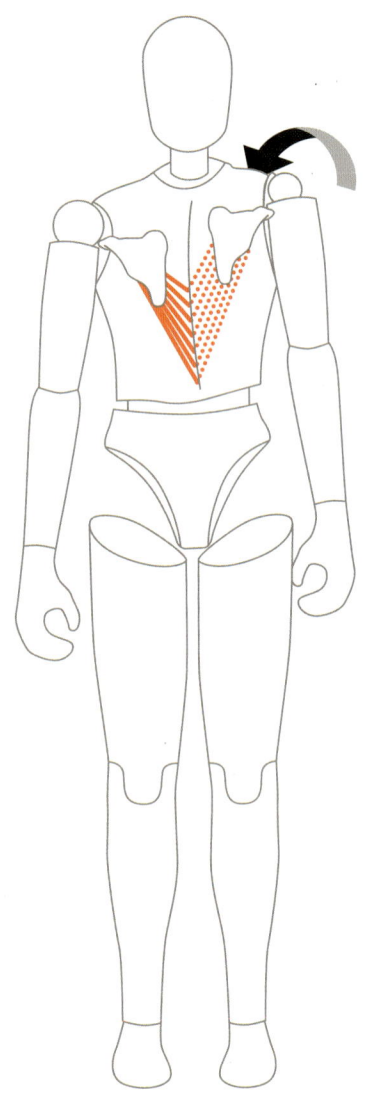

하승모근(lower trapezius)의 불균형은 견갑골(scapula)의 좌우 형태와 한쪽 어깨가 앞으로 굽는 형태의 어깨 균형에 영향을 준다. 하승모근의 통증유발점은 뒷목과 견갑골 하단에서 등 아래로 이어지는 통증을 특징으로 한다.

교정을 위해서는 긴장된 방향의 하승모근과 전면의 한쪽 흉근의 심층이완을 위한 균형회복 후에 굽은 어깨를 심층이완할 수 있는 대흉근과 복직근 이완을 실시한다. 안정화 단계에서는 등, 허리근육 단련 동작으로 교정 안정화를 이룰 수 있다.

마지막으로 경견완 부위의 구조 형태를 안정화하기 위하여 고양이 자세를 취한다.

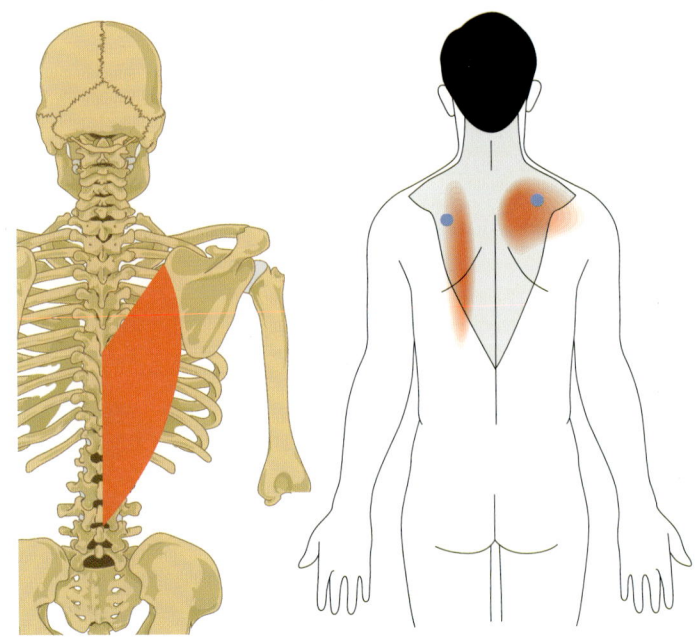

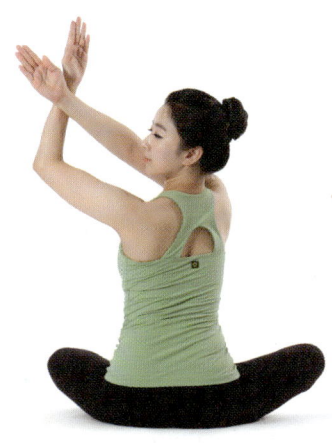

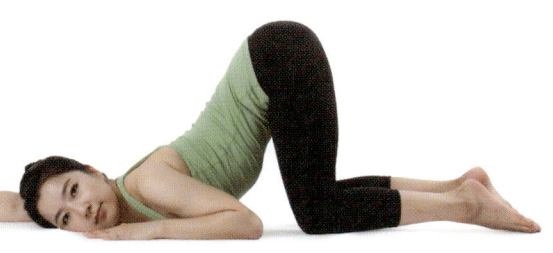

- 오른팔을 왼쪽 사선 위로 보내고 왼팔은 오른 팔목에 둬 내쉬는 호흡에 가슴 쪽으로 당긴다. 시선은 오른쪽을 향한다.
- 10~20초간 유지하고 돌아오기를 3회 실시, 반대쪽도 같은 요령으로 한다.
- 어색한 방향은 한 번 더 반복한다.

- 기는 자세에서 한 팔을 멀리 뻗어 겨드랑이와 가슴, 뺨이 바닥에 닿도록 한다.
- 호흡을 편안하게 유지하고 중력으로 인해 자연스럽게 상체가 바닥에 닿는 걸 바라보며 10~20초 유지한다.
- 반대쪽도 같은 요령으로 실시하고, 어색한 방향은 한 번 더 한다.

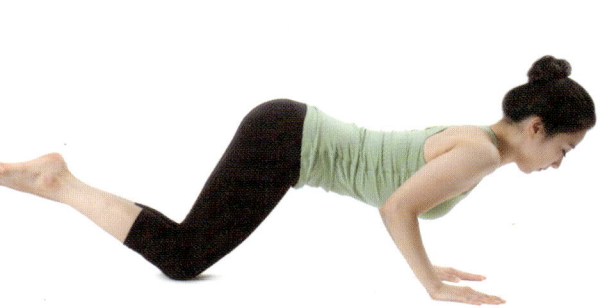

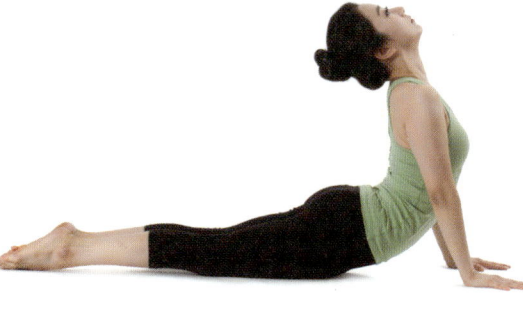

- 기는 자세에서 무릎만 바닥에 대고 두 발은 바닥에서 띄운다.
- 팔굽혀펴기를 10~15개 정도 3회 실시한다.

- 배를 대고 엎드려 어깨 옆에 양손을 둔다.
- 두 다리는 모으고 마시는 호흡에 상체를 들어 견갑골을 조이며, 가슴을 편다.
- 호흡하며 10~20초 정도 머물고 제자리로 돌아오기를 3회 반복한다.

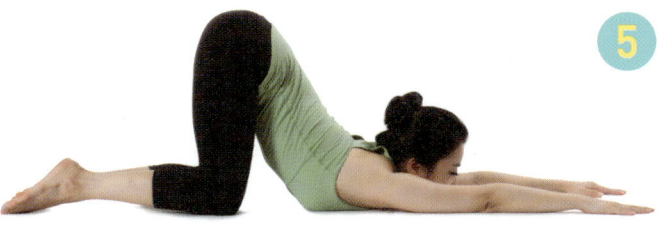

- 기는 자세에서 양팔을 멀리 뻗어 턱, 어깨, 겨드랑이, 가슴이 나란히 바닥에 닿는다.
- 양쪽이 동일하게 바닥에 닿았다면 편안하게 호흡하며 10~20초 유지한다
- 익숙해지면 머무는 시간을 점차적으로 늘린다.

척주기립근 Backbone erector 의 불균형 통증

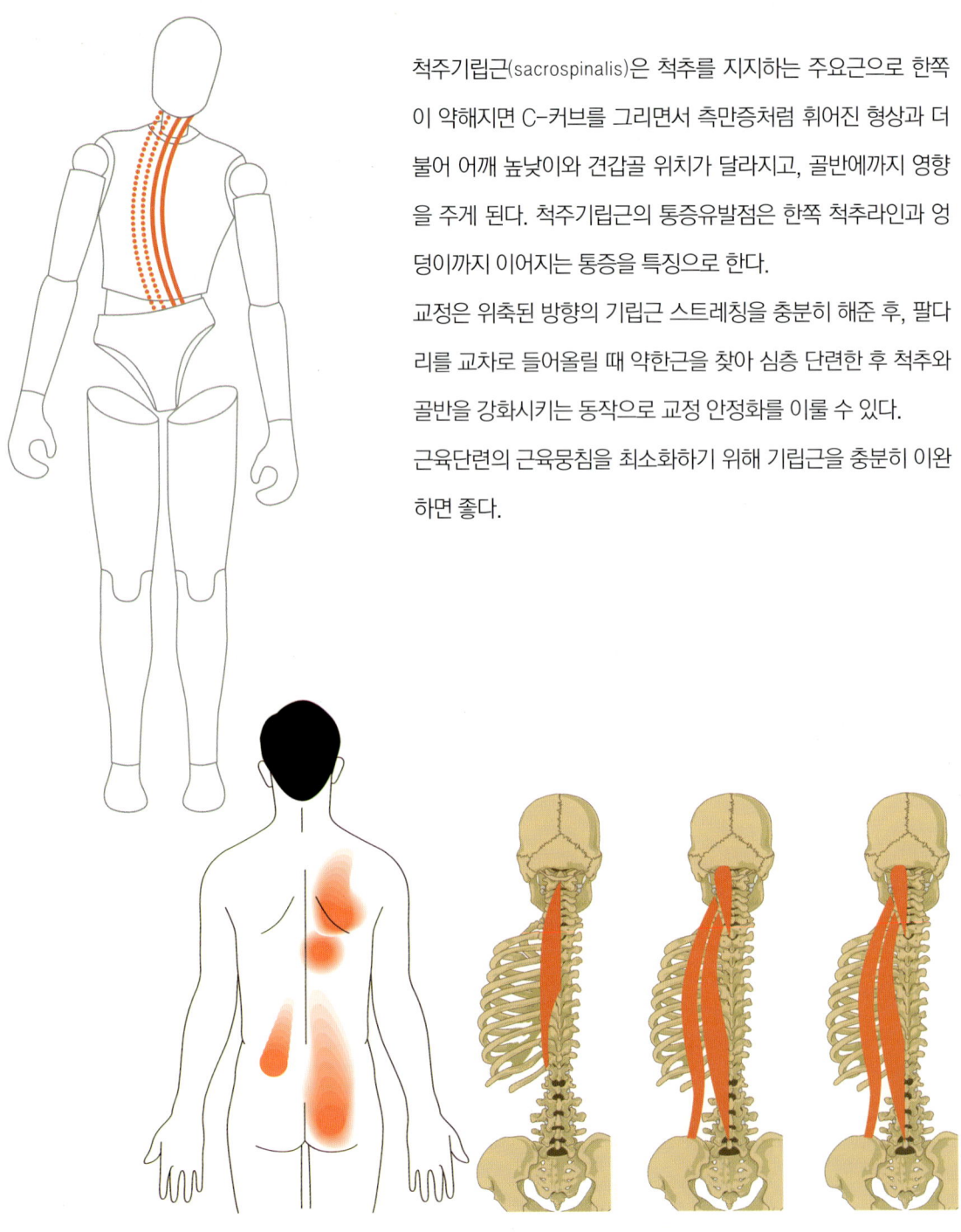

척주기립근(sacrospinalis)은 척추를 지지하는 주요근으로 한쪽이 약해지면 C-커브를 그리면서 측만증처럼 휘어진 형상과 더불어 어깨 높낮이와 견갑골 위치가 달라지고, 골반에까지 영향을 주게 된다. 척주기립근의 통증유발점은 한쪽 척추라인과 엉덩이까지 이어지는 통증을 특징으로 한다.

교정은 위축된 방향의 기립근 스트레칭을 충분히 해준 후, 팔다리를 교차로 들어올릴 때 약한근을 찾아 심층 단련한 후 척추와 골반을 강화시키는 동작으로 교정 안정화를 이룰 수 있다.

근육단련의 근육뭉침을 최소화하기 위해 기립근을 충분히 이완하면 좋다.

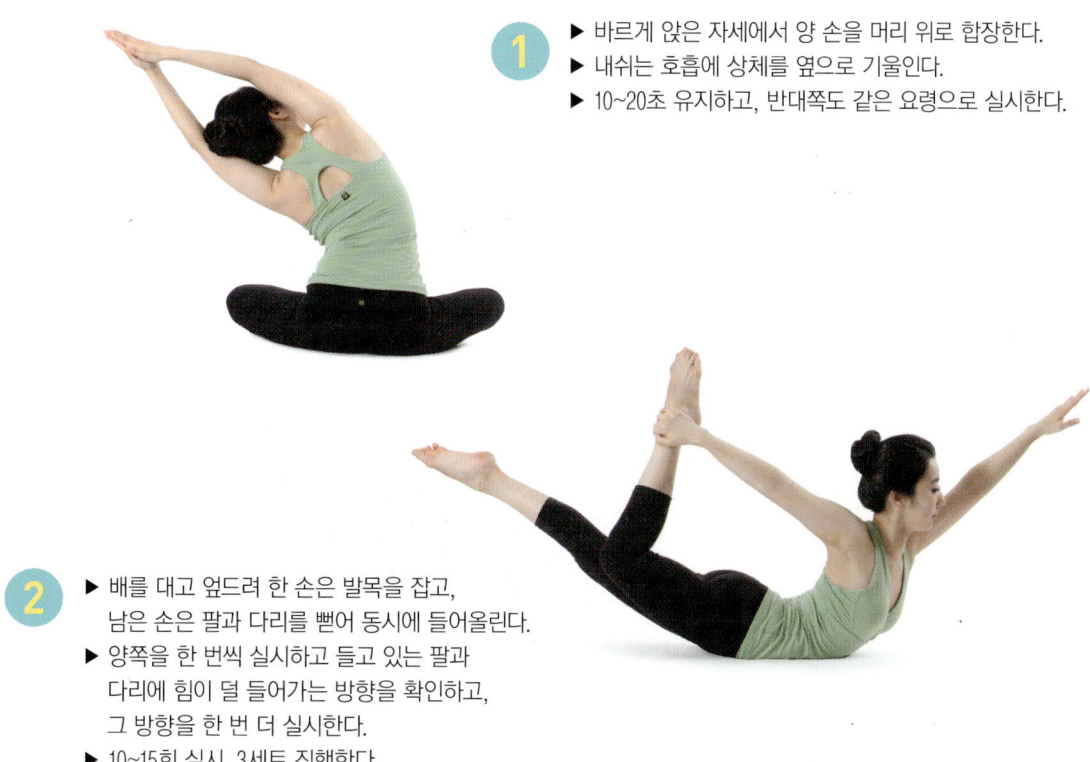

1.
- 바르게 앉은 자세에서 양 손을 머리 위로 합장한다.
- 내쉬는 호흡에 상체를 옆으로 기울인다.
- 10~20초 유지하고, 반대쪽도 같은 요령으로 실시한다.

2.
- 배를 대고 엎드려 한 손은 발목을 잡고, 남은 손은 팔과 다리를 뻗어 동시에 들어올린다.
- 양쪽을 한 번씩 실시하고 들고 있는 팔과 다리에 힘이 덜 들어가는 방향을 확인하고, 그 방향을 한 번 더 실시한다.
- 10~15회 실시, 3세트 진행한다.

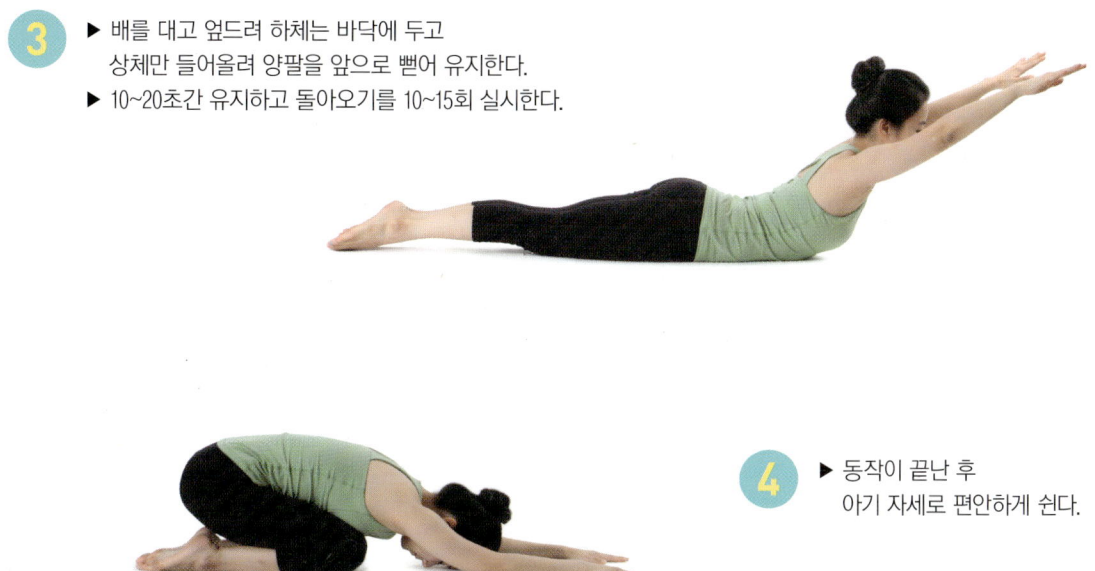

3.
- 배를 대고 엎드려 하체는 바닥에 두고 상체만 들어올려 양팔을 앞으로 뻗어 유지한다.
- 10~20초간 유지하고 돌아오기를 10~15회 실시한다.

4.
- 동작이 끝난 후 아기 자세로 편안하게 쉰다.

요근과 전경골근 Tibial muscle, anterior 의 불균형 통증

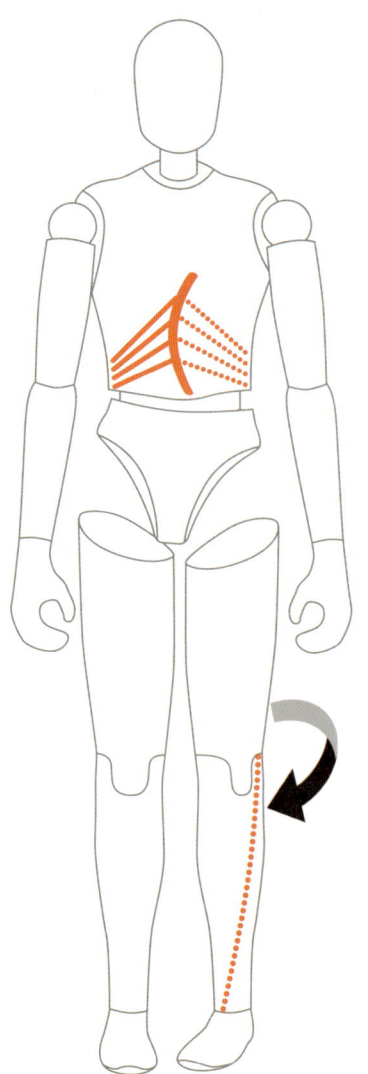

회내_pronation
발목이 안쪽 방향으로 휘어보이는 형태를 말함.

전경골근(tibialis)은 하지 앞쪽의 경골에 붙고, 무릎 부위에서부터 아래로 발뼈들의 일부에 있는 근육 건에 부착해 있다. 이 근육은 걷는 것과 보행 시 발가락들을 올려서 걸을 수 있게 하기 때문에 노인의 경우 이 근육의 통증유발점들은 균형 문제와 발을 헛디뎌 넘어질 위험이 크기 때문에 중요하다. 전경골근의 불안정으로 인한 통증은 정강이뼈 안쪽에서 발목, 엄지발가락까지 이어지는 통증이 있다. 전경골근에 통증유발점이 있는 경우 족지 굴곡 변형(발가락의 이상 형태 변형)이 생긴다. 보행 시 발을 들어 올리는 것에 어려움이 있고 걸리거나 넘어지게 된다.

그림은 요근의 불균형으로 인해 체중이 한쪽으로 쏠리면서 전경골근의 긴장과 무릎 불안정으로 인한 발목의 회내(pronation) 현상이 올 수 있는 가능성을 보여준다. 교정은 허리근육의 위축 방향을 찾아 심층 이완하고, 하지관절 안정을 위한 자세를 통해 골반을 비롯한 하지관절 안정을 회복한 후 허리, 둔부를 비롯한 하지관절 강화동작으로 교정 안정화 단계를 이룰 수 있다.

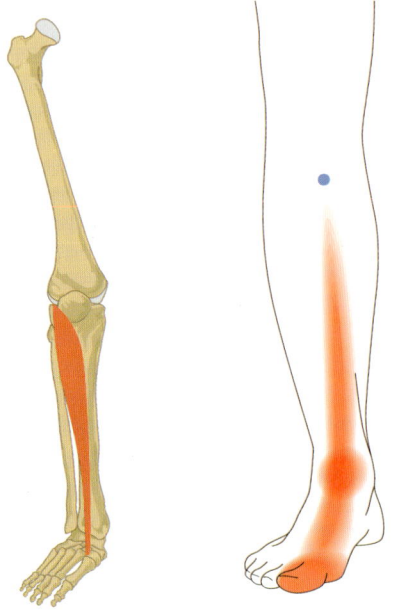

- ▶ 다리를 앞으로 뻗어 바르게 앉는다.
 오른 무릎을 세워 왼 무릎 옆에 발바닥을 내려놓는다.
- ▶ 왼팔로 오른 무릎을 밀고, 오른팔은 뒤쪽 바닥을 짚고
 내쉬는 호흡에 허리에 집중하여 상체를 비튼다.
- ▶ 10~20초 유지하고, 반대쪽도 같은 요령으로 실시,
 어색한 방향은 한 번 더 한다.

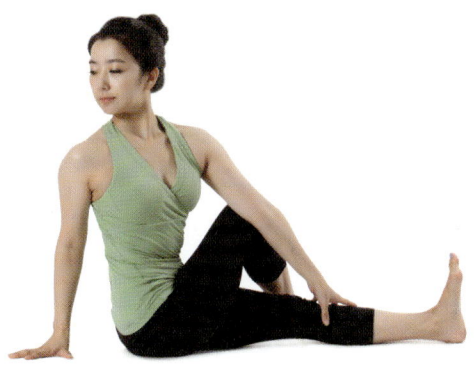

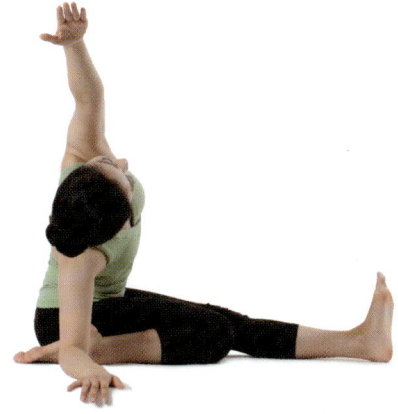

- ▶ 바르게 앉아 한 다리는 뻗고,
 반대쪽 다리는 무릎을 바깥쪽으로 접는다.
- ▶ 내쉬는 호흡에 상체를 접은 무릎 쪽으로 기울인다.
- ▶ 시선은 하늘을 바라보며 10~20초간 유지하기를
 3회 반복한다.
- ▶ 반대쪽도 같은 요령으로 실시하고
 어색한 방향은 한 번 더 한다.

- ▶ 다리를 뒤로 포갠 후 등을 대고 눕는다.
- ▶ 팔을 위로 뻗어 양 팔꿈치를 잡고,
 10~20초 유지, 익숙해지면 시간을 점차 늘린다.

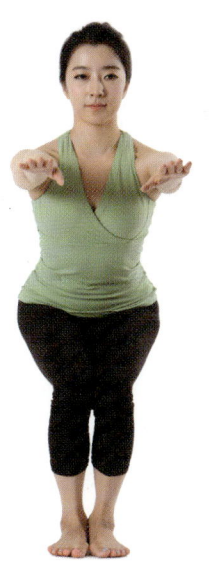

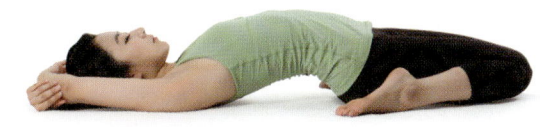

- ▶ 바르게 선 자세에서 양팔을 앞으로 뻗는다.
- ▶ 내쉬는 호흡에 엉덩이를 낮춰 무릎 안쪽에
 집중하며 의자 자세로 유지한다.
- ▶ 10~20초 머무르길 3회 반복하고, 익숙해지면
 머무는 시간을 점차적으로 늘린다.

복직근 Rectus abdominis 의 불균형 통증

복직근(rectus abdominis)의 비대칭은 측만증처럼 약한 방향의 골반과 흉곽(thoracic cage) 사이가 멀어지게 되면서 몸이 휘어보이는 현상이 된다. 복직근의 통증유발점은 한쪽 복부, 허리와 등 골반으로 이어지는 통증을 특징으로 한다. 교정은 좌우 복직근 스트레칭으로 위축된 방향을 자각하여 심층 이완한 후, 복직근 스트레칭을 전체적으로 실시한다. 안정화 단계에서는 흉곽과 골반이 가까워질 수 있는 복직근 강화동작을 실시한다.

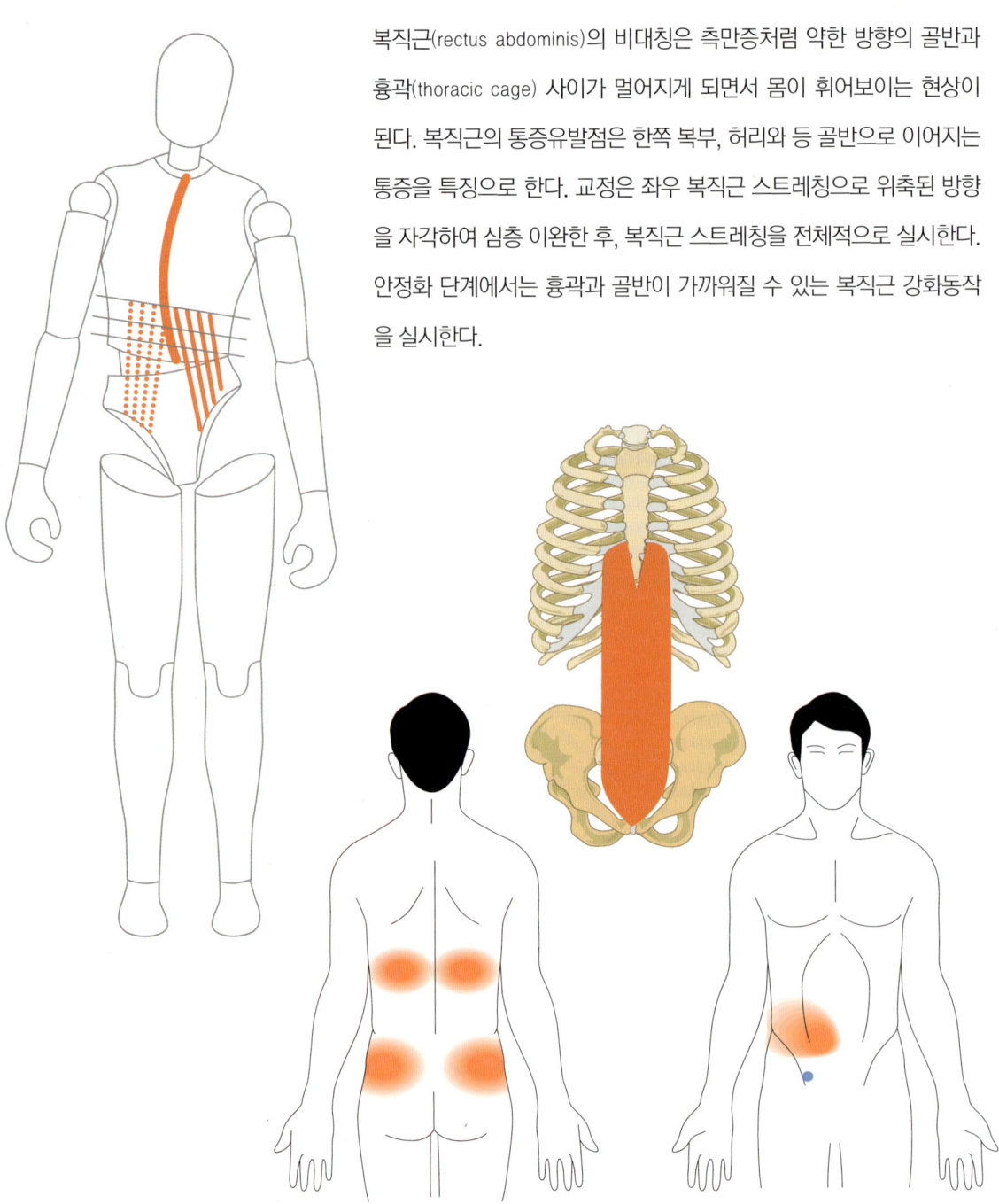

- ▶ 배를 대고 엎드린 자세에서 왼 무릎을 굽힌다.
- ▶ 양손을 어깨 옆에 두고 마시는 호흡에 상체를 일으킨다.
- ▶ 내쉬는 호흡에 시선은 왼쪽 무릎을 본다.
- ▶ 10~20초간 유지하기를 3회 실시한다.
- ▶ 반대쪽도 같은 요령으로 실시, 어색한 방향은 한 번 더 한다.

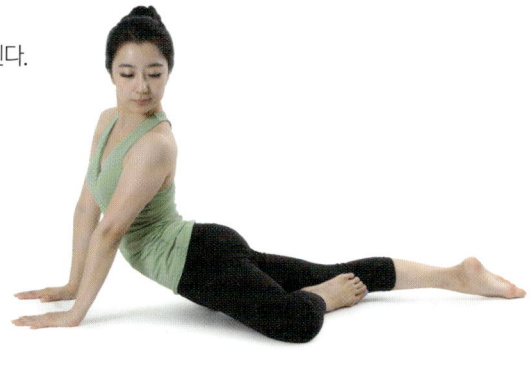

- ▶ 배를 대고 엎드려 어깨 옆에 양손을 짚는다.
- ▶ 두 다리는 모으고 엉덩이에는 힘을 준다.
- ▶ 마시는 호흡에 고개를 들어 상체를 뒤로 젖힌다.
- ▶ 호흡하며 10~20초 정도 머무르고 내려온다.

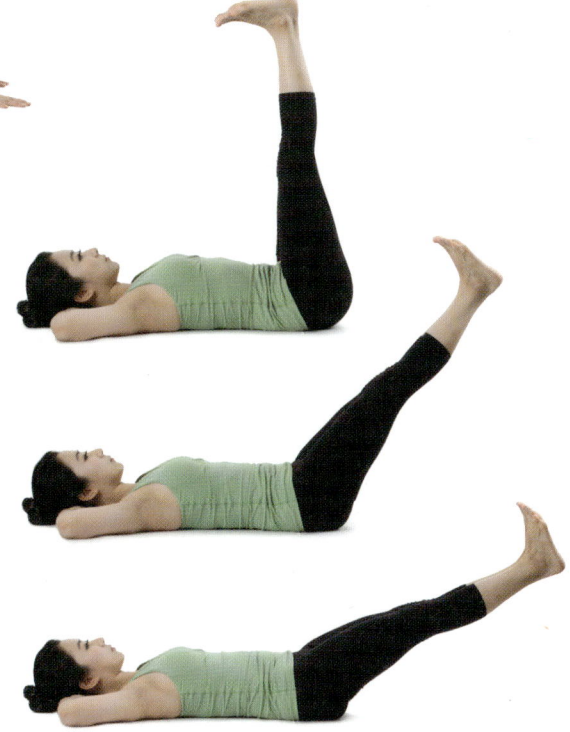

- ▶ 누워서 발바닥을 하늘로 들고 복부를 조여 허리를 고정한다.
- ▶ 뒤꿈치를 바닥 방향으로 45도 정도 내려 유지한다.
- ▶ 10~15회 실시, 3세트 반복한다.
- ▶ 동작이 끝난 후에는 무릎을 가슴 가까이 당겨 허리의 긴장을 이완하며 마무리한다.

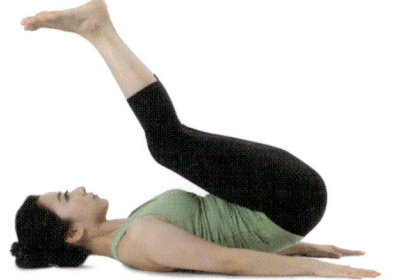

전거근 Serratus anterior 의 불균형 통증

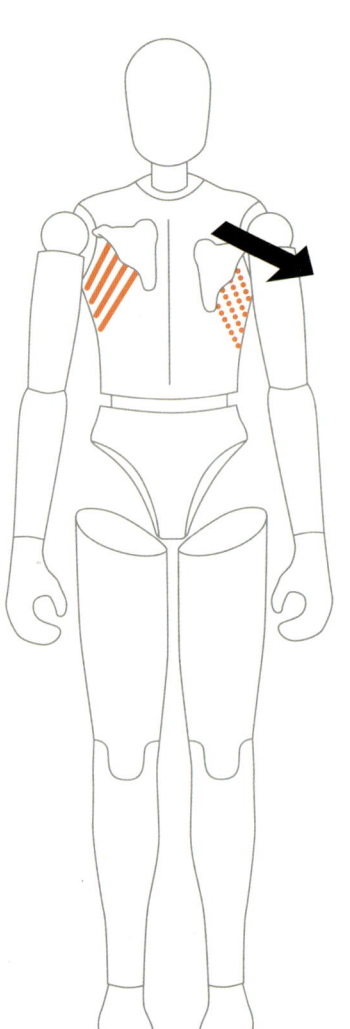

전거근(serratus anticus)이 약하면 약한 방향의 견갑골(scapula)이 중앙에서 멀어져 후면에서 봤을 때 견갑골의 좌우 위치가 달라 보인다. 전거근의 통증유발점은 겨드랑이 아래와 견갑골 하단까지 이어지는 통증을 특징으로 한다. 교정은 좌우의 전거근 스트레칭을 통해 위축된 부위를 자각하여 심층 이완 후 안정화 단계에서는 손으로 상체를 버티는 동작을 통해 교정 안정화를 이룰 수 있다. 마무리 단계에서는 상체를 팔로 버티면서 긴장할 수 있는 대흉근을 이완 동작으로 하면 좋다.

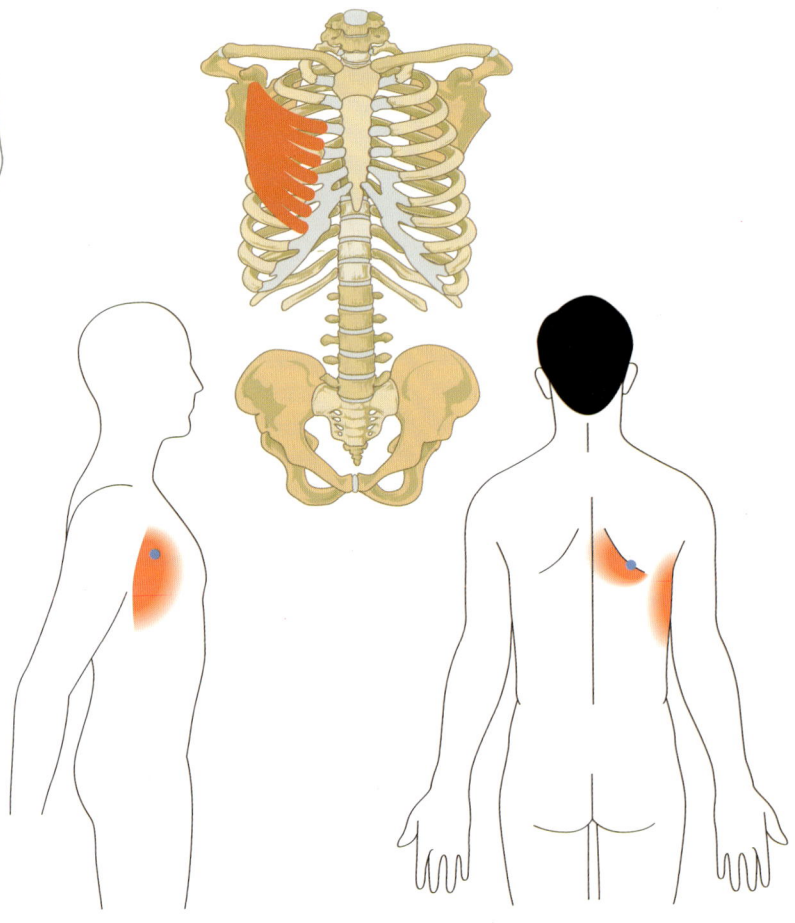

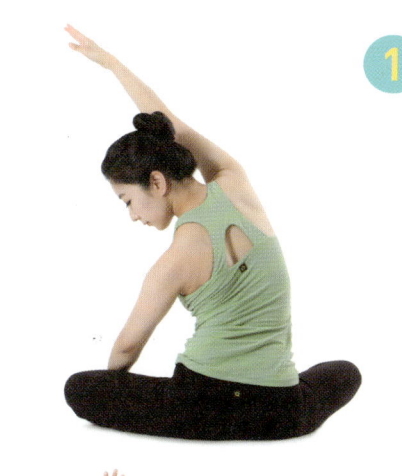

1
- ▶ 좌골을 나란하게 바르게 앉는다.
- ▶ 한 팔을 앞쪽 사선으로 뻗어 기울인다.
- ▶ 시선은 바닥으로 떨구고 등 근육에 집중한다.
- ▶ 반대쪽도 같은 요령으로 실시, 어색한 방향은 한 번 더 한다.

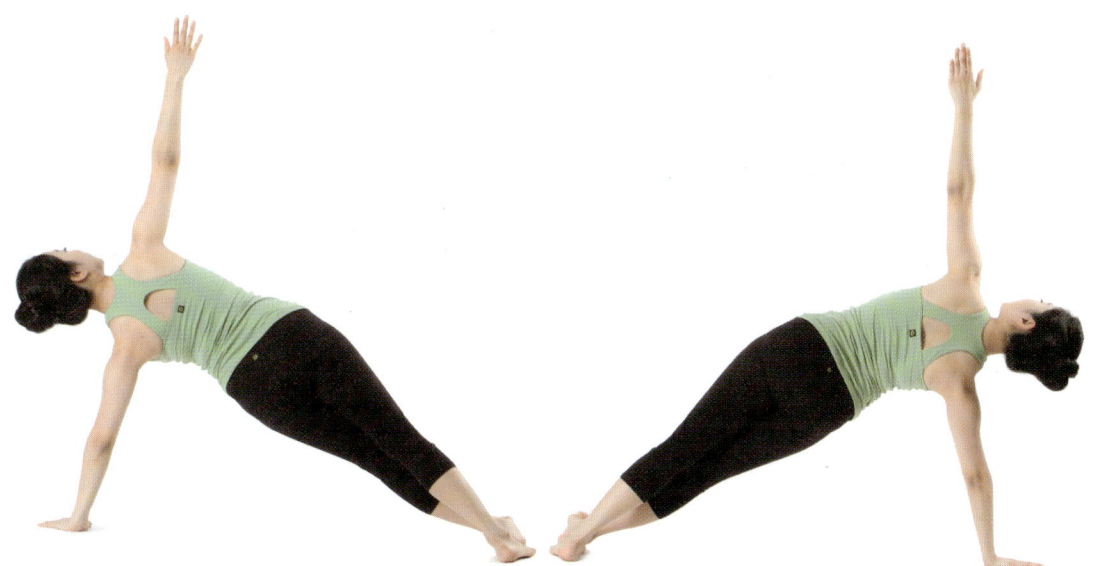

2
- ▶ 널빤지 자세에서 시작한다.
- ▶ 양손은 어깨 밑에 두고 발끝은 세워 뒤통수부터 뒤꿈치까지 일직선을 만든다.
- ▶ 오른손을 천장 방향으로 뻗고 오른 다리를 왼 다리 뒤쪽으로 넘긴다.
- ▶ 엉덩이가 아래로 떨어지지 않게 올려주면서 갈비뼈 사이사이를 조여주는 듯한 느낌으로 머무른다.
- ▶ 10~20초 머무르고 반대쪽도 같은 요령으로 실시, 어색한 방향은 한 번 더 한다.

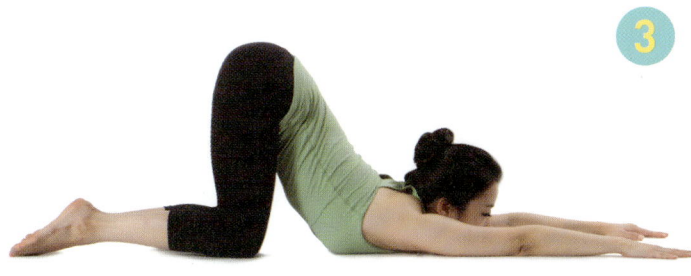

3
- ▶ 엎드린 자세에서 양팔을 멀리 뻗어 겨드랑이와 가슴이 바닥에 닿도록 한다.
- ▶ 숨을 마시고 내쉬면서 가슴이 점점 바닥에 닿는 느낌으로 10~20초 머문다.
- ▶ 익숙해지면 시간을 점차 늘린다.

대퇴근막장근 Tensor fascia lata 의 불균형 통증

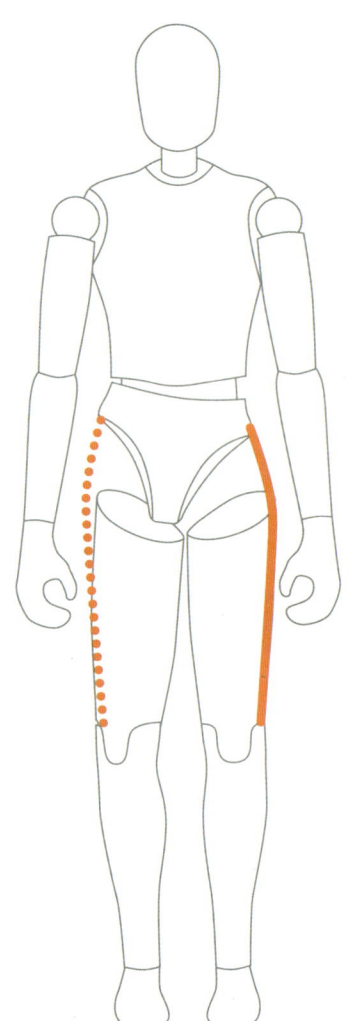

대퇴근막장근(tensor fascialata)은 장골극과 고관절을 지나 무릎 외측으로 이어지는 근육으로 이 근육의 불균형은 골반변위와 고관절을 비롯한 하지관절의 불안정성에 관여된다. 그림은 대퇴근막장근의 약한 쪽의 고관절 변위가 무릎의 내반슬(genu varus)이 되고 그쪽 다리가 약간 휘어 보이는 형태로 진행될 수 있는 가능성을 보여준다.

대퇴근막장근의 통증유발점은 한쪽 상부 허벅지 외측의 극심한 통증이 무릎 쪽으로 이어지는 통증을 특징으로 한다.

교정은 위축된 쪽의 대퇴근막장근 스트레칭과 하지관절의 구조를 안정될 수 있는 자세로 골격의 형태를 잡아간 후 둔부 강화동작을 포함한 대퇴근막장근 강화동작으로 교정 안정화를 이룰 수 있다.

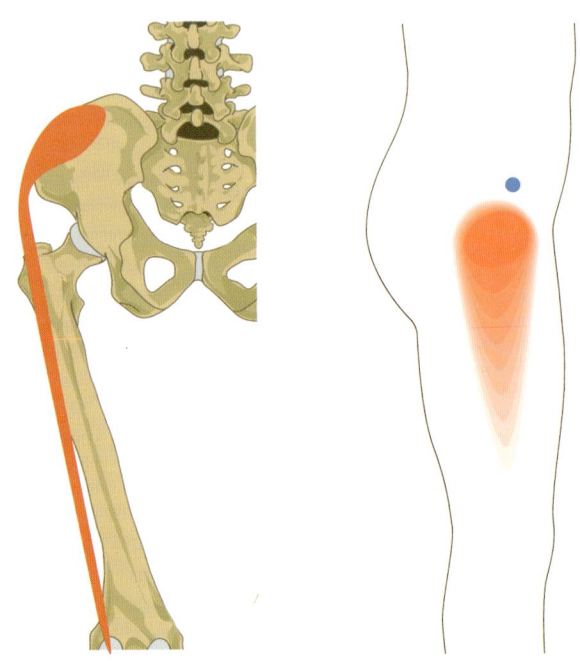

내반슬_genu varus
고관절에서 슬관절로 내려오는 골격의 형태가 안정적이지 못할 때, 무릎은 오히려 안쪽으로 휘어 형태의 안정성을 확보하려는 하지관절의 형태의 하나이며, 중앙에서 무릎이 외측으로 벌어져 있는 모양을 하게 된다.

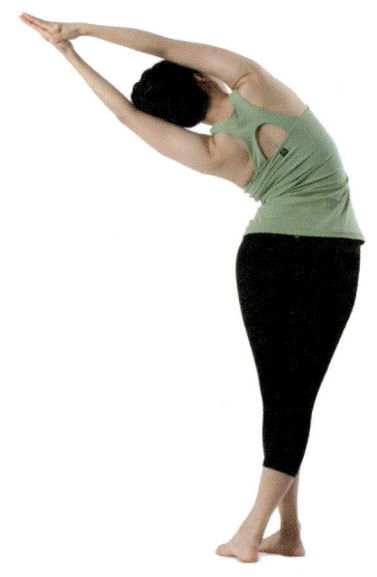

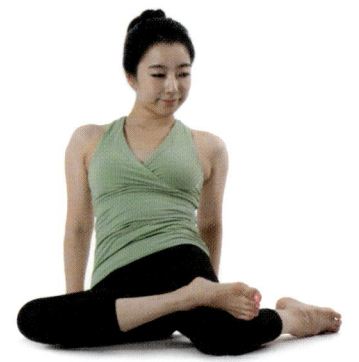

 1
- ▶ 다리를 교차해 바르게 서서 머리 위로 손을 합장한다.
- ▶ 한쪽 다리를 반대쪽 다리 뒤로 보낸다.
- ▶ 내쉬는 호흡에 뒤로 보낸 다리 방향으로 상체를 기울인다.
  (오른 다리가 뒤에 있다면 상체는 왼쪽으로 보낸다.)
- ▶ 10~20초간 유지하고 돌아오고, 반대쪽도 같은 요령으로 실시한다.
- ▶ 어색한 방향은 한 번 더 실시한다.

 2
- ▶ 바르게 앉아 무릎을 세워 어깨너비로 벌린다.
- ▶ 등 뒤에 손을 짚고 무릎을 오른쪽으로 내린다.
  오른 다리를 왼 무릎 위에 올려 지그시 누른다.
- ▶ 10~20초간 유지하고 돌아오기를 3회 반복한다.
- ▶ 반대쪽도 같은 요령으로 실시,
  어색한 방향은 한 번 더 한다.

 3
- ▶ 다리를 뒤로 포갠 후 등을 대고 눕는다.
- ▶ 팔을 위로 뻗어 양 팔꿈치를 잡고, 10~20초 유지한다.
- ▶ 익숙해지면 시간을 점차 늘린다.

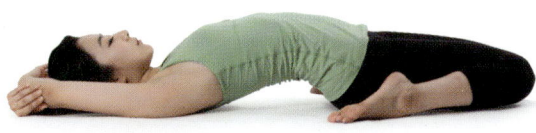

 4
- ▶ 팔을 베고 옆으로 누워 남은 손으로 바닥을 받친다.
- ▶ 복부를 조여 안정화한 후 내쉬는 호흡에 두 다리와 상체를 동시에 든다.
- ▶ 시선은 발끝을 바라보며 10~20초간 유지한다.
- ▶ 반대쪽도 같은 요령으로 실시하고, 힘을 덜 받는 방향은 한 번 더 한다.

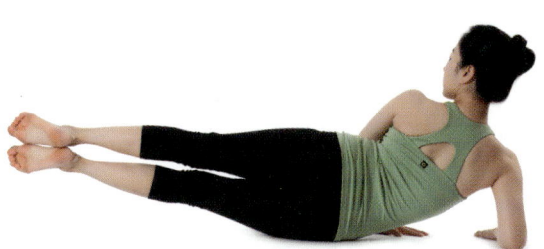

비복근 Gastrocnemius 의 근약화와 체형변화

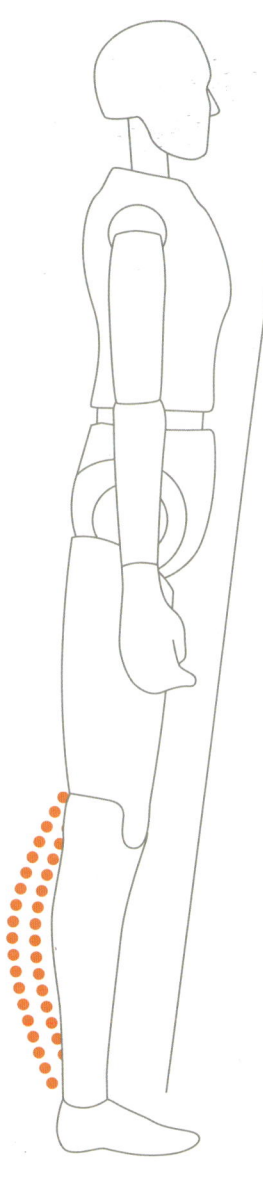

비복근(gastrocnemius)은 둔부 근육군과 함께 후방에서 체형의 안정적인 지지를 위한 주요근으로 약해지게 되면 상체가 앞으로 쏠리는 듯한 형태가 되고, 무릎이 뒤로 밀리는 듯한 무릎관절 과신전의 형태가 된다.

비복근 긴장으로 인한 통증유발점인 경우에는 발아치, 다리 뒤 전체, 무릎 뒤, 하부 허벅지 뒤로 이어지는 통증을 특징으로 한다. 가파른 경사를 등반할 때, 바위 또는 경사면을 걸을 때 통증이 있을 수 있다. 빨리 걷기가 힘들고 평발, 뻣뻣한 걸음걸이로 걷는 경향이 있다. 서 있을 때 다리를 완전히 펴기 힘들 수 있고 잠잘 때 장딴지 경련이 있을 수 있다.

그림과 같이 비복근이 약해져 생긴 체형 변형인 경우엔 뒤꿈치를 들고 버티는 동작으로 비복근을 단련한 후, 뒤꿈치를 들어올린 전사 자세를 통해 둔부와 허리 힘을 동시에 단련하면서 체형안정화를 이룰 수 있다.

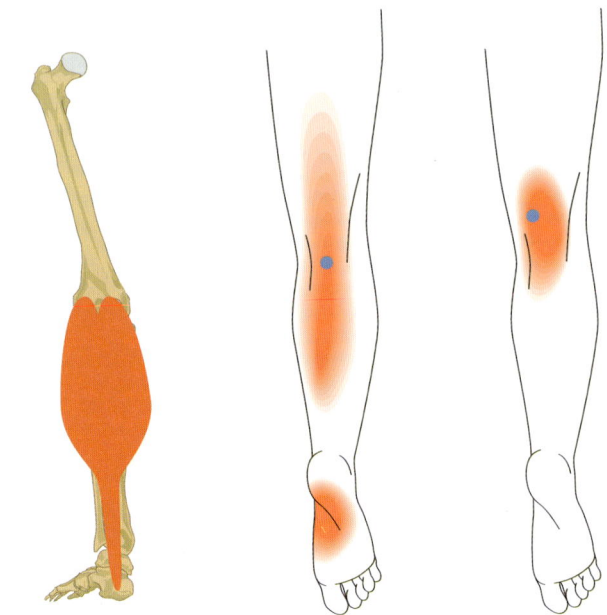

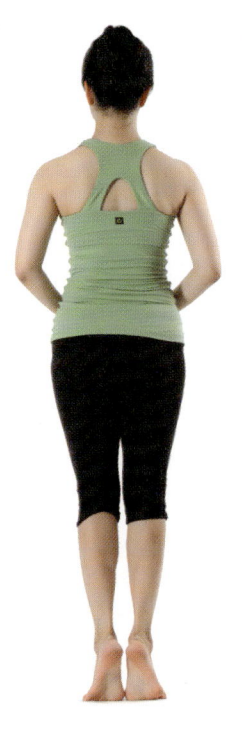

1. ▶ 다리를 붙이고 바르게 서서 양손은 배에 편안하게 포갠다.
   ▶ 내쉬는 호흡에 뒤꿈치를 들어올린다.
   ▶ 10~20초 정도 유지하기를 3회 반복한다.

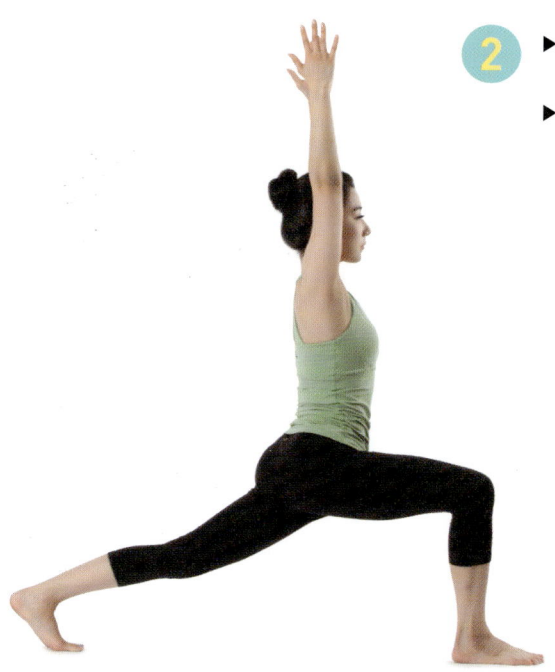

2. ▶ 서서 한쪽 다리를 뒤로 뻗어 뒤꿈치를 들고, 나머지 다리는 무릎을 직각으로 굽힌다.
   ▶ 내쉬는 호흡에 양팔을 하늘로 뻗고 척추를 곧게 펴 10~20초 정도 유지한다.

광배근 Latissimus dorsi 의 불균형 통증

광배근(latissimus)은 허리에서부터 상관의 상부까지 등 아래 큰 근육으로 불균형 시에는 척추측만증처럼 몸 전체가 휘어 보일 수 있고, 그 휘어짐은 어깨의 높낮이나 견갑골의 위치까지 달라 보일 수 있다. 광배근의 통증유발점은 허리와 등부터 팔 안쪽과 손가락까지 이어지는 통증을 특징으로 한다.

교정은 좌우 한 번씩 광배근 스트레칭 후에 위축된 방향을 찾아 심층 이완 후 광배근 강화동작으로 교정 안정화를 이룰 수 있다.

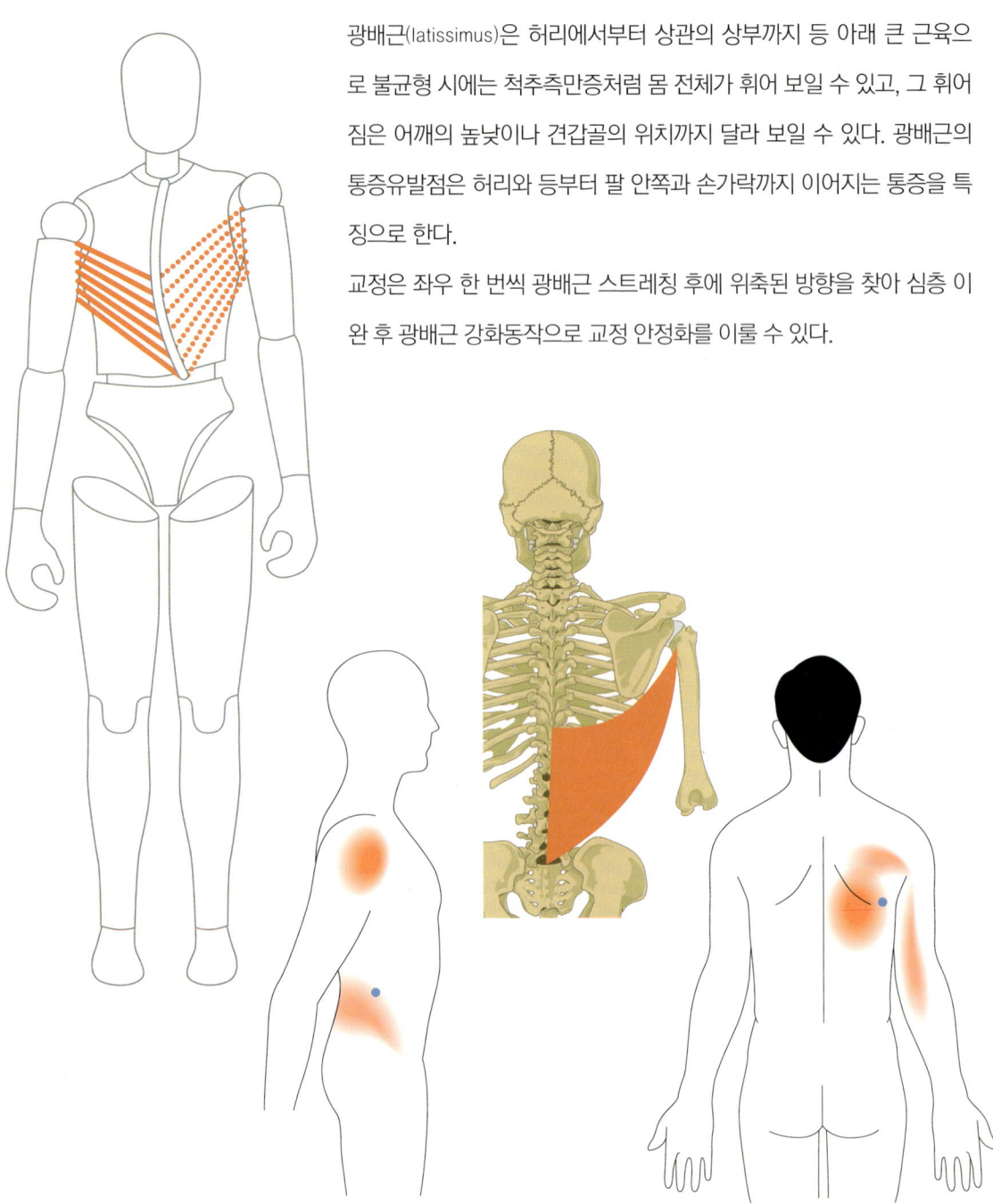

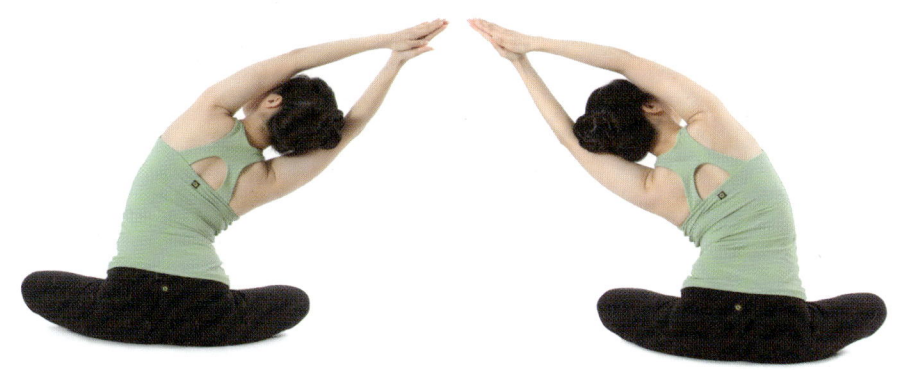

1. ▶ 좌골을 나란히 바르게 앉는다.
   ▶ 양손을 머리 위로 합장하고, 내쉬는 호흡에 상체를 옆으로 기울인다.
   ▶ 반대쪽도 같은 요령으로 실시하고, 어색한 방향은 한 번 더 한다.

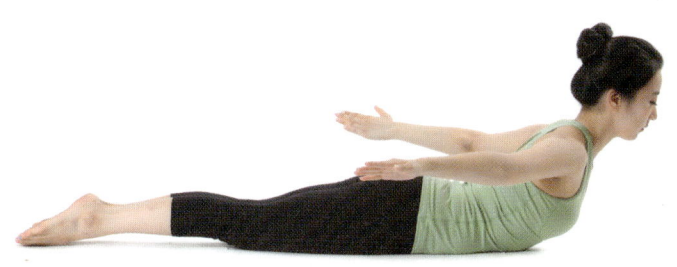

2. ▶ 엎드린 자세에서 팔을 옆으로 뻗고, 마시는 호흡에 상체를 들어올린다.
   ▶ 10~20초간 유지하기를 10~15회 실시한다.

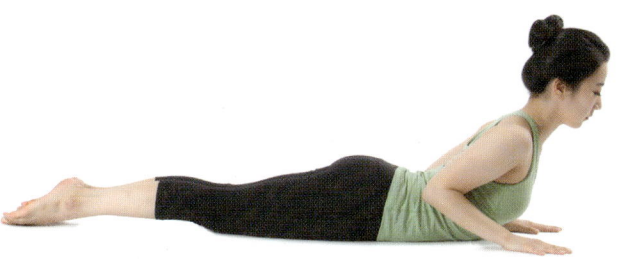

3. ▶ 배를 대고 엎드린 자세에서 두 다리는 골반너비로 벌리고 발등을 바닥에 둔다.
   ▶ 양 손바닥을 가슴 옆에 두고 마시는 호흡에 상체를 반만 일으킨다.
   ▶ 10~20초 유지한다.

내전근 Adductor muscles 의 불균형 통증

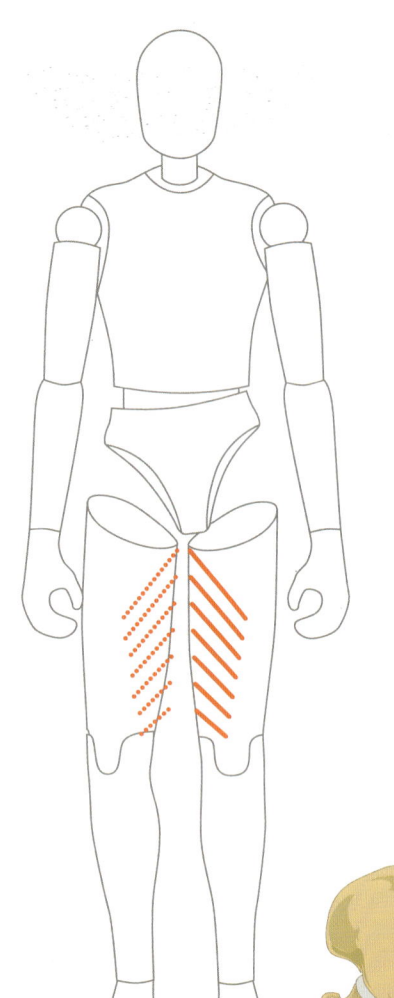

내전근(adductors)군은 골반의 치골에서 대퇴 안쪽으로 연결되는 근육근으로 불균형 시 골반변위와 무릎의 형태, 걸음걸이의 형태와도 관련 있다. 내전근이 약한 쪽은 무릎의 내반슬 형태로 보여질 수 있다. 내전근의 통증유발점은 서혜부로부터 허벅지, 무릎 안쪽까지 이어지는 통증을 특징으로 한다. 통증은 쉴 때도 나타날 수 있고, 걷는 것을 제외하고 자세를 바꾸지 않는 것이 통증을 줄여주는 방법이다.

교정은 좌우 내전근 스트레칭 후에 위축된 방향을 심층 더 이완하고, 골반을 비롯한 하지관절의 안정을 위한 골격 교정 포즈로 안정화시킨다. 골반을 포함한 내전근 강화동작으로 교정 안정화를 이룰 수 있다.

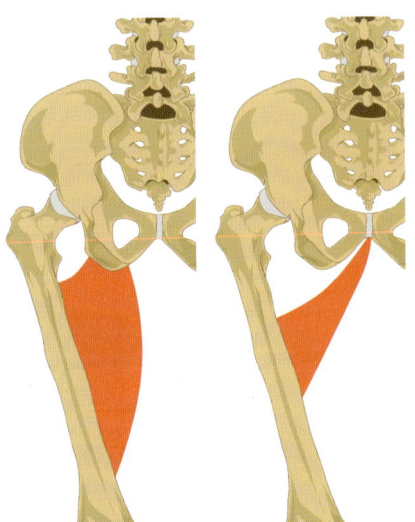
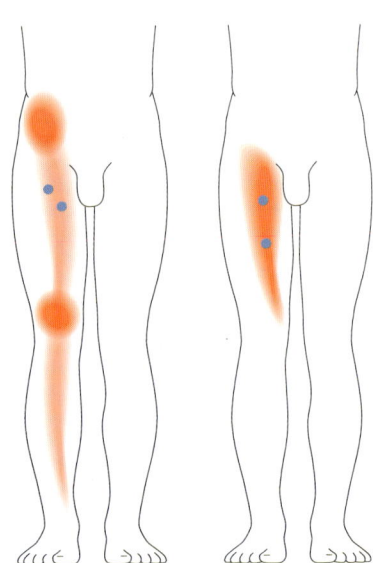

- ▶ 한쪽 무릎을 접어 뒤꿈치를 회음부 가까이 두고 반대쪽 다리는 바깥쪽으로 뻗는다.
- ▶ 좌골을 나란히 두고, 내쉬면서 한 손 한 손 내려간다.
- ▶ 10~20초간 유지하고 3회 반복한다.
- ▶ 반대쪽도 같은 요령으로 실시하고, 어색한 방향은 한 번 더 한다.

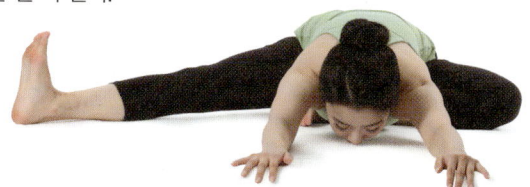

- ▶ 바르게 앉아 두 발바닥을 마주하여 양손으로 감싼다.
- ▶ 양쪽 무릎의 높이를 맞추며 내쉬는 호흡에 상체를 숙인다.
- ▶ 10~20초 유지하기를 3회 반복한다.

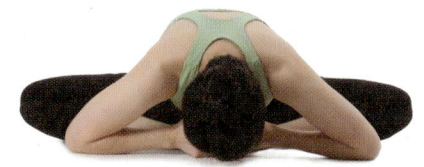

- ▶ 다리를 뒤로 포갠 후 등을 대고 눕는다.
- ▶ 팔을 위로 뻗어 양 팔꿈치를 잡고, 10~20초 유지한다.
- ▶ 익숙해지면 시간을 점차 늘린다.

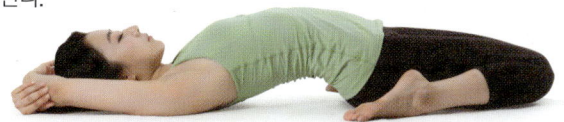

- ▶ 바르게 선 자세에서 양손을 허리에 둔다.
- ▶ 내쉬는 호흡에 엉덩이를 낮춰 의자 자세로 유지한다.
- ▶ 팔만 앞으로 뻗어 좀 더 유지하고,
  다시 두 팔을 하늘로 뻗어 의자 자세를 계속 유지한다.
- ▶ 각 자세를 10~20초 머물기를 3회 반복한다.

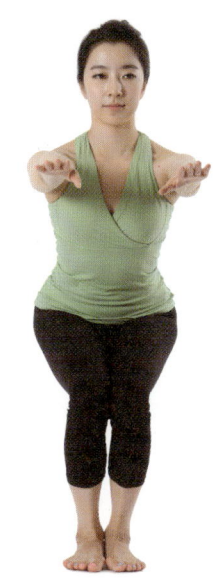

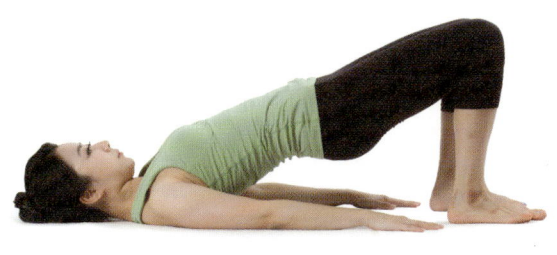

- ▶ 등을 대고 누운 자세에서 무릎을 세우고 뒤꿈치는 엉덩이 가까이 둔다.
- ▶ 두 다리는 골반 너비로 벌리고, 두 팔을 아래로 뻗는다.
- ▶ 내쉬는 호흡에 둔부에 힘을 주면서 엉덩이를 들어올린다.
- ▶ 시선은 무릎을 바라보며 10~20초 머물고, 3세트 진행한다.
- ▶ 익숙해지면 무릎을 붙이고 실시한다.

대둔근 Gluteus maximus 의 약화와 체형변화

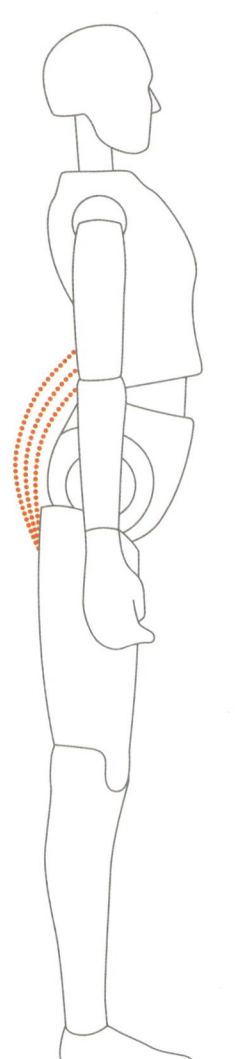

대둔근은 비복근과 같이 신체 후방에서의 안정성에 중요하며 특히 골반, 고관절, 무릎의 안정성에 매우 중요하다. 그래서 하지관절이 약해지면서 무릎이 휘게 된다. 중년 이후에 매우 중요한 대표 근육이다. 대둔근이 약해지면 요추 전만 형태가, 후관절증후군(facet syndrome)이 생길 가능성이 있고, 무릎 관절의 불안정성 등이 유발될 수 있다. 대둔근의 근막통증은 한쪽 엉덩이와 허벅지로 이어지는 통증을 특징으로 한다.

교정은 양쪽 대둔근 스트레칭 후에 위축이 느껴지는 방향을 심층 이완 후, 양쪽 중 약한 방향의 둔부 단련을 몇 차례 더 실시한 후 균형된 상태의 대둔근 강화 동작을 실시하면서 교정 안정화를 이룰 수 있다.

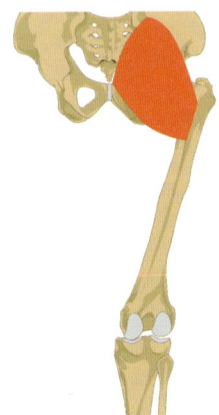
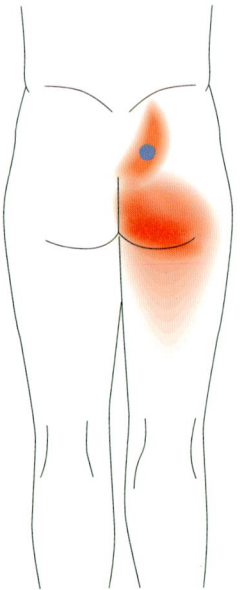
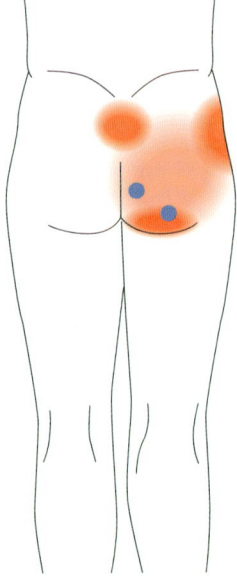

후관절증후군_facet syndrome
척추의 뒤쪽 관절(후관절)의 상, 하 관절 사이의 균형이 깨지면서 허리 움직임에 제한이 있고, 디스크와 같은 허리통증과 허벅지까지 이어지는 방사통을 특징으로 한다.

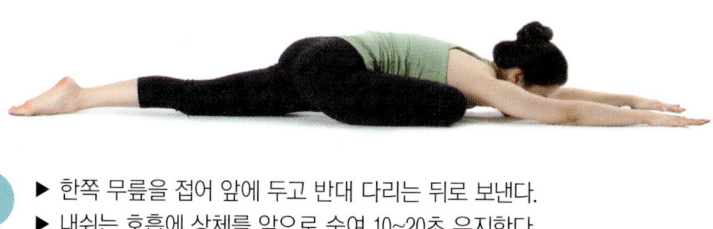

1
▶ 한쪽 무릎을 접어 앞에 두고 반대 다리는 뒤로 보낸다.
▶ 내쉬는 호흡에 상체를 앞으로 숙여 10~20초 유지한다.
▶ 반대쪽도 같은 요령으로 실시하고, 어색한 방향은 한 번 더 한다.

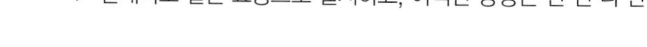

2
▶ 서서 한쪽 다리를 뒤로 뻗어 뒤꿈치를 들고, 나머지 다리는 무릎을 직각으로 굽힌다.
▶ 내쉬는 호흡에 양팔을 하늘로 뻗고 척추를 곧게 펴 10~20초 정도 유지한다.
▶ 반대쪽도 같은 요령으로 실시하고, 힘이 덜 받는 방향을 한 번 더 한다.

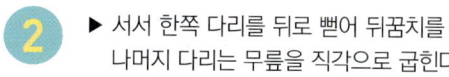

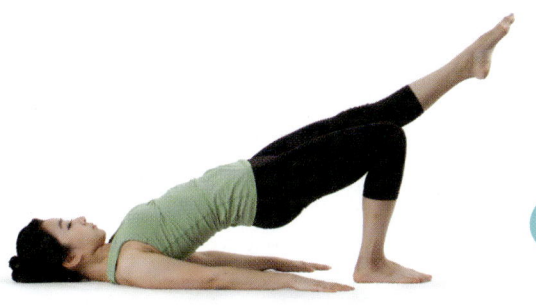

4
▶ 배를 바닥에 대고 엎드린 상태에서 두 팔을 배 밑으로 넣고, 이마를 바닥에 댄다.
▶ 마시는 호흡에 다리를 위로 올린다.
▶ 10~20초간 유지하고 내려오기를 3회 정도 실시한다.
▶ 본인의 능력에 따라 횟수를 최대한 늘려본다.

3
▶ 등을 대고 바닥에 누워 무릎을 붙여 세운다.
▶ 내쉬는 호흡에 엉덩이를 높이 든다.
▶ 한쪽 무릎을 펴서 10~20초 정도 유지한다.
▶ 반대쪽도 같은 요령으로 실시하고, 힘이 덜 받는 방향을 한 번 더 한다.

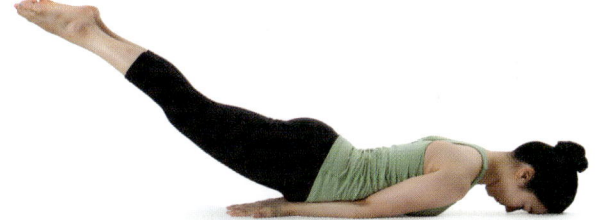

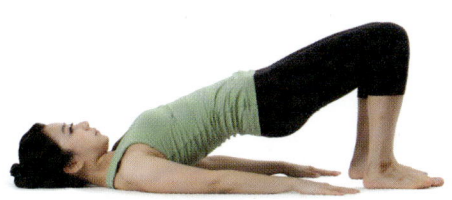

5
▶ 등을 대고 누운 자세에서 무릎을 세우고 뒤꿈치는 엉덩이 가까이 둔다.
▶ 두 다리는 골반 너비로 벌리고, 두 팔을 아래로 뻗는다.
▶ 내쉬는 호흡에 둔부에 힘을 주면서 엉덩이를 들어올린다.
▶ 시선은 무릎을 바라보며 10~20초 머물고, 3세트 진행한다.
▶ 익숙해지면 무릎을 붙이고 실시한다.

봉공근, 박근 Sartorius, gracilis 의 불균형 통증

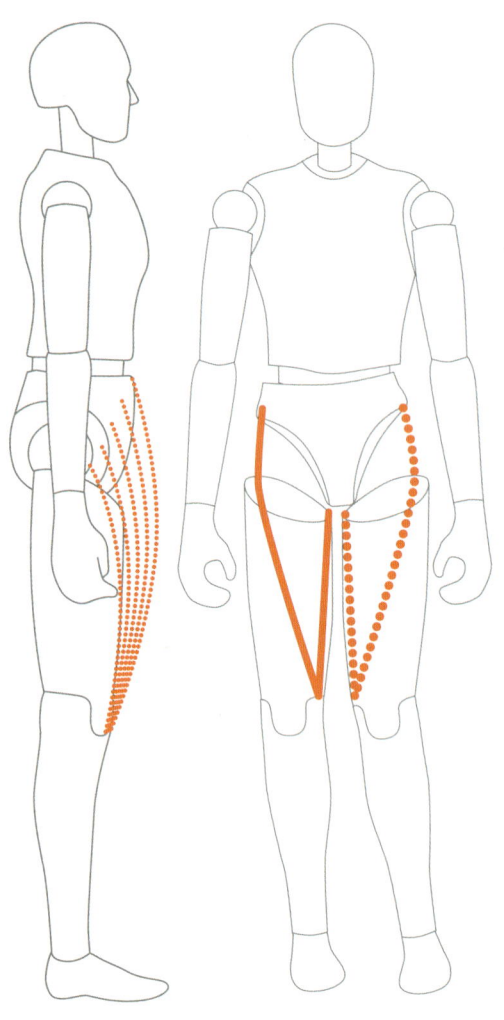

봉공근(sartorius)은 전상장골극에서, 무릎 안쪽으로 박근(gracilis)은 좌골에서 무릎 안쪽으로 이어지는 근육으로 한쪽이 약해지면 골반의 불균형에 영향을 준다. 긴장한 방향은 발의 회내 현상을 특징으로 하며, 약한 방향의 무릎은 외반슬(genu valgus)의 형태가 된다. 봉공근의 통증유발점은 날카롭고 저리며, 허벅지 앞쪽의 여러 곳에서 느껴지며, 또한 무릎의 안쪽까지 이어지는 통증을 특징으로 한다. 봉공근의 긴장성이 옆 방향의 대퇴피신경(lateral femoral cutaneous nerve)의 위축을 포함하게 되면, 허벅지 앞쪽에 무감각, 화끈거림, 또는 불편한 감각(meralgia paresthesia, 허벅지 감각이상)을 느낄 수도 있고, 이 경우엔 서 있거나 걷게 되면 더 크게 느껴질 수도 있다.

교정은 위축된 방향의 봉공근을 심층 이완 후 골반과 내전근군을 강화시키는 자세로 교정 안정화를 이룰 수 있다.

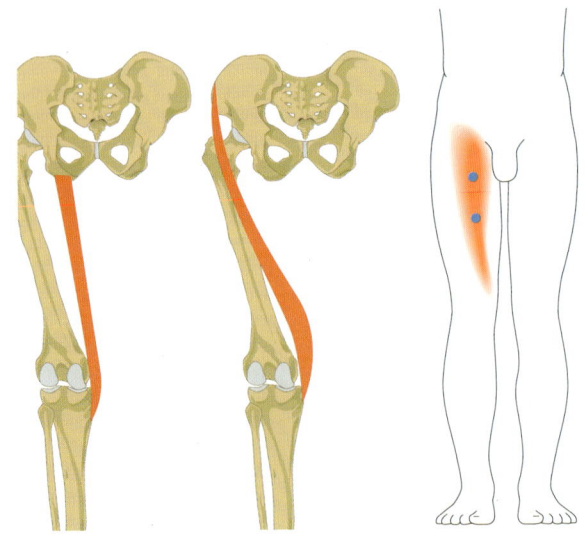

외반슬_genu valgus
고관절에서 슬관절로 내려오는 골격의 형태가 안정적이지 못할 때, 무릎 아랫 부분이 밖으로 휘어 형태의 안정성을 확보하려는 하지 관절의 형태 중 하나이며, 중앙에서 무릎이 안쪽으로 모아져 X자 모양을 이루게 된다.

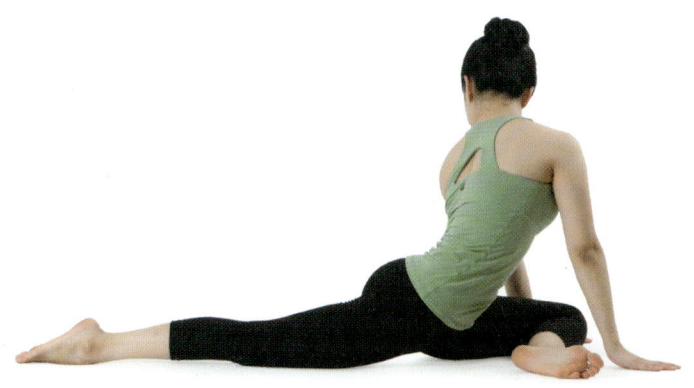

1.
   - ▶ 한쪽 다리를 뒤로 보내고, 반대쪽 다리는 구부린다.
   - ▶ 뒤쪽 다리 방향 골반과 허벅지를 바닥으로 지그시 누르면서 내쉬는 호흡에 상체를 틀어 10~20초 유지하다가 돌아온다.
   - ▶ 반대쪽도 같은 요령으로 실시한다.
   - ▶ 좌우 한 번씩 실시한 후 어색한 방향을 찾아 한 번 더 실시한다.

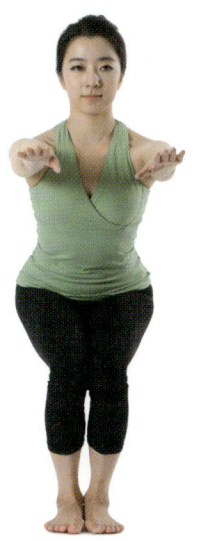

2.
   - ▶ 바르게 선 자세에서 양손을 허리에 둔다.
   - ▶ 내쉬는 호흡에 엉덩이를 낮춰 의자 자세로 유지한다.
   - ▶ 팔만 앞으로 뻗어 좀 더 유지하고, 다시 두 팔을 하늘로 뻗어 의자 자세를 계속 유지한다.
   - ▶ 각 자세를 10~20초 머물기를 3회 반복한다.

능형근 Rhomboideus 의 불균형 통증

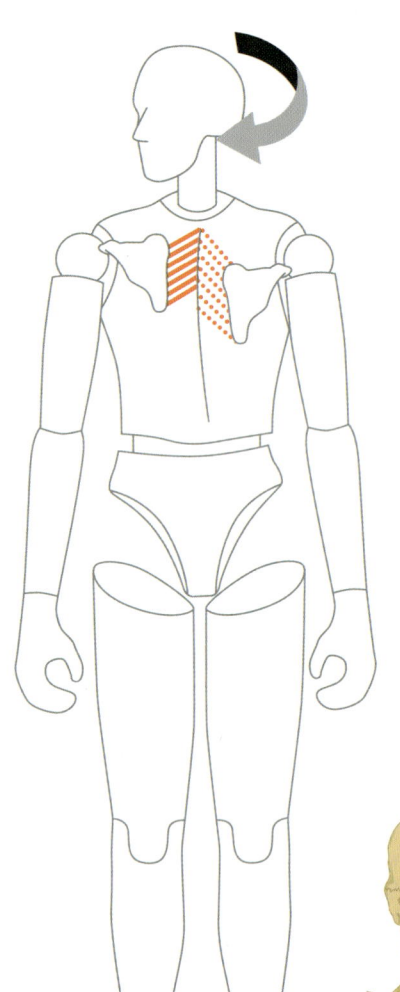

능형근(rhomboid)은 경추 하단과 상부 흉추에서부터 견갑골 안쪽에 부착되어 있는 근육으로 불균형인 경우 그림에서처럼 견갑골(scapula)의 위치가 다르고, 머리는 근이 약한 쪽으로 고개가 돌아가는 형태가 된다. 능형근의 통증유발점은 견갑골 안쪽을 시작으로 상부 등 부위로 이어지는 통증을 특징으로 한다.

교정은 위축된 능형근 방향을 심층 이완하고, 상체를 들어올려 견갑골을 모아서 등에 힘을 주는 동작으로 안정화를 취한 후, 경견완 부위 구조의 안정화를 위해서 고양이 자세로 마무리하면 좋다.

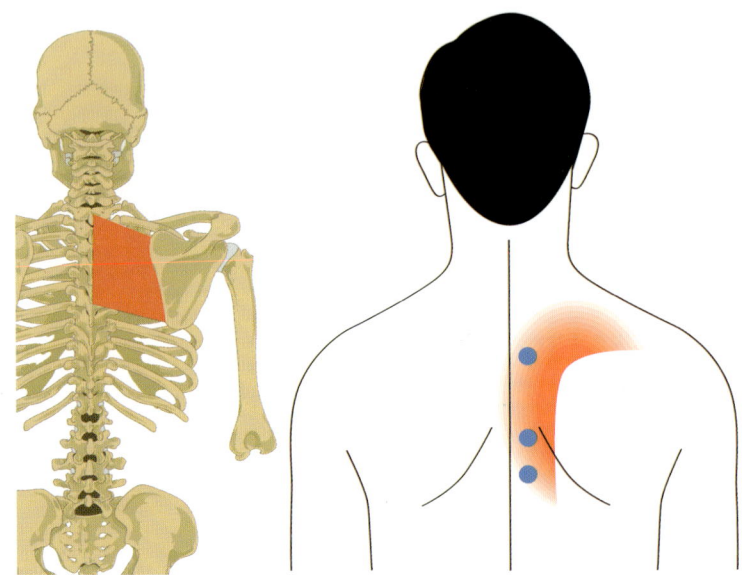

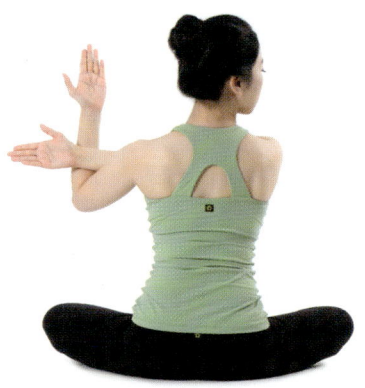 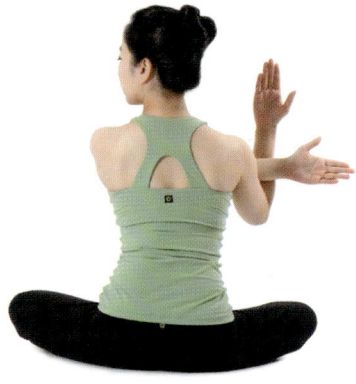

1
- 오른팔을 왼쪽으로 보내고 왼팔로 오른팔을 몸쪽으로 당기며 시선은 반대로 향한다.
- 의식은 견갑골 안쪽에 집중하며, 10~20초간 유지하고 돌아오기를 3회 정도 실시한다.
- 반대쪽도 같은 요령으로 실시하고 어색한 방향은 한 번 더 한다.

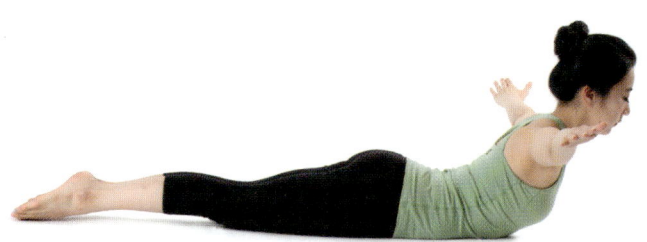

2
- 엎드린 자세에서 팔을 옆으로 뻗고, 마시는 호흡에 견갑골을 모으며 상체를 들어올린다.
- 10~20초간 유지하기를 10~15회 실시한다.

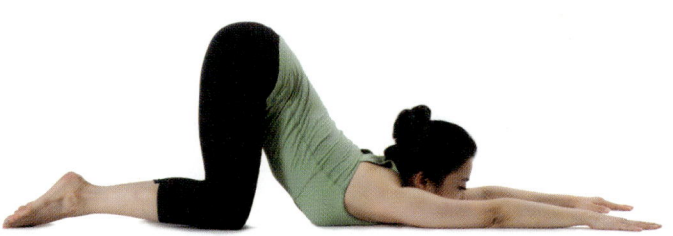

3
- 기는 자세에서 두 팔을 앞으로 뻗고 내쉬는 호흡에 가슴, 겨드랑이를 바닥에 닿는다.
- 10~20초 유지하기를 3회 실시한다.

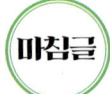 맺음말

이론과 실천을 바탕으로 한 요가 전반에 대한 책을 출간하는 것은 치료자라는 한 가지 길을 오랫동안 걸어가는 사람의 명분이고 사명이라고 생각합니다. 심신이 약했던 어린 시절이 성장을 위한 동력이 되었고, 공부하며 깨우친 영적인 성장과정에서 소중히 정리해두었던 정보들을 나누고 싶었습니다.

나이가 들면서 채워지는 것보다 부족한 것들이 더 많다는 것을 알게 해준 많은 현인들의 가르침을 생각하면 아직도 통찰과 노력으로 겸손해야 한다는 생각을 더욱 하게 됩니다. 바쁘게 살아가다 보니 자신을 돌보지 못하는 현대인들에게 내면의 잠재력을 성장시킬 수 있는 명상방법과 통증 없이 건강하게 살아갈 수 있는 간편한 운동법들을 정리하여 소개하고자 하였습니다. 이 책이 독자들에게 행복의 문을 여는데 조금이라도 보탬이 된다면 내 인생의 지극한 기쁨이 될 것입니다.

이 책이 나오기까지 모델부터, 원고정리와 수정까지 모든 수고를 아끼지 않으며 함께 달려온 제자 최희진 님, 전소연 님, 권나현 님, 오미숙 님, 이민경 님, 강선정 님 모두 고맙고 사랑합니다. 근사한 일러스트 작업을 해주신 안빈 선생님과 책의 편집을 위해 숱한 밤을 새며 노고를 아끼지 않으신 인챈트리 신주혁 대표님께도 무한한 감사의 말씀을 전합니다.

도서를 집필할 수 있도록 공부의 터전을 마련해주신 여러 교수님들, 동고동락하며 계속 연구할 수 있게 해준 고마운 제자님들, 정보와 교양이 쌓여갈 수 있도록 힘들 때마다 찾아 갔던 책방, 도서관의 책들이 모두 저의 선배이고 스승입니다.

그리고 자연치유요가를 수련하며 만났던 환우님들, 특히 암 투병 중에도 명상수행에 더욱 동기가 되어 주신 환우님들께 감사드립니다.

  그리고 갑작스럽게 닥친 어려운 환경에서도 음악과 그림, 책을 늘 함께 할 수 있는 환경을 만들어주고 시를 읽어주며 어린 시절을 상처 없이 사랑으로 자랄 수 있도록 배려해준 언니, 오빠들에게 감사의 마음을 전합니다. 연구와 사회생활을 조화롭게 해나갈 수 있도록 도와준 남편 오상걸 님과 집필과정 동안 궁금해하며 책 나오길 손꼽아 기대하고 있을 하느님의 선물 오도형 군에게 사랑의 마음을 전하며, 존재만으로 든든한 가족 모두에게 감사하다는 말씀을 전합니다.

2018년 봄
이경희

통증자연치유요가 BIBLE
ⓒ이경희, 2018

1판 1쇄 발행 2018년 4월 16일
1판 2쇄 발행 2019년 2월 1일

지은이 이경희
펴낸이 이경희
발행 글로세움
출판등록 제318-2003-00064호 (2003. 7. 2)

주소 서울특별시 구로구 경인로 445
전화 02-323-3694
팩스 070-8620-0740
메일 editor@gloseum.com
홈페이지 http://www.gloseum.com
ISBN 979-11-86578-48-3 13510

값은 뒷표지에 있습니다.
잘못된 책은 구입하신 서점이나 본사로 연락하시면 바꿔 드립니다.